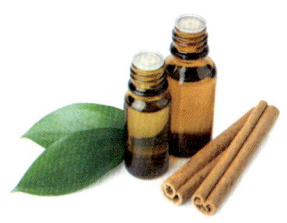

한방으로 풀어보는 아로마테라피
한방아로마테라피 해설

한방으로 풀어보는
아로마테라피
한방아로마테라피 해설

초판 발행일 2025년 5월 8일

지은이 김길춘, 최미경
펴낸이 조준철
기획 박영숙
디자인 박채원
일러스트 김유나

펴낸곳 도서출판 빅애플
주소 경기도 수원시 팔달구 인계로124번길 27-10
　　　엘리시아 IT타워 1304호
전화 02-544-2010
홈페이지 www.BigA.co.kr
출판등록 제 2018-000095호

ISBN 979-11-6400-045-6

* 본 책은 저작권법에 따라 무단 전재 및 배포할 수 없으며
　책 내용의 전부 또는 일부를 이용할 시 저자와 도서출판 빅애플에
　서면 동의를 받아야 합니다.
* 책값은 뒤표지에 있습니다.

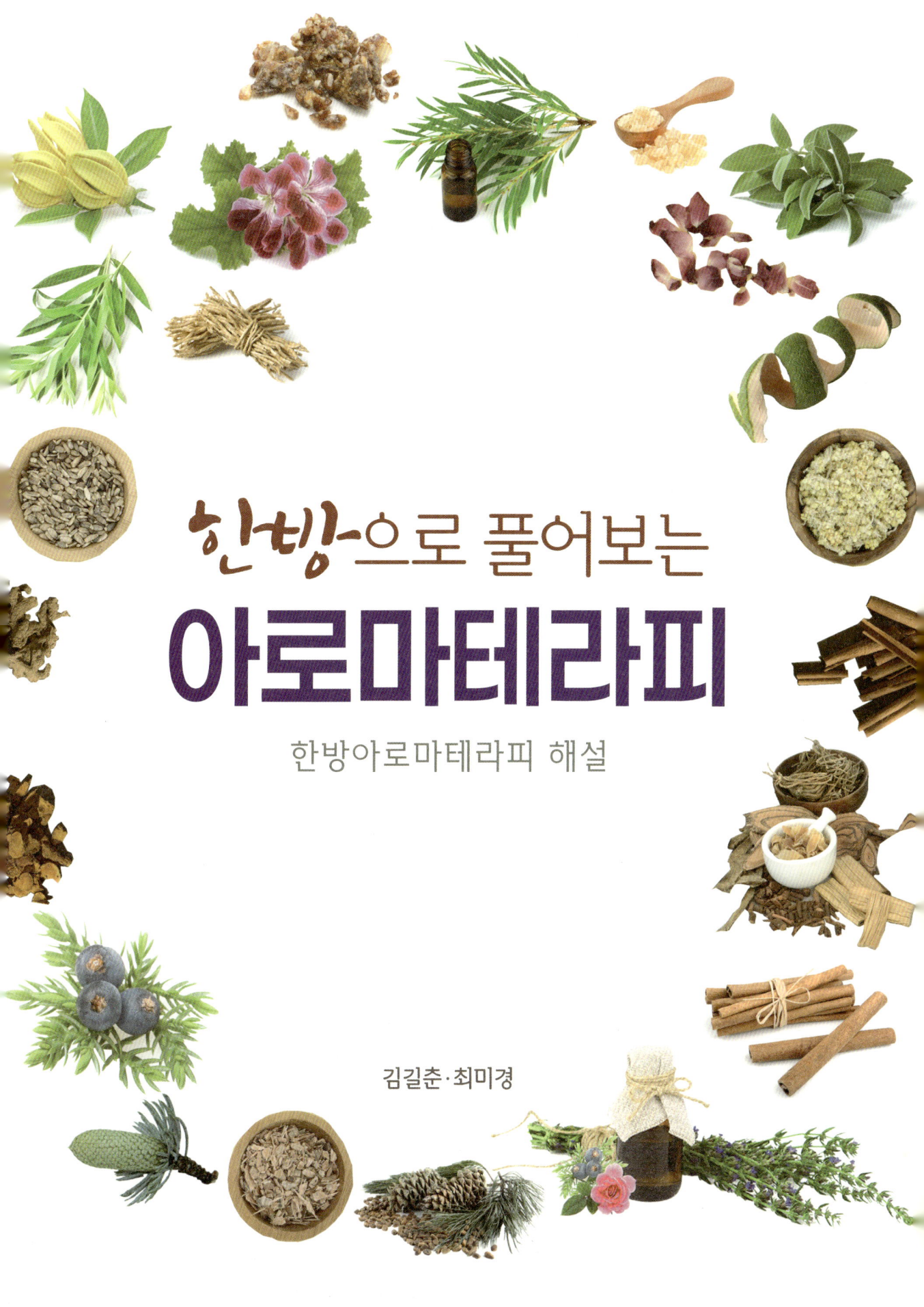

한방으로 풀어보는
아로마테라피

한방아로마테라피 해설

김길춘·최미경

16번째 저서 한방아로마테라피 해설책을 내면서

창세기에 보면 태초(太初)에 하나님이 천지(天地)를 창조(創造)하셨습니다. "빛이 있으라" 하시매, 낮의 빛, 밤의 빛, 저녁과 아침의 중간 빛을 첫째 날에 주셨습니다. 하나님께서 땅에는 풀과 씨 맺은 채소와 과목(果木)을, 물에는 물고기를, 하늘에는 새들, 땅에는 짐승을 종류별로 주셨습니다. '빛'〔히〕(오르)〔헬〕(포스) 자연적인 빛을 의미하기도 하고 비유로도 사용됩니다.

한의학의 음양 학설에서 낮의 빛을 양(陽), 밤의 빛을 음(陰), 저녁과 아침의 중간 빛을 평(平)으로 나눴습니다. 그리고 씨 맺은 곡식, 과일, 채소와 물고기, 육류, 식물에서 따뜻하고 뜨거운 성질의 양성, 차고 서늘한 성질의 음성, 차지도 않고 따뜻하지도 않은 성질의 평성의 성질로 나눴습니다.

'체질'[히] (예쩨르) [헬] (스토이케이온), 사람의 몸 구조나 신체상의 형상, 오장육부의 구조, 뼈대의 특징 등을 뜻합니다.

하나님께서는 체질을 인간에게만 주셨습니다. 몸이 따뜻하고 혈색이 좋으며 혈압이 높은 사람을 양체질(陽體質 고혈압), 몸이 차고 혈압이 낮으며 설사를 자주 하는 사람을 음체질(陰體質 저혈압)이라고 하며, 양체질도 아니고 음체질도 아닌 사람 즉 혈압, 체온, 맥박이 정상적인 사람을 평체질(平體質)이라고 합니다. 몸이 따뜻한 양체질(고혈압)인 사람은 성질이 찬 아로마 에센셜 오일을 사용하면 좋고, 몸이 서늘하거나 차가운 음체질(저혈압)인 사람은 성질이 따뜻한 아로마 에센셜 오일을 사용하면 좋습니다.

아로마테라피란, Aroma(향기, 발향)와 Therapy(치료, 요법)의 합성어로 향기가 나는 식물(Herb)의 꽃, 열매, 잎, 줄기, 뿌리 등에서 추출한 휘발성 정유(에센셜 오일)의 에너지(氣)를 이용하여 몸과 마음, 영혼(靈魂)을 건강하게 하고, 우리 몸 안에 있는 자가 면역력을 증가시켜 주는 자연 친화적인 치유요법을 의미합니다. 약에만 의존하지 않고 자연의 소재를 이용해서 인간이 본래 갖고 있던 자연 치유력을 높여, 병의 원인이 되는 스트레스나 심신(心身)의 불균형 상태를 신체적, 정신적, 감정적, 영적인 차원에서 치유 개선의 효과를 가져다주는 전인적 치유요법입니다. 병적인 상태로 기울어진 인체는 항상 정상적인 상태로 회복하려는 본래의 특성이 있습니다. 평소에 자신의 체질이 어느 쪽으로 기울어졌는가를 살펴서 그에 적합한 아로마 에센셜 오일을 선택해야 건강을 유지할 수 있습니다.

본서는 본인의 저서 가운데 16번째 책으로 그동안의 연구와 강의 그리고 임상을 통해 체득한 지식과 경험을 최대한 살리고자 노력하였습니다. 그러나 아쉽게도 아로마 에센셜 오일에 대해 심도 있게 공부하지 못해 용어해설에 미숙한 점 양해 바랍니다.

아로마 에센셜 오일 본서가 나오기까지 큰 도움을 주신 아로마테라피스트 이겨라 선생님, 아로마테라피협회 협회장 최미경 교수님과 동료 교수님, 출판을 허락해 주신 도서출판 빅애플 관계자 분들에게 감사와 사랑의 마음을 전합니다. 특별히 중국한의대, 대학원, 박사과정을 공부하고, 물리치료사, 대학원, 박사과정을 공부한 김정한 박사와, 석한남 선생님, 용어해설에 도움을 준 딸 김옥한 박사, 주님께 간절히 기도한 변종회 박사, 여선옥 박사님께 감사드립니다. 무엇보다 45년여를 기도로 도와주며 용기를 준 사랑하는 아내 이영숙 권사에게 깊은 감사와 사랑의 마음을 전합니다.

끝으로 우리의 건강을 위하여 식(食), 의(醫), 약(藥), 침(針), 아로마 에센셜 오일을 허락해 주시고, 우리의 신앙생활을 통하여 건강한 삶을 살도록 인도하시고, 도와주신 하나님께 영광을 돌립니다. 하나님의 은총과 축복으로 많은 사람이 건강한 가운데 살아가게 되기를 기원하며, 이 책이 많은 사람의 건강을 위한 유용한 도구로 사용되기를 바라는 마음 간절합니다.

2025. 05.
동의당 연구실에서, 1943년생 **김 길 춘**

세계적인 K-essential oil로 성장시키는 책을 내면서

안녕하세요. 아로마테라피 협회장 최미경입니다.

아로마테라피 협회는 한국산 허브를 주원료로 만든 에센셜 오일을 연구하고 발전시키기 위해 모인 전문가들의 모임입니다. 몸과 마음이 힘들었던 시절에 아로마 테라피를 만나 새 삶을 얻게 되었고, 그 경험을 시작으로 30여년의 긴 세월을 에센셜 오일의 임상연구에 바쳤습니다.

아로마테라피에 대한 정보가 많지 않았던 시절에 한국에서 아로마 테라피를 알린다는 것은 결코 쉬운 일이 아니었습니다. 하지만, 스스로의 건강한 삶을 살아내기 위하여 가장 자연친화적인 방법으로 질병을 예방하고 대처할 수 있는 좋은 학문을 많은 사람들에게 알리고 싶다는 마음이 더 커서 힘든 것을 알지만 마다않고 시작하게 되었습니다.

그러던 중에 한국산 에센셜 오일에 관심을 가지고 연구를 시작하게 되었고 교과서적인 정보를 바탕으로 많은 고객과 소통을 하며 데이터를 모아 임상자료를 만들었습니다. 한국산 에센셜 오일을 연구하면서 한국 전통 의학인 한의학과 일맥상통하는 자료가 필요하여 찾던 중에 한의학 풀이의 대가이신 김길춘 박사님을 알게 되었고, 공동저자로 책을 출간하게 되었습니다.

건강악화의 어려움을 겪으면서도 밤잠을 줄이시며, 강인한 정신력으로 포기하지 않고 집필에 임해주신 김길춘 박사님의 노고에 감사를 드리며, 김길춘 박사님과 함께 공동저자로 '한방아로마테라피' 책을 출간하게 되어 무한한 영광으로 생각합니다.

'한방아로마테라피' 저서가 나오기를 기다리며 응원해 주고 있는 사랑하는 제자님들께도 진심으로 감사드립니다. 저의 건강을 걱정하며 알뜰하게 챙겨주는 가족들, 보기만 해도 행복호르몬이 쏟아져 나오게 해 힘이 되어주는 갓난쟁이 손녀 이레에게도 고맙습니다.

'한방아로마테라피' 책의 출간을 시작으로 한국산 에센셜 오일이 더욱 더 알려 지고 발전하는 계기가 되기를 바랍니다. 세계에서 인정받는 K-essential oil로 각광(脚光) 받기를 간절하게 소망하며, 최선을 다해서 노력하겠습니다.

독자 여러분과 함께 K-aroma therapy 탄생의 영광을 맞이하고 싶습니다.

사랑하고, 축복합니다.

2025. 05.
아로마테라피 협회장 **최미경**

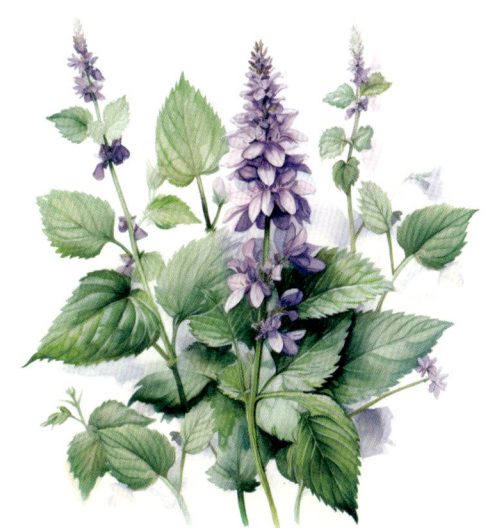

목차

Lesson 01. 후각을 통한 향기치유 아로마 에센셜 오일

침묵의 무법자 코로나19 바이러스와 아로마 에센셜 오일 ... 14

GPS 역할을 하는 화학 센서 ... 15

생활 속 아로마 에센셜 오일 ... 16

성서 속 아로마 에센셜 오일 이야기 ... 18

창조 속의 의미 발견과 거룩한 치유 ... 19

Lesson 02. 음양오행(陰陽五行)과 사람의 체질

01. 빛과 한의학의 음, 양, 평 ... 24
02. 사람의 체질 ... 25

　평체질(平體質)
　양체질(陽體質)
　음체질(陰體質)

Lesson 03. 아로마 에센셜 오일 가이드

01. 에센셜 오일의 3노트 ... 30
02. 에센셜 오일의 적용방법 ... 30
03. 알레르기 유발성분 ... 31

Lesson 04. 에센셜 오일의 종류 및 효능

01. 시나몬 리프 Cinnamon Leaf(계피 桂皮) ... 36
02. 개똥쑥 Sweet/ Annual Wormwood (Sweet/Annual Wormwood) ... 39
03. 나드 Nard (스파이크나드, 나르도, 나드초, 시엽감송) ... 43
04. 넛메그 Nutmeg (너트먹, 육두구) ... 47
05. 네롤리 Neroli ... 51
06. 불가리안라벤더 Bulgarian Lavender ... 55
07. 라벤사라 Ravensara ... 59
08. 라임 Lime ... 63
09. 레드 파인(금강송, Korea Red Pine) ... 67
10. 레몬 Lemon ... 71
11. 레몬그라스 Lemongrass ... 75
12. 로즈마리 Rosmary ... 79
13. 로즈오또 Rose otto (불가리아 장미) ... 83
14. 마조람 스윗 Marjoram Sweet ... 87
15. 미르(몰약) Myrrh ... 91
16. 바질 Basil (스윗 바질, 유럽피안 바질) ... 95
17. 베르가모트 Bergamot (calabrian) ... 100
18. 베티버 Vetiver (베티베르) ... 104
19. 블랙페퍼(후추) Black Pepper ... 108

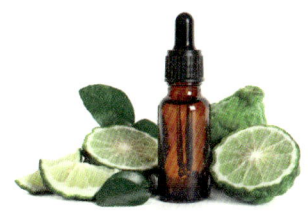

20. 벤조인 올레오레진 Benzoin Oleoresin (벤조인, 안식향나무수지) … 112	37. 카제풋 Cajuput, Cajeput (카유푸트, 카주풋, river tea tree) … 181
21. 산국(개국)화 Norther Dendranthema … 115	38. 화이트 캄포 White camphor (라빈트사라/라빈사라/호잎오일) … 185
22. 세다우드 Ceder wood (Cedarwood Atlas, Moroccan) … 119	39. 캐롯시드 Carrot Seed (당근 씨앗) … 189
23. 세이지 Sage (가든세이지, 달마시안세이지) … 123	40. 코리아파인(잣나무, 홍송) Korean White pine … 193
24. 시트로넬라 Citronella … 128	41. 클라리 세이지 Clary sage … 197
25. 오렌지 스윗 Orange Sweet … 132	42. 티트리 Tea Tree … 201
26. 와일드 티트리 Wild Tea Tree … 136	43. 패출리 Patchouli (패츌리, 패출리, 파출리) … 205
27. 유자(柚子) Yuze (Yuza/Yuze) … 141	44. 팔마로사 Palmarosa … 209
28. 유칼립투스 Eucalyptus … 145	45. 퍼 Fir (전나무, 은색전나무) … 213
29. 일랑일랑 Yilang Yling … 149	46. 페티그레인 Petitgrain (퍼티그레인) … 217
30. 자스민 익스트렉트 Jasmine Extract … 153	47. 페퍼민트 Peppermint … 221
31. 제라늄버번 Geranium Bourbon (제라늄 버본) … 157	48. 펜넬 스윗 Fennel Sweet (회향) … 225
32. 주니퍼 베리 Juniper Berry … 161	49. 프랑킨센스 Frankincense (유향) … 229
33. 진저 Ginger (생강) … 165	50. 프렌치 사이프레스 French/Mediterranean cypress … 233
34. 카라웨이 Carawy (개러웨이, 커민) … 169	51. 화이트 그레이프프루트 White Grapefruit (자몽) … 237
35. 카모마일 로만 Chamomile Roma … 173	52. 호주 샌달우드 Australian Sandalwood (백단목, 백단향) … 241
36. 카모마일 저먼블루 Chamomile German Blue … 177	53. 히솝 Hyssop … 245

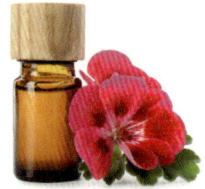

Lesson 05. 증상별 에센셜 오일과 처방전

제1장 근골격계 252
제2장 두피(頭皮) 265
제3장 면역계 269
제4장 신경계 272
제5장 호흡기 286
제6장 생식기 298
제7장 비뇨기계 302
제8장 소화기계 304
제9장 순환기계 315
제10장 피부 321

Lesson 06. 아로마 오일과 침구 경락

제1장 수태음폐경(手太陰肺經)

01 중부(中府) 338
02 척택(尺澤) 합혈(合穴) 339
03 열결(列缺) 340
04 어제(魚際) 341
05 소상(少商) 342

제2장 수양명대장경(手陽明大腸經)

01 상양(商陽) 343
02 합곡(合谷) 344
03 곡지(曲池) 345
04 영향(迎香) 346

제3장 족양명위경(足陽明胃經)

01 승읍(承泣) 347
02 인영(人迎) 348
03 유중(乳中) 349
04 천추(天樞) 350
05 독비(犢鼻) 351
06 족삼리(足三里) 352
07 해계(解谿) 353
08 함곡(陷谷) 354

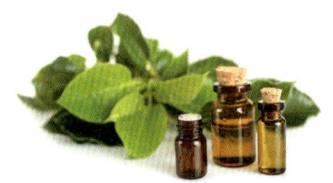

제4장 족태음비경(足太陰脾經)

01 은백(隱白)   355
02 공손(公孫)   356
03 음릉천(陰陵泉)   357
04 혈해(血海)   358
05 대횡(大橫)   359

제5장 수소음심경 (手少陰心經)

01 극천(極泉)   360
02 소해(少海)   361
03 신문(神門)   362
04 소부(少府)   363

제6장 수태양소장경 (手太陽小腸經)

01 소택(少澤)   364
02 후계(後谿)   365
03 견정(肩貞)   366
04 천종(天宗)   367

제7장 족태양방광경(足太陽膀胱經)

01 찬죽(攢竹)   368
02 천주(天柱)   369
03 풍문(風門)   370
04 폐수(肺兪)   371
05 심수(心兪)   372
06 간수(肝兪)   373
07 담수(膽兪)   374
08 신수(腎兪)   375
09 승부(承扶)   376
10 위양(委陽)   377
11 위중(委中)   378
12 지실(志室)   379
13 합양(合陽)   380
14 승근(承筋)   381
15 승산(承山)   382
16 곤륜(崑崙)   383
17 복삼(僕參)   384

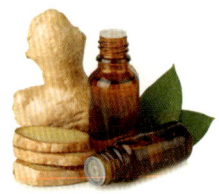

제8장 족소음신경(足少陰腎經)

01 용천(湧泉) 정혈(井穴)   385
02 연곡(然谷)   386
03 태계(太谿)   387
04 수천(水泉)   388
05 조해(照海)   389
06 음곡(陰谷)   390

제9장 수궐음심포경(手厥陰心包經)

01 곡택(曲澤)   391
02 내관(內關)   392
03 노궁(勞宮)   393
04 중충(中衝)   394

제10장 수소양삼초경(手少陽三焦經)

01 관충(關衝)   395
02 양지(陽池)   396
03 노회(臑會)   397
04 견료(肩髎)   398
05 천료(天髎)   399
06 예풍(翳風)   400
07 이문(耳門)   401
08 사죽공(絲竹空)   402

제11장 족소양담경(足少陽膽經)

01 동자료(瞳子髎)   403
02 청회(聽會)   404
03 풍지(風池)   405
04 견정(肩井)   406
05 일월(日月)   407
06 경문(京門)   408
07 양릉천(陽陵泉)   409
08 구허(丘墟)   410
09 족임읍(足臨泣)   411

제12장 족궐음간경(足厥陰肝經)

01 대돈(大敦)   412
02 태충(太衝)   413
03 중봉(中封)   414
04 곡천(曲泉)   415
05 장문(章門)   416
06 기문(期門)   417

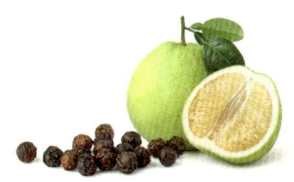

제13장 독맥(督脈)·기경팔맥(奇經八脈)

01 장강(長强) 418
02 요수(腰兪) 419
03 요양관(腰陽關) 420
04 명문(命門) 421
05 현추(懸樞) 422
06 척중(脊中) 423
07 중추(中樞) 424
08 근축(筋縮) 425
09 지양(至陽) 426
10 대추(大椎) 427
11 아문(啞門) 428
12 풍부(風府) 429
13 후정(後頂) 430
14 백회(百會) 431
15 전정(前頂) 432
16 신정(神庭) 433
17 소료(素髎) 434
18 수구(水溝) 435

제14장 임맥(任脈)

01 회음(會陰) 436
02 중극(中極) 437
03 관원(關元) 438
04 석문(石門) 439
05 신궐(神闕) 440
06 중완(中脘) 441
07 거궐(巨闕) 442
08 단중(膻中) 443
09 천돌(天突) 444
10 승장(承漿) 445

제15장 경외 기혈

01 사신총(四神聰) 446
02 인당(印堂) 447
03 태양(太陽) 448
04 이첨(耳尖) 449
05 비통(鼻通) 449
06 안면(安眠) 450
07 정천(定喘) 451

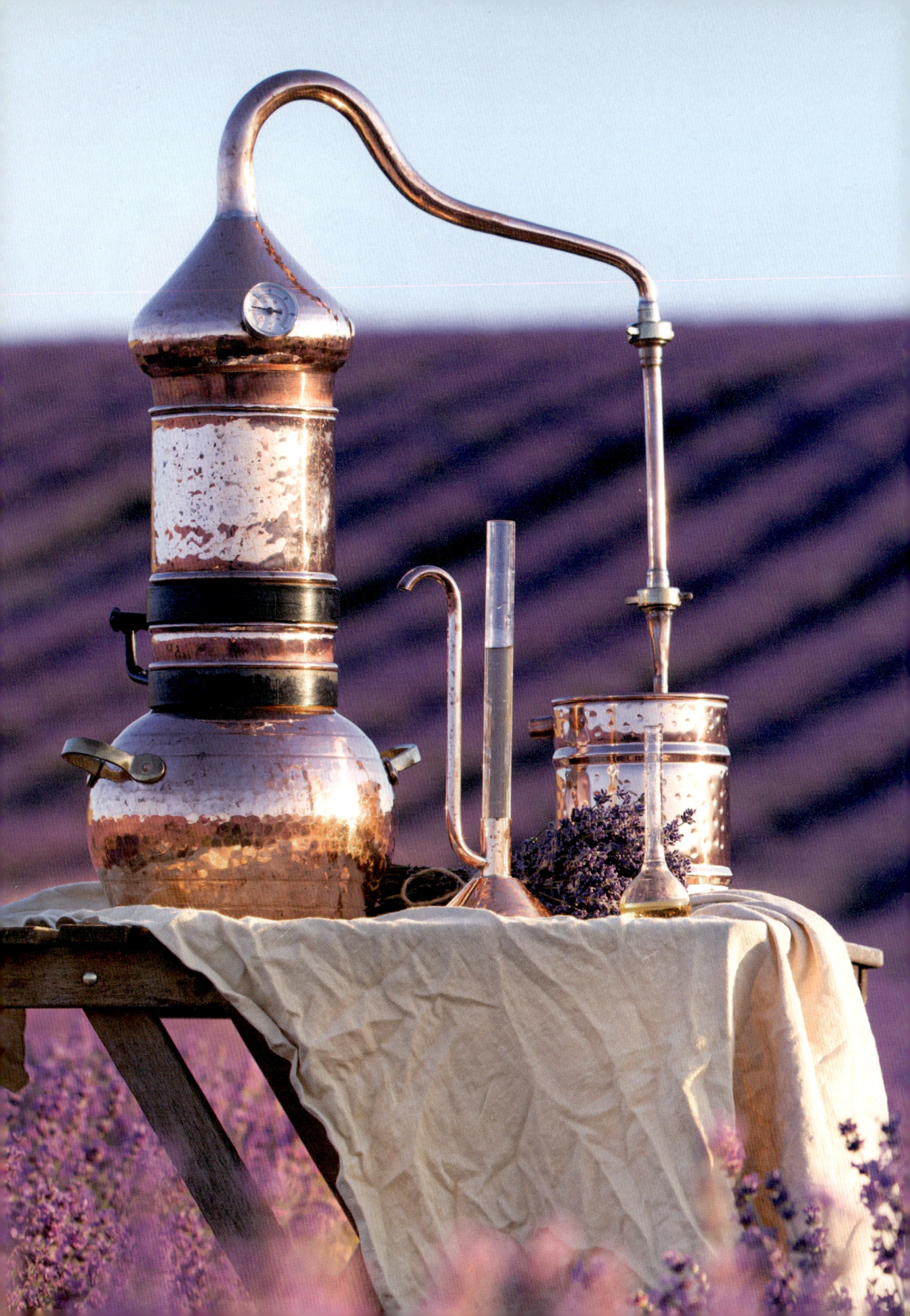

Lesson 01

후각을 통한 향기치유
아로마에센셜 오일

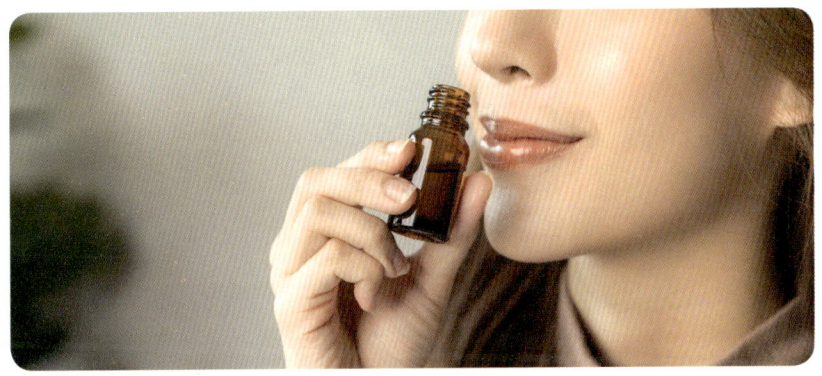

코를 통해 호흡한 향기는 '감정 뇌'라 불리는 변연계를 통해 뇌신경을 깨우고, 신경전달 물질의 생성을 촉진해
감정의 변화를 일으키며, 뇌와 몸의 각 기관을 연결하는 신경계와 호르몬 시스템을 통해 전달됩니다.
눈에 보이지 않는 영적 영역의 에너지가 물질 체계에 메시지를 보낼 때는
감정이라는 화학 물질로 전환시켜 보냅니다.
우리는 삶을 유지하기 위해 하루에 몇 번의 호흡을 하고 있을까요.

01

침묵의 무법자 코로나19 바이러스와 아로마 에센셜 오일

가장 쉬운 예로 전 세계를 공포에 빠져들게 한 코로나19를 들 수 있습니다. 코로나19는 후각 세포에 염증을 일으켜서 그 기능을 상실하게 하고, 뇌를 공격하기도 하는 무서운 변이 바이러스입니다. 계속되는 연구 과정에서 이 바이러스는 심지어 염증이 없음에도 불구하고, 조용히 뇌혈관을 손상시키고 신경계에 장애를 일으킬 수 있다는 것이 밝혀졌습니다. 좋은 향기마저 악취로 느껴지게 하는 착후증상(parosmia)을 일으켜 식욕저하, 우울증, 불안감, 활동저하, 불면증 등을 유발한다고 합니다. 이런 후각의 착각 증상(착후각증, parosmia)을 초기에 목격한 이비인후과 의사들과 여러 전문가들이 'Abscent'라는 비영리 단체와 협력하여, 후각 장애 증상을 경험하고 있는 환자들에게 로즈, 레몬, 유칼립투스, 클로브 에센셜 오일의 향을 매일 하루 두 번 20초 정도씩 코로 흡입하게 하는 '냄새 훈련'을 통해 코의 감각을 다시 살리는 운동을 하고 있습니다.

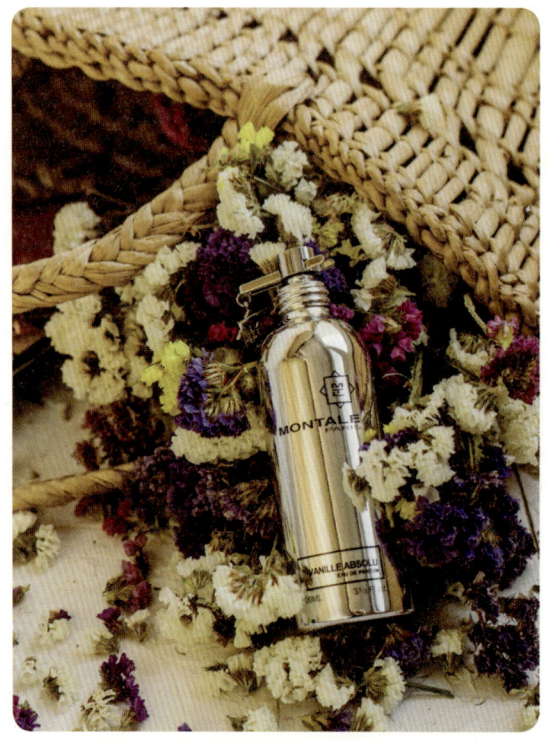

02
GPS 역할을 하는 화학 센서

향기는 코를 통해서 맡을 수 있지만, 전신에 퍼져있는 후각 수용체로 인해 온몸으로도 느낄 수 있습니다. 향기 나는 오일을 피부에 바르면 뇌까지 전달하는 과정을 거칠 필요 없이, 피부세포에 있는 후각수용체가 직접 상처가 생긴 피부의 세포 재생을 유도할 수 있습니다. 심장, 간, 폐, 근육, 생식기 등 다양한 조직에 존재하고 있는 후각 수용체도 향기 입자와 결합해 복합적인 생명 활동을 유도하는 '화학 센서'가 됩니다. 이 '화학 센서'는 바로 우리 몸에서 GPS역할을 합니다.

뇌에서 발사하는 신경 주파수가 온몸의 세포 하나하나에 정확한 신호로 전달될 때 우리의 몸은 질서 있게 움직이게 되는데, 이것이 항상성입니다. 항상성의 유지는 곧 건강입니다. 콧속의 털은 숨을 쉴 때, 피부에 있는

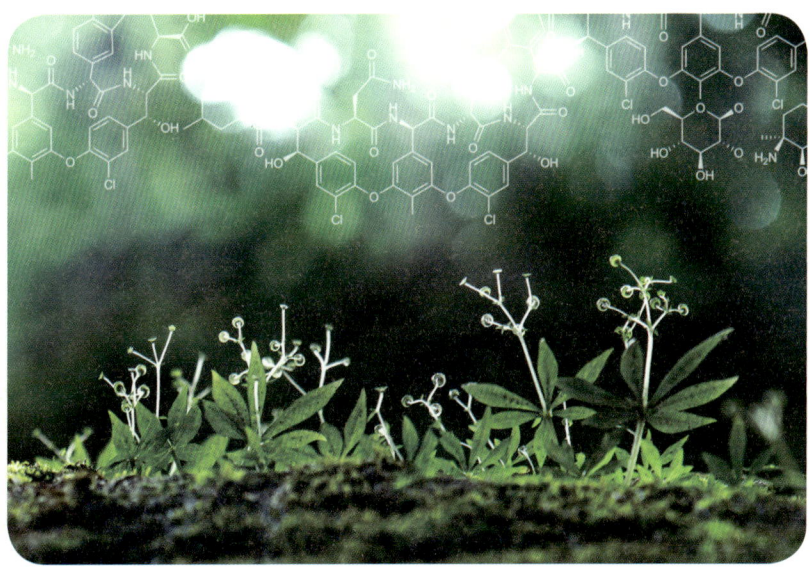

부드러운 털은 손으로 어루만질 때, 미세하게 흔들리며 말초 신경을 깨웁니다. 그리고 진동 에너지를 가진 향기 입자가 후각수용체와 결합하여 전기 에너지를 코와 뇌, 몸으로 전달을 시작하게 됩니다.

기름은 체조직 및 생체 내에 있는 주요 물질의 구성 성분이므로 세포에 쉽게 흡수가 됩니다. 이렇게 세포에 쉽게 흡수되는 테르펜오일에 다양한 냄새의 향기 입자가 붙어 생명 활동에 참여합니다. 인체와 식물을 포함한 유기체의 기초 구성 물질인 테르펜오일에 향기 입자가 결합된 것이 바로 에센셜 오일입니다.

식물의 정수라는 뜻을 가진 에센셜 오일을 성경에서는 향기 나는 오일이라 하여 향유 또는 힐링 오일이라고 불렀습니다. 성경 시대에는 올리브유와 향유를 섞어 다양한 질병을 치료하는 민간요법으로 사용하였습니다. 식물이 자신을 방어하기 위해 생성되는 힐링오일은 호흡, 순환, 대사 과정에 참여합니다. 이런 자기 방어적 지능은 인체 내에서 감정의 안정, 스트레스 완화, 뇌신경 회복, 세균을 죽이는 면역 반응을 유도합니다. 이 부분에서 감정에 영향을 준다는 것은 바로 뇌신경과 밀접한 관계가 있다는 것으로 매우 중요합니다. 뇌신경이 건강해야 정확한 GPS 시그널을 받은 몸이 정상적으로 움직일 수 있으니까요.

03

생활 속 아로마 에센셜 오일

향기는 공기 중의 미세 유해 물질인 세균과 함께 공기와 같은 입자로 우리와 늘 함께합니다. 단지 좋은 향기를 맡는 것만으로도 뇌신경의 건강에 도움이 됩니다.

피부를 통해 흡수된 향기입자는 내 몸의 건강을 지켜 줄 화학센서가 됩니다. 자연 속 허브식물에서 추출한 에센셜 오일의 향기를 일상생활에 적용한다면 건강한 삶을 살아가는데 도움을 줄 거라 생각합니다. 시네올 성분과 유제놀, 트렌스-시네멀데히드 성분을 포함한 힐링 오일들은 강력한 살균력을 가지고 있습니다. 여러 연구를 통해서 시나몬, 클로브, 멜리사, 베이 라우럴, 로즈메리 등의 항바이러스 성분이 사스 바이러스와 인플루엔자 바이러스에 대한 방어적인 힘이 있음을 발견하였습니다. 프랑킨센스(유향), 로즈, 라벤더, 로즈메리, 버가못, 샌덜우드, 시더우드(백향목) 등의 힐링 오일은 뇌신경

전달 물질들의 균형 잡힌 생산을 도와 전반적인 안정 상태를 유지해 주어, 스트레스와 우울증 극복에 도움이 되며, 면역력 증진에도 도움을 줍니다. 신경 안정을 돕는 힐링 오일들의 대부분은 피부 질환 치료 기능도 가지고 있습니다. 마스크를 장시간 착용함으로 오는 민감성 피부 가려움이나, 건조함을 위해 라벤더, 시더우드 오일을 올리브 오일과 함께 피부에 발라 주셔도 됩니다.

제한된 야외 활동이나 마스크 착용으로 인한 산소 부족과 호흡기 증상을 위해서 호흡을 열어 주는 사이프러스, 버가못, 로즈메리 등의 오일을 디퓨저로 사용하거나 향을 깊이 들이마시는 것도 도움이 됩니다. 생활 속 공간 소독을 위해 레몬, 시트러스, 클로브, 시나몬 오일을 증류수나 하이드로졸(hydrosol, 오일 증류 추출 시 남은 수액. 예: 로즈워터, 라벤더 하이드로졸)에 섞어 표면에 뿌리면 살균 효과가 있습니다. 프랑킨센스와 미르(몰약), 로즈, 시더우드, 사이프러스 오일 등 성경 속에 나오는 식물의 오일로 천연 화장품과 피부 연고를 만들면 피부의 살균 작용과 함께 건강한 피부를 유지할 수 있습니다. 게임이나 컴퓨터에 더 많이 노출되는 아이들에게 세스퀴테르펜 계열 오일인 프랑킨센스나 샌달우드 오일을 이마(전두엽)와 목뒤에 발라 주면 건강한 뇌를 지키는 데 큰 도움이 되고 감정적으로도 훨씬 안정적으로 됩니다.

어른들에겐 자몽, 펜넬, 사이프러스 오일을 올리브 오일에 섞어 복부와 종아리에 마사지하듯 문지르면 무거워진 몸을 가볍게 해 주고, 지방 대사를 촉진해 다이어트 효과를 볼 수 있습니다. 힐링 오일의 첫 번째 특성은 '사랑과 평안의 감정'이고, 두 번째는 질병을 예방하는 살균력으로 지금 우리에게 가장 필요한 두 가지입니다.

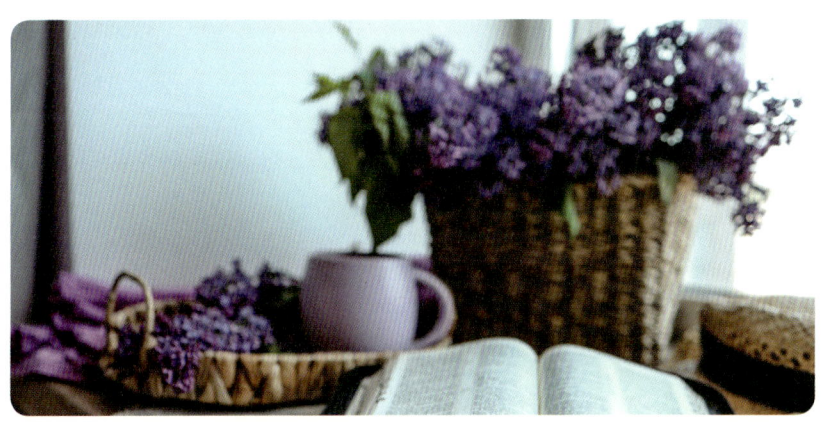

04
성서 속 아로마 에센셜 오일 이야기

우리는 후각을 되살리기 위해서 에센셜 오일의 향기를 사용하여 반복적인 훈련을 한다고 합니다. 그럼 이런 오일의 향기는 어떻게 나며, 어떤 작용을 하는 건지, 그 해답은 바로 성경 속에서 찾을 수 있습니다. 어린양을 품에 안고 있는 선한 목자는 예수님을 상징합니다. 목자는 양의 보호자이며, 치료자입니다. 성경에서 유대 왕 다윗이 여호와를 나의 목자라 부르며 자신에게 기름을 부어 축복하심을 찬양합니다.

목자 출신인 다윗은 목자가 양에게 기름을 바른다는 의미를 잘 알고 있었습니다. 목자는 양들의 머리와 온몸에 매일 기름을 발라 줍니다. 양들의 건강과 안정을 위해서입니다. 풀숲에 코를 들이박고 풀을 뜯는 양들의 콧속으로 흙먼지, 세균, 벌레 등이 들어가서 염증이 잘 생깁니다. 벌레가 콧속 깊이 들어가 알을 까면 애벌레가 그 속에서 살면서 야금야금 뇌를 갉아먹어 양이 갑자기 죽게 됩니다. 숫양들은 수시로 머리를 부딪치며 기 싸움을 하느라 머리에 상처가 나기도 합니다. 그래서 이마와 온몸에 매일 기름을 발라 줍니다. 뭉친 털이 수풀 가시에 걸려 꼼짝 못 하게 되는 것을 막기 위함도 있습니다. 목자는 맹수가 나타나면 쫓아낼 뿐 아니라 다치거나 놀란 양을 품에 안고 머리부터 목덜미 주변에 기름을 발라주고 부드럽게 문질러 주면, 양의 놀란 가슴이 이내 진정이 되고 다시 팔딱거리며 뛰어다닙니다. 기름을 양의 코와 몸에 부드럽게 발라 준다는 것은 평안과 위로와 보호받는 마음을 주고 상처와 감염을 예방하고 치료하는 의미입니다. 그리고 그 향기는 양에게 있어, GPS처럼 목자에게로 가는 길을 인도하는 생존 도구가 됩니다.

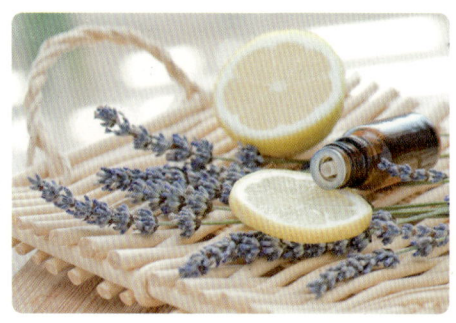

05
창조 속의 의미 발견과 거룩한 치유

창세기 2장 7절에 보면 '코-호흡-뇌'라는 숨 쉬는 메커니즘이 시작됩니다. 하나님이 아담의 콧속으로 '숨'을 불어넣으신 순간, 진동하는 에너지의 원천인 하나님의 호흡이 아담의 뇌로 가서 '창조주의 이름'이 본능에 새겨지고, '창조주의 향기'는 뇌의 중심인 변연계(감정 뇌)로 가서 영구적인 기억으로 저장되었습니다. 이렇게 향기의 '숨'은 몸을 움직이는 뇌신경 회로의 전기에너지가 되고, 하나님의 특성인 '사랑과 평안의 감정'으로 내 몸의 질서를 지켜 줄 원동력이 되었습니다. 내 자신이 생명을 주관하는 하나님의 질서 있는 순환 사이클 안에서 움직일 때만이 완전한 평안을 느낄 수 있게 되는데, 이 감정이 바로 믿음입니다. 향기는 곧 감정이며 치유로 연결됩니다. 식물이 향기가 있듯 사람 또한 향기가 있습니다. 그리고 모든 생물은 창조주의 향기를 기억하고 있습니다.

성경 속 '향기'의 첫 번째 단어는 창세기 2장 12절에 나옵니다. 바로 '베델리엄'(aromatic resin)입니다. '향기 나는 레진'입니다. 원어는 '브돌라흐(בְּדֹלַח)'이며, 민수기 11장 7~8절에 또다시 언급됩니다. 바로 만나를 묘사하는 구절인데요, 만나(מָן)가 '브돌라흐'를 닮았다고 나옵니다(개역성경에 '진주'로 나온 단어). 여기서 '브돌라흐'는 방울처럼 둥글고 희며, 녹이면 기름이 된다는 특징을 찾을 수 있습니다. 뜨거운 태양 빛이 작렬하는 사막 광야의 척박한 환경은 유향과 몰약 나무의 등껍질이 갈라지고, 터진 살 속 깊은 상처로부터 피처럼 또는 눈물방울처럼 향유의 원료인 레진이 흘러내리게 만듭니다. 이 레진을 녹이면 향유, 즉 힐링 오일이 되고, 이것은 창세부터 인류가 사용해 온 가장 원초적인 식물성 천연 치유 약입니다. 사막에서 서식하는 유향(=희다. 향)과 몰약(=쓰다, 고통) 레진 나무는 향기 나는 레진 나무의 대표이고, 채찍질을 맞고 피를 흘리심을 통해 우리에게 생명을 주시는 메시아를 상징합니다.또 하나 히브리어 '브돌라흐(בְּדֹלַח)'의 알파벳을 풀어 보면 놀라운 의미를 발견하게 됩니다.

> ב 베이트 = (예수님) 나
> ד 달레트 = (문 door), 길
> ל 라메드 = (가르침, 목자의 지팡이), 진리
> ח 헤트 = 생명

곧 '나는 길이요 진리요 생명이니'(요 14:6)의 말씀입니다! 이 예수님의 이름을 담은 향기 나는 레진이 성소에서 거룩한 향과 거룩한 향유(출 30:22~37)의 원료가 되고, 창조 때 새겨진 하나님의 사랑의 향기를 인간이 다시 기억해서 돌아오게 합니다. 창조주 하나님은 식물 속에 바로 창조주의 원초적 특성인 '사랑과 평안'을 연상시키는 향기를 준비하셨고, 메시아(기름 부음 받은 자)를 통해 치유를 완성하십니다.

성경에서 말하는 '기름 부음'과 '기름을 바르다'는 동의어로 영어로는 'anoint', 원어로는 'מָשַׁח(마샤흐)'입니다. 향기 나는 기름을 머리와 몸에 붓거나 손으로 문질러 바르는 것을 뜻합니다. 이 행위는 영적인 상징뿐 아니라 실제 몸에 의학적 치유 반응을 일으킵니다. 온몸을 부드럽게 어루만지면 머리부터 발끝까지 우리 몸의 전신을 연결하는 미주 신경을 자극해서 몸이 스트레스나 트라우마로 인해 질서가 깨져 버린 상태에서 되돌아올 준비가 됩니다. 질병을 치유하는 데에 피부를 통한 감각 깨우기와 뇌신경의 유연성을 살려 섬세하고 정상적인 네트워크 흐름을 형성하는 것이 아주 중요합니다. 이렇게 아픈 사람의 머리부터 발끝까지 기름을 발라 생명을 받을 시그널링에 주파수를 맞추고 그의 몸에 손을 얹으면, 그를 위해 기도하는 사람의 손을 통하여 생명의 원천인 에너지가 흘러 내려오는 것입니다. 지금도 유대인들은 어노인팅(anointing, 기름 부음) 오일을 만들어 사용합니다. 올리브 오일에 성경 속에 나오는 향유(예: 프랑킨센스, 미르, 나드, 샤론의 장미, 백합화 등)을 섞어 작은 병에 담아서 다닙니다. 언제든 기도가 필요할 때, 아플 때 사용하기 위해서요. 실제로 성경 속에 언급된 나무 중 대부분이 향유를 가지고 있습니다. (예: 시더우드, 아카시아, 머틀, 전나무, 사이프러스, 침향나무, 소나무 등) 성경 시대에 나병 환자와 피부병 환자들에게 기름을 바른 것은 우연이 아니고 영적·의학적 의미 둘 다를 잘 보여 주는 예입니다.

AROMA THERAPY

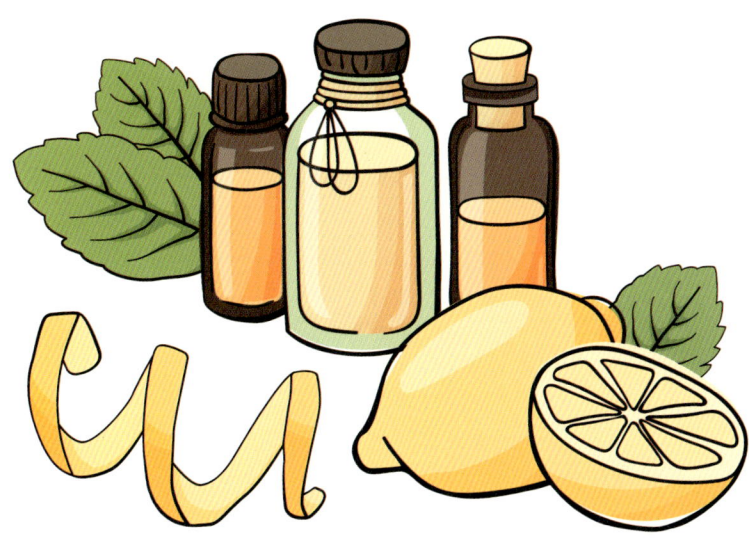

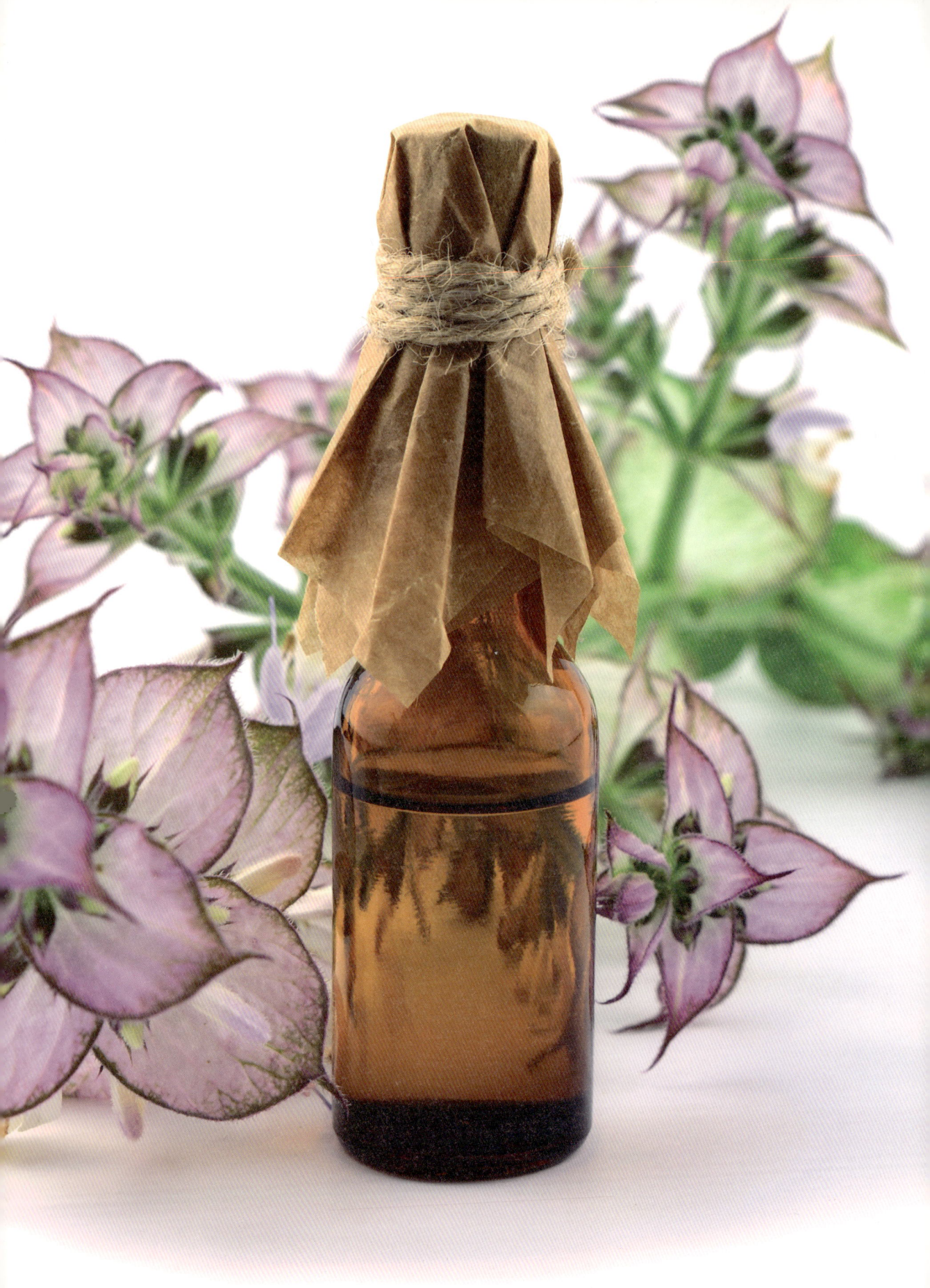

Lesson 02

음양오행(陰陽五行)과 사람의 체질

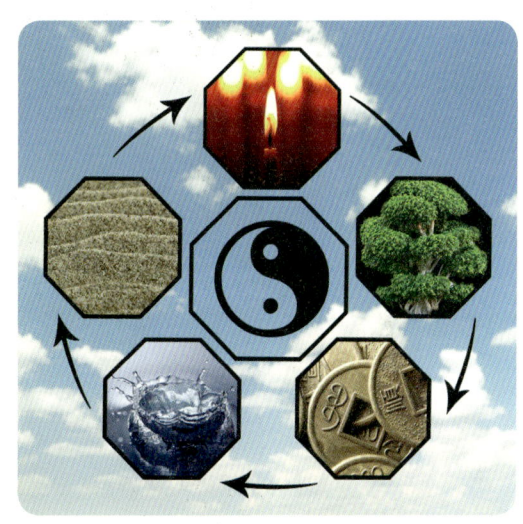

*음양(陰陽)이란 천지의 도이며, 만물의 근본이며,
변화의 모체이며, 생살(生殺)의 본시(本始)며, 신명(神明)의 창고다.*
- (황제내경黃帝內經, 음양응상대론陰陽應象大論 편)

음양(陰陽)은 동양철학적 사고의 틀이라 할 수 있습니다.
고대의 중국인들은 모든 환경적 요소를 음과 양으로 표기했습니다.
움직임이 없고, 어둡고 차며 무거운 것을 음으로, 활동적이고 밝으며, 뜨겁고 가벼운 것을 양이라 하였습니다.
이들은 반대되지만 서로 공존하고 조화를 이룰 때, 세상이 정상적으로 돌아간다고 생각했습니다.

01. 빛과 한의학의 음, 양, 평

한의학적으로 태양이 떠있는 낮을 양(陽)이라 하고, 달이 떠있는 밤을 음(陰)이라 하며, 아침과 저녁의 중간을 평(平)이라 합니다.

- **음(陰)**
  지구의 자전에서 달이 떠있는 밤을 말하며, 태양이 떠있는 낮보다 빛은 어둡고, 기온은 낮으며, 기후는 서늘합니다.

- **양(陽)**
  지구의 자전에서 태양이 떠있는 낮을 말하며, 달이 떠있는 밤보다 빛은 밝고, 기온은 높으며, 기후는 따뜻합니다.

- **평(平)**
  지구의 자전에서 아침과 저녁의 중간을 말합니다.

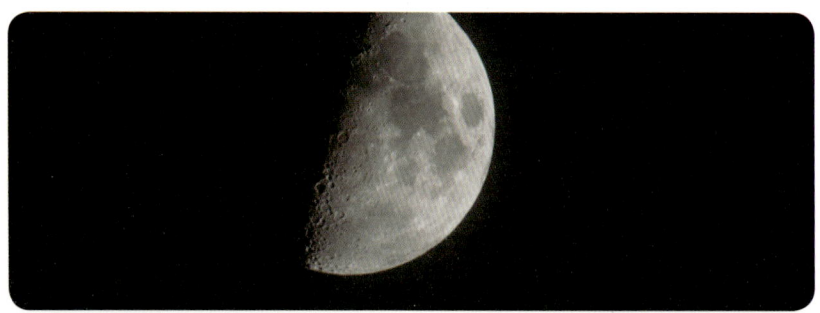

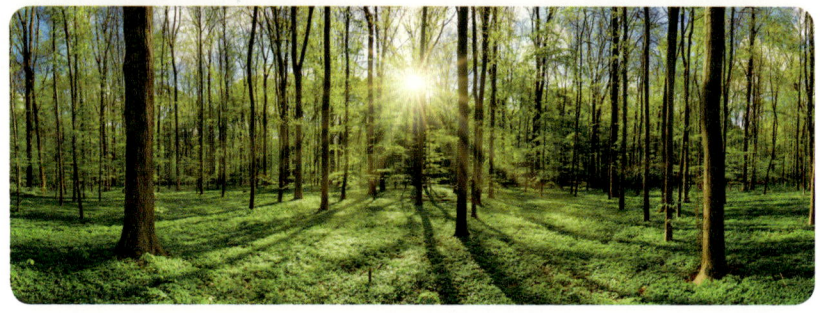

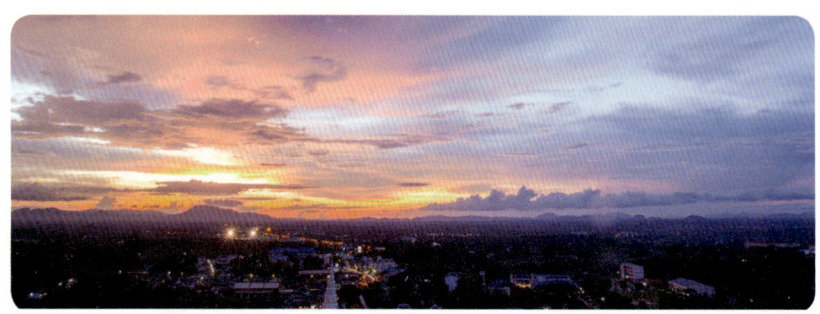

02. 사람의 체질
- 평체질(平體質), 양체질(陽體質 고혈압), 음체질(陰體質 저혈압)

■ **평체질(平體質)**

평체질(平體質)은 면역력이 강하고 신체의 균형이 잘 잡혀 있어 건강한 상태를 나타냅니다. 일반적으로 체력이 강하고 소화 기능이 좋아서 다양한 음식에 잘 적응하며, 스트레스에 강해 감정적으로도 안정된 상태입니다.

평체질의 특징

- **혈압** 혈압은 120~80 이하의 정상 수치를 유지하고 있습니다.
- **소화 기능** 소화가 잘 되고, 음식에 대한 적응력이 뛰어납니다.
- **체력** 전반적으로 체력이 강하고 피로 회복이 빠릅니다.
- **면역력** 면역력이 높아 질병에 잘 걸리지 않습니다.
- **정신적 안정** 감정적으로 안정되어 있으며 스트레스에 강합니다.
- **균형 잡힌 체형** 신체적으로 비만이나 저체중 없이 균형 잡힌 체형을 유지합니다.

평체질의 특징을 유지하기 위한 방법

- **균형 잡힌 식사** 다양한 영양소를 골고루 섭취해 신체의 균형을 유지합니다.
- **규칙적인 운동** 주 3-5회, 30분 이상, 유산소와 근력 운동을 병행하여 체력을 강화합니다.
- **충분한 수면** 하루 7-8시간의 규칙적이고 질 좋은 수면 패턴을 유지하여 신체 회복을 돕습니다.
- **스트레스 관리** 평소 긍정적인 사고를 가지며 명상, 요가, 취미 활동 등을 통해 스트레스를 해소합니다.
- **수분 섭취** 하루 2리터 정도의 충분한 물을 마셔 신체의 수분 균형을 유지합니다.
- **정기적인 건강 검진** 건강 상태를 주기적으로 점검하여 조기에 문제를 발견합니다.

■ **양체질(陽體質)**

양체질(陽體質)은 주로 체온이 따뜻하고, 에너지가 넘치며, 활동적이고 외향적인 성향을 가진 사람을 말합니다. 이 체질은 일반적으로 소화력이 좋고, 면역력이 강하며, 체내의 기운이 원활하게 흐르는 특징이 있습니다. 양체질의 사람들은 대체로 긍정적이고, 사교적이며, 스트레스를 잘 견디는 경향이 있습니다.

양체질(陽體質)의 특징

- **혈압**: 혈압은 160~95 이상으로 높고 맥박은 빠르고 강하며, 얼굴은 붉습니다.
- **체온이 높음**: 양체질인 사람은 대체로 체온이 높고 따뜻한 성질을 가집니다.
- **정신적 에너지가 큼**: 활동적이고 외향적인 성격으로, 사회적 활동을 즐깁니다.
- **소화력이 좋음**: 음식을 잘 소화하고 체중이 쉽게 증가하는 경향이 있습니다.
- **감정의 변화가 적음**: 대체로 긍정적이고 낙천적인 성격을 가지고 있지만, 과도한 스트레스에 취약할 수 있습니다.

양체질이 건강에 미치는 영향

긍정적인 영향

- **면역력**: 양체질은 면역력이 강해 병원체에 대한 저항력이 높습니다.
- **활동성**: 에너지가 넘치고 활동적이므로 일상 생활에서의 생산성이 높습니다.
- **소화 기능**: 소화력이 좋아 음식 섭취 후 빠르게 에너지를 얻을 수 있습니다.

부정적인 영향

- **과도한 스트레스**: 활동적이고 외향적인 성격이 스트레스를 잘 견딜 수 있지만, 지나치면 불안이나 초조함을 느낄 수 있습니다.
- **열성 질환**: 체온이 높고 열이 많은 체질이기 때문에 열성 질환(예 염증, 발열 등)에 걸릴 위험이 있습니다.
- **신경계 문제**: 지나치게 긴장하거나 활동적일 경우 신경계에 부담이 될 수 있습니다.

■ 음체질(陰體質)

음체질은 몸이 차갑고 습한 성질을 가지고 있습니다. 에너지가 부족하여 피로감을 잘 느끼고, 소화력이 약해 소화 불량 등의 증상이 잘 생깁니다.

음체질(陰體質)의 특징

• 혈압	혈압은 110~60 이하로 저혈압이며, 맥박은 느리고, 얼굴은 창백합니다.
• 체온이 낮음	일반적으로 손발이 차고, 체온이 낮은 경향이 있습니다.
• 피부가 건조함	피부가 건조하고, 갈라지기 쉬운 특성이 있습니다.
• 소화기 문제	소화기 기능이 약해 소화불량이나 변비 등의 문제가 나타날 수 있습니다.
• 감정적 특성	대체로 내성적이고, 우울하거나 불안한 감정을 느끼기 쉬운 경향이 있습니다.
• 면역력 저하	면역력이 약해 감기에 잘 걸리거나 잔병치레를 자주 하는 경우가 많습니다.

음체질이 건강에 미치는 영향

• 소화 시스템	음체질이 강한 사람은 소화가 잘 되지 않거나 체내의 수분이 과도 하게 축적될 수 있어 소화 불량이나 부종 등의 문제가 발생할 수 있습니다.
• 면역력	음체질이 영향을 미치는 경우 면역력이 저하될 수 있으며, 이는 감염이나 질병에 대한 취약성을 증가시킬 수 있습니다.
• 정신적 건강	음체질은 스트레스와 불안 수준에 영향을 미칠 수 있습니다. 음의 에너지가 과도하면 우울감이나 불안감을 느낄 수 있습니다.
• 체중 관리	음체질이 불균형할 경우 체중 증가나 감소에 영향을 줄 수 있으며, 이는 신진대사와 관련이 있습니다.
• 피부 건강	음체질이 불균형하면 피부 문제(여드름, 건조함 등)가 발생할 수 있습니다.

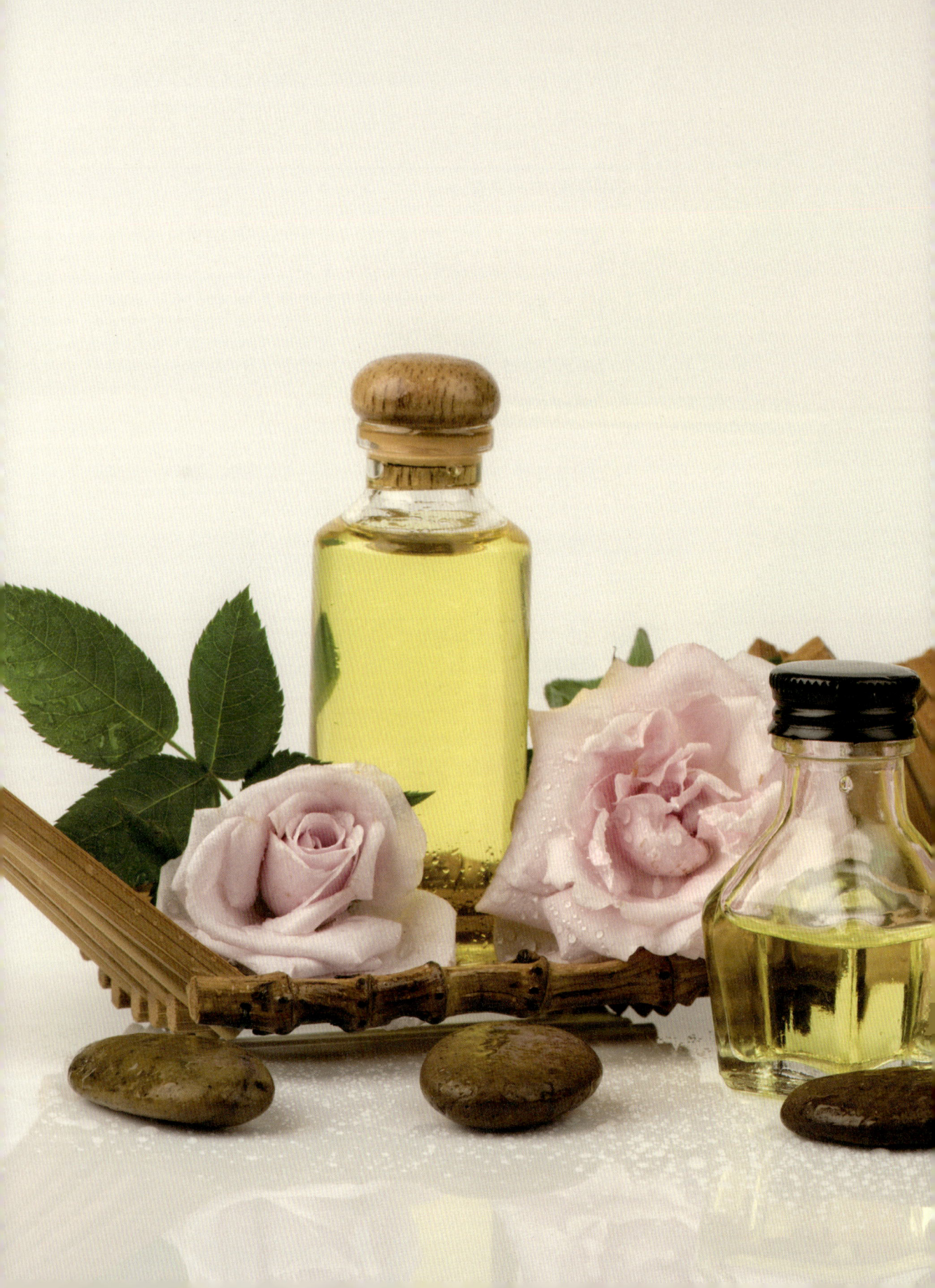

Lesson 03

아로마 에센셜 오일 가이드

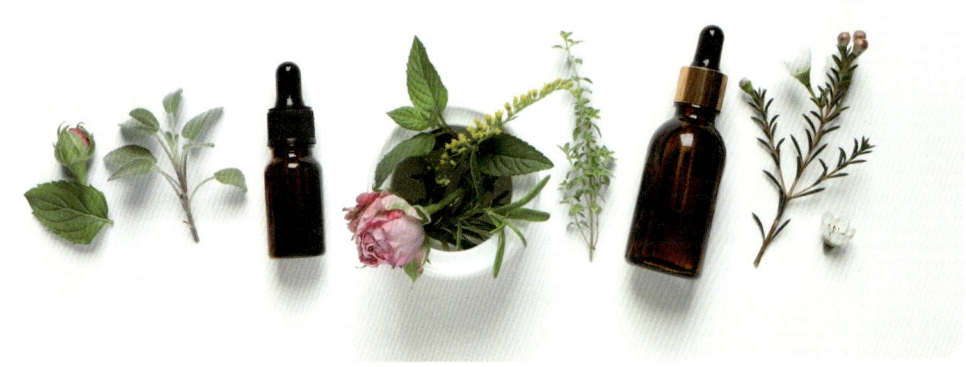

에센셜 오일은 향기나는 식물(Herb)에서 여러 가지 방법을 통해 추출한 휘발성 정유입니다.
이 정유는 식물의 신진대사 과정에서 생성되며, 여러 종류의 화학물질로 구성되어 있습니다.
대부분의 구성 원소는 탄소(C), 수소(H), 산소(O)입니다.

01. 에센셜 오일의 3노트

노트는 에센셜 오일에서 나는 향기의 느낌을 말합니다. 발향순서에 따라 탑노트, 미들노트, 베이스노트로 구분됩니다.

- **상위 노트 (Top Note)**: 가장 처음으로 느끼는 향으로 휘발성이 강하고 빨리 침투합니다. 지속시간은 3시간 이내입니다.
- **중간 노트 (Middle Note)**: 첫 번째로 느껴지는 탑 노트가 사라진 후에 나타나는 향입니다. 보통 향수의 중간을 구성하며, 전체적인 향의 성격을 결정합니다. 지속시간은 6시간에서 2일정도입니다.
- **하위 노트 (Base Note)**: 전체 향기의 깊이를 더해주며 오래 지속될 수 있게 하는 고착제로 쓰입니다. 향이 지속되는 동안 감정을 안정시켜 마음을 편안하게 합니다. 지속시간은 3일에서 일주일 정도입니다.

02. 에센셜 오일의 적용방법

- **아로마테라피**: 디퓨저에 몇 방울 떨어뜨려 공기 중에 확산시킵니다. 스트레스 완화와 기분 전환에 도움을 줍니다.
- **마사지**: 캐리어 오일(예: 호호바골든)에 몇 방울 혼합하여 근육 통증이 있는 부위에 마사지합니다.
- **입욕**: 욕조안의 따뜻한 물에 몇 방울 떨어트려 입욕을 하면 몸의 긴장과 피로를 풀어줍니다.
- **흡입**: 따뜻한 물에 에센셜 오일을 몇 방울 떨어트린 후 그 수증기를 코로 흡입합니다. 손수건이나 티슈에 몇 방울 떨어뜨려 향기를 흡입하는 방법도 있습니다.
- **스킨케어 제품에 혼합**: 천연 크림에 몇 방울 넣고 피부에 발라주면 추가적인 효과를 얻을 수 있습니다.
- **냉·온 습포법**: 1리터정도의 냉수나 온수에 증상별 에센셜 오일을 2~8방울 정도 떨어트려 희석한 물에 수건을 적셔 찜질을 해줍니다.
- **두피 마사지**: 오일을 손 끝에 1방울 묻혀서 백회에 떨어뜨린 후, 두피를 부드럽게 마사지해주면 혈액 순환을 촉진하고 모근을 강화하는 데 도움이 됩니다.
- **샴푸에 혼합**: 샴푸를 1회 사용할 만큼 손바닥에 덜어서 에센셜 오일 4방울 혼합 후 샴푸 합니다.

03. 알레르기 유발성분

리날룰

허브 식물에서 자연적으로 발생하는 테르펜 알콜로 꽃향기가 나는 무색 액체입니다. 레몬, 라임, 베르가모트 등의 상큼한 향인 시트러스 향기를 내는 성분으로, 화장품이나 방향제, 향수, 비누, 세제 등의 향료에 사용되는 성분입니다. 후각으로 들어와 신경으로 전달된 리날룰의 향기는, 뇌의 전두엽을 자극해 알파파를 증가시켜 심리적인 안정을 주고 스트레스와 불안감을 진정시켜 주는 효능이 있습니다.

반면, 국내 식약처 및 EU 분류 표기 규제에서 리날룰을 알레르기 유발 물질로 지정했으며, 유럽 화학 물질청(ECHA)에서는 피부와 안구에 심각한 자극을 일으킬 수 있다고 발표했습니다. 리날룰 성분이 함유된 제품을 사용 시 접촉성 피부염을 유발할 수 있으므로, 아토피나 민감한 피부, 영유아, 임산부는 주의가 필요합니다.

유제놀(eugenol)

페닐프로파노이드(phenolpropanoids) 계열의 페놀 화합물로 무색 또는 연한 황색을 띠는 방향성 화합물입니다. 톡 쏘는듯한 매운맛의 향기가 나며, 향수나 화장품, 치과 치료와 국소 소독 및 마취제로 이용됩니다.

많은 허브 식물의 구성 성분으로 항염, 항산화, 항균, 항바이러스 등의 효능이 있으나 특정 사람들에게 알레르기 반응을 유발하는 것으로 알려져 있습니다.

아이소유제놀(Isoeugenol)

유제놀을 가열하여 얻는 구조적 이성질체로, 식품첨가물과 제품에 향기를 더하기 위한 착향제로 쓰입니다. 식약처에서 알레르기 유발성분으로 지정했으며, 화장품 성분의 등급을 알 수 있는 EWG등급에서 3~4등급으로 중간위험도를 가지고 있습니다.

제라니올 (Geraniol)

게라니올이라고도 하며 프로랄 향을 대표하는 로즈, 라벤다, 제라늄의 꽃에서 주로 추출되는 천연 테르펜 알코올입니다.

높은 휘발성을 가지고 있으며, 물에는 잘 녹지 않고, 에탄올이나 지용성 물질에 잘 섞이는 특성이 있어 향료로 널리 사용됩니다.

EU 화장품 성분 규제에서 일부 사람에게 알레르기 반응을 보일 수 있지만, 적정한 농도를 유지해 사용하면 안전하다고 보고되어 있습니다.

리모넨(Limonene)

시트러스 계열의 향을 가진 감귤류 에센셜 오일의 주성분으로 항암, 항염, 항산화 작용이 있습니다. 국립환경과학원에서는 대량 사용 시 유독 물질이 될 수 있다고 고시하였으며, 식약처와 환경부에서도 알레르기 유발물질로 지정하였습니다.

공기와 만나 산화된 리모넨은 접촉성 피부염을 유발할 수 있으며, 최근 알레르기 반응을 보이는 환자가 급격하게 증가하고 있다는 연구 결과도 있습니다.

벤질벤조에이트(Benzyl Benzonate)

숲 속의 싱그러운 나무향인 발삼 향과 달콤한 향을 가지고 있어 향수뿐 아니라 조미료를 제작할 때 보향제로 활용됩니다.

세계보건기구에서 필수의약품으로 인정할 만큼 각종 피부질환에서 뛰어난 효능과 살균력을 가지고 있습니다. 식약처에서 지정한 알레르기 유발 주의성분으로, 일부 특정한 사람에게 알레르기 반응을 보일 수 있으므로 주의해야 합니다.

시트랄 (Citral)

레몬이나 오렌지, 라임에 함유되어 있는 모노테르펜의 일종이며, 음료나 아이스크림등의 식품에 사용됩니다. 화장품의 착향제나 의약품, 방향제, 주방세제등에 사용됩니다.

시트랄은 폐와 눈, 피부에 강한 자극을 주는 독성물질로 알려져 있으며, 정해진 용량에 맞게 사용하기를 권장합니다.

시트로넬롤(Citronellol)

꽃향기가 나는 무색의 액체이며 모노테르펜 알코올중 하나로, 장미, 시트로넬라, 제라늄 등의 정유에 들어있습니다. 이 성분의 향은 모기나 벌레가 싫어해 모기퇴치제로도 사용합니다.

식약청이 고시한 알레르기 유발성분으로 EWG등급은 보통에 속합니다.

파네솔(Panthenol)

꽃에서 나는 무색액체의 천연 알코올 성분으로 산화가 되면 더욱 진해지는 특성이 있습니다. 비타민 B5의 유도체로, 주로 피부와 모발 제품에서 보습 및 진정 효과를 위해 사용됩니다.

라일락 향수에 많이 사용되며, 향수로 사용 시에는 제한을 두지 않지만, 접촉성 피부염을 일으키는 알레르기 유발성분으로 피부에 직접 닿는 화장품에 사용하는 것을 제한하고 있습니다.

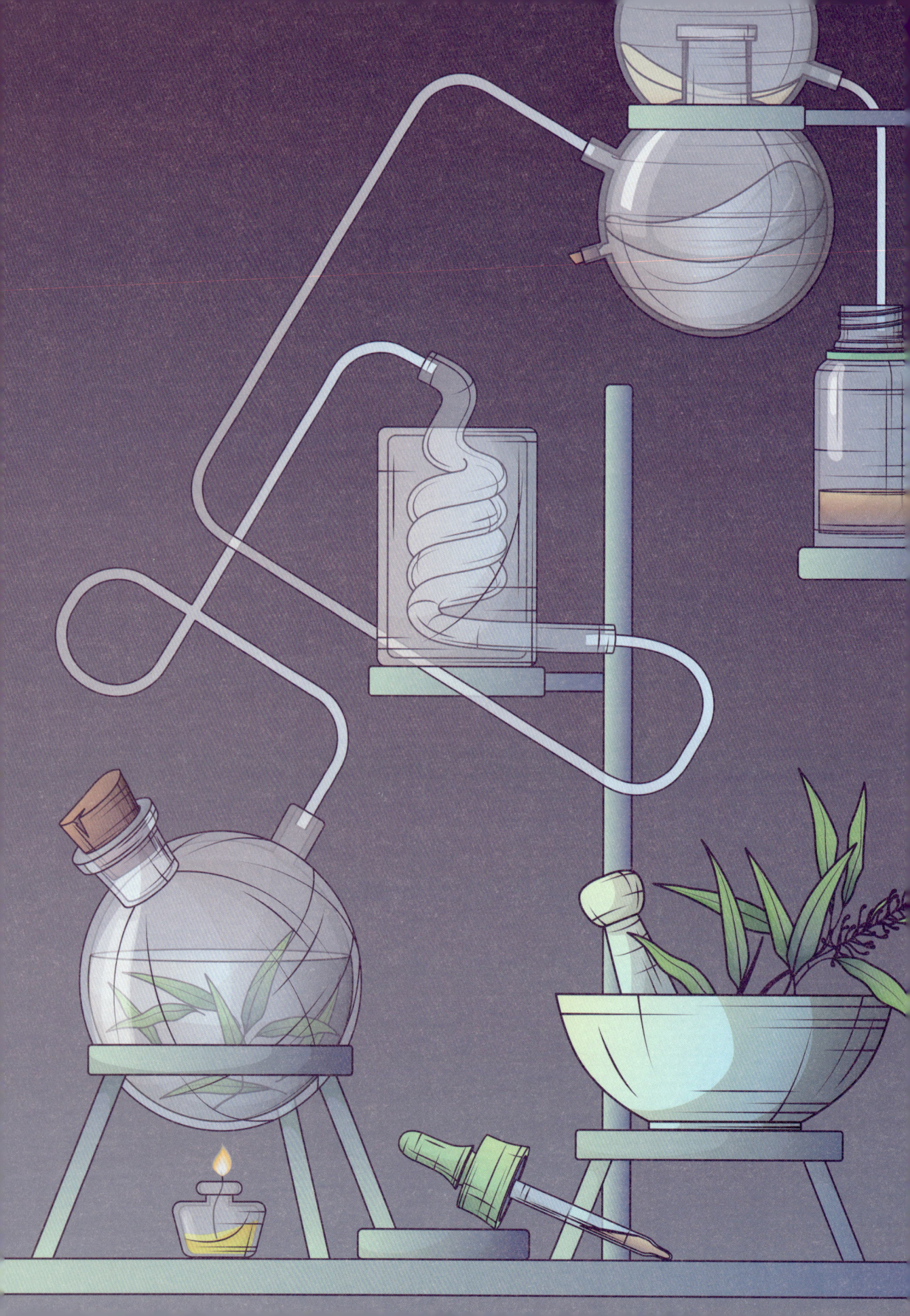

Lesson 04

에센셜 오일의 종류 및 효능

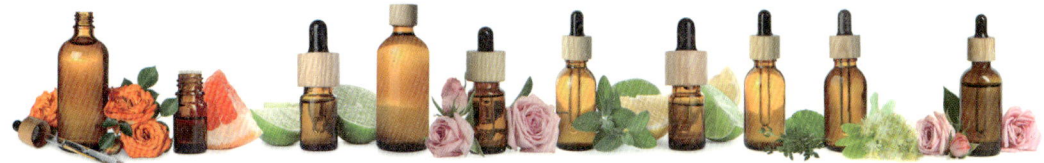

01. 시나몬 리프 Cinnamon Leaf (계피 桂皮)

| 영명: Cinnamon Leaf | 학명: Cinnamomum zeylanicum 또는 C. verum
| 과명: 녹나무과 | 원산지: 스리랑카, 인도, 중국, 동남아시아

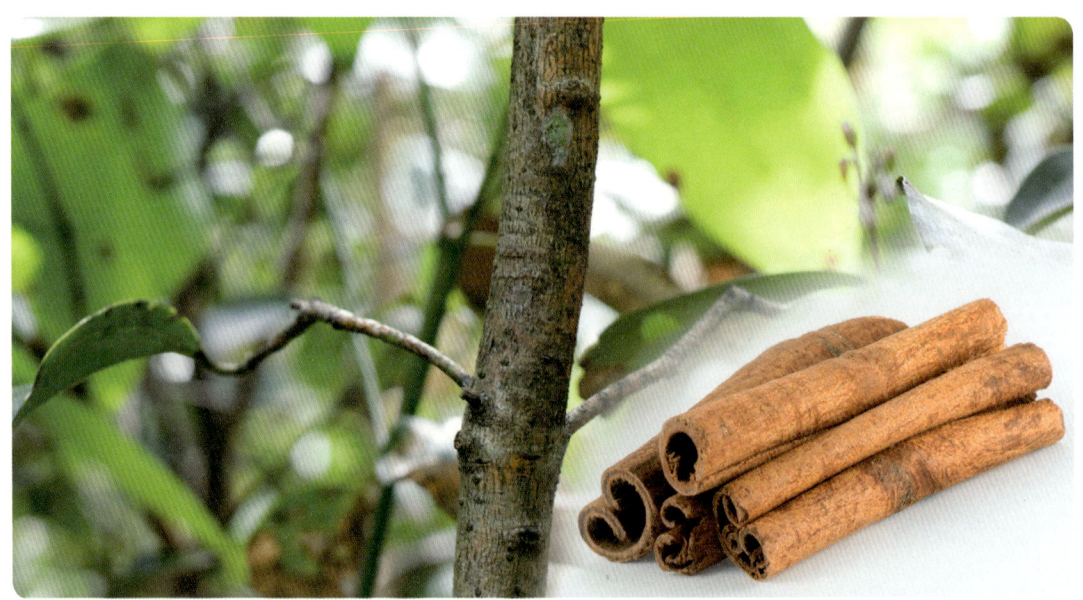

양위궁냉(阳痿宫冷)과 속삭임

따뜻한 온기를 담은
시나몬 리프여
차가운 내 마음 속 불씨를 깨우네
허약해진 신장과 차가운 복부에
온기 불어 넣으니
부드러운
너의 향기는 희망의 노래가 되어
내 몸을 감싸고
어둠 속에서도 빛을 잃지 않는
불꽃이 되어
다시 피어나리라

주치(主治) 김길춘

시나몬(계피) 나무는 상록수로 향이 강한 껍질을 가지고 있으며, 키가 10m까지 자랍니다.

나무의 수피를 말려 향신료로 사용하는데, 후추, 정향과 함께 인지도가 높은 향신료에 속합니다. 기원전 2700년경 중국에서 처음으로 의학적인 용도로 사용했습니다.

고대 이집트에서는 미이라의 방부처리를 하는 데 사용했답니다. 11세기에서 13세기에 일어난 십자군 전쟁 때부터 생강과 함께 중요한 요리 재료로 알려졌습니다.

허준의 동의보감에는 성질이 달고 매우며 열이 많이 나고 독이 조금 있다. 속을 따뜻하게 해주고 혈맥을 잘 통하게 하며 위와 장을 튼튼하게 하는 약재라고 기록되어 있습니다.

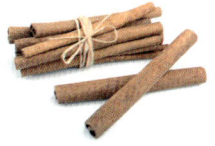

중약(中藥)

1) 중약명(中藥名) 계피(桂皮) (guìpí 귀피)

2) 성질온(性質溫) 성질은 따뜻합니다. (음의성질 약 20~30%, 양의성질 약 70~80%)
- 육계(계피)는 양의 성질이 강하므로, 몸이 차가운 음 체질인 사람에 좋습니다.

3) 미감미신(味甘微辛) 맛은 달고 약간 매운맛입니다.
- 매운맛은 행기작용(行氣作用)으로 폐와 위장 기능을 정상적으로 해주고 습담을 없애 줍니다.
- 단맛은 보기작용(補氣作用)으로 기운을 나게 하고, 보혈작용(補血作用)으로 혈액을 생기게 하며 피부를 촉촉하게 해줍니다.

4) 귀경비위신(歸經脾胃腎) 비, 위, 신장의 경락에 작용합니다.
- 비장이 차고 습하면, 소화불량으로 식욕부진, 구토, 설사 등을 합니다.
- 위장 기능이 허약하고 차면, 헛배가 부르고 음식 먹을 생각이 없으며 음식을 먹어도 소화가 잘되지 않고 트림합니다.
- 신장에 양기가 부족하면, 추위를 싫어하고 손발이 차고, 팔다리가 부으며, 소변의 양이 적으면서 잘 나오지 않습니다.

5) 효능(效能)
- **온중보양(溫中補陽)** 위장을 따뜻하게 해 주고 양기를 북돋워 줍니다.
- **산한지통(散寒止痛)** 위장과 몸의 찬 기운을 없애주고 통증을 멎게 합니다.

6) 주치(主治)
- **양위궁냉(阳痿宮冷)** 성욕은 있으나 음경이 제대로 발기되지 않고, 자궁이 찹니다.
  스트레스, 심리적 요인, 건강 상태 등
- **요슬냉통(腰膝冷痛)** 허리와 무릎이 차고 아픕니다. 따뜻한 찜질, 약물요법
- **등신허작천(肾虚作喘)** 신장 기능이 허약해지면서 발생하는 호흡곤란(기침)입니다.
- **허양상부(虚阳上浮)** 몸이 허해서 열이 위로 떠오릅니다. 피로감, 불안, 두통 등
- **현훈목적(眩暈目赤)** 머리가 어지럽고 눈이 붉습니다. 혈압, 빈혈, 뇌 또는 신경계, 눈질환
- **등심복냉통(心腹冷痛)** 가슴과 배가 차고 아픕니다. 찬 음식이나 음료 과다섭취, 스트레스.
- **허한토사(虛寒吐瀉)** 배가 차서 토하고 설사합니다.

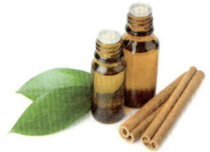

시나몬 리프 에센셜 오일(Cinnamon Leaf Essential oil)

1) 특성

- **향기 노트** 하위 노트(Base Note) - 시나몬 리프의 향은 따뜻하고 감각적인 느낌이 강조됩니다.
- **추출 부위** 보통 2~3일 동안 말린 잎을 사용하여 증류 방식으로 추출됩니다. 이 과정에서 잎의 향과 성분이 농축되어 오일에 담기게 됩니다.
- **추출방법** 수증기 증류법
- **한국어 원료 성분명** 실론시나몬잎오일
- **알레르기 유발 성분** 유제놀, 리날룰, 벤질벤조에이트, 신나밀알코올, 신남알, 쿠마린

2) 주요 구성 성분과 효능

■ **유게놀 Eugenol 80~96%**

- **항산화 작용** 세포 손상을 방지하고 노화를 늦추는 데 도움을 줄 수 있는 항산화 성분입니다.
- **항염증 효과** 다양한 염증성 질환의 예방 및 치료에 도움이 될 수 있습니다.
- **항균 작용** 박테리아와 곰팡이에 대한 항균 효과가 있어 구강 건강에 좋습니다.
- **진통 효과** 통증 완화에 도움을 줄 수 있어 치통이나 근육통 완화에 사용될 수 있습니다.
- **소화 개선** 소화 효소의 분비를 촉진하고 위장 건강을 개선하는 데 기여할 수 있습니다.

3) 시나몬 리프 에센셜 오일(Cinnamon Leaf Essential oil)의 효능

- **만성 근육통** 통증 완화에 효과적이며 근육의 긴장을 풀어줍니다.
- **협착된 근육** 혈액 순환을 촉진하여 근육의 경직을 완화합니다.
- **만성 설사** 소화 기능을 개선하고 장의 건강을 도와줍니다.
- **류머티즘** 항염 작용이 있어 염증을 줄이고 통증을 완화하는 데 도움을 줍니다.
- **감기** 면역 기능 강화에 도움을 주고, 호흡기 증상을 완화합니다.
- **복부나 심장의 통증** 혈액 순환을 촉진하여 통증을 경감시킵니다.
- **항염 작용** 염증을 억제하고 전반적인 건강을 증진시킵니다.
- **면역기능 강화** 면역 체계를 지원하여 감염에 대한 저항력을 높입니다.

4) 주의사항

- 자극이 강하므로 피부에 사용 시 반드시 희석하여 사용해야 합니다.
- 임산부 및 수유 중인 여성은 사용 전 반드시 전문가와 상담해야 합니다.

2. 개똥쑥 Sweet/ Annual Wormwood

영명: Sweet/Annual Wormwood | 학명: Artemisia annua L
과명: 국화과 | 원산지: 대한민국

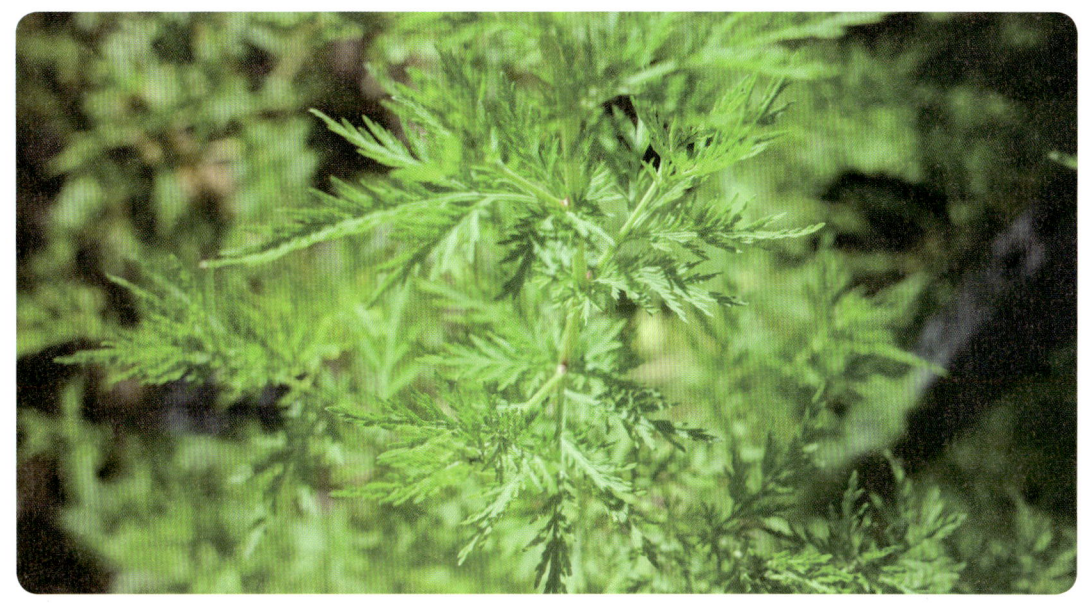

해열, 황달과 속삭임

푸른 들판에 씩씩하게 피어난 개똥쑥
은은한 바람을 타고 온 너의 향기는
지친 내 몸의 열기를 식혀주고
황금빛 햇살 아래 빛나는
잎 새 끝 이슬과 같은
상쾌한 기운을 불어넣어
피로에 지친 간(황달)을 달래 주네

자연의 품에서 자라난 소중한 친구여
작은 생명 큰 힘을 주고
하루의 스트레스를 잊게 해
마음의 평화를 찾아주네

주치(主治) 김길춘

개똥쑥은 국화과 쑥속에 속하는 한해살이 풀이자 약초입니다. 잎을 따서 비벼보면 개똥 냄새가 난다고 해서 '개똥쑥'이라는 이름이 붙었습니다.

예로부터 약용으로 많이 쓰였으며, 기존 항암제보다 1200배의 효과가 있다는 연구결과가 나오기도 했습니다. 중국 중의과학원의 루교수가 개똥쑥에서 아르테미시닌을 추출, 말라리아 치료제를 개발 시판하여 노벨생리의학상을 수상하였습니다.

동의보감, 향약집성방에서는 말라리아 치료제로 사용한 기록이 있습니다. 한약에선 청호(菁蒿), 황화호(黃花蒿)라고 칭하고, 약용으로 많이 쓰이는 황해쑥(애엽, 艾葉)이나 사철쑥(인진호, 茵蔯蒿)과는 다른 식물입니다.

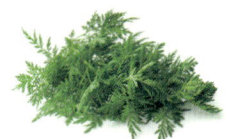

중약(中藥)

1) 중약명(中藥名) 개똥쑥 "艾蒿" (Àihāo 아이하오)

2) 성질온(性質溫) 성질은 따뜻합니다. (음의성질 약 30%, 양의성질 약 70%)
- 개똥쑥은 양의성질이 강하므로, 몸이 차가운 음 체질이거나 저혈압인 사람에 좋습니다.

3) 미고신(味苦辛) 맛은 쓰고 맵습니다.
- **쓴맛** 사화작용(瀉火作用)으로 몸의 열을 내리고, 조습작용(燥濕作用)으로 차고 습한 곳에 오래 머물러 있어서 생긴 근육과 관절의 차고 습한 것을 없애 줍니다.
- **매운맛** 발산작용(發散作用)으로 인체 내의 열을 피부로 발산시키고 땀을 나게 하며, 행혈작용(行血作用)으로 혈액순환을 잘되게 합니다.

4) 귀경간비신(歸經肝脾腎) 간, 비, 신의 경락으로 들어갑니다.
- 간 경락이 차고 울체되면, 눈이 쉬 피로하며 시력이 떨어집니다.
- 월경이 순조롭지 못하고 통증이 있으며, 간 경락이 지나가는 부위가 당기듯 한 통증이 있습니다.
- 비장에 양기가 부족하고 습하면, 소화불량으로 입맛이 없고, 구토, 설사를 합니다.
- 신장에 양기가 부족하면, 추위를 싫어하고 손발이 차고, 팔다리가 부으며, 소변의 양이 줄고 잘 나오지 않습니다.

5) 효능(效能)
- **청습열(清濕熱)** 몸의 습기와 열을 식혀서 소변을 통해 빼냅니다. 소화문제, 체력 저하 등
- **해서열(解暑熱)** 무위 먹은 열을 내립니다.
- **제골증(除骨蒸)** 발바닥이나 손에서 화끈거리면서 나는 열을 없애줍니다.
- **퇴황(退黃)** 황달을 없애 줍니다.

6) 주치(主治)
- **습열황달(濕熱黃疸)** 습하고 뜨거운 열에 의해서 온몸과 눈이 누렇게 되는 병입니다. 증상은 황달, 소화기 문제, 피로감, 복통, 소변 변화, 원인 식습관, 스트레스, 환경적 요인 등
- **옹종독창(癰腫毒瘡)** 종기가 빨갛게 부어오릅니다. 증상으로는 통증, 발열, 부종 등

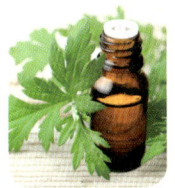

개똥쑥 에센셜 오일 (Sweet/Annual Wormwood Essential oil)

1) 특성

- **향기 노트** 중간 노트 (Middle Note) - 개똥쑥 향의 특징은 약간 쓴 맛이 나는 허브 향으로, 상쾌하고 차분한 느낌을 줍니다.
- **추출부위** 개화기 꽃, 잎, 줄기
- **추출방법** 수증기 증류법
- **한국어 원료 성분 명** 개똥쑥 오일
- **알레르기 유발 성분** 유제놀

2) 주요 구성 성분과 효능

■ **1.8-시네올 1.8-Cineole 20.3%**

- **항염 효과** 1.8-시네올은 염증을 줄이는 데 도움을 줄 수 있습니다.
- **호흡기 건강** 기침 완화 및 점액 제거에 효과적이며, 호흡기 질환에 도움이 될 수 있습니다.
- **항균 및 항바이러스 성질** 여러 종류의 세균과 바이러스에 대해 항균 효과를 보입니다.
- **진통 효과** 통증 완화에 기여할 수 있습니다.
- **정신적 안정** 스트레스와 불안을 줄이는 데 도움을 줍니다.

■ **겔마크렌-D Germacrene-D 19.2%**

- **알레르기 증상 완화** 재채기, 콧물, 가려움증 등의 알레르기 반응을 줄여줍니다.
- **천식 및 호흡기 질환 관리** 기침이나 호흡 곤란 등의 증상을 완화하는 데 도움을 줍니다.
- **항염 효과** 염증을 줄이고, 관련된 증상을 완화하는 데 기여할 수 있습니다.

3) 개똥쑥 에센셜 오일의 효능

■ **피부**

- **노화 피부 재생** 세포 재생을 촉진하여 피부의 탄력을 높이고, 주름을 감소시키는 데 도움을 줍니다.
- **건성 피부 보습** 뛰어난 보습 효과로 건조한 피부를 촉촉하게 유지하는 데 유용합니다.
- **미백** 피부 톤을 고르게 하고 착색을 줄이는 데 도움을 줄 수 있습니다.
- **항산화 효과** 강력한 항산화 성분이 포함되어 있어 자유 라디칼로부터 피부를 보호하고 노화를 지연시키는 데 기여합니다.

- **바디**
  - **체지방과 셀룰라이트 분해** 지방 분해를 촉진하여 셀룰라이트 감소에 도움을 줄 수 있습니다.
  - **산화된 근육 이완** 근육의 긴장을 완화하고 이완을 촉진하여 운동 후 회복을 도울 수 있습니다.
  - **혈액 순환 촉진** 혈액 순환을 개선하여 전반적인 건강 증진에 기여할 수 있습니다.

4) 주의사항
- 적절한 희석 비율을 유지하고, 사용 전에 반드시 패치 테스트를 진행하여 알레르기 반응을 확인합니다.
- 임신 중이거나 특정 질환이 있는 경우 전문가와 상담후 사용하세요.

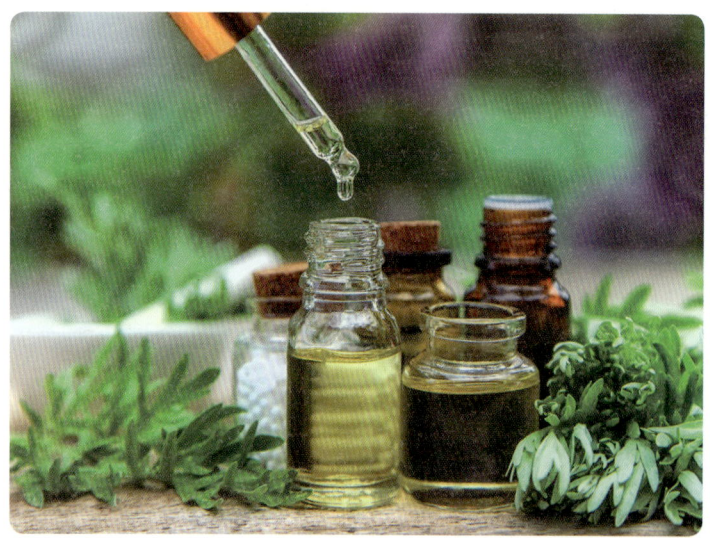

3. 나드 Nard (스파이크나드, 나르도, 나드초, 시엽감송)

| 영명: Nard | 학명: Nardostachys graniflora/jatamansi
| 과명: 마타리과 | 원산지: 히말라야, 부탄, 네팔, 티베트, 인도

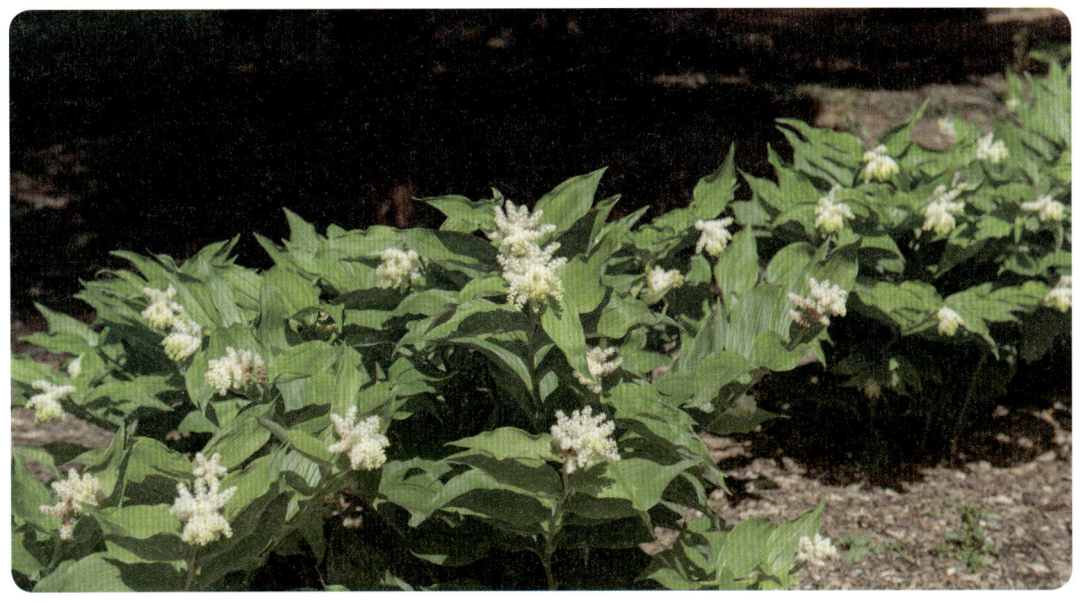

기관지염, 천식과 속삭임

차가운 바람 속에
가슴은 무겁게 울고
기관지는 아픈 멜로디를 부른다
거칠어진 천식의 숨결이
고통을 주네

머스크 향기를 담은
나드의 숨결을 느끼니
희망은
가느다란 숨결처럼
조용하면서도 강한 파도가 되어
우리 곁에 머문다

주치(主治) 김길춘

동부나드(Nard)는 영어식 표현이며, 히브리어로는 네르드(Nerd)로서 산스크리트어 Nalada(향기를 뿜다)라는 말이 변형된 것입니다. 강력한 신경 진정 효과가 있어 신경안정제로 이용되었으며, 따뜻한 목욕물에 몇 방울 떨어뜨려 입욕을 하면 긴장을 푸는 데 도움이 됩니다.

성경 속 구원(久遠) 이야기 중에 "그때 마리아가 매우 값비싼 향유인 순수한 나드 1리트라를 가져다가 예수의 발에 붓고 자기 머리털로 예수의 발을 닦아 드렸습니다. 집 안은 온통 향내로 가득했습니다."요한복음 12장 3절 내용이 있습니다. 이는 상등 향품(최고의 향신료)로 예수의 장례를 준비하는 의미가 있으며, 예수의 시신에 최고의 향신료를 바르려던 막달라 마리아의 행동과도 일맥상통합니다. 또한, 나드가 당시 최고급 향유였음을 알 수 있습니다. 채취는 뿌리 영양상태가 좋은 10~12월에, 열매가 익고 잎이 떨어질 때쯤 합니다.

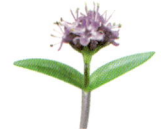

중약(中藥)

1) 중약명(中藥名) 나드 山楂 (shān zhā 산자)

2) 성질평(性質平) 성질은 평합니다. (음의성질 약 60%, 양의성질 약 40%)
- 나드의 성질은 평하므로, 몸이 차가운 음 체질이거나 저혈압인 사람, 몸에 열이 있는 양 체질이거나 고혈압인 사람에게 좋습니다.

3) 미고(味苦) 맛은 씁니다.
- 쓴맛은 사화작용(瀉火作用)으로 몸의 열을 내려주고, 조습작용(燥濕作用)으로 위장, 폐, 근육과 관절의 습(濕)을 말리며, 통변작용(通便作用)으로 대변을 잘 보게 합니다.

4) 귀경비위(性質脾胃) 비장과 위장의 경락으로 들어갑니다.
- 비장에 양기가 부족하고 습하면, 소화불량으로 식욕부진, 구토, 설사합니다.
- 위장기능이 허약하고 차면, 배가 더부룩해지고, 음식을 먹어도 소화가 되지 않으며, 음식 먹을 생각이 없고, 트림합니다.

5) 효능(效能)
- **이기지통**(理气止痛) 소화관의 연동운동을 정상화하여 통증을 멎게 합니다.
- **개울성비**(开郁醒脾) 개울(開鬱)은 막힌 것을 열어주고, 성비(醒脾)는 비장을 좋게 합니다.
- **거습소종**(祛湿消肿) 부종을 개선해 줍니다.

6) 주치(主治)
- **기관지효천**(氣管支哮喘) 기관지염과 천식 등 증상으로는 기침, 호흡곤란, 쌕쌕거림 증상
- **천식만성기관지염**(喘息慢性氣管支炎) 천식, 만성기관지염 등
- **소화 불량**(消化不良) 복부 팽만감, 소화장애 등. 증상은 복통, 더부룩함, 속쓰림, 구역감
- **감염**(感染) 세균 감염에 대한 보조 치료.

나드 에센셜 오일

1) 특성

- **향기 노트** 하위 노트(Base Note) - 나드 오일은 깊고 따뜻한 향을 가지고 있으며, 주로 우드와 머스크의 특성을 지닙니다. 이 향은 안정감과 편안함을 주며, 종종 감정적인 치유와 연결됩니다.
- **추출부위** 시엽감송 뿌리(White, 야생)
- **추출방법** 수증기 증류법(말린 가루에서 추출, 수율 약1%)
- **한국어 원료 성분 명** 시엽감송 뿌리오일
- **알레르기 유발 성분** N/A

2) 주요 구성 성분과 효능

■ 베타 구르준엔 beta Gurjunene 30%

- **면역력 증진** 베타 구르준은 면역 세포를 활성화하여 면역 기능을 강화하는 데 도움을 줄 수 있습니다.
- **콜레스테롤 감소** 혈중 콜레스테롤 수치를 낮추는 데 효과적이며, 심혈관 건강에 긍정적인 영향을 미칠 수 있습니다.
- **혈당 조절** 혈당 수치의 급격한 상승을 억제하여 당뇨 관리에 도움을 줄 수 있습니다.

■ 알파 파추롤렌 alpha patchoulene 29.8%

- **항염증 효과** 다양한 염증 관련 질환에 유용할 수 있습니다.
- **항산화 작용** 자유 라디칼을 제거하는 데 기여하여 세포 손상을 예방할 수 있습니다.
- **면역 시스템 지원** 면역력을 강화하는 데 도움을 줄 수 있습니다.

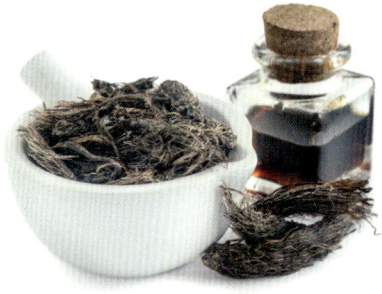

3) 나드 에센셜 오일의 효능

- **남성 탈모** 모발 성장 촉진과 탈모 예방 성분을 포함하고 있어 남성 탈모에 효과적입니다.
- **건성 비듬** 항염 및 보습 효과가 있어 두피의 건조함을 완화하고 비듬을 줄이는 데 도움을 줍니다.
- **스트레스 완화** 나드의 향은 진정 효과가 있어 스트레스를 줄이고 마음을 안정시켜줍니다.
- **면역력 증진** 항균 및 항염 효과가 있어 면역 체계를 강화하여, 대상포진과 같은 바이러스 감염에 대한 저항력을 높이는 데 도움을 줍니다.
- **진통 효과** 염증을 줄이고 통증을 완화시켜 대상포진으로 인한 신경통 완화에 도움을 줍니다.
- **소화 촉진** 소화 효소의 분비를 촉진하고, 소화 불량 및 가스 문제를 완화하는 데 도움을 줄 수 있습니다.
- **진정 효과** 신경을 안정시키고 스트레스를 줄여 소화를 개선하는 데 기여합니다.
- **항염 효과** 소화기관의 염증을 완화하는 데 도움을 줄 수 있습니다.
- **통풍** 항염 효과로 통풍으로 인한 통증을 완화하는 데 도움을 줄 수 있습니다.
- **가래** 기침이나 가래를 줄이는 데 효과적입니다.
- **비염** 호흡기 염증을 줄이고 코막힘을 완화하는 데 유용합니다.
- **항바이러스** 여러 바이러스에 대한 저항력을 높이는 데 도움을 줄 수 있습니다.
- **기침 및 코감기** 기침을 완화하고 코감기를 치료하는 데 효과적입니다.
- **염증성 피부** 항염 효과가 있어 피부의 붉은 기와 부기를 줄이는 데 도움을 줍니다.
- **상처 치유** 피부 재생을 촉진하고 상처 치유를 빠르게 하는 데 도움을 줄 수 있습니다.
- **여드름 관리** 항균성과 항염 특성으로 인해 여드름을 완화하고 피부의 유분을 조절하는 데 유용합니다.

4) 주의사항

- 사용 시에는 적절한 희석 비율로 피부에 바르는 것이 중요하며, 처음 사용할 경우 패치 테스트를 권장합니다.

4. 넛메그 Nutmeg (너트먹, 육두구)

영명: Nutmeg | 학명: Myristica fragrans
과명: 육두구과 | 원산지: 스리랑카, 인도네시아 몰루카제도, 인도, 동남아시아, 중국

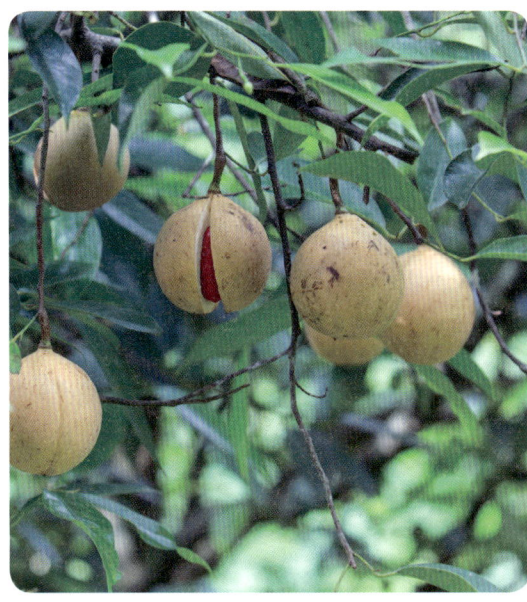
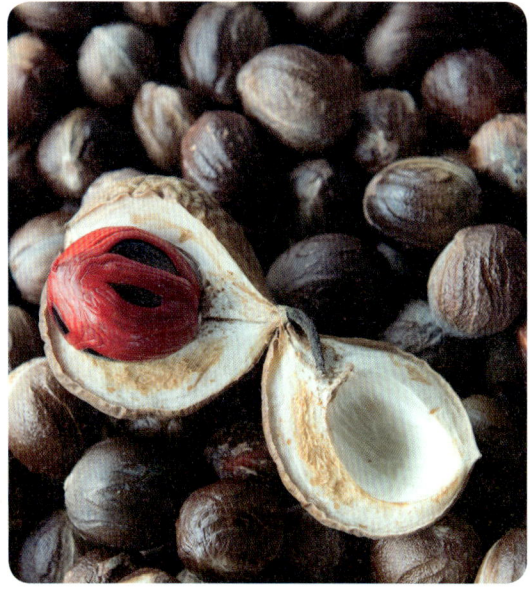

배가 차고, 설사와 속삭임

배가 차고 아픈 날
육두구 향기 깊게 맡으니
소화의 불빛 밝혀주고
설사로 힘든 이 순간
내 몸의 균형을 되찾아 주네

자연의 힘을 담은
육두구 오일 한 방울에
평화가 찾아드네

주치(主治) 김길춘

라틴어로 너트를 뜻하는 '눅스(Nux)'에 사향 향기 'musky'가 더해진 이름으로 프랑스어로는 '누아드 무스카드(Noix de muscade, 사향 향 너트)'라고 합니다.

넛메그(육두구)는 원산지인 동인도 제도 지역에서 열을 내리고 염증과 통증, 소화불량 등 질병치료에 써온 향신료입니다. 대항해 시대 이후에는 인도네시아 지역뿐만 아니라 유럽 귀족에게도 전해져 다양한 질병 치료에 쓰였다고 합니다. 그 탁월한 효능이 인정되어 페스트가 휩쓸 때 감염 예방용으로 소장하여 뿌릴 정도였답니다.

온도는 높고 습기가 많은 열대 지방에서 자라는 나무의 열매 속 씨 부분을 향신료로 활용합니다. 열매를 가루로 먹을 경우에 향정신성 활성으로, 감각소실과 환각 상태가 보고되었습니다.

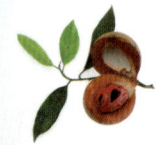

중약(中藥)

1) 중약명(中藥名) 육두구 肉荳蔻 (ròu dòu gāng 로우 도우 강)

2) 성질평(性質平) 성질은 평합니다. (음체질 약 40%, 양체질 약 60%)
- 육두구의 성질은 평하여서, 몸이 차가운 음 체질이거나 저혈압인 사람, 몸에 열이 있는 양 체질이거나 고혈압인 사람에 좋습니다.

3) 미신감(味辛甘) 맛은 맵고 단 맛입니다.
- 매운맛은 발산작용(發散作用)으로 인체 내의 열을 피부로 발산시키고 땀을 나게 하며, 행혈작용(行血作用)으로 혈액순환을 잘되게 합니다.
- 단맛은 보기작용(補氣作用)으로 기운을 나게 하고, 보혈작용(補血作用)으로 혈액을 생기게 하며 피부를 촉촉하게 해줍니다.

4) 귀경비위대장(歸經脾胃大腸) 비, 위, 대장의 경락에서 작용합니다.
- 비장에 양기가 부족하고 습하면, 소화불량으로 식욕부진, 구토, 설사를 합니다.
- 위장 기능이 약하거나 차면, 헛배가 부르고 음식 먹고 싶다는 생각이 들지 않으며, 음식을 먹어도 소화가 잘되지 않아 트림합니다.
- 대장 기능이 허약하면 대변이 마르고 건조하며, 변비가 있고 헛배가 부릅니다.

5) 효능(效能)
- 온중행기(溫中行氣) 위장을 따뜻하게 하고 소화 기능을 좋게 합니다.
- 삽장지사(澁腸止瀉) 설사를 멎게 합니다.

6) 주치(主治)
- 비위허한(脾胃虛寒) 비장과 위장의 기능이 약해지고, 차가운 기운이 영향을 미치는 상태를 말합니다. 소화불량, 복부 팽만감, 식욕부진, 설사 등
- 구사부지(久瀉不止) 설사를 오래 합니다.
- 완복창통(脘腹脹痛) 복부의 불쾌감이나 통증을 의미합니다.
- 소화불량, 가스 차는 문제, 장의 염증, 또는 기타 소화기 질환
- 식소구토(食少嘔吐) 식사를 잘하지 못하고 구토증이 있습니다. 위장 질환, 스트레스, 감염 등

넛메그 에센셜 오일(Nutmeg Essential oil)

1) 특성
- **향기 노트** 하위 노트 (Base Note) - 넛메그의 향기는 부드럽고 따뜻한 느낌을 주어 감정적으로 안정감을 제공합니다.
- **추출부위** 열매(씨앗)
- **추출방법** 수증기 증류법/열매를 갈아서 추출
- **한국어 원료 성분 명** 육두구커넬오일
- **알레르기 유발 성분** 유제놀, 아이소유제놀, 제라니올

2) 주요 구성성분과 효능

■ **사비넨 Sabinene 34.48%**
- **항염 효과** 사비넨은 염증을 줄이는 데 도움을 줄 수 있습니다.
- **진통 효과** 통증 완화에 도움을 줄 수 있는 성분이 포함되어 있습니다.
- **면역력 증진** 면역 체계를 강화하는 데 기여할 수 있습니다.
- **소화 개선** 소화 기능을 돕고 위장 건강에 긍정적인 영향을 줄 수 있습니다.

■ **알파 피넨 Alpha-pinene 16.38%**
- **항염 효과** 알파 피넨은 염증을 줄이는 데 도움을 줄 수 있습니다.
- **항산화 작용** 세포 손상을 방지하고 노화 방지에 기여할 수 있습니다.
- **호흡기 건강** 기도를 확장하는 데 도움을 줄 수 있어 호흡기 질환 완화에 기여할 수 있는 도움을 줍니다.
- **정신적 집중력 향상** 기분을 좋게 하고 집중력을 높이는 데 도움이 될 수 있습니다.
- **항균 작용** 일부 연구에서는 알파 피넨이 항균 효과를 나타낼 수 있다고 보고하고 있습니다.

3) 넛메그(육두구) 에센셜 오일의 효능

■ **피부**
- **여드름** 항균 및 항염 효과가 있어 염증을 줄이고 여드름의 원인균을 억제합니다.
- **지루성 피부** 피부의 유수분 균형을 맞추고, 혈액 순환을 촉진하여 피부 건강을 개선합니다.
- **종기** 항염 및 진통 효과가 있어 통증을 완화하고, 치유 과정을 촉진합니다.

- **바디**
  - **강력한 진통제** 근육통, 관절통, 두통 완화에 도움을 줍니다.
  - **피부 관리** 지성 피부에 효과적이며, 여드름 개선에 기여할 수 있습니다.
  - **소화 촉진** 소화불량, 변비, 설사 등의 증상 개선에 도움을 줍니다.
  - **여성 건강** 생리통, 생리불순 등을 완화하고 여성호르몬 조절에 기여할 수 있습니다.
  - **구토 완화** 특히 소아 구토 증상 완화에 효과적입니다.

- **마인드**
  - **진통 작용** 넛메그 에센셜 오일은 항진통 효과가 있어, 통증 완화에 도움을 줄 수 있으며 특히, 만성 통증을 겪는 암 환자에게 유용할 수 있습니다.
  - **스트레스 감소** 심신의 긴장을 완화하고, 불안감을 줄이는 데 효과적입니다. 암 환자는 종종 심리적 스트레스에 시달리기 때문에 이 점에서 도움이 될 수 있습니다.
  - **소화 개선** 암 치료 중 소화 문제를 겪는 환자에게 도움을 줄 수 있습니다.

4) 주의 사항
- **알레르기 반응** 사용 전에 피부 테스트를 통해 알레르기 반응이 없는지 확인하는 것이 좋습니다.

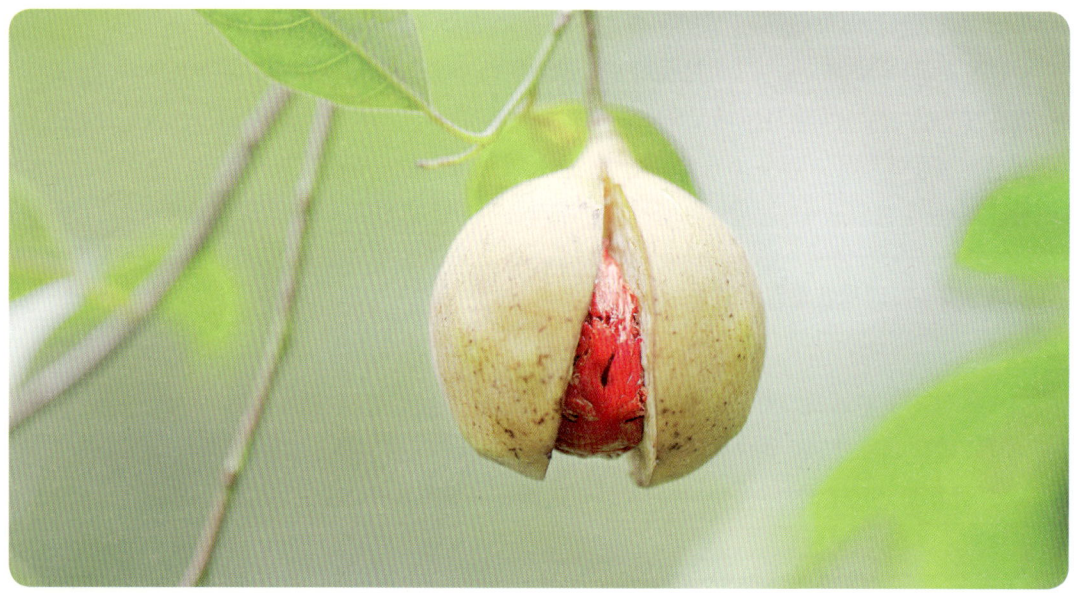

5. 네롤리 Neroli

| 영명: Neroli | 학명: Citrus aurantium var. amara
| 과명: 운향과 | 원산지: 이집트, 튀니지, 모로코

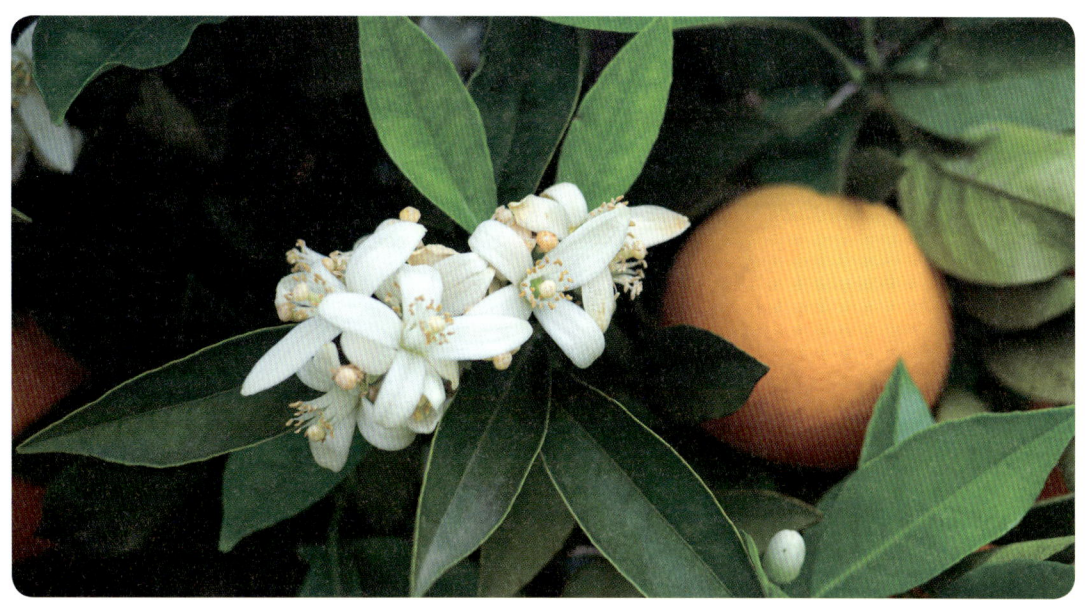

가슴답답, 생리불순과 속삭임

답답한 가슴에 스며드는
부드러운 네롤리꽃 향기의 속삭임
리듬 잃은 달빛 아래
균형을 되찾게 하고
소화의 흐름을 따라 춤추며
속 깊은 곳 따스하게 감싸주네(월경불순)
자연의 품속에서
평온한 숨결을 선물해주네

주치(主治) 김길춘

네롤리는 비터오렌지 꽃에서 추출한 에센셜 오일입니다. 1563년경 델라 포르타라는 이탈리아의 자연학자에 의해 처음 언급되었습니다.

이후 1680년경 네롤리 공국의 안나 마리아 드 라 트레모일레 공주가 자신의 소장품마다 뿌리고 다닐 정도의 애장품으로 소문이나 크게 유행 되었다고 합니다. 이름은 그 공주가 살고 있는 네롤리지역의 이름을 따서 네롤리가 되었답니다.

고대부터 천연 향수로 애용했으며, 여성의 청순함과 지혜를 상징합니다.

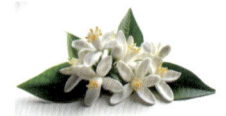

중약(中藥)

1) 중약명(中藥名) 네롤리 橙花油 (chéng huā yóu 등화유)

2) 성질량(性質凉) 성질은 서늘합니다. (음의 성질 약60~70%, 양의 성질 약30~40%)
- 네롤리는 음의 성질이 강하므로, 몸에 열이 있는 양 체질이거나 고혈압인 사람에 좋습니다.

3) 미감미고(味甘微苦) 맛은 약간 씁니다.
- 쓴맛은 사화작용(瀉火作用)으로 몸의 열을 내리고,
  행혈작용(行血作用)으로 혈액순환을 잘되게 하여 어혈을 없애줍니다.

4) 귀경비위폐(歸經脾胃肺) 비, 위, 폐의 경락으로 들어갑니다.
- 비장에 열이 있으면, 입술은 붉고, 몸과 근육이 마르며, 음식을 적게 먹어도 소화를 잘 시키지 못하고 헛배가 부릅니다.
- 위장에 열이 있으면, 입 안이 마르고 갈증이 나며, 음식을 많이 먹으면 속이 메슥거리고 구역질이 납니다.
- 폐에 열이 있으면, 열이 나고, 마른기침을 하며 가래는 적고 끈적거리며 잘 뱉어지지 않습니다.

5) 효능(效能)
- **이기해울(理气解鬱)** 체한 것을 풀어줍니다. 스트레스, 우울증 등
- **청열(清熱)** 열을 내려줍니다.

6) 주치(主治)
- **난해흉민(暖解胸悶)** 가슴이 답답한 증상을 해결해 줍니다.
- **흉협장통(胸脇張痛)** 가슴과 옆구리가 아픕니다. → 근육 긴장, 소화기 문제, 신경통 등
- **월경부조(月經不調)** 월경이 순조롭지 않습니다. → 스트레스, 호르몬 불균형, 질병 등
- **완복창통(脘腹脹痛)** 배가 더부룩하고 아픕니다. → 소화 불량, 장내 가스, 위염, 장염 등

네롤리 에센셜 오일 (Neroli Essential oil)

1) 특성

- **향기 노트** 중간 노트 (Middle Note) - 꽃향기가 우세하며, 상쾌하고 달콤하면서도 약간의 쌉싸름한 느낌이 있습니다.
- **추출부위** 비터오렌지 꽃 봉우리
- **추출방법** 수증기 증류법
- **한국어 원료 성분 명** 비터오렌지꽃오일
- **알레르기 유발 성분** 리모넨, 리날룰, 제라니올

2) 주요 구성 성분과 효능

■ 리모넨 Limonene 22.43%
- **항염증 효과** 염증을 줄이는 데 기여할 수 있어, 여러 가지 염증성 질환 예방에 도움을 줄 수 있습니다.
- **스트레스 완화** 향이 상쾌하고 기분을 좋게 만들어 스트레스와 불안을 줄이는 데 도움을 줄 수 있습니다.
- **항균 효과** 일부 연구에서는 리모넨이 세균 및 곰팡이에 대한 항균 효과가 있을 수 있다고 보고되었습니다.

■ 베타 피넨 beta pinene 8.67%
- **항균 효과** 일부 연구에서 항균 성질이 있는 것으로 알려져 있습니다.
- **진정 효과** 스트레스 감소와 불안 완화에 도움을 줄 수 있습니다.
- **호흡기 건강** 호흡기를 편안하게 하고 기침을 완화하는 데 유용할 수 있습니다.

3) 네롤리 에센셜 오일의 효능

■ 피부
- **노화 피부** 네롤리는 피부의 탄력을 증가시키고 주름을 감소시키는 데 도움을 줄 수 있습니다.
- **건성 피부** 보습 효과가 뛰어나 건조한 피부를 촉촉하게 유지하는 데 유용합니다.
- **민감 피부** 진정 효과가 있어 자극받은 피부를 완화시키고 안정화하는 데 도움을 줍니다.

- **여드름 피부** 항균 및 항염 효과가 있어 여드름 발생을 줄이는 데 도움이 됩니다.
- **아토피** 피부 염증을 줄이고 가려움을 완화하는 데 효과적입니다.
- **항병원균** 네롤리는 항균 성질이 있어 피부 감염 예방에 도움을 줄 수 있습니다.
- **항진균** 진균 감염 예방과 치료에 효과적입니다.

■ 바디

- **탈모 예방** 네롤리 오일은 두피의 혈액 순환을 촉진하여 모발 성장에 도움을 줄 수 있습니다.
- **노화 방지** 항산화 성분이 풍부하여 피부의 탄력을 높이고 주름을 줄이는 데 효과적입니다.
- **여성 호르몬 밸런스 조절** 네롤리는 호르몬 균형을 유지하는 데 도움을 주어 생리통 완화와 같은 효과를 기대할 수 있습니다.
- **고혈압 완화** 스트레스를 줄이고 혈압을 안정시키는 데 도움을 줄 수 있습니다.

■ 마인드

- **항우울 효과** 신경계를 진정시켜 기분을 개선하고, 부정적인 마음과 우울증을 완화하는 데 도움을 줄 수 있습니다.
- **신경 강장** 신경계를 강화하고 안정화시켜 불안감이나 긴장을 풀어줍니다.
- **스트레스 완화** 스트레스를 줄이고 심리적 안정을 촉진합니다.
- **불면증 개선** 수면을 유도하고 불면증을 완화시켜 숙면에 도움을 줍니다.

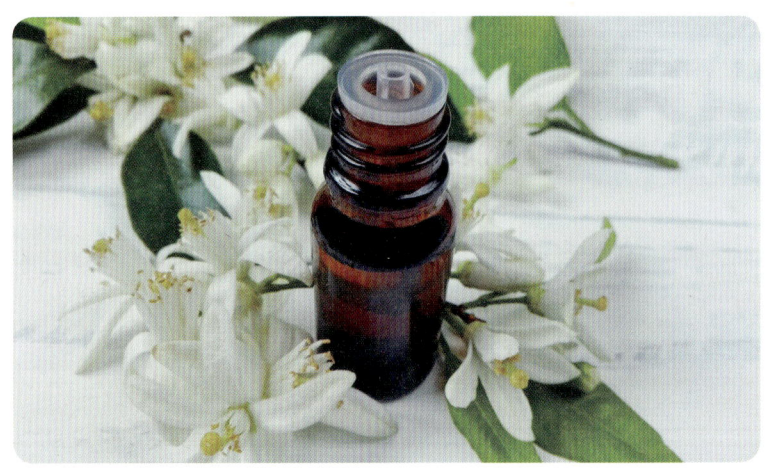

6. 불가리안라벤더 Bulgarian Lavender

영명: Lavender | 학명: Lavendula angustifolia 또는 L. officinalis Chaix
과명: 꿀풀과 | 원산지: 불가리아

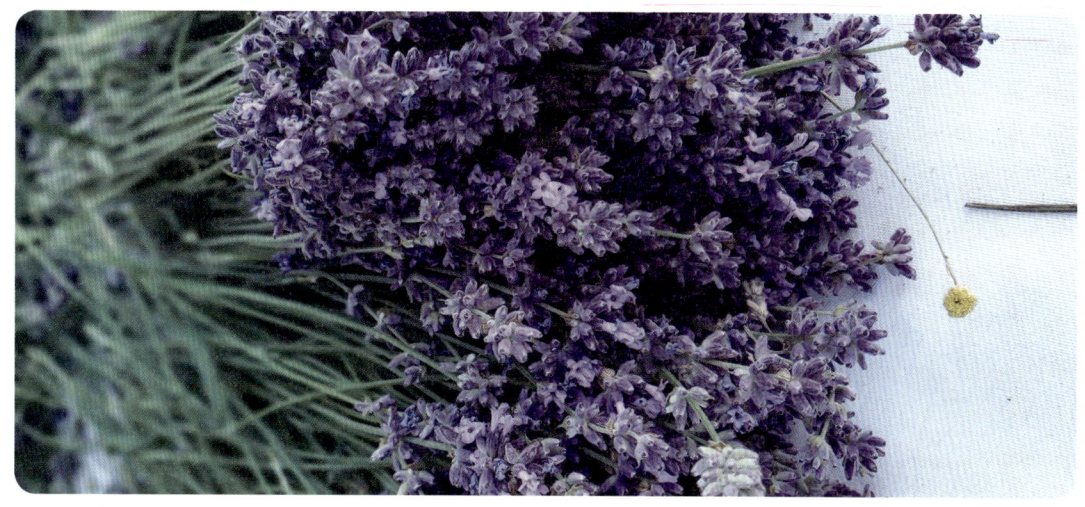

두통, 불면증과 속삭임

스트레스를 담은 두통이
구름처럼 몰려올 때
라벤더 향기 한 방울
머리맡에 놓아두면
긴 하루의 피로 속에
고요한 평화가 스며드네
불면의 밤도 잊고서
편안한 잠결 속
행복한 꿈으로
부드러운 왈츠를 추네

주치(主治) 김길춘

라벤더는 향기 나는 허브 식물 중에서도 아주 오랜 역사를 가지고 있습니다. 상록수로 1m까지 자라고 보라색의 꽃이 피며, 식물 전체에서 진한 향기가 납니다. 라벤더라는 이름은 라틴어인 라바레(lavare)에서 유래되었으며 '씻는다'라는 뜻을 가지고 있습니다. 기독교에서는 성모마리아가 향기 없는 라벤더 꽃 위에 아기 예수의 속옷을 올려놓고 말린 후에 향기가 생겼다는 이야기가 전해집니다.

1910년, 프랑스의 화학자 '르네모리스 가트포제 (Rene Morris Cattefosse)'가 연구실 폭파사고로 화상을 입은 손을 라벤더오일 통에 넣었더니, 수포나 염증 없이 치료되는 것을 보고 에센셜 오일의 치료적 효능에 관해 실험을 시작하였습니다. 라벤더는 수많은 종류가 있는데, 자라는 지역의 토양과 기후조건에 따라 성분과 효능이 달라집니다. 불가리아 라벤더는 해발 1000m 이상 되는 불가리아 카잔륵(Kazanluk)의 장미계곡에서 유기농으로 재배되는 투르(잉글리시) 라벤더입니다. 줄기까지 베어내어 저온 수증기 증류법으로 에센셜 오일을 추출하며 독성이 전혀 없습니다.

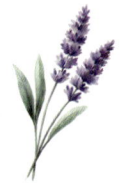

중약(中藥)

1) 중약명(中藥名) 라벤더 熏衣草 (xūn yī cǎo 쉰이차오)

2) 성질평(性質平) 성질은 평합니다. (음의 성질 약 60~70%, 양의 성질 약 30~40%)
- 라벤더의 성질은 평하여서, 몸이 차가운 음 체질이거나 저혈압인 사람, 몸에 열이 있는 양 체질이거나 고혈압인 사람에 좋습니다.

3) 미신감(味辛甘) 맛은 맵고, 답니다.
- 매운맛은 발산작용(發散作用)으로 인체 내의 열을 피부로 발산시키고 땀을 나게 하며, 행기작용(行氣作用)으로 소화관의 기능을 정상화하여 배 속의 가스를 배출합니다.
- 단맛은 기운을 나게 하고, 피를 생기게 합니다.

4) 귀경폐위(歸經肺胃) 폐, 위의 경락으로 들어갑니다.
- 폐에 음액이 부족하고 열이 있으면, 마른기침을 합니다. 기침할 때 가래가 거의 없거나 끈적끈적한 가래가 있습니다. 가래에 피가 섞일 때도 있고 목이 쉽니다.
- 위장에 열이 있으면, 입안이 마르고 갈증이 나며 입술은 건조합니다. 음식을 먹어도 배가 고프며, 배가 살살 아프고 속이 메슥거리며 구역질이 납니다. 잇몸이 붓고 통증이 있으며 심하면 잇몸에서 피가 납니다.

5) 효능(效能)
- **방향통규(芳香通竅)** 향기로 막힌 것을 뚫어 줍니다.
- **청심제번(清心除煩)** 심장의 열을 내리고 가슴의 답답함을 없애 줍니다.

6) 주치(主治)
- **두통(头痛), 두훈(头晕)** 머리가 아프고 어지럽습니다.
- **구설생창(口舌生疮)** 입안과 혀에 염증이 생깁니다. 스트레스, 면역력 저하 등
- **인후홍종(咽喉红肿)** 목 안의 편도선이 붉습니다.
- **풍진(风疹)** 풍진 바이러스에 의한 감염으로 얼굴과 몸에 연분홍색의 홍반성 구진이 나타납니다.

불가리안라벤더 에센셜 오일(Bulgarian Lavender Essential oil)

1) 특성

- **향기 노트** 탑 노트 (Top Note) - 라벤더는 일반적으로 신선하고 꽃 향이 나는 특징을 가지고 있습니다. 처음 향을 맡았을 때 느껴지는 라벤더의 상쾌한 향이 가장 두드러지며, 이는 기분을 좋게 하고 안정감을 주는 효과가 있습니다.
- **추출부위** 꽃, 잎, 줄기
- **추출방법** 수증기 증류법
- **한국어 원료 성분 명** 라벤더꽃오일
- **알레르기 유발 성분** 리모넨, 리날룰

2) 주요 구성성분과 효능

■ **리날룰(Linalool) 51%**

- **스트레스 완화** 신경계를 안정시켜 긴장을 풀어줍니다.
- **항염효과** 항염 효과로 염증을 완화하는데 도움을 줄 수 있습니다.
- **항균효과** 바이러스나 세균을 억제하는데 도움을 줍니다.
- **수면개선** 숙면을 유도하여 수면의 질을 높입니다.

■ **리나릴 아세테이드(Linalyl acetate) 35%**

- **불안 완화** 심리적 안정감을 주어 스트레스를 줄입니다.
- **근육이완** 긴장된 근육을 풀어주는데 효과적입니다.
- **항염 및 항균작용** 피부 염증을 줄이고 감염을 예방합니다.

3) 불가리안라벤더 에센셜 오일의 효능

■ **피부**

- **노화 피부** 항산화 성분이 풍부하여 피부 탄력을 높이고 주름 감소에 도움을 줍니다.
- **건성 피부** 피부의 수분을 유지하고 진정시키며 보습 효과를 제공합니다.
- **민감 피부** 염증을 줄이고 진정 효과가 있어 피부 자극을 완화합니다.
- **여드름 피부** 항균성과 항염 효과가 있어 여드름균을 억제하고 염증을 줄여줍니다.
- **아토피** 가려움을 완화하고 피부 장벽을 강화하는 데 도움을 줍니다.
- **항병원균** 항균성과 항바이러스 효과가 있어 공기 중 병원균을 줄이는 데 도움을 줍니다.
- **항진균** 진균 감염을 예방하고 치료하는 데 효과적입니다.

- **바디**
  - **탈모** 두피의 혈액 순환을 촉진하고, 모발 성장에 도움을 주며, 두피의 건강을 개선하여 탈모 예방에 기여할 수 있습니다.
  - **노화 방지** 항산화 성분이 풍부하여 피부의 노화를 방지하고, 주름 개선과 피부 탄력을 높이고, 밝은 피부tone을 유지하는 데 효과적입니다.
  - **여성호르몬 밸런스 조절** 호르몬 균형을 맞춰주어 생리 전 증후군(PMS)이나 갱년기 증상을 완화하는 데 도움을 줄 수 있습니다.
  - **고혈압** 진정 효과가 있어 스트레스를 줄이고, 혈압을 안정시켜 마음을 편안하게 하고, 긴장을 완화하는 데 효과적입니다.

- **마인드**
  - **항우울 효과** 기분을 개선하고 우울증을 완화시켜 줌으로써, 기분을 좋게 하는 세로토닌의 분비를 촉진하는데 도움을 줍니다.
  - **신경 강장** 신경계를 안정시키고 강화하는 데 도움이 되어 스트레스와 불안을 줄이는 데 효과적입니다.
  - **스트레스 완화** 스트레스와 불안을 감소시키는 데 도움을 줍니다.
  - **불면증 개선** 수면의 질을 향상시키고 불면증을 완화하여, 편안한 수면 환경을 조성하는 데 도움을 줍니다.

4) 주의사항
- 에센셜 오일은 반드시 희석하여 사용해야 하며, 사용 전 패치 테스트를 통해 알레르기 반응을 확인하는 것이 좋습니다.
- 임신 중이거나 특정 질환이 있는 경우 전문가와 상담 후 사용하세요.

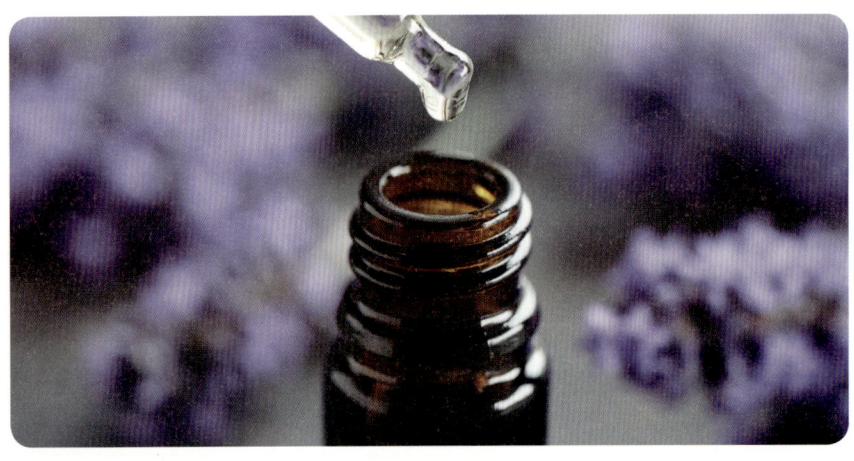

7. 라벤사라 Ravensara

영명: Ravensara | 학명: Ravensara aromatica
과명: 녹나무과 | 원산지: 마다가스카르

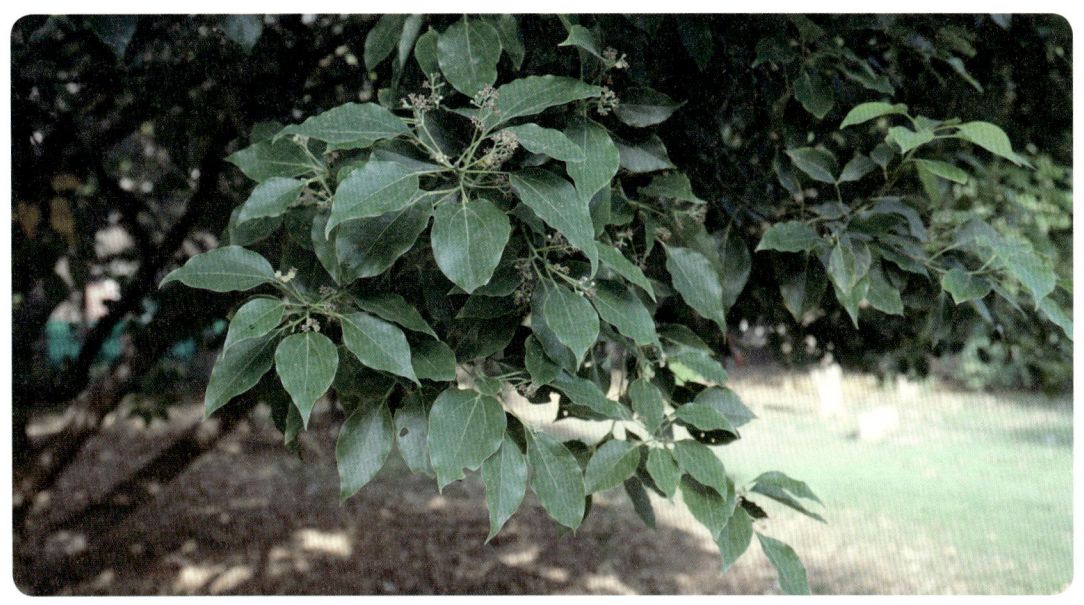

가래 기침, 대하증, 위장의 통증과 속삭임

가래 낀 숨결이 목을 감싸고
대하는 무겁게 내려앉아
위장의 아픔을 속삭인다

쉼 없이 울리는 내 몸의 소리
치유를 기다리는 작은 바람
오늘도 나는 견디며
회복의 빛을 찾아 나아간다

주치(主治) 김길춘

프랑스에서 아프리카 남동부 마다카스카르 섬 동쪽 인도양에 위치한 '레위니옹'에서 재배하여 추출한 에센셜 오일을 수입하여 전 세계적으로 유통시킵니다.

높이가 20m나 되는 수목이며 붉은 빛을 띠는 회색의 수피를 갖습니다. 마다카스카르의 야생에서 자생하며, 100m 근방까지 향기를 발산합니다.

방부성, 항미생물성, 항바이러스성, 거담, 면역계의 치유적 특성을 가지고 있어 전통적인 민간요법에서 약재로 사용되었습니다.

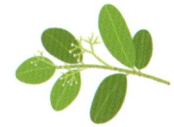

중약(中藥)

1) 중약명(中藥名) 라벤사리 拉文萨拉(Lā wén sà lā 라 원 사 라)

2) 성질한(性質寒) 성질은 차갑습니다. (음의성질 약 70%, 양의성질 약 30%)

- 라벤사라는 음의성질이 강하므로, 몸이 따뜻한 양 체질이거나 고혈압인 사람에 좋습니다.

3) 미고(味苦) 맛은 씁니다.

- 쓴맛은 사화작용(瀉火作用)으로 열을 내리고, 진정작용(鎭靜作用)으로 가슴의 답답함을 없애 주며, 조습작용(燥濕作用)으로 위장, 폐, 근육과 관절의 습을 없애주고, 하강작용(下降作用)으로 기침을 멎게 하고 가래를 삭이며, 통변작용(通便作用)으로 대변을 잘 보게 합니다.

4) 귀경폐방광(歸經肺膀胱) 폐, 방광의 경락으로 들어갑니다.

- 폐에 음액이 부족하고 열이 있으면 마른기침을 하고, 기침할 때 가래가 거의 없거나 아니면 끈적끈적한 가래가 있습니다. 가래에 피가 섞일 때도 있고 목이 쉽니다.
- 방광에 열이 있으면, 소변을 자주 보고, 시원하게 잘 나오지 않으며 색을 황색입니다.

5) 효능(效能)

- **발한산한(發汗散寒)** 폐 기능을 원활하게 하여 차가운 것을 없애 줍니다.
- **선폐평천(宣肺平喘)** 폐 기능을 좋게 해주고 기침을 멎게 해 줍니다. 천식, 호흡곤란 등
- **이수소종(利水消腫)** 소변을 잘 보게 하여 부종을 가라앉힙니다.

6) 주치(主治)

- **담열해수(痰熱咳嗽)** 가래와 열에 의해서 기침합니다. 기침, 가래, 목 아픔, 열감 등
- **나력(瘰癧)** 갑상선기능 이상으로 발생하는 비정상적인 종양. 목에 혹이 만져지거나, 압박감, 호흡 곤란 등의 증상
- **담핵(痰核)** 피부에 담으로 멍울이 생김. 기침, 가래, 흉통, 소화 불량 등
- **협통(脇痛)** 옆구리 (갈비뼈) 통증. 근육 긴장, 신경통, 간, 쓸개, 신장의 통증
- **습열수종(濕熱水腫)** 체내에 습기와 열이 쌓여서 몸이 붓는다.
- **습탁대하(濕濁帶下)** 대하증이 있습니다. 하복부의 냉감, 피로감, 소화불량 등
- **위통핍산(胃痛乏酸)** 위장의 통증과 함께 위산이 부족하여 속이 쓰림

라벤사라 에센셜 오일(Ravensara Essential oil)

1) 특성

- **향기 노트** 상위 노트 (Top Note) - 라벤사라의 향기는 상쾌하고 허브 같은 특성을 가지고 있으며, 시트러스와 유사한 향기를 포함하고 있습니다. 이는 사용 후 즉각적인 기분 전환 효과를 주며, 상쾌한 기운을 느끼게 해줍니다.
- **추출부위** 잎
- **한국어 원료 성분 명** 라벤사라 아로마티카 오일
- **알레르기 유발 성분** 리모넨, 리날룰, 유제놀

2) 주요구성성분과 효능

■ **1.8-시네올 1.8-Cineole 55%**
- **항염증 효과** 1.8-시네올은 염증을 줄이는 데 도움을 줄 수 있습니다.
- **항균 작용** 여러 종류의 박테리아 및 곰팡이에 대해 항균 효과가 있어 감염 예방에 기여할 수 있습니다.
- **호흡기 건강** 기침 완화 및 호흡기 질환의 증상 완화에 도움을 줄 수 있으며, 점액을 제거하는 데 효과적입니다.
- **진통 효과** 통증 완화에 도움을 줄 수 있는 특성이 있습니다.
- **심리적 안정** 스트레스 감소와 기분 개선에 기여할 수 있습니다.

■ **알파 테르피놀 alpha terpineol 10%**
- **항균 및 항염 효과** 감염 예방 및 염증 완화에 도움을 줄 수 있습니다.
- **진정 효과** 스트레스 감소 및 불안 완화에 기여할 수 있습니다.
- **향기 요법** 편안한 향으로 사용되어 심리적 안정감을 제공할 수 있습니다.

3) 라벤사라 에센셜 오일의 효능

■ **피부**
- **무독성** 일반적으로 안전하게 사용될 수 있으며, 적절한 희석 후 피부에 적용할 수 있습니다.
- **홍역** 항바이러스 특성 덕분에 홍역 증상 완화에 도움을 줄 수 있습니다.
- **대상포진** 원액 도포가 가능하며, 통증 완화 및 치유 촉진에 효과적일 수 있습니다.
- **입병** 항바이러스 작용으로 입병 증상을 완화하는 데 도움을 줄 수 있습니다.
- **바이러스성 피부수포** 피부 수포의 증상을 줄이는 데 효과적입니다.
- **단순포진** 단순포진 바이러스에 대한 저항력을 높여 증상을 완화하는 데 도움을 줄 수 있습니다.

- **바디**
  - **항염효과** 항염증 성분을 포함하고 있어 염증을 줄이는 데 도움을 줍니다.
  - **항바이러스** 항바이러스 특성이 있어 감염 예방 및 치료에 효과적일 수 있습니다.
  - **수두 및 사마귀** 수두와 사마귀 같은 바이러스성 질환의 증상을 완화하는 데 도움을 줍니다.
  - **쥐젖** 쥐젖 제거에 효과적일 수 있으며, 피부에 직접 바르거나 희석하여 사용할 수 있습니다.
  - **만성피로 증후군** 피로 회복에 도움을 줄 수 있는 에센셜 오일로, 정신적 및 신체적 에너지를 증진시키는 데 기여할 수 있습니다.

- **호흡기**
  - **감기 및 인플루엔자** 항바이러스 특성이 있어 감기와 인플루엔자 예방 및 증상 완화에 도움을 줄 수 있습니다.
  - **비염** 비염 증상을 완화하고 코막힘을 줄이는 데 효과적입니다.
  - **축농증** 항염증 작용으로 축농증으로 인한 불편함을 줄이는 데 도움을 줄 수 있습니다.
  - **기관지염** 기관지 염증을 완화하고 기침을 줄이는 데 유용합니다.
  - **기침 및 가래** 기침을 진정시키고 가래를 가볍게 해주는 효과가 있습니다.

- **마인드**
  - **불면증 개선** 진정 효과가 있어 수면을 촉진하고 불면증 완화에 도움이 됩니다.
  - **스트레스 감소** 긴장을 완화하고 마음을 진정시키는 데 효과적입니다.
  - **정신 안정** 기분을 좋게 하고 불안감을 줄이는 데 도움을 줄 수 있습니다.

4) 주의사항
- 원액을 피부에 직접 사용하지 않고, 반드시 캐리어 오일에 블랜딩해서 사용합니다. 수두나 대상포진의 국소 부위만 원액을 사용할 수 있습니다.

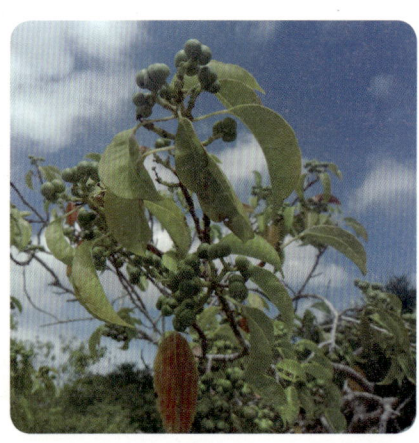

8. 라임 Lime

영명: Lime | 학명: Citrus aurantifolia
과명: 운향과 | 원산지: 스리랑카, 베트남

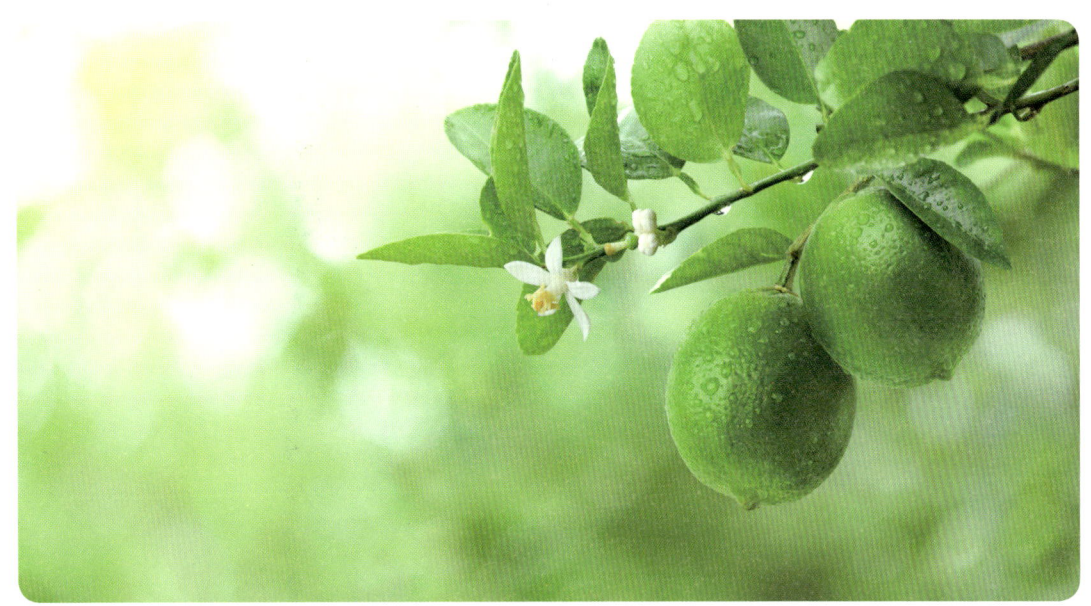

피로감, 호흡곤란, 어지러움과 속삭임

라임 향기 스치는 밤
메마른 호흡과 어지럼증으로
이른 피로감이 그림자를 드리울 때

고요한 안식을 담은 라임의 속삭임
그 상쾌한 향기가 몸속을 감싸며
숨결은 점차 고요한 리듬을 찾아가고
흐트러진 마음 잔잔해 지네

라임 너의 생기 넘치는 힘이여
지친 영혼을 깨우며 치유의 빛을 전해라
그 녹색 빛의 속삭임으로 희망을 말하고
고요한 쉼 속으로 나를 인도하라

주치(主治) 김길춘

라임은 인도 북동부가 원산지로, 추위에 약해 열대, 아열대 지방에서 재배됩니다. 높이가 5m정도 자라는 반 고목성이고, 잔가지에 날카로운 가시가 있으며, 꽃은 흰색입니다. 열매가 익으면 껍질이 얇아지고 초록빛을 띠며, 열매는 노란색이 됩니다. 즙이 많고 레몬보다 더 신맛과 단맛이 납니다. 구연산을 함유하는 신라임(Acid Lime)과 구연산을 함유하지 않은 단 라임(Sweet Lime)으로 나뉘며, 단 라임은 신맛이 거의 없지만 약간 씁니다.

라임은 구연산과 비타민 C가 풍부하여 괴혈병 치료에 좋으며, 강한 향기로 진드기와 벌레 퇴치용으로 활용됩니다. 중세에는 라임나무 아래 앉아 있으면 뇌전증과 신경계통의 질환을 예방할 수 있다고 믿었답니다.

신선한 과일의 껍질로 압착법을 이용해 에센셜 오일을 추출합니다.

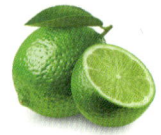

중약(中藥)

1) 중약명(中藥名) 酸橙树 (suān chéng shù 산청수)

2) 성질평(性質平) 성질은 평합니다. (음의성질 60~70%, 양의성질 약 30~40%)
- 라임의 성질은 평하여, 몸이 차가운 음 체질이거나 저혈압인 사람, 몸에 열이 있는 양 체질이거나 고혈압인 사람에 좋습니다.

3) 미감(味甘) 맛은 답니다.
- 단맛은 보기작용(補氣作用)으로 기운을 나게 하고, 보혈작용(補血作用)으로 혈액을 생기게 하며 피부를 촉촉하게 해줍니다.

4) 귀경간비폐(歸經肝脾肺) 간, 비, 폐장 경락으로 들어갑니다.
- 간에 열이 있으면, 머리가 어지럽고 아프며, 얼굴과 눈이 붉고, 입이 쓰며 화를 잘 냅니다.
- 비장에 열이 있으면, 입술은 붉고, 몸과 근육이 마르며, 음식을 적게 먹어도 소화를 잘 시키지 못하고 헛배가 부릅니다.
- 폐에 열이 있으면, 열이 나고, 마른기침을 하며 가래는 적고 끈적거리며 잘 뱉어지지 않습니다.

5) 효능(效能)
- 보기양혈(補氣養血) 기와 혈을 보하고 기력을 회복합니다.
- 청열해독(淸熱解毒) 체내의 열을 내리고 몸속의 독을 없애 줍니다.

6) 주치(主治)
- 기허핍력(氣虛乏力) 기운이 없고 피로합니다. 피로감, 호흡곤란, 식욕 감소, 어지러움 등
- 혈어동통(血瘀疼痛) 혈액순환이 좋지 않아 통증이 있습니다. 통증의 위치, 통증의 성격, 압통 등
- 열증(熱症) 일반적으로 체온이 비정상적으로 상승하는 상태를 의미합니다. 감염, 염증 등

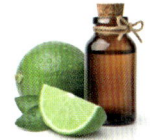

라임 에센셜 오일 (Lime Essential oil)

1) 특성

- **향기 노트** 상위 노트 (Top Note) - 시트러스 계열의 라임 에센셜 오일은 상큼하고 신선한 향을 가지고 있으며, 강렬하고 청량감이 있어 사용 즉시 기분을 좋게 만드는 효과가 있습니다.
- **추출부위** 과일(과피와 과육전체)
- **추출방법** 냉압착(cold-pressed) 증류법
- **한국어 원료 성분 명** 라임 오일
- **알레르기 유발 성분** 리모넨, 시트랄, 제라니올, 리날룰

2) 주요 구성성분과 효능

■ **리모넨 Limonene 42%**

- **알레르기 반응** 피부 발진, 가려움증, 두드러기 등이 발생할 수 있습니다.
- **호흡기 자극** 흡입 시 기침, 목의 자극, 호흡곤란 등이 나타날 수 있습니다.
- **소화기 문제** 구토, 메스꺼움, 설사 등의 증상이 나타날 수 있습니다.

■ **베타 피넨 β-Pinene 18%**

- **항염 효과** 염증을 줄이는 데 도움을 줄 수 있는 특성이 있어, 염증과 관련된 질환에 유익할 수 있습니다.
- **항균 작용** 이 화합물은 특정 박테리아와 곰팡이에 대해 항균 효과를 나타낼 수 있습니다.
- **진정 효과** 스트레스를 줄이고 진정 효과를 줄 수 있어, 아로마테라피에서 종종 사용됩니다.
- **소화 개선** 일부 연구에서 소화 과정에 도움을 줄 수 있다는 결과가 있습니다.

3) 라임 에센셜 오일의 효능

■ **피부**

- **지성 피부** 항균성과 수렴작용이 있어 지성 피부의 기름기를 조절하고 여드름을 예방하는 데 도움을 줍니다.
- **피부 수렴작용** 피부를 탄력 있게 하고 모공을 축소하는 데 도움을 줍니다.
- **칙칙하고 어두운 피부** 피부를 밝게 하고 생기를 주는 효과가 있습니다.

■ 바디
- **면역체계 강화** 항산화 성분이 풍부하여 면역력을 높이는 데 도움을 줄 수 있습니다.
- **근육통 완화** 진통 효과가 있어 근육통을 완화하는 데 도움을 줄 수 있습니다.
- **관절염 통증 완화** 항염증 효과가 있어 관절염으로 인한 통증을 줄이는 데 효과적일 수 있습니다.
- **이뇨작용** 체내 노폐물 배출을 촉진하여 이뇨작용을 도와줍니다.
- **혈액 순환 촉진** 혈액 순환을 개선하여 전반적인 건강에 기여할 수 있습니다.
- **체온 감소 효과** 체온을 낮추는 데 도움을 줄 수 있어, 더운 날씨에 특히 유용합니다.

■ 마인드
- **스트레스 감소** 라임 오일의 상큼한 향은 스트레스를 줄이고 기분을 좋게 하는 데 도움을 줍니다.
- **우울증 완화** 기분을 상쾌하게 하고 우울한 감정을 완화하는 데 효과적입니다. 피곤함과 노곤함.
- **피로 회복** 에너지를 북돋아 주어 피로감을 덜어주는 데 도움을 줍니다.
- **각성 작용** 집중력을 높이고 정신을 맑게 하는 효과가 있어 작업이나 공부할때 유용합니다.

■ 호흡기
- **곤충 기피제** 자연적인 곤충 기피제로 사용될 수 있으며, 특히 모기와 같은 곤충을 쫓는 데 효과적입니다.
- **공기 정화 효과** 라임의 상큼한 향은 공기를 정화하는 데 도움을 줄 수 있으며, 실내 환경을 쾌적하게 만들어 줍니다.
- **감기 기운 완화** 항균 및 항염 효과가 있어 감기 증상과 같은 호흡기 질환을 완화하는 데 도움을 줄 수 있습니다.

4) 주의사항
- 피부에 원액사용을 금지합니다.
- 사용 전 반드시 패치 테스트를 실시하여 알레르기 반응이 없는지 확인하세요.
- 광과민 성분이 함유되지 않았지만, 햇빛에 노출되면 피부가 민감해질 수 있으므로, 낮 시간대에는 사용을 피하는 것이 좋습니다.

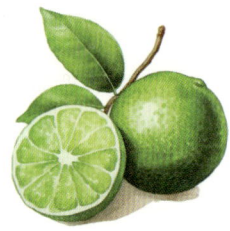

9. 레드 파인 (금강송, Korean red pine)

| 영명: Red Pine | 학명: Pinus sylvestris / densiflora
| 과명: 소나무과 | 원산지: 대한민국

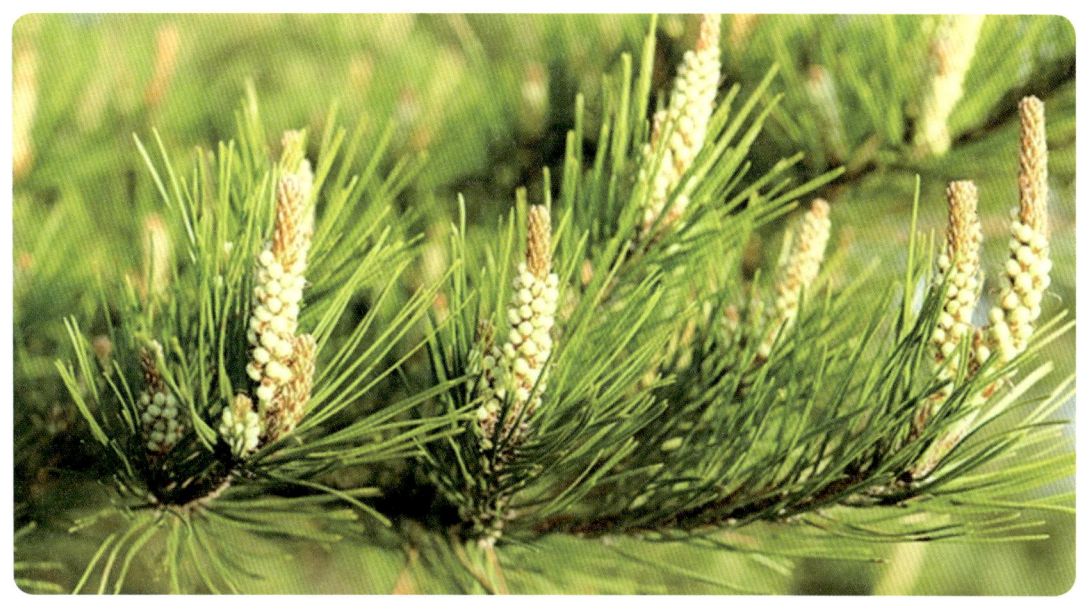

만성변비, 마른기침과 속삭임

우람한 자태로
곧게 서서
푸른 바람을 머금고
대자연의 숨결을 전하네
시원한 쾌변을 응원하고
마른 폐를 부드럽게 하여
기침을 멈추게 하는
소중한 존재여
숲속의 정수 생명의 나무
우리의 몸과 마음을 치유하고
고요한 마음을 가져다주는
자연의 선물 금강송이여

주치(主治) 김길춘

금강송은 겉껍질이 붉어 적송이라고도 합니다.
 예로부터 궁궐이나 중요 건축물을 만드는 데 사용하였으며, 전문 인력이 따로 관리했을 정도로 소나무 중에서도 가장 가치가 높은 소나무입니다.
 일제 강점기에 일본에서 목재로 많이 베어갔으며, 진입이 어려웠던 울진 일대의 금강송만이 살아남아 국가에서 보호종으로 지정했습니다.
 잎은 천연 방부제의 효능이 있어 식재료에 사용되고 있으며, 잎을 태워 모기와 벌레 퇴치에 사용합니다.

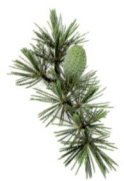

중약(中藥)

1) 중약명(中藥名) 레드 파인 红松 (Jeok Song 적송)

2) 성질한(性質寒) 성질은 차갑습니다. (음체질 약 70~80%, 양체질 약 20~30%)
- 레드 파인은 차가운 성질이 강하므로, 몸이 따뜻한 양 체질이거나 고혈압인 사람에 좋습니다.

3) 미감(味甘) 맛은 답니다.
- 단맛은 보기작용(補氣作用)으로 기운 나게 하고, 보혈작용(補血作用)으로 혈을 생기게 하며, 화중작용(和中作用)으로 위와 장을 편안하게 하고, 완급작용(緩急作用)으로 통증을 멎게 합니다.

4) 귀경간대장(歸經肝大腸) 간, 대장의 경락으로 들어갑니다.
- 간에 열이 있으면, 머리가 어지럽고 아프며, 얼굴과 눈이 붉고, 입이 쓰며 화를 잘 냅니다.
- 대장에 열이 있으면, 대변이 굳어서 잘 나가지 못하거나 힘들게 나가며, 대변에서 썩은 냄새가 나고 대변을 본 후에 피가 묻어나옵니다.

5) 효능(效能)
- 윤장통변(潤腸通便) 장을 부드럽게 하여 대변을 잘 보게 합니다.
  식이섬유 섭취, 수분 섭취, 운동, 유산균 제제 등
- 윤폐지해(潤肺止咳) 건조한 폐를 부드럽게 하고 기침을 멎게 합니다.

6) 주치(主治)
- 폐조해수(肺燥咳嗽) 폐가 건조해서 기침합니다.
- 만성변비(慢性便秘) 만성변비입니다. 식습관, 운동 부족, 스트레스, 특정 약물 등

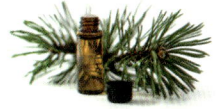

레드 파인 에센셜 오일(Korean red pine Essential oil)

1) 특성

- **향기 노트** 상위 노트(Top Note) - 상쾌하고 상큼한 파인향이 특징이며, 자연의 숲 속을 느끼게 하는 향이 기분을 맑고 청량하게 해줍니다.
- **추출부위** 잎, 잔가지 (야생)
- **추출방법** 수증기 증류법
- **한국어 원료 성분 명** 소나무잎오일
- **알레르기 유발 성분** 리모넨, 리날룰

2) 주요 구성성분과 효능

■ 베타 펠란드렌 beta phellandrene 28%

- **항산화 작용** 자유 라디칼을 제거하는 데 도움을 주어 세포 손상을 예방할 수 있습니다.
- **항균 효과** 일부 연구에서 이 화합물이 항균 특성이 있어, 감염 예방에 기여할 수 있음을 보여줍니다.
- **항염증 효과** 염증을 줄이는 데 도움이 될 수 있어, 염증 관련 질환 예방에 기여할 수 있습니다.

■ 알파 피넨 Alpha-pinene 17%

- **항염 효과** 염증을 줄이는 데 도움을 줄 수 있는 성분으로 연구되고 있습니다.
- **호흡기 건강** 이 성분은 호흡기를 열어주고, 기침이나 감기 증상을 완화하는 데 도움을 줄 수 있습니다.
- **정신적 각성** 집중력을 높이고 정신적 명료성을 증가시키는 효과가 있을 수 있습니다.

3) 레드 파인 에센셜 오일의 효능

■ 피부

- 항염 효과가 있어 마른버짐을 완화하고 피부 재생을 촉진하는 데 도움을 줄 수 있습니다.
- 항균성과 항바이러스 성분이 있어 여드름과 같은 피부 트러블의 원인균을 억제하는 데 도움을 줄 수 있습니다.
- 염증을 줄이고 가려움을 완화하는 효과가 있어 습진 증상을 완화하는 데 도움을 줄 수 있으며, 피부의 수분을 유지하는 데 기여합니다.

■ 바디
- **항균, 항바이러스 작용** 세균과 바이러스에 대한 저항력을 높여 감염 예방에 도움을 줍니다.
- **근육통 완화** 염증을 줄이고 혈액 순환을 촉진하여 근육통 완화에 도움을 줍니다.
- **만성 피로증후군** 에너지를 증진시키고 피로 회복에 도움을 줄 수 있습니다.
- **류머티즘 및 관절염** 통증과 염증을 완화하여 관절의 불편함을 줄이는 데 도움을 줍니다.
- **기생충 제거** 특정 기생충에 대한 저항력을 강화하여 제거에 도움을 줄 수 있습니다.
- **냉대하** 여성의 생리 관련 문제를 완화하는 데 도움을 줄 수 있습니다.
- **방광염 및 요도염** 염증을 줄이고 통증을 완화시켜 배뇨 시 불편함을 덜어주는 효과가 있습니다.
- **전립선염** 남성의 전립선 건강을 지원하는 데 도움을 줄 수 있습니다.

■ 마인드
- **정신 고양** 기분 좋은 상쾌한 향이 스트레스를 줄이고 정신을 맑게 해 집중력을 높이는 도움을 줍니다.
- **에너지 증진** 피로감이나 무기력감을 줄이고 활력을 불어넣어 주는 효과가 있습니다.

■ 호흡기
- **거담 작용** 기도를 열어주고 점액을 제거하는 데 도움을 주어 거담 효과를 제공합니다.
- **감기 및 독감 완화** 면역 체계를 강화하고, 감기와 독감의 증상을 완화하는 데 도움을 줍니다.
- **기침 완화** 호흡을 편안하게 하고 기침을 줄여주는데 도움을 줄 수 있습니다.

4) 주의사항
- **희석 사용** 농도가 높으면 피부 자극을 유발할 수 있으므로 피부에 직접 바르기 전에 항상 캐리어 오일에 희석해서 사용하기를 권장합니다.
- **임신 및 수유 중 사용 금지** 임신 중이거나 수유 중인 경우 사용을 피하는 것이 좋습니다.

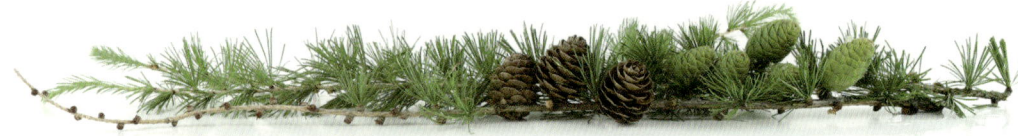

10. 레몬 Lemon

영명: Lemon | 명: Citrus limonum
과명: 운향과 | 원산지: 남아시아, 인도 북부 지역

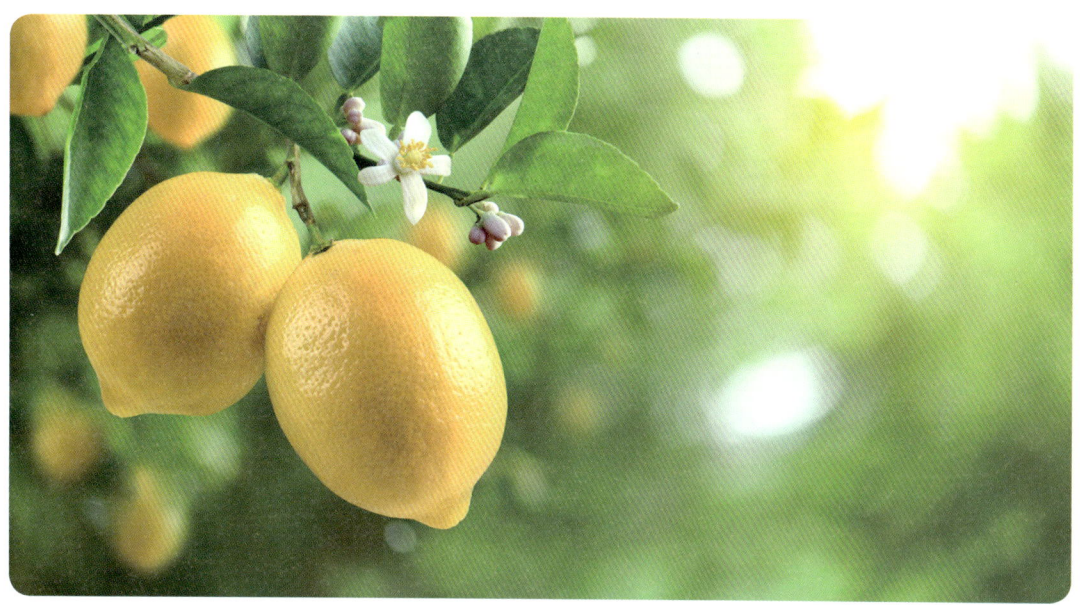

갈증, 식욕부진, 임신구토와 속삭임

상큼한 빛깔로 다가오는 레몬
갈증에 목마른 목구멍을 감싸주며
힘내라 속삭여 주네
식욕을 잃었던 날들의
소름 끼치던 공허함 사이로
레몬의 새콤한 향이
생명을 다시 불어 넣어 주면
달달한 기운에 힘입어
임신구토로 흔들리던 마음마저도
그 달콤함 속에 안겨
희망의 열매를 품게 한다

주치(主治) 김길춘

남아시아와 인도 북부지역이 원산지이며, 중세 시대까지는 주로 스페인과 시칠리아에서 재배되었습니다. 이집트인과 3세기 로마인들은 레몬즙 속의 항균 작용을 일으키는 강력한 성분이 목에 걸린 가시도 녹인 다 하여 질병의 해독제라고 믿었답니다.

1753년 영국의 외과의사 제임스 린드(James Lind)는 실험을 통해 감귤이 괴혈병을 치료한다는 사실을 증명했습니다.

오랫동안 바다를 항해해야 하는 해군이나 선원들에게 비타민C 결핍은 공포의 대상이었는데, 린드의 증명으로 영국에서는 10일 이상 항해하는 선박에는 반드시 레몬이나 라임을 선적해야 된다는 규정을 법으로 만들기까지 했답니다.

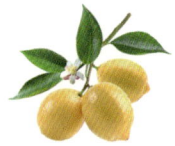

중약(中藥)

1) 중약명(中藥名) 레몬 柠檬 (níngméng 닝멍)

2) 성질량(性質凉) 성질은 서늘합니다. (음의성질 약 70%, 양의성질 약 30%)
- 레몬은 서늘한 성질이 강하므로, 몸에 열이 있는 양 체질이거나 고혈압인 사람에 좋습니다.

3) 미감(味酸) 맛은 신맛입니다.
- 신맛은 수렴작용(收斂作用)으로 상처를 아물게 하고 진물을 줄어들게 하며, 고삽작용(固澁作用)으로 몸이 허약하여 잠잘 때 땀이 나고, 자신도 모르게 정액을 배설하며, 대하를 그치게 합니다.

4) 귀경담비(歸經膽脾) 담, 비 경락으로 들어갑니다.
- 담에 열이 있으면, 겁이 많고 무슨 일에나 놀라기를 잘하며 가슴이 두근거리고 마음이 편안하지 않습니다. 그리고 잠을 잘 못자고 꿈을 많으며 가슴과 옆구리 팽만감으로 답답합니다.
- 비장에 습열이 있으면, 위장과 옆구리가 더부룩하고 꽉 차면서 아프고, 얼굴과 눈, 몸은 귤의 황색과 같습니다.

5) 효능(效能)
- 생진해서(生津解暑) 열을 내려주고 진액을 생기게 합니다.
- 화위안태(和胃安胎) 위장과 태아를 편안하게 해주고 유산을 방지합니다.

6) 주치(主治)
- 위열상진(胃熱傷津) 위장의 열이 지나치게 강해져서 진액을 상하게 합니다. 갈증, 소화불량, 구토, 변비 또는 설사 등
- 중서번갈(中暑煩渴) 더위 먹어서 갈증이 생깁니다. 증상은 갈증, 피로, 두통, 어지러움 등
- 식욕부진(食慾不振) 밥맛이 없습니다.
- 완복비창(脘腹痞脹) 배가 더부룩합니다.
- 폐조해수(肺燥咳嗽) 폐가 건조하고 기침합니다.
- 임신구토(姙娠嘔吐) 임신 중에 구토 증상이 있습니다. 호르몬 변화로 임신 주경부터 시작하여 12주경에 완화됩니다. 적은 양의 음식을 자주 섭취하면 좋습니다.

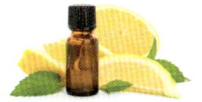

레몬 에센셜 오일

1) 특성

- **향기 노트** 상위 노트(Top Note) - 레몬의 신선하고 시트러스한 향은 기분을 좋게 하고 에너지를 주는 효과가 있어 많은 아로마 테라피와 향수에 사용됩니다.
- **추출부위** 과피
- **추출방법** 냉압착법(베르갑텐-프리)
- **한국어 원료 성분 명** 레몬껍질 오일
- **알레르기 유발 성분** 리모넨(Limonene), 시트랄(Citral), 리날룰(Linalool)

2) 주요 구성 성분과 효능

■ **리모넨 Limonene 70%**
- **항염증 효과** 염증을 줄이는 데 도움이 되어 여러 염증성 질환의 예방 및 치료에 기여할 수 있습니다.
- **소화 개선** 소화를 촉진하고 위장 건강에 도움을 줄 수 있습니다.
- **항균 및 항바이러스 효과** 일부 연구에서는 리모넨이 박테리아와 바이러스를 억제하는 효과가 있을 수 있음을 보여줍니다.

■ **베타 피넨 beta pinene 10%**
- **항염증 효과** 베타 피넨은 염증을 줄이는 데 도움을 줄 수 있습니다.
- **항균 작용** 여러 종류의 박테리아와 곰팡이에 대해 항균 효과를 나타낼 수 있습니다.
- **호흡기 건강** 호흡기계에 긍정적인 영향을 미쳐 기침 완화 및 호흡 개선에 도움을 줄 수 있습니다.

3) 레몬 에센셜 오일의 효능

■ **피부**
- 항균 및 항염 효과가 있어 여드름의 원인균을 억제하고 염증을 완화하는 데 도움을 줍니다.
- 혈액 순환을 촉진하고 피부를 밝게 하며, 모세혈관을 강화하는 데 도움을 줄 수 있습니다.
- 피부 톤을 밝게 하고, 각질 제거를 도와 피부를 환하게 만들어줍니다.
- 미백 효과가 있어 기미와 잡티를 완화하는 데 도움을 줄 수 있습니다.

■ 바디

- **림프 순환** 림프계의 순환을 촉진하여 체내 독소 배출을 도와줍니다.
- **비만 관리** 식욕 조절에 도움을 주고, 대사율을 높여 체중 관리에 기여할 수 있습니다.
- **해독 관리** 간 기능을 지원하고 체내 독소 제거를 촉진하여 해독 효과를 기대할 수 있습니다.
- **셀룰라이트 감소** 혈액 순환을 개선하여 셀룰라이트 감소에 도움을 줄 수 있습니다.
- **암 환자 사용 권장** 레몬 오일의 항산화 효과가 암세포 성장 억제에 기여할 수 있다는 일부 연구 결과도 있습니다.
- **혈압 조절** 스트레스를 줄이고 심신 안정에 도움을 주어 혈압 조절에 긍정적인 영향을 미칠 수 있습니다.

■ 마인드

- **신경안정작용** 스트레스를 줄이고 긴장을 완화하는 데 도움을 주어 마음이 안정되고 편안해지는 효과를 느낄 수 있습니다.
- **행복감 고취** 레몬의 상큼한 향기는 기분을 좋게 하고 긍정적인 마인드를 유도해, 우울증 증상을 완화하는 데 도움을 준다는 연구 결과도 있습니다.
- **신선하고 명쾌한 정신** 정신을 맑게 하고 집중력을 높여 작업의 효율성을 향상시키는데 도움을 줄 수 있습니다.

■ 호흡기

- **감기 예방 및 완화** 항균 및 항바이러스 특성이 있어 감기 증상을 완화하고 면역력을 높이는 데 도움을 줍니다.
- **스트레스 감소** 기분을 개선하고 스트레스를 줄이는 데 효과적입니다.
- **혈압 조절** 스트레스를 해소하여 혈액 순환을 개선하고 혈압을 조절하는 데 도움을 줄 수 있습니다.

4) 주의사항

- 원액 섭취는 피하는 것이 좋고, 피부에 직접 사용도 금지합니다.
- 레몬즙은 공복 상태로 섭취하지 마시고, 위를 보호하기 위해 식후에 복용하면 좋습니다.
- 피부에 사용 후 자외선과 열에 노출 시 광과민성 알레르기에 주의해야 합니다.
- 레몬즙의 강한 산성성분으로 인해 칫솔질 할 때 치아의 에나멜층이 마모가 심해질 수 있으므로 양치는 적어도 30분이 지난 후에 하는 것이 좋습니다.

11. 레몬그라스 Lemongrass

영명: Lemongrass | 학명: Cymbopogon citrates/cymbopogon flexuosus
과명: 벼과/영년생식물(파종 없이 생육) | 원산지: 스리랑카, 남부 인도, 동남아시아, 아프리카, 브라질

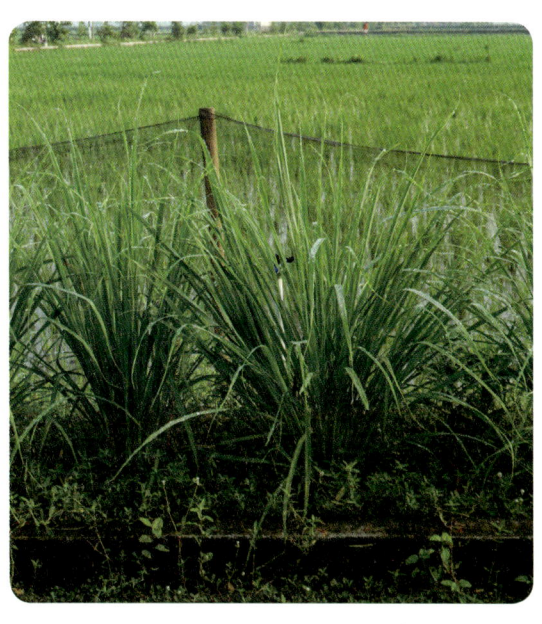
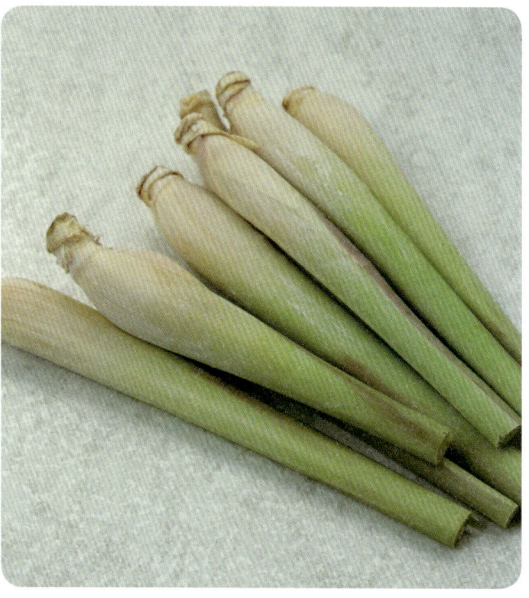

감기몸살, 복통설사, 타박상과 속삭임

따뜻한 레몬그라스 차 한 잔에
줄행랑치는 감기란 놈
몸살도 쉬이 물러가고
내쉬는 숨결마다 향기롭다
부드러운 속삭임이
대장을 타고 내려가
아픈 속을 달래주면
설사도 멈추고
푸르른 잎사귀가
멍든 곳에 위로를 속삭이면
붓기도 가라앉고 아픔은 잦아드네

주치(主治) 김길춘

레몬그라스의 학명 Cymbopogon은 그리스어의 Cymbos(속이 비어있는)와 Pogon(수염)의 합성어로 줄기의 속은 비어있고 잎은 수염처럼 가늘고 길다는 의미입니다.

성경에는 창포로 기록되어 있으며, 동남아에서는 식재료로 사용합니다.

잎을 비벼보면 레몬과 같은 향이 나며, 소화 촉진 및 내장 기관을 따뜻하게 해주는 차로 마십니다.

약품, 비누, 향수, 캔디, 요리의 부항제로 말린 잎을 카레 요리에 사용하였으며, 어린잎은 차로서 복통, 설사, 소화 기능 강화, 두통, 발열에 사용합니다.

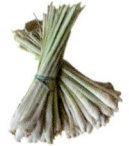

중약(中藥)

1) 중약명(中藥名) 레몬그라스 柠檬草 (níngméng cǎo 닝 멍 차오)

2) 성질량(性質凉) 성질은 서늘합니다. (음의성질 약 70%, 양의성질 약 30%)
- 레몬그라스는 서늘한 성질이 강하므로, 몸에 열이 있는 양 체질이거나 고혈압인 사람에 좋습니다.

3) 미감산(味甘酸) 맛은 달고 신 맛입니다.
- 신맛은 수렴작용(收斂作用)으로 상처를 아물게 하고 진물을 줄어들게 하며, 고삽작용(固澁作用)으로 몸이 허약하여 잠잘 때 땀이 나고, 자신도 모르게 정액을 배설하며, 대하를 멈추게 합니다.
- 단맛은 자윤작용(滋潤作用)으로 피를 생기게 하고 영양분을 생기게 해주며, 지갈작용(止渴作用)으로 갈증을 멎게 해 줍니다.

4) 귀경폐위간(歸經肺胃肝) 폐, 위, 간 경락으로 들어갑니다.
- 폐에 찬 기운이 있으면, 맑은 콧물이 흐르고, 기침을 할 때 묽은 가래가 많습니다.
- 위장 기능이 허약하고 차면, 헛배가 부르고 음식 먹을 생각이 없으며 음식을 먹어도 소화가 잘되지 않고 트림합니다.
- 간 경락이 차고 울체되면, 머리가 어지럽고 눈이 침침하면서 잘 보이지 않고, 간 경락이 지나가는 부위에 당기듯 한 통증이 있습니다.

5) 효능(效能)
- 서열번갈(暑熱煩渴) 여름철에 찌는 듯한 더위에 가슴이 답답하고 갈증이 납니다.
- 위열구토(胃熱嘔吐) 위장의 열로 토합니다.
  소화 불량, 메스꺼움, 구토 등기침, 발열, 인후통, 가슴 답답함 등
- 폐열해수(肺熱咳嗽) 폐열로 기침합니다.
- 온중지통(溫中止痛) 위장을 따뜻하게 하면 통증이 멎습니다.

6) 주치(主治)
- 감모두신동통(感冒頭身疼痛) 감기로 머리와 몸이 아픕니다.
- 풍한습비(風寒濕痹) 바람과 차가운 기운, 습기가 결합하여 생긴 것으로, 찬바람을 맞아 뼈마디가 쑤시고 아픕니다.
- 완복냉통(脘腹冷痛) 배가 냉하여 아픕니다.
- 설사(泄瀉) 설사합니다.
- 질타손상(跌打損傷) 넘어지거나 부딪혀서 아픕니다. 멍, 통증, 부기 등

레몬그라스 에센셜 오일

1) 특성
- **향기 노트** 상위 노트 (Top Note) - 기분을 상쾌하게 하고 에너지를 주는 효과가 있어 아로마테라피에서 자주 사용됩니다.
- **추출부위** 잎
- **추출방법** 수증기 증류법
- **한국어 원료 성분 명** 레몬그라스오일
- **알레르기 유발 성분** 시트랄, 제라니올, 유제놀

2) 주요 구성성분과 효능
■ **게라니얼 Geranial 55%**
- **항균 효과** 게라니얼은 여러 종류의 세균과 곰팡이에 대한 항균 작용을 가지고 있어, 감염 예방에 도움을 줄 수 있습니다.
- **항염 작용** 염증을 줄이는 데 도움을 줄 수 있으며, 피부 염증이나 자극 완화에 효과적입니다.
- **진정 효과** 스트레스 완화와 기분 개선에 도움을 줄 수 있어, 아로마테라피에서 자주 사용됩니다.

■ **네랄 Neral 25%**
- **항균 및 항염 효과** 네랄은 일부 연구에서 항균성과 항염 효과가 있는 것으로 나타났습니다.
- **스트레스 감소** 아로마테라피에서 사용될 때, 네랄은 스트레스와 불안을 줄이는 데 도움을 줄 수 있습니다.
- **소화 개선** 네랄은 소화를 촉진하고 위장 문제를 완화하는 데 기여할 수 있습니다.

3) 레몬그라스 에센셜 오일의 효능
■ **피부**
- **각질 제거** 레몬그라스의 항균 성분이 피부의 죽은 세포를 제거하는 데 도움을 줍니다.
- **피부 건조증 완화** 보습 효과가 있어 건조한 피부를 진정시키는 데 효과적입니다.
- **노화 및 기미 완화** 항산화 성분이 피부 노화를 방지하고 기미를 줄이는 데 도움을 줄 수 있습니다.
- **어둡고 칙칙한 피부 개선** 피부톤을 밝게 하고 생기를 주는 효과가 있습니다.
- **얼굴 부종 배농** 항염 효과가 있어 부종을 줄이는 데 도움을 줍니다.
- **모공 수렴 작용** 피부를 조여주어 모공을 축소하는 데 기여합니다.
- **여드름 예방** 항균 작용이 강해 여드름의 원인균을 제거하는 데 효과적입니다.

- ■ **바디**
  - **원기 회복** 레몬그라스의 향은 피로를 줄이고 에너지를 증진시키는 데 도움을 줍니다.
  - **근육통 완화** 항염 작용으로 인해 근육통을 완화하는 데 효과적입니다.
  - **셀룰라이트 분해** 혈액 순환을 촉진하고 지방 분해를 도와 셀룰라이트 개선에 기여할 수 있습니다.
  - **림프 부종 배농** 림프계의 순환을 도와 부종을 완화하는 데 도움을 줍니다.
  - **비만 관리** 체중 조절을 지원하는 효능이 있어 다이어트에 도움이 될 수 있습니다.
  - **수족냉증 개선** 혈액 순환을 촉진하여 손발이 차가운 증상을 완화하는 데 효과적입니다.
- ■ **마인드**
  - **스트레스 완화** 레몬그라스의 상쾌한 향은 긴장을 줄이고 마음을 진정시키는 데 도움을 줍니다.
  - **기분 향상** 우울감을 줄이고 긍정적인 기분을 촉진하는 데 효과적입니다.
  - **집중력 향상** 정신을 맑게 하고 집중력을 높이는 데 도움이 될 수 있습니다.
  - **피로 회복** 피로감을 줄이고 에너지를 증진시키는 효과가 있습니다.

4) 주의사항

- 피부에 자극이 있을 수 있으며, 눈·귀 등 민감한 부위에 사용은 피해야 합니다.
- 어린아이의 손에 닿지 않는 곳에 보관하고, 7세 미만의 소아의 경우 소량씩 사용하는 것이 좋습니다.
- 두피나 피부 필링 시, 반드시 피부 타입 별로 정제수의 양을 적절하게 조절해야 합니다.

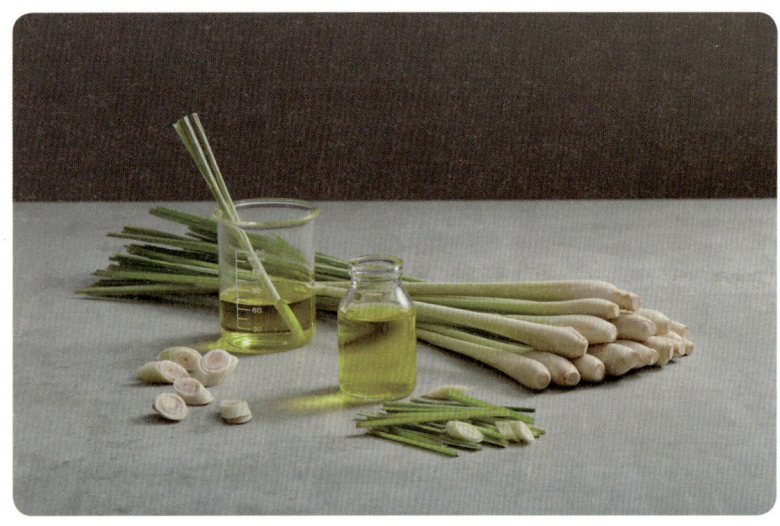

12. 로즈마리 Rosmary

영명: Rosemary | 학명: Rosmarinus officinalis
과명: 꿀풀과 | 원산지: 지중해연안, 아프리카(남아공, 말라위)

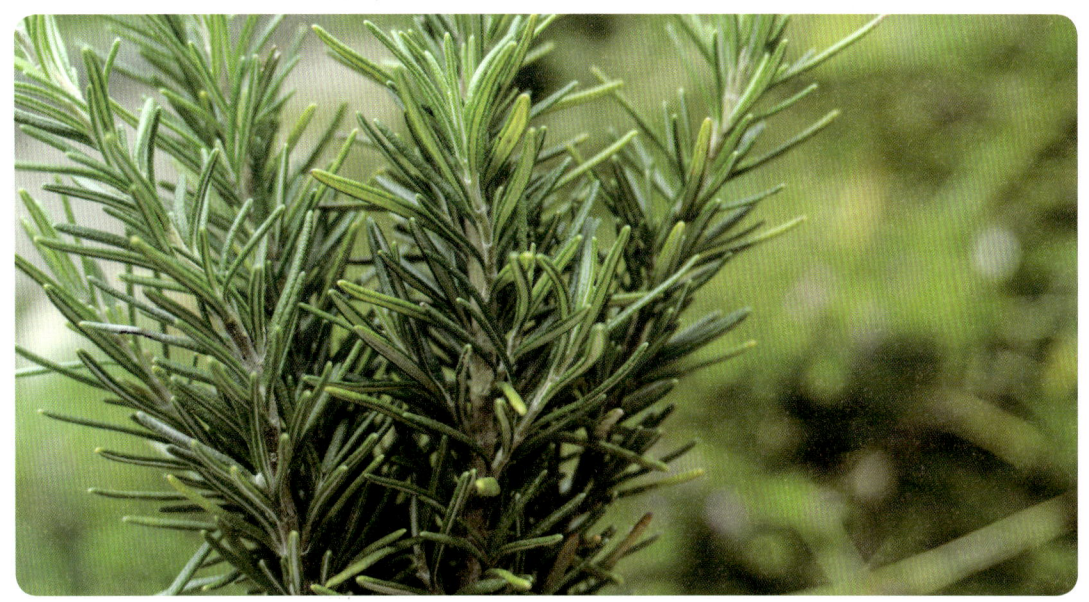

두통, 탈모의 속삭임

두통으로 흔들리는 마음에
조용히 말을 건네는 로즈마리 잎 새
머릿결 위로 스미는 향기가
탈모의 슬픔 속에 희망을 심는다
자연의 따스한 보살핌과
설레는 바람에 담아온
로즈마리의 부드러운 속삭임에
치유와 회복이 새로이 솟아난다

주치(主治) 김길춘

로즈마리는 Ros(이슬)과 Marinus(바다)의 합성어로 '바다의 이슬'이라는 뜻을 지니고 있습니다. 고대 그리스에서 종교의식에 사용했던 성스러운 식물입니다.

그리스·로마 신화에서는 '바다의 거품에서 나온 여인', '사랑과 미의 여신'이라 불리는 아프로디테의 신목(神木)이라고 나옵니다. 영원한 헌신적 사랑을 상징하는 의미로 결혼식 때 신부의 화관이나 꽃다발을 만드는 데 사용했으며, 신랑의 옷깃에 꽂아주었답니다.

또한, 로즈마리에서 나오는 강력한 향이 악귀를 물리친다고 해서, 영국과 스페인에서는 문 위에 올려놓거나 몸에 지니고 다니는 관습이 있었다고 합니다. 이 식물은 지중해 연안이 원산지이며, 예로부터 유용한 치료제로 사용되어왔습니다. 2m 정도까지 자라며, 바닷가에서 해풍을 맞으며 자생합니다. 간을 치료하는 전통 약재이며, 요리의 향신료로 사용합니다.

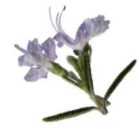

중약(中藥)

1) 중약명(中藥名) 로즈마리 迷迭香 (mí diē xiāng 미디에샹)

2) 성질온(性質溫) 성질은 따뜻합니다. (양의성질 약 70~80%, 음의성질 약 20~30%)

- 로즈마리는 따뜻한 성질이 강하므로, 몸이 차가운 음 체질이거나 저혈압인 사람에 좋습니다.

3) 미신(味辛) 맛은 맵습니다.

- 매운맛은 발산작용(發散作用)으로 인체 내의 열을 피부로 발산시키고 땀을 나게 하며, 행혈작용(行血作用)으로 혈액순환을 잘되게 합니다.

4) 귀경간비위(歸經肝脾胃) 간, 비, 위의 경락으로 들어갑니다.

- 간 경락이 차고 울체되면, 머리가 어지럽고 눈이 침침하면서 잘 보이지 않고, 간 경락이 지나가는 부위가 당기는 듯 한 통증이 있습니다.
- 비장에 양기가 부족하고 습하면, 소화불량으로 식욕부진, 구토, 설사합니다.
- 위장기능이 약하거나 차면, 헛배가 부르고 음식 먹을 생각이 없으며 음식을 먹어도 소화가 잘되지 않고 트림을 합니다.

5) 효능(效能)

- **안신정지(安神定志)** 정신과 마음을 편안하게 해줍니다.
- **거풍(祛風)** 몸 안으로 들어온 바람을 없애 줍니다. 주로 관절이나 근육의 통증
- **지통(止痛)** 통증을 멎게 합니다.

6) 주치(主治)

- **각종두통(各種頭痛)** 머리가 아픕니다.
- **방지조기탈발(防止早期脫发)** 탈모를 예방합니다.

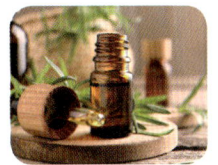

로즈마리 에센셜 오일

1) 특성

- **향기 노트** 중간 노트 (Middle Note) - 로즈마리의 향은 신선하고 허브 같은 특성을 가지고 있어, 집중력과 에너지를 높이는 데 도움을 주는 신선한 풀숲의 향기와 매운맛이 빠진 달달한 박하 향을 가지고 있습니다.
- **추출부위** 개화기 꽃, 잎, 줄기
- **추출방법** 수증기 증류법
- **한국어 원료 성분 명** 로즈마리 잎 오일
- **알레르기 유발 성분** 리모넨, 리날룰

2) 주요구성성분과 효능

■ **알파 피넨 Alpha-pinene 19. 7%**

- **항염증 효과** 알파 피넨은 염증을 줄이는 데 도움을 줄 수 있습니다.
- **항산화 작용** 세포 손상을 방지하고 노화 방지에 기여할 수 있는 항산화 물질입니다.
- **호흡기 건강** 호흡기 질환 완화에 도움을 줄 수 있으며, 기관지 확장을 촉진하는 효과가 있습니다.
- **정신적 집중력 향상** 주의력과 기억력을 증진시키는 데 도움을 줄 수 있습니다.
- **항균 작용** 일부 박테리아와 곰팡이에 대한 저항력을 보여줄 수 있습니다.

■ **캠퍼 Camphor 15.1**

- **진통 효과** 캠퍼는 통증 완화에 도움을 줄 수 있어, 관절염이나 근육통 치료에 종종 사용됩니다.
- **항염 작용** 염증을 줄이는 효과가 있어, 피부 염증이나 다양한 염증성 질환에 도움을 줄 수 있습니다.
- **호흡기 건강** 캠퍼는 기침이나 감기 증상을 완화하는 데 도움을 줄 수 있으며, 흡입 시 호흡을 편하게 해줍니다.
- **피부 건강** 항균 성질로 인해 상처 치료나 피부 감염 예방에 활용될 수 있습니다.
- **스트레스 완화** 캠퍼의 향은 진정 효과가 있어 불안이나 스트레스를 줄이는 데 도움을 줄 수 있습니다.

3) 로즈마리 에센셜 오일의 효능

■ **피부**

- **피부 수렴작용** 피부를 조여주는 효과가 있어 모공을 축소하는 데 도움을 줍니다.
- **여드름 피부** 항균 및 항염 효과가 있어 여드름을 완화하고 피부 염증을 줄이는 데 유용합니다.
- **지루성 탈모** 두피에 혈액 순환을 촉진하여 탈모 예방 및 개선에 도움을 줄 수 있습니다.

■ 바디
- **신진대사 활성화** 신진대사를 촉진하여 에너지 소모를 증가시킵니다.
- **저혈압** 혈압을 안정시키는 데 도움을 줄 수 있습니다.
- **소화 촉진** 소화 효소의 분비를 도와 소화 기능을 개선합니다.
- **이뇨 작용** 체내 수분 배출을 촉진하여 부종을 줄이는 데 효과적입니다.
- **담즙 촉진** 간에서 담즙 생성을 도와 소화에 기여합니다.
- **간 기능 강화** 간의 해독 작용을 돕고 건강을 유지하는 데 유익합니다.
- **근육통 완화** 근육통과 타박상에 효과적인 진통 작용을 합니다.
- **염좌 치료** 부상 후 회복을 도와줍니다.
- **셀룰라이트 분해** 셀룰라이트 감소에 기여할 수 있습니다.
- **심장 강화** 심혈관 건강에 긍정적인 영향을 미칠 수 있습니다.

6) 주의사항

- 인슐린 분비를 억제하므로 당뇨병이 있는 사람과 고혈압에 사용을 하지 않습니다.
- 사용 전에 알레르기 반응이 없는지 확인하는 것이 중요합니다.

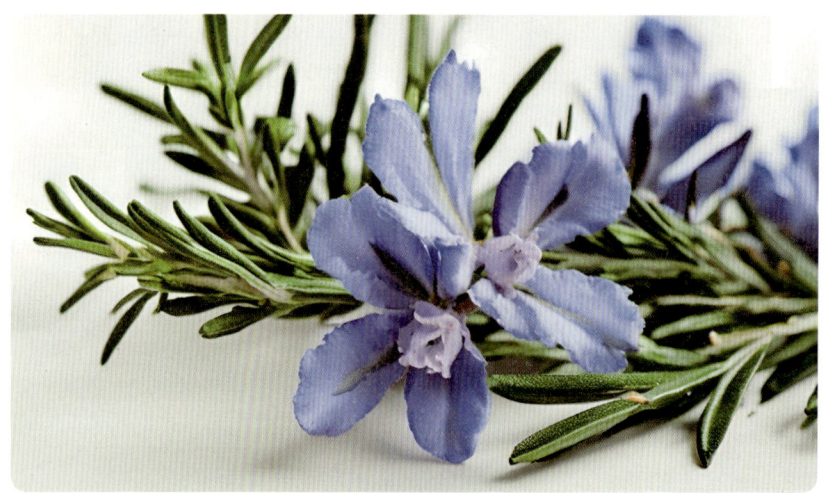

13. 로즈오또 Rose otto (불가리아 장미)

| 영명: Rose Otto | 학명: Rose damascena
| 과명: 장미과 | 원산지: 불가리아

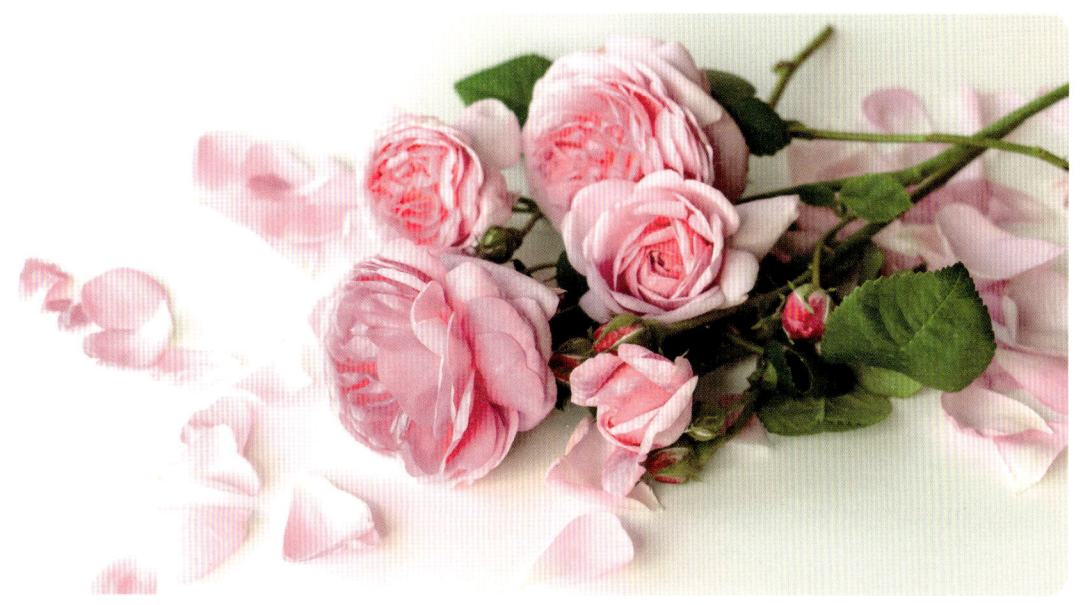

위장의 통증, 구토, 타박상과 속삭임

위장의 고통을 어루만지는
장미 빛 부드러운 손길
구토의 소란함 속에서도
평안을 부르는 고요한 향기
타박상 위에 스며드는
따스한 치유의 속삭임
자연의 선물 속에서
희망은 꽃처럼 피어난다

주치(主治) 김길춘

로즈는 사랑과 아름다움을 상징하는 대표적인 꽃입니다. 약 3,000만 년 전의 화석이 발견되면서 로즈의 역사가 시작됩니다. 그리스와 로마에서는 전쟁에서 승리한 군대의 행진에 로즈를 뿌렸고, 영원한 생명과 부활의 상징으로 장례식에서도 사용되었습니다.

또한, 클레오파트라, 네로 황제 등 많은 역사적 인물들이 로즈를 사랑했다는 일화가 많이 전해집니다. 장미의 종류는 1만여 가지가 있는데 그중에 로즈오또는 로사 담마스쿠스(Rosa damascena)에서 추출합니다. 불가리아 카잔륵(Kazanlak)의 장미계곡에서 대량 재배하고 있으며, 5월 말에서 6월 중순까지 장미축제가 열립니다. 로즈오일은 등급에 따라 사용하는 용도가 달라지는데 전문가들은 그중에 로즈오또 1등급만을 아로마테라피에 적용합니다. 해가 뜨기 전에 장미 꽃을 채취 해야 향기를 잡을 수 있습니다.

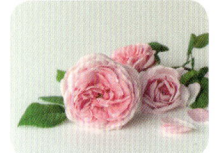

중약(中藥)

1) 중약명(中藥名) 로즈오또 玫瑰花图案 (méiguī huā tú'àn 메이구이 화 투안)

2) 성질온(性質溫) 성질은 따뜻합니다. (양의성질 70%, 음의성질 30%)
- 로즈오또는 따뜻한 성질이 강하므로, 몸이 차가운 음 체질이거나 저혈압인 사람에 좋습니다.

3) 미감신(味甘辛) 맛은 달고, 맵습니다.
- 단맛은 보기작용(補氣作用)으로 기운을 나게 하고, 보혈작용(補血作用)으로 혈을 생기게 하며, 완급작용(緩急作用)으로 통증을 멎게 합니다.
- 매운맛은 행기작용(行氣作用)으로 소화관의 기능을 정상화해 배 속의 가스를 배출합니다.

4) 귀경간비(歸經肝脾) 간과 비장 경락으로 들어갑니다.
- 간에 열이 있으면, 머리가 어지럽고 아프며, 얼굴과 눈이 붉고, 입이 씁니다.
- 비장에 열이 있으면, 입술은 붉고, 몸과 근육이 마르며, 음식을 적게 먹어도 소화를 잘 시키지 못하고 헛배가 부릅니다.

5) 효능(效能)
- **행기해울(行氣解鬱)** 기(氣)의 흐름을 원활하게 해 우울한(울체) 기분이나 스트레스를 풀어줍니다.
- **화혈산어(和血)** 혈을 조화롭게 해주고, 어혈을 없애 줍니다.
- **지통(止痛)** 통증을 멎게 해 줍니다.

6) 주치(主治)
- **간위기통(肝胃气痛)** 간과 위장의 기운이 막혀서 발생하는 통증이 있습니다. 스트레스 등
- **식소구오(食少呕恶)** 음식을 조금만 먹어도 토합니다. 소화기 문제, 스트레스 등
- **질타손상(跌打損傷)** 넘어지거나 다쳐서 아픕니다.

로즈오또 에센셜 오일(Rose otto Essential oil)

1) 특성

- **향기 노트** 하위 노트 (Base Note) - 로즈 오또는 부드럽고 따뜻한 느낌을 주며, 다른 향과 조화를 이루는 데 도움을 줍니다.
- **추출부위** 꽃
- **추출방법** 수증기 증류법
- **한국어 원료 성분 명** 다마스크 장미꽃 오일
- **알레르기 유발 성분** 시트로넬올, 제라니올, 유제놀, 리날룰

2) 주요 구성성분과 효능

■ **시트로넬올 Citronellol 23.41%**

- **항균 작용** 시트로넬올은 세균과 곰팡이를 억제하는 효과가 있어, 항균제로 사용될 수 있습니다.
- **항염 효과** 염증을 완화하는 데 도움을 줄 수 있어, 피부 염증 완화에 효과적입니다.
- **스트레스 완화** 시트로넬올의 향은 긴장을 줄이고 편안한 느낌을 주어 스트레스 완화에 도움을 줄 수 있습니다.
- **피부 관리** 보습 효과가 있어 피부에 도움을 줄 수 있으며, 일부 제품에서는 피부 감각을 진정시키는 데 사용됩니다.

■ **제라니올 Geraniol 21.33%**

- **항균 효과** 제라니올은 여러 종류의 세균과 곰팡이에 대한 항균 작용이 있어, 감염 예방에 도움이 될 수 있습니다.
- **항염 효과** 염증을 줄이는 데 도움을 줄 수 있어, 피부 질환이나 염증성 질환에 유용할 수 있습니다.

3) 로즈오또 에센셜 오일(Rose otto Essential oil)의 효능

■ **피부**

- **예민 피부 진정** 염증을 완화하고 피부를 진정시켜줍니다.
- **노화 방지** 피부 탄력을 높이고 주름 개선에 도움을 줄 수 있습니다.
- **모든 피부 타입에 적합** 다양한 피부 타입에 적용 가능하여 균형을 맞춰줍니다.
- **아토피와 건선 완화** 피부의 가려움증이나 염증을 줄이는 데 유용합니다.

■ 바디
- **호르몬 조절** 호르몬 균형을 유지하는 데 도움을 줄 수 있어 생리 주기를 규칙적으로 만드는 데 기여할 수 있습니다.
- **자궁 강장** 자궁의 건강을 증진시키고 자궁 근육을 강화하는 데 도움을 줄 수 있습니다.
- **생리통** 통증 완화에 효과적일 수 있으며, 생리통을 줄이는 데 도움을 줄 수 있습니다.
- **생리불순** 규칙적인 생리 주기를 유지하는 데 도움을 줄 수 있습니다.
- **다낭성난포 증후군(PCOS)** PCOS 증상 완화에 도움을 줄 수 있는 성분으로 사용될 수 있습니다.
- **난임** 생식 건강을 지원하고 난임 문제 해결에 기여할 수 있습니다.
- **골다공증** 뼈 건강을 지원하여 골다공증 예방에 도움이 될 수 있습니다.
- **여성 탈모** 두피 혈액 순환을 촉진하여 탈모를 예방하는 데 도움을 줄 수 있습니다.

■ 마인드
- **최음작용** 성적 흥미를 증가시키고, 로맨틱한 분위기를 조성하여 성적 흥미를 증가시키는데 도움을 줄 수 있습니다.
- **진정작용** 향기를 통한 심리적인 안정으로 불안과 스트레스 완화에 도움을 줍니다.
- **심신안정** 정서적 균형을 유지하고, 감정적인 혼란을 줄이는 데 기여합니다.
- **행복감** 기분을 좋게 하고, 긍정적인 감정을 촉진하는 데 도움을 줍니다.

6) 주의사항
- 에센셜 오일이 눈이나 점막에 닿지 않도록 주의하세요.
- 민감하고 예민한 피부는 200분의 1방울 극미량 사용해야 하며, 1방울 사용 시 피부의 자극이 강합니다.

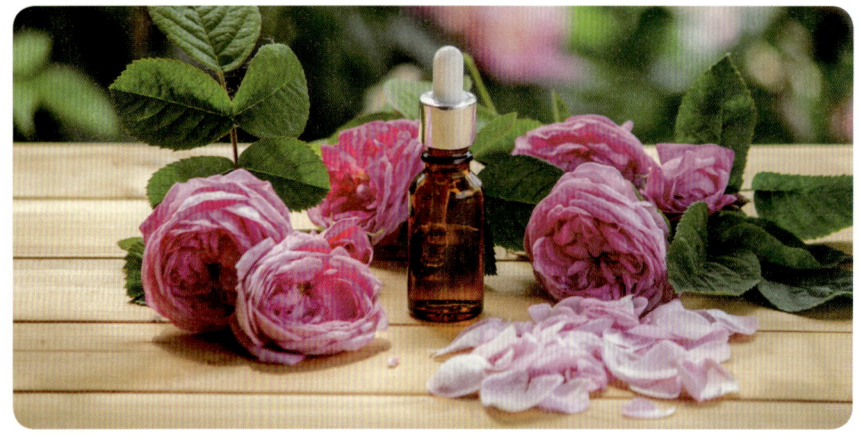

14. 마조람 스윗 Marjoram Sweet

영명: Sweet Marjoram | 학명: Origanum marjorana 또는 O.hortensis
과명: 꿀풀과 | 원산지: 불가리아, 이집트, 유럽

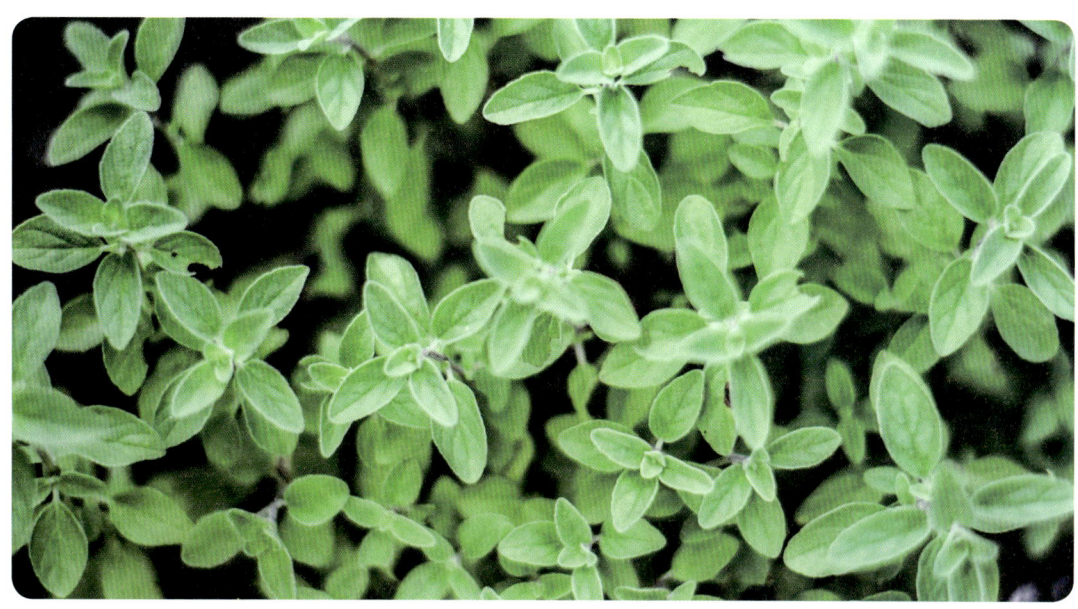

출혈, 황달과 속삭임

고즈넉한 저녁 풍경 속에
마조람 향기 흐르면
몸은 지쳤으나 마음은 다시 살아나네

붉게 스며든 출혈과
황금빛 노을 속 황달의 그림자
한 줄기 바람이 속삭이듯 지나가면
상처는 사라지고 향기만 남아
고통 너머 피어난 연약한 꽃처럼
우리의 노래도 밝게 퍼져나간다

주치(主治) 김길춘

마조람은 오리거넘불가레(Origanum Vulgare-오레가노)와 오리거넘 마조라나(Origanum marjorana-스윗 마조람)이라는 두 가지의 학명을 가지고 있으며, 아로마 테라피에서는 스윗 마조람이 많이 쓰이고 있습니다.

30~80cm까지 자라는 여러해살이풀이지만, 추운 지역에서는 단년생으로 재배됩니다. 그리스에서는 마조람을 뱀의 독을 해독하는데 사용했으며, 이집트에서는 사랑과 명예를 상징한다는 의미로 신랑·신부에게 마조람 화환을 만들어 주기도 했습니다.

건조한 상태에서도 향기가 오래 지속되고 진정작용이 뛰어나 향낭, 화장수, 목욕제로 많이 사용되어 졌으며, 비타민 A가 풍부하고 마취 효과가 있어 치통이 있을 때 잎을 씹어주면 효과가 있었다고 합니다.

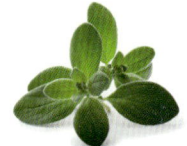

중약(中藥)

1) 중약명(中藥名) 마조람 스윗 甜马郁兰 (tián mǎ yù lán 텐 마 위)

2) 성질한(性質寒) 성질은 차갑습니다. (음체질 약 70%, 양체질 약 30%)
- 마조람은 차가운 성질이 강하므로, 몸에 열이 있는 양 체질이거나 고혈압인 사람에 좋습니다.

3) 미신(味辛) 매운 맛입니다.
- 매운맛은 발산작용(發散作用)으로 인체 내의 열을 피부로 발산시키고 땀을 나게 하며, 행혈작용(行血作用)으로 혈액 순환을 잘되게 합니다.

4) 귀경간위(歸經肝胃) 간, 위장의 경락으로 들어갑니다.
- 간에 열이 있으면, 머리가 어지럽고 아프며, 얼굴과 눈이 붉고, 입이 씁니다.
- 위장에 열이 있으면, 입 안이 마르고 갈증이 나며, 음식을 많이 먹으면 속이 메슥거리고 구역질이 납니다.

5) 효능(效能)
- **활혈조경(活血調經)** 혈액순환을 촉진하고 생리주기를 조절해 줍니다.
- **해표(解表)** 땀을 나게 합니다.
- **소종지통(消腫止痛)** 부기를 가라앉히고 통증을 멎게 합니다.
- **인통후비(咽痛喉痹)** 목이 아프고 불편합니다.

6) 주치(主治)
- **토혈(吐血), 육혈(衄血), 혈리(血痢), 붕루(崩漏)** 피를 토하고, 코피 흘리고, 혈변을 보며, 생리양이 많습니다.
- **창상출혈(創傷出血)** 다쳐서 출혈이 있습니다.
- **황달(黃疸)** 피부와 눈의 흰자위가 노랗게 변합니다.
- **수종(水腫)** 온몸이 붓습니다. 원인으로는 심장, 신장, 간 질환 등
- **임탁(淋濁)** 소변이 탁하고 시원하지 않습니다.
- **감모(感冒)** 감기 잘 걸립니다.
- **인통후비(咽痛喉痹)** 목이 아프고 불편합니다.

마조람 스윗 에센셜 오일

1) 특성

- **향기 노트** 중간 노트(Middle Note) - 마조람 스윗의 향기는 따뜻하고 허브 같은 느낌을 주며, 달콤하고 약간의 스파이시 함이 특징입니다.
- **추출부위** 꽃, 잎, 줄기
- **추출방법** 수증기 증류법(말린후)
- **한국어 원료 성분 명** 마조람꽃오일
- **알레르기 유발 성분** 리모넨, 리날룰

2) 주요 구성 성분과 효능

■ 테르피넨-4-올 Terpinen-4-ol 31.6%

- **항균 작용** 테르피넨-4-올은 박테리아와 곰팡이에 대한 항균 효과가 있어, 감염 예방에 도움을 줄 수 있습니다.
- **항염 작용** 염증을 줄이는 데 도움을 줄 수 있어, 피부 질환이나 염증성 질환에 유용하게 사용될 수 있습니다.
- **항산화 작용** 자유 라디칼을 제거하는 데 도움을 주어 노화 방지와 세포 보호에 기여할 수 있습니다.
- **진정 효과** 신경을 안정시키고 스트레스를 줄이는 데 도움을 줍니다.

■ 테르피놀렌 Terpinolene 22.0%

- **항균 및 항염 효과** 일부 연구에서는 항균 및 항염 효과가 있는 것으로 나타났습니다.
- **진정 효과** 스트레스나 불안 완화에 도움을 줄 수 있는 성분으로 알려져 있습니다.

3) 마조람 스윗 에센셜 오일의 효능

■ 피부

- **노화 피부 개선** 피부의 탄력을 높이고 주름을 완화하는 데 도움을 줍니다.
- **울퉁불퉁한 피부** 피부 결을 매끄럽게 하고, 피부 톤을 균일하게 하는 데 기여합니다.
- **건성 피부** 수분을 공급하고 피부를 부드럽게 유지하는 데 효과적입니다.
- **모공 수축** 모공을 축소시키고 피부의 전반적인 외관을 개선합니다.

- ■ 바디
  - **근육통 완화** 근육 이완을 촉진하여 근육통을 줄이는 데 도움을 줄 수 있습니다.
  - **항염증 작용** 염증을 줄이는 데 효과적이며, 통증 완화에도 기여할 수 있습니다.
  - **산화 방지** 항산화 성분이 포함되어 있어 세포 손상을 방지하는 데 도움을 줍니다.
  - **항우울작용** 기분을 좋게 하고 스트레스를 줄이는 데 효과적입니다.
  - **호르몬 조절** 호르몬 균형을 유지하는 데 도움을 줄 수 있습니다.
  - **근육 협착증 완화** 긴장된 근육을 이완시키고, 통증을 줄이는 데 효과적입니다.
- ■ 마인드
  - **성욕 억제** 긴장이나 스트레스로 인해 일어나는 과도한 성적 욕구를 완화하는 데 유용할 수 있습니다.
  - **신경안정** 신경계를 진정시켜 스트레스를 줄여주고 불안감이나 긴장을 완화해 마음의 평화를 찾는 데 기여합니다.
  - **명상** 깊은 호흡과 함께 사용하면, 마음을 차분하게 하고 집중력을 높이는 데 도움을 줄 수 있어 명상 시 사용하기에 적합한 향입니다.

4) 주의사항

- 저혈압이 있는 분이나 임산부는 사용하지 마세요.
- 졸음을 유발할 수 있으니 운전이나 집중력을 요할 때는 사용하지 마세요.

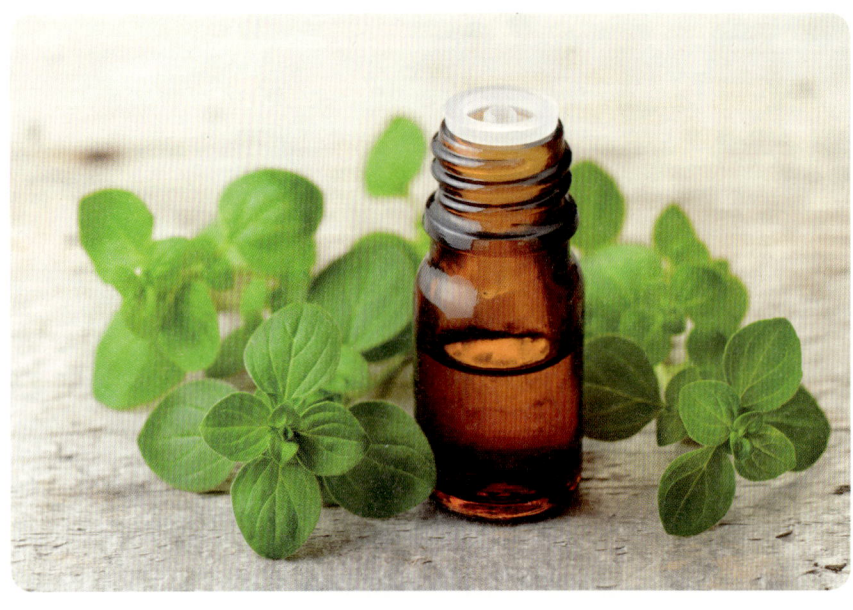

15. 미르(몰약) Myrrh

영명: Myrrh | 학명: Commiphora myrrha
과명: 감람과 | 원산지: 아프리카 북동지역, 아라비아 남부

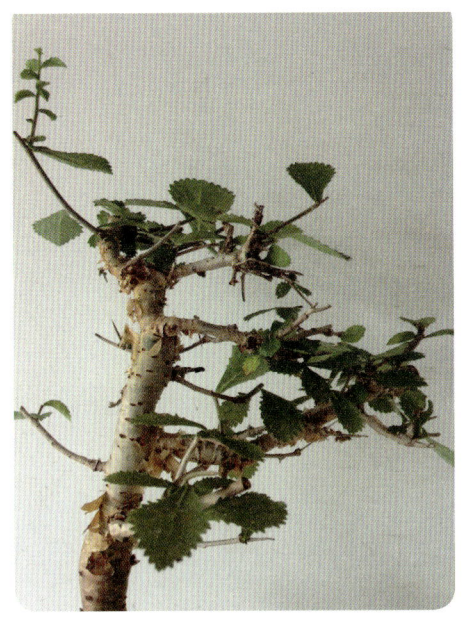

미르는 약 4천년의 역사를 가지고 있으며, 프랑킨센스와 함께 가장 오래된 향기 물질입니다. 나무의 가지에서 말랑말랑한 흰색의 수액이 나오는데 그게 땅으로 떨어져 갈색의 나무진이 되어 굳어집니다. 이렇게 굳어진 나무 진액을 수증기 증류법을 이용해 오일로 추출합니다. 향기가 강하며 자극적인 쓴맛이 납니다.

몰약은 인도 서남부와 아프리카 동북부 지방에 자생하는 감람과 코미포라속(Commiphora)에 속한 몰약나무에서 나는 수지성 물질(나무진)입니다. 우리는 이 물질을 '몰약'이라 부르고, 영어권에서는 '미르(myrrh, 머어)'라 부릅니다.

우리에게는 익숙하지 않지만, 중동 지방에서는 고대부터 귀한 대접을 받아왔답니다. 성경에는 동방박사가 아기 예수 탄생을 경배하기 위해 황금, 유향, 몰약을 드렸다고 기록되어 있습니다.

전해져 오는 그리스 신화에서는 아시리아 제국에 아름다운 공주 미르라가 있었는데, 엄마인 왕비가 자신의 딸인 미르라가 아프로디테보다 아름답다고 자랑하고 다녔답니다. 이에 분노한 아프로디테는 에로스에게 명령해 미르라를 상식 밖의 사랑에 빠지게 하고, 이 사랑으로 인해 죽음의 위기에 처하게 만듭니다. 이때 미르라가 신들에게 눈물로 애원하여 이를 불쌍히 여긴 신들이 나무로 만들었습니다.

미르나무의 탄생신화 이며 그 나무에서 흘러내리는 흰색의 진액은 미르라의 눈물이라 생각했답니다.

협심증, 생리통과 속삭임

천 년의 바람 속에 피어난 향기
고대의 숨결이 담긴 몰약 한 방울
그 신비로운 힘이 통증을 어루만지면
몸과 마음을 감싸는 치유의 노래가 된다
사막의 태양 아래 고요히 빛나던 그 빛
왕과 선지자의 비밀스러운 친구
아픔을 덜어내고 평안을 부르는 약속
한 방울에 담긴 천년의 역사와 은혜
자연이 선사한 치유의 선물
오늘도 나는 그 향기에 기대어
고통 없는 내일을 꿈꾼다

주치(主治) 김길춘

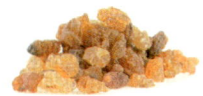

중약(中藥)

1) 중약명(中藥名) 몰약 沒藥 (méi yào 메이 야오)

2) 성질한(性質寒) 성질은 차갑습니다. (음의성질 약 70~80%, 양의성질 약 20~30%)
- 몰약은 차가운 성질이 강하므로, 몸에 열이 있는 양 체질이거나 고혈압인 사람에 좋습니다.

3) 미신고(味辛苦) 맛은 맵고 씁니다.
- 매운맛은 발산작용(發散作用)으로 인체 내의 열을 피부로 발산시키고 땀을 나게 하며, 행혈작용(行血作用)으로 혈액순환을 잘되게 합니다.
- 쓴맛은 사화작용(瀉火作用)으로 설사를 시켜 몸의 열을 꺼주고, 조습작용(燥濕作用)으로 위와 폐의 물을 말리는 작용을 하며, 통변작용(通便作用)으로 대변을 잘 보게 하고, 하강작용으로 기침을 멎게 합니다.

4) 귀경심간비(歸經心肝脾) 심, 간, 비장 경락으로 들어갑니다.
- 심장에 열이 있으면, 가슴이 답답하고 잠을 잘 이루지 못합니다.
- 간에 열이 있으면, 머리가 어지럽고 아프며, 얼굴과 눈이 붉고, 입이 쓰고 옆구리를 불로 지지는 것같이 아프며, 피를 토하고 코피를 흘립니다.
- 비장에 열이 있으면, 입술은 붉고, 몸과 근육이 마르며, 음식을 적게 먹어도 소화를 잘 시키지 못하고 헛배가 부릅니다.

5) 효능(效能)
- 산어정통(散瘀定痛) 혈액순환을 촉진하고 통증을 멎게 합니다. 타박상, 염좌, 관절 통증
- 소종생기(消腫生肌) 종기를 가라앉히고 새살을 나게 합니다.

6) 주치(主治)
- 흉비심통(胸痺心痛) 가슴이 막히듯이 아픕니다. 협심증, 심근경색, 스트레스, 불안 등
- 위완동통(胃脘疼痛) 위장에 통증이 있습니다. 위염, 위궤양, 소화불량, 스트레스 등
- 통경경폐(痛經經閉) 생리통이 심하거나 생리가 규칙적이지 않습니다. 호르몬 불균형, 스트레스, 생리 주기의 변화 등
- 산후어조(産後瘀阻) 출산 후 혈액순환이 원활하지 않아 발생하는 어혈 상태를 말합니다. 복통 또는 하복부 통증, 피로감과 무기력, 여성의 생리불순 등
- 징가복통(癥瘕腹痛) 복부에 발생하는 통증으로, 아랫배 속에 덩어리가 있어서 아픕니다. 장의 염증, 장폐색, 담낭염, 난소난종 등
- 풍습비통(風濕痺痛) 바람과 습기가 몸 안에 침투하여 뼈마디가 저리고 아픕니다.
- 질타손상(跌打損傷) 외부의 충격이나 타격으로 인해 발생하는 부상을 의미합니다.

미르 에센셜 오일 (Myrrh Essential oil)

1) 특성

- **향기노트** 기본 노트 (Base Note) - 미르 오일은 깊고 풍부한 향을 가지고 있으며, 일반적으로 따뜻하고 나무 같은 느낌을 줍니다.
- **추출부위** 수액
- **추출방법** 수증기 증류법
- **한국어 원료 성분 명** 몰약오일
- **알레르기 유발 성분** N/A

2) 주요 구성성분과 효능

■ **Curzerene 33.3%**

- **항염증 작용** Curzerene은 염증을 줄이는 데 도움을 줄 수 있습니다.
- **항산화 효과** 세포 손상을 방지하고 노화 방지에 기여할 수 있습니다.
- **면역력 증진** 면역 체계를 강화하는 데 도움을 줄 수 있습니다.
- **신경 보호 작용** 신경 세포를 보호하고, 신경 관련 질환 예방에 기여할 수 있습니다.

■ **푸라노에우데스마-1,3-디엔 furanoeudesma-1,3-diene 31.55%**

- **항염증 작용** 염증을 줄이고 면역 반응을 조절하는 데 도움이 될 수 있습니다.
- **항산화 효과** 자유 라디칼을 제거하여 세포 손상을 방지하는 데 기여할 수 있습니다.
- **항암 효과** 일부 연구에서는 암세포의 성장 억제와 관련된 효과가 보고 되었습니다.

3) 미르 에센셜 오일의 효능

■ **피부**

- **흉터 완화** 미르 오일은 흉터의 모양을 개선하고 피부 재생을 촉진하는 데 도움을 줍니다.
- **세포 재생** 피부 세포의 재생을 도와 건강한 피부를 유지하는 데 기여합니다.
- **건성 피부** 보습 효과가 있어 건성 피부를 개선하는 데 유용합니다.
- **예민 피부 진정** 피부 자극을 줄이고 진정 효과를 제공하여 예민한 피부에 적합합니다.
- **노화 피부** 항산화 성분이 있어 노화 방지에 도움을 주며, 주름 개선에도 효과적입니다.
- **상처 치유** 상처 회복을 촉진하고 염증을 줄이는 데 기여하여 상처 치료에 유용합니다.

■ 바디

- **방부 효과** 항균성과 방부성이 있어 상처나 감염 예방에 도움을 줄 수 있습니다.
- **항염작용** 염증을 줄이고 진통 효과를 제공하여 다양한 염증성 질환에 유용합니다.
- **질염** 질염 증상을 완화하는 데 도움을 줄 수 있습니다.
- **생리통** 생리통 완화를 위한 진통 효과가 있습니다.
- **생리불순** 생리주기를 조절하는 데 도움이 될 수 있습니다.
- **생리 촉진** 생리를 촉진하는 효과가 있을 수 있습니다.
- **구풍** 장에 가스가 차는 것을 완화하는 데 도움을 줄 수 있습니다.

■ 마인드

- **기억력 상승** 뇌의 활성화를 도와 인지기능을 개선하는데 도움을 주어 집중력과 기억력을 향상시켜 줄 수 있습니다.
- **무기력증 완화** 피로감을 줄이고 에너지를 증진시켜 무기력증을 완화하는 데 유용합니다.
- **명상** 진정 효과가 있어 명상 시 마음을 안정시키고, 깊은 내면의 평화를 찾는 데 도움을 줄 수 있습니다.

4) 주의사항

- 임산부는 전문가와 상담한 후에 사용하도록 권장합니다.
- 적용 후 배출 시까지 하루이상 소요되므로 장기적으로 사용하지 않도록 합니다.

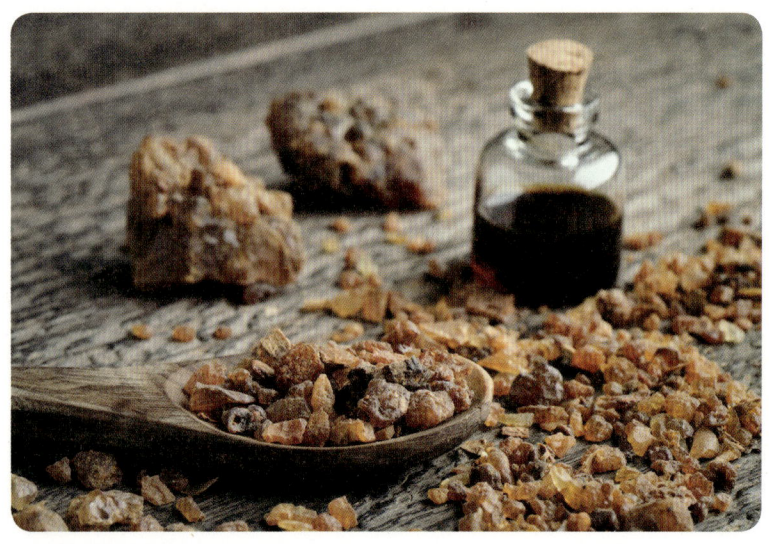

16. 바질 Basil (스윗 바질, 유럽피안 바질)

영명 : Basil | 학명 : Ocimum basilicum L.
과명 : 꿀풀과 (LABIATAE) | 원산지 : 열대 아시아, 아프리카, 이탈리아, 프랑스, 스페인등

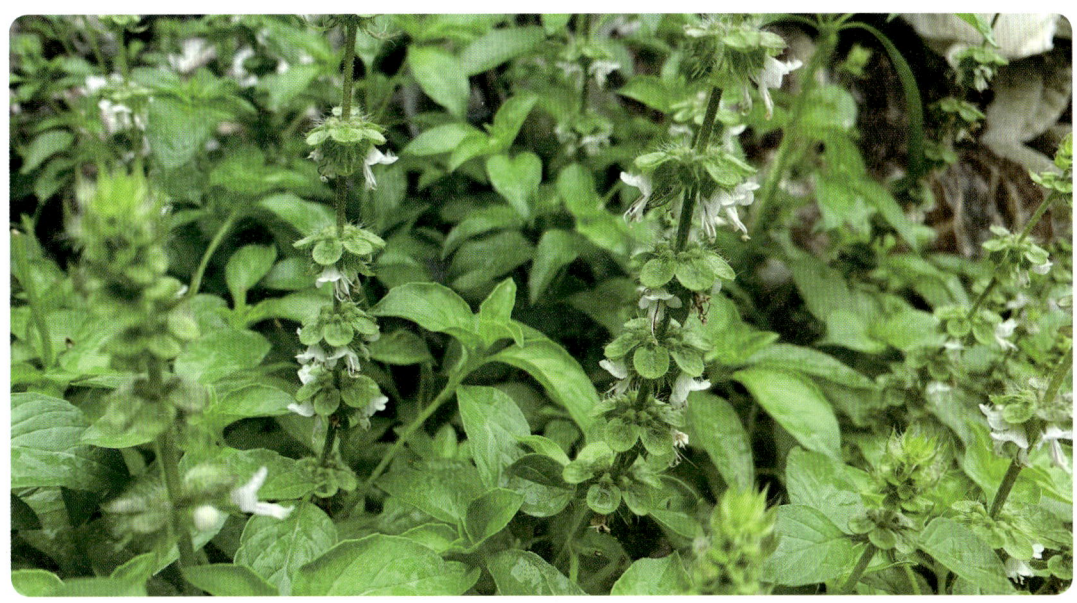

감기, 구토설사, 치통, 피부병과 속삭임

바질의 향기담은 따뜻한 차 한 잔
콧속 깊이 스며드는 자연의 손길에
멀어지는 감기
구토와 설사에 지친 몸
바질의 품 안에서 치유가 시작되네

치통을 잊게 하는 작은 초록 잎사귀는
아픔을 녹여주는 사랑의 선물

피부의 가려움 바질로 달래면
푸른 잎의 힘이 상처를 치유하네
자연의 품에서 건강을 주는
바질은 우리 곁의 작은 치료사

주치(主治) 김길춘

꿀풀과에 속한 한해살이 풀입니다. 키는 20~60cm정도 자라며 향이 아주 강합니다. 바질의 basilicum은 그리스어로 왕을 뜻하며, 향기와 풍미가 뛰어나 왕의 허브라 불렸답니다.

신화에는 태양신인 비슈누의 아내이자 행운의 여신인 락슈미의 현신으로 알려져, 바질의 가지를 꺾으면 태양신인 비슈누가 기도를 들어주지 않는다고 믿었답니다. 바질을 선물하면 상대의 환심을 살 수 있으며, 방황을 멈추고 바질을 선물한 사람에게만 헌신한다는 설도 있습니다. 인도인들은 바질 잎을 천국으로 가는 입장권이라 믿었으며, 뱀이나 벌레에 물렸을 때 사용했습니다. 오래전부터 동서양을 막론하고 음식의 재료나 약재에 자주 활용하는 허브식물입니다.

바질의 종류는 200여종으로 추산됩니다.

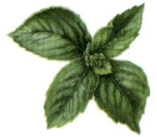

중약(中藥)

1) 중약명(中藥名) 바질 羅勒 (luó lè 라러)

2) 성질온(性質溫) 성질은 따뜻합니다. (음의성질 약 30%, 양의성질 약 70%)

- 바질은 따뜻한 성질이 강하므로, 몸이 차가운 음 체질이거나 저혈압인 사람에 좋습니다.

3) 미신감(味辛甘) 맛은 맵고 달콤합니다.

- 매운맛은 발산작용(發散作用)으로 인체 내의 열을 피부로 발산시키고 땀을 나게 하며, 행혈작용(行血作用)으로 혈액순환을 잘되게 합니다.
- 단맛은 보기작용(補氣作用)으로 기운을 나게 하고, 보혈작용(補血作用)으로 혈액을 생기게 하며 피부를 촉촉하게 해줍니다.

4) 귀경간비위(歸經肝脾胃) 간, 비, 위장 경락으로 들어갑니다.

- 간 경락이 차고 울체되면, 머리가 어지럽고 눈이 침침하면서 잘 보이지 않고, 간 경락이 지나가는 부위가 당기듯 한 통증이 있습니다.
- 비장에 양기가 부족하면, 몸과 팔다리가 차갑고, 음식물을 잘 소화시키지 못하고 설사를 하며 몸이 여윕니다.
- 위장기능이 약하거나 차면, 헛배가 부르고 음식 먹을 생각이 없으며 음식을 먹어도 소화가 잘되지 않고 트림을 합니다.

5) 효능(效能)

- **소풍해표(疎風解表)** 몸에 울체된 풍을 흩어지게 하고 몸을 따뜻하게 하여 땀을 나게 합니다.
- **화습화중(化濕和中)** 위장에 있는 습기를 없애주고 위장을 편안하게 해줍니다.
- **행기활혈(行氣活血)** 혈액 순환을 좋게 합니다.
- **해독소종(解毒消腫)** 몸에 있는 독을 없애주고 종기를 가라앉힙니다.

6) 주치(主治)

- **감모두통**(感冒头痛) 감기 걸리고 머리가 아픕니다.
- **발열해수**(发热咳嗽) 감기나 독감과 같은 호흡기 질환으로 열나고 기침합니다.
- **식적불화**(食积不化) 음식을 먹어도 소화가 잘되지 않습니다. 소화 불량, 복통, 트림, 더부룩함 등
- **불사음식**(不思饮食) 음식 먹을 생각이 없습니다.
- **완복창만동통**(脘腹胀满疼痛) 헛배가 부르고 아픕니다.
- **구토사리**(呕吐泻痢) 토하고 설사합니다.
- **풍습비통**(风湿痹痛) 바람과 습에 의해서 뼈마디가 저리고 아픕니다.
- **월경부조**(月经不调) 월경이 순조롭지 않습니다.
- **아통구취**(牙痛口臭) 이빨이 아프고 냄새가 납니다.
- **습진소양**(瘾疹瘙痒) 피부병으로 가렵습니다. 알레르기 반응, 피부 자극 등
- **질타손상**(跌打损伤) 넘어지거나 부딪쳐서 아픕니다.

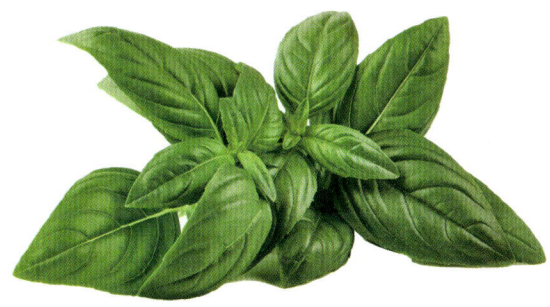

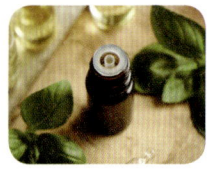

바질 에센셜 오일(Basil Essential oil)

1) 특성
- **향기 노트** 상위 노트(Top Note) - 이 향은 박하처럼 상쾌하고 화한 향이 느껴지지만 그 정도가 약합니다.
- **추출부위** 꽃, 잎, 잔 줄기
- **추출방법** 수증기 증류법
- **한국어 원료 성분 명** 바질오일
- **알레르기 유발 성분** 리날룰, 유제놀

2) 주요 구성성분과 효능
■ **리날로올 Linalool 53.64**
- **항균 및 항염 효과** 연구에 따르면 리날로올은 항균 및 항염 효과가 있어, 일부 의약품에도 활용될 수 있습니다.
- **신경 안정** 리날로올은 스트레스 완화 및 진정 효과가 있어, 아로마테라피에서 자주 사용됩니다.

■ **1.8-시네올 1,8cineol 8.86**
- **항염작용** 염증을 줄이는 데 도움을 줄 수 있습니다.
- **항균 효과** 세균 및 곰팡이에 대한 억제 효과가 있어 감염 예방에 기여할 수 있습니다.
- **호흡기 건강** 기도를 열어주고 점액을 제거하는 데 도움을 줄 수 있어, 기침이나 감기 증상 완화에 유용합니다.
- **정신적 안정** 스트레스 감소 및 집중력 향상에 도움을 줄 수 있습니다.
- **소화 개선** 소화를 촉진하고 복부 불편감을 완화하는 데 도움을 줄 수 있습니다.

3) 바질 에센셜 오일(Basil Essential oil)의 효능
■ **호흡기**
- **비염 및 축농증 완화** 항염 효과가 있어 비염과 축농증 증상을 완화하는 데 도움이 됩니다.
- **코감기 및 코 막힘** 항균성과 항바이러스 성분 덕분에 감기 증상을 완화하고 코 막힘을 줄이는 데 효과적입니다.
- **천식 완화** 염증을 줄이는 데 도움을 주어 천식 증상을 완화할 수 있습니다.
- **호흡기 장애 개선** 바질의 향이 호흡을 편안하게 해주고, 심리적인 안정감을 주어 호흡기 문제를 완화하는 데 기여합니다.

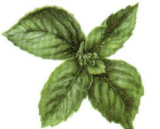

- **바디**
  - **근육통 및 관절염** 진통 작용이 있어 근육통과 관절염 완화에 도움을 줄 수 있습니다.
  - **류머티즘** 항염 효과로 류머티즘 증상을 완화하는 데 도움을 줄 수 있습니다.
  - **근육 경련** 근육 이완 효과가 있어 경련 완화에 도움이 될 수 있습니다.
  - **피로 회복** 기력을 회복하고 피로를 줄이는 데 기여할 수 있습니다.
  - **저혈압** 혈압을 안정화하는 데 도움을 줄 수 있습니다.
  - **위장 건강** 위궤양, 소화불량 및 소화장애를 완화하는 데 효과적일 수 있습니다.
  - **생리 불순** 생리 주기를 조절하는 데 도움을 줄 수 있습니다.
  - **방광염** 항균 효과로 방광염 증상을 완화하는 데 도움을 줄 수 있습니다.
  - **모유 촉진** 산모의 모유 생산을 촉진하는 효과가 있을 수 있습니다.

- **마인드**
  - **불면증 완화** 긴장을 완화하고 심신을 안정시켜 잠을 잘 자도록 도와줍니다.
  - **집중력 향상** 수험생이나 공부하는 사람들에게 도움이 되어 집중력을 높이는 데 기여합니다.
  - **두통 완화** 두통이 있을 때 바질 오일을 사용하면 통증을 경감하는 데 도움을 줄 수 있습니다.
  - **우울증 완화** 기분을 전환하고 긍정적인 감정을 유도하여 우울증 증상을 완화하는 데 도움을 줍니다.
  - **신경 안정** 스트레스를 줄이고 신경을 안정시키는 효과가 있어 긴장 완화에 기여합니다.
  - **기분 전환** 상쾌한 향이 기분을 좋게 하고 에너지를 부여합니다.
  - **항 스트레스 작용** 스트레스 상황에서 마음을 편안하게 해주는 효과가 있습니다.

4) 주의사항

- 피부 자극이 발생할 수 있으므로 반드시 희석 후 사용해야 합니다.
- 에스트라졸(메틸시나메이트) 성분은 뛰어난, 항 미생물성, 항 진균성, 살충 작용을 하지만 독성으로 작용할 수 있어서, 아로마테라피에서는 함유율이 5% 이하로 선택합니다.
  (5% 이상은 임산부, 암환자, 노약자에게 사용 금지)

17. 베르가모트 Bergamot (calabrian)

| 영명 : Bergamot | 학명 : Citrus bergamia
| 과명 : 운향과(Rutaceae) | 원산지 : 열대아시아, 이탈리아, 미국

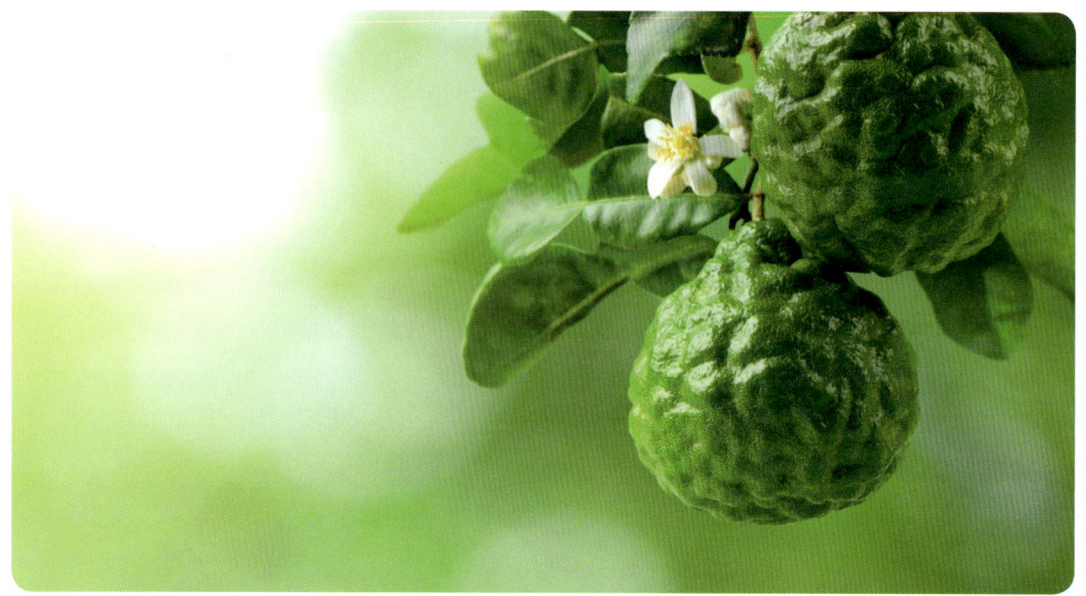

구강 건조, 갈증, 어지러움과 속삭임

거친 모래 위를 걷는 듯
목마름이 날 부른다
바람은 메마른 노래를 싣고
내 입술을 스치며 지나간다
한 모금의 오아시스를 찾아
흘러가는 강을 꿈꾼다
메마른 하루 끝자락
목소리는 사라지지만
노래는 남아 흔들린다

주치(主治) 김길춘

오렌지와 비슷하게 생긴 감귤류로 화려한 꽃을 가지고 있습니다. 신맛이 강해 과일로 먹기 어려워 향수 원료로 각광을 받고 있습니다. 베르가모트 종류중의 하나인 모나르다 디디마(Monarda Didyma)종은 꽃에 꿀이 많아 꿀벌들이 많이 모여든다 하여 비밤(Bee Balm)이라 부르기도 한답니다.

16세기 유럽에서는 살균, 해열제로 사용된 약용식물로 기록되어 있으며, 나폴레옹 시대에는 향수로 인기를 얻었습니다. 이탈리아에서는 화장수인 오 데 코롱의 주성분으로 사용되었습니다. 잎에서는 박하 향이 나고 붉은색 꽃은 두 달 이상 피어납니다.

홍차에 베르가모트 향을 첨가해 가공한 것이 얼그레이 티 입니다. 아로마테라피에서는 bergapten(소랄렌계의 furocoumarin)성분을 제거한 에센셜 오일을 사용합니다.

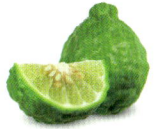

중약(中藥)

1) 중약명(中藥名) 베르가못 香柠檬 (xiāng níngméng 샹닝멍)

2) 성질평(性質平) 성질은 평합니다. (음의성질 약 30~40%, 양의성질 약 60~70%)

- 베르가모트의 성질은 평하여, 몸이 차가운 음 체질이거나 저혈압인 사람, 몸에 열이 있는 양 체질이거나 고혈압인 사람에 좋습니다.

3) 미산감(味酸甘) 맛은 신맛과 단맛입니다.

- 신 맛은 수렴작용(收斂作用)으로 상처를 아물게 하고 진물을 줄어들게 하며, 고삽작용(固澁作用)으로 몸이 허약하여 잠잘 때 땀이 나고, 자신도 모르게 정액을 배설하며, 대하를 그치게 합니다.
- 단맛은 보기작용(補氣作用)으로 기운 나게 하고, 보혈작용(補血作用)으로 혈을 생기게 하며, 화중작용(和中作用)으로 위와 장을 편안하게 하고, 완급작용(緩急作用)으로 통증을 멎게 합니다.

4) 귀경간비위(歸經肝脾胃) 간, 비, 위장의 경락으로 들어갑니다.

- 간 경락이 차고 울체되면, 머리가 어지럽고 눈이 침침하면서 잘 보이지 않고, 간 경락이 지나가는 부위가 당기듯 한 통증이 있습니다.
- 비장에 양기가 부족하고 습하면, 소화불량으로 입맛이 없고, 구토, 설사를 합니다.
- 위장 기능이 허약하고 차면, 헛배가 부르고 음식 먹을 생각이 없으며 음식을 먹어도 소화가 잘되지 않고 트림합니다.

5) 효능(效能)

- **소간이기(疏肝理气)** 간기능을 좋게 하고 신진대사를 원활하게 해 줍니다.
- **화위지통(和胃止痛)** 위장을 편안하게 해주고 통증을 멎게 해줍니다.
- **조습화담(燥湿化痰)** 기관지의 습을 말리고 가래를 없애 줍니다.

6) 주치(主治)

- **위열상진(胃热伤津)** 위장의 열로 위액이 상합니다. 구강 건조, 갈증, 소화불량 등
- **중서번갈(中暑烦渴)** 여름철 더위로 갈증이 생깁니다. 갈증, 두통, 어지러움, 피로감 등
- **식욕부진(食欲不振)** 음식 먹을 생각이 없습니다.
- **완복비창(脘腹痞胀)** 뱃속이 막힌 것같이 답답합니다.
- **폐조해수(肺燥咳嗽)** 폐가 건조하여 기침합니다.
- **임신구토(妊娠呕吐)** 임신 중에 구토증이 있습니다.

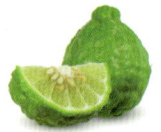

베르가모트 에센셜 오일

1) 특성
- **향기 노트** 상위 노트 (Top Note) - 베르가모트의 향은 신선하고 밝은 느낌을 주며, 기분을 상쾌하게 해줍니다.
- **추출부위** 과피
- **추출방법** 냉압착법으로 과일 껍질에서 오일을 추출하는 데 사용되며, 열을 가하지 않아 향과 성분의 품질을 유지할 수 있습니다.
- **한국어 원료 성분 명** 베르가모트오일
- **알레르기 유발 성분** 리모넨, 리날룰, 시트랄

2) 주요 구성성분과 효능

■ **리모넨 Limonene 33%**
- **항염 및 항산화 효과** 리모넨은 염증을 줄이고, 세포 손상을 방지하는 항산화 작용이 있습니다.
- **소화 개선** 리모넨은 소화 효소의 분비를 촉진하여 소화에 도움을 줄 수 있습니다.
- **스트레스 완화** 기분을 좋게 하고 스트레스를 줄이는 데 도움을 줄 수 있습니다.
- **항균 및 항진균 효과** 일부 연구에서는 리모넨이 세균 및 곰팡이에 대한 억제 효과가 있음을 보여주었습니다.
- **체중 감소** 일부 연구에서는 리모넨이 체중 감소에 긍정적인 영향을 미칠 수 있다고 보고되었습니다.

■ **리날릴 아세테이트 linalyl acetate 31%**
- **진정 효과** 스트레스와 불안을 줄이는 데 도움을 줄 수 있으며, 심신의 안정에 기여합니다.
- **항염 효과** 염증을 완화하는 데 도움을 줄 수 있어 피부 질환에 유용할 수 있습니다.
- **항균 효과** 세균과 곰팡이에 대한 저항력을 높여 감염 예방에 기여할 수 있습니다.
- **향기 치료** 기분을 좋게 하고 수면의 질을 향상시키는 데 도움을 줄 수 있습니다.

3) 베르가모트 에센셜 오일의 효능

■ **피부**
- **항균 효과** 항균성이 있어 여드름 및 피부 감염을 예방하는 데 도움을 줍니다.
- **피부 진정** 염증을 줄이고 피부를 진정시키는 데 효과적입니다.
- **유분 조절** 지성 피부의 과도한 유분을 조절하여 균형을 맞추는 데 도움을 줍니다.

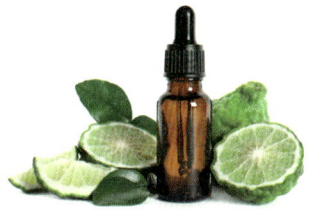

- **바디**
  - **정맥류** 혈액 순환을 개선하여 정맥류 증상을 완화하는 데 도움이 될 수 있습니다.
  - **혈액 순환** 혈액 순환을 촉진하여 피로감과 부종을 줄이는 데 기여합니다.
  - **항염** 염증을 줄이는 데 효과적이며, 피부 염증 등에도 도움을 줄 수 있습니다.
  - **항경련** 근육 경련을 완화하는 데 도움을 줄 수 있는 성질이 있습니다.
  - **항바이러스** 바이러스 감염 예방에 효과적일 수 있습니다.
  - **생식기** 생식기 건강에 긍정적인 영향을 미칠 수 있습니다.
  - **폐경기** 폐경기 증상 완화에 도움을 줄 수 있습니다.
  - **방광염** 방광 염증을 완화하는 데 효과적일 수 있습니다.
  - **소화기계** 소화 개선 및 복부 불편함을 줄이는 데 도움을 줄 수 있습니다.
  - **구취** 입냄새를 줄이는 효과가 있습니다.
  - **구풍 작용** 가스를 배출하는 데 도움을 줄 수 있습니다.
  - **식욕 조절** 식욕을 조절하는 데 긍정적인 영향을 미칠 수 있습니다.

- **마인드**
  - **진정작용** 스트레스를 줄이고 마음을 편안하게 하여, 불안한 마음을 완화시켜 안정된 감정을 유지하는 데 도움을 줍니다.
  - **기분 상승** 베르가모트의 향은 기분을 좋게 하고 활력을 주는 성질이 있어 우울한 생각을 줄여 긍정적인 마인드를 가지는데 도움을 줍니다.
  - **항우울증** 자연을 느낄 수 있는 상쾌한 향이 뇌의 화학적 균형을 맞춰 주어 우울증 증상을 완화하는 데 도움을 줄 수 있습니다.
  - **항 무기력증** 에너지를 북돋아 무기력한 상태에서 벗어나는데 도움을 주어, 일상생활에 활력을 줄 수 있습니다.

4) 주의사항

- 광 과민 작용이 있어 자외선에 노출되면 피부가 갈색으로 변할 수 있으므로 주의해야 합니다.
- 입욕 시에 물의 온도 38도 유지를 권장합니다.

18. 베티버 Vetiver (베티베르)

| 영명 : Vetiver | 학명 : Vetiveria zizanioides
| 과명 : 벼과 / 다년생 | 원산지 : 스리랑카, 인도, 남부아프리카

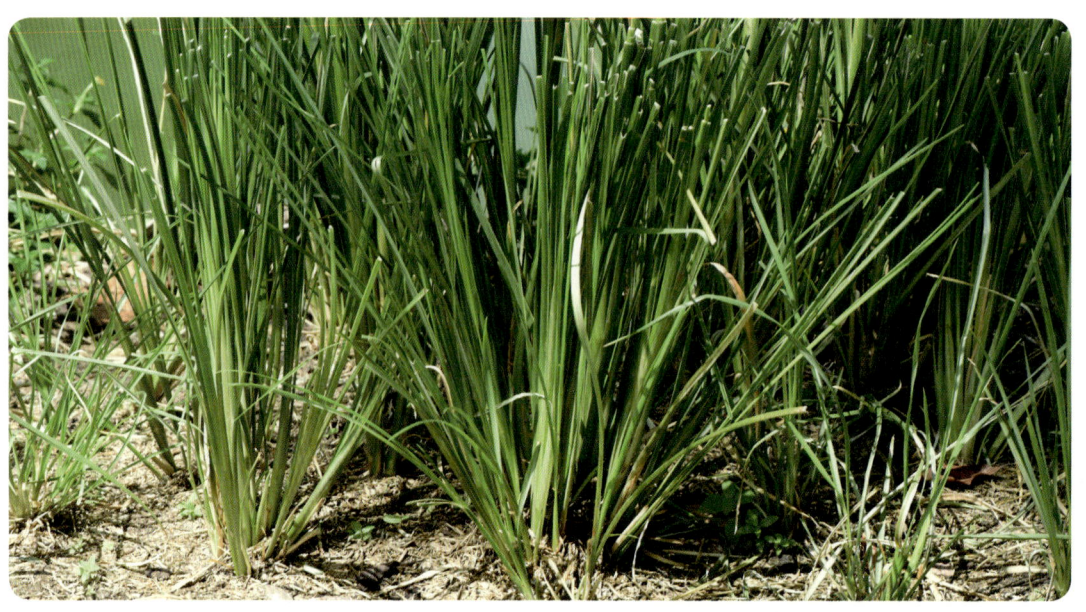

위장, 소화불량과 속삭임

깊은 땅속
흙의 숨결을 머금고 피어나는 베티버
그 진한 향기 위장 속으로 스며들어
답답했던 소화불량을 노래로 달래주네

천천히 퍼지는 그 고요한 힘
장 속 깊은 곳에 잔잔한 바람 되어
불편함을 씻어내고 평화를 심는다

위장은 다시 부드러워지고
베티버의 숨결 따라
소화의 리듬이 흐른다
마음도 몸도 가벼워지는 그 순간
내 안에 작은 평화가 춤춘다

주치(主治) 김길춘

잡초처럼 생긴 허브 식물입니다.

인도에서는 평온의 오일(the oil of tranquility)이라 합니다. 잎은 차로 우려 마시거나, 블라인드처럼 짜서 창문에 매달아 햇살 가리개나 벌레 퇴치용으로 썼으며, 뿌리 부분을 말려서 향수의 원료로 사용합니다.

흙냄새와 나무 향, 달콤한 향이 납니다. 음료의 천연 향료로 사용하며, 아유르베딕(인도 전통 의학)에서는 다양한 질환의 약재로 사용합니다.

알레르기 유발성분이 없어 피부에 안전하게 적용할 수 있습니다.

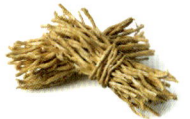

중약(中藥)

1) 중약명(中藥名) 베티버 香根草 (xiāng gēn cǎo 샹건차오)

2) 성질한(性質寒) 성질은 차갑습니다. (음의성질 약 70%, 양의성질 약 30%)

베티버는 차가운 성질이 강하므로, 몸이 따뜻한 양 체질이거나 고혈압인 사람에 좋습니다.

3) 미신(味辛) 맛은 맵습니다.

- 매운 맛은 발산작용(發散作用)으로 인체 내의 열을 피부로 발산시키고 땀을 나게 하며, 행혈작용(行血作用)으로 혈액순환을 잘되게 합니다.

4) 귀경폐비신(歸經肺脾腎) 폐, 비, 신장의 경락으로 들어갑니다.

- 폐에 음액이 부족하고 열이 있으면, 가래가 없는 마른기침을 하거나 아니면, 끈적끈적한 가래에 피가 섞일 때도 있고 목이 쉽니다.
- 비장에 열이 있으면, 입술은 붉고, 몸과 근육이 마르며, 음식을 적게 먹어도 소화를 잘 시키지 못하고 헛배가 부릅니다.
- 신장에 음액이 부족하고 허열이 나면, 뼛속이 후끈후끈 달아오르면서 열이 나고, 허리와 무릎이 시큰거리고 아픕니다. 머리가 어지럽고 귀에서 소리가 납니다.

5) 효능(效能)

- **행기온중(行氣溫中)** 위장의 연동운동을 촉진하여 위장을 따뜻하게 합니다.

6) 주치(主治)

- **위완동통(胃脘疼痛)** 배가 아픕니다. 소화불량, 위염, 위장관 등
- **소화불량(消化不良)** 음식 먹은 후 소화가 잘되지 않습니다.

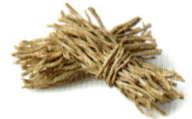

베티버 에센셜 오일

1) 특성

- **향기 노트** 기본 노트 (Base Note) - 베티버는 흙과 나무의 깊고 풍부한 향을 지니고 있으며, 안정감과 편안함을 주는 특징이 있습니다.
- **추출부위** 뿌리
- **추출방법** 수증기 증류법
- **한국어 원료 성분 명** 베티버뿌리오일
- **알레르기 유발 성분** N/A

2) 주요 구성성분과 효능

■ **베티버롤 Vetiveroln 50~70%**

- **항염 작용** 베티버롤은 염증을 줄이는 데 도움을 줄 수 있습니다.
- **진정 효과** 스트레스 완화와 진정 효과가 있어 아로마테라피에 자주 사용됩니다.
- **항균 작용** 일부 연구에서는 베티버롤이 항균 특성을 가지고 있어 감염 예방에 기여할 수 있다고 보고되고 있습니다.
- **피부 건강** 피부 진정 및 보습에 도움을 줄 수 있어 화장품 성분으로도 활용됩니다.

■ **쿠시몰 Khusimol 14.01%**

- **항염 효과** 쿠시몰은 염증을 줄이는 데 도움을 줄 수 있습니다.
- **진정 작용** 스트레스와 불안을 완화하는 데 효과적일 수 있습니다.
- **항균 작용** 일부 연구에서는 항균 성질이 있어 감염 예방에 도움이 될 수 있다고 보고되었습니다.
- **소화 개선** 소화계 건강에 긍정적인 영향을 미칠 수 있습니다.
- **피부 건강** 피부 염증이나 트러블 완화에 도움을 줄 수 있습니다.

3) 베티버 에센셜 오일의 효능

■ **피부**

- **여드름 완화** 항균 작용이 있어 여드름 균을 억제하고 염증을 줄이는 데 도움을 줍니다.
- **지성 피부 조절** 과도한 유분 분비를 조절하여 피부를 더 깨끗하고 건강하게 유지합니다.
- **염증 완화** 피부의 염증을 진정시키고 회복을 도와줍니다.
- **피부 재생** 피부 세포 재생을 촉진하여 건강한 피부 톤을 유지하는 데 기여합니다.

■ 바디
- **관절염 및 근육통** 통증 완화 및 염증 감소에 도움을 줍니다.
- **류머티즘** 통증 완화와 혈액 순환 개선에 효과적입니다.
- **염좌 및 근육 경직** 근육 이완과 회복을 촉진합니다.
- 임산부 및 성장기의 영유아에게 안전하게 사용할 수 있습니다.
- **자가면역질환** 면역 체계의 균형을 돕는 데 도움을 줄 수 있습니다.
- **폐경 증상 완화** 호르몬 균형을 유지하는 데 도움이 될 수 있습니다.
- **월경전증후군** PMS 증상 완화에 효과적입니다.

■ 마인드
- **우울증** 기분을 개선하고 안정감을 주는 효과가 있습니다.
- **불면증** 수면 유도와 깊은 수면을 촉진하는 데 도움을 줍니다

4) 주의사항
- 무독성, 무자극이지만 피부에 도포 할 때 캐리어 오일과 블렌딩하여 사용합니다.

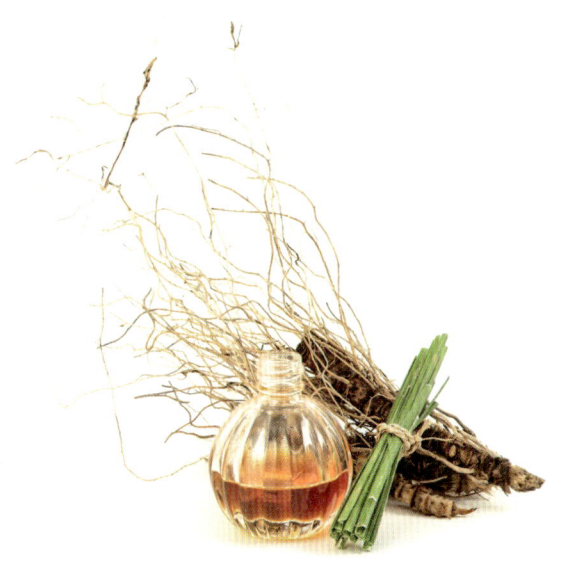

19. 블랙페퍼(후추) Black Pepper

| 영명 : Black pepper | 학명 : Piper nigrum
| 과명 : 후추 과 | 원산지 : 스리랑카, 인도, 남아공학명: 피페르 니그럼 Piper nigrum

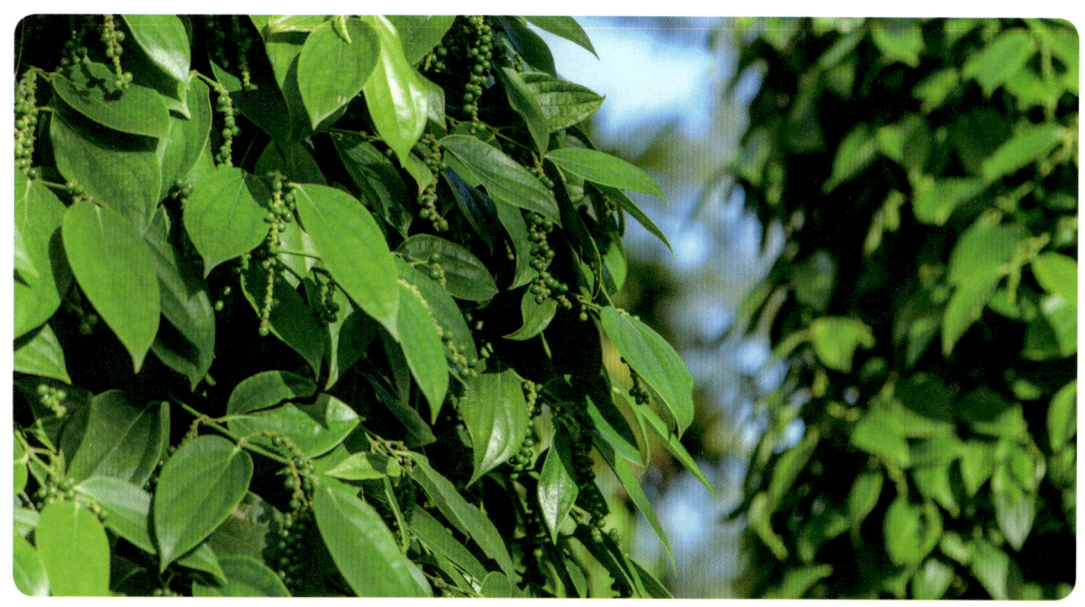

위장과 속삭임

톡 쏘는 향 후추의 숨결
위장 깊이 스며드는 힘
소화의 길을 부드럽게 열어
몸과 마음 균형을 맞추네
따스한 자연의 선물 속에
불편함 사라지고 평안 찾아
블랙페퍼 작은 알갱이 속에
건강의 비밀이 숨쉬네

주치(主治) 김길춘

오래된 향신료 중 하나로 다년생 덩굴 식물입니다.

잎은 어긋나고 넓은 달걀모양으로 흰색의 꽃과 붉은 열매를 가지고 있으며, 5m 높이까지 자랍니다.

다 익은 열매의 껍질을 벗겨서 말린 것이 화이트 페퍼, 녹색을 띤 열매를 따서 껍질째 말린 것이 블랙 페퍼입니다.

블랙페퍼는 유럽인들이 가장 좋아하는 향신료로 콜레라나 페스트를 예방한다고 하여 귀하게 여겼답니다.

처음 에센셜 오일로 증류하기 시작한 건 15세기이며, 세밀한 교육을 시작한 건 16세기입니다.

조선 중기 허준의 동의보감에는 "기를 내리고 속을 따뜻하게 하며 담을 삭이고 장부의 풍, 냉을 없애며 곽란과 명치 밑의 냉으로 아픈 것과 냉을 낫게 한다"고 기록되어 있습니다.

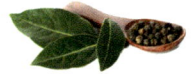

중약(中藥)

1) 중약명(中藥名) 블랙페퍼(흑후추) 黑胡椒 (hēi hújiāo 헤이 후자오)

2) 성질열(性質熱) 성질은 뜨겁습니다. (음의성질 약 40%, 양의성질 약 60%)
- 블랙페퍼는 뜨거운 성질이 강하므로, 몸이 차가운 음 체질이거나 저혈압인 사람에 좋습니다.

3) 미신(味辛) 맛은 맵습니다.
- 매운맛은 발산작용(發散作用)으로 인체 내의 열을 피부로 발산시키고 땀을 나게 하며, 행기작용(行氣作用)으로 소화기의 기능을 정상적으로 하여 가스를 배출합니다.

4) 귀경위대장(歸經胃大腸) 위, 대장 경락으로 들어갑니다.
- 위장 기능이 허약하고 차면, 헛배가 부르고 음식 먹을 생각이 없으며, 음식을 먹어도 소화가 잘되지 않고 트림합니다.
- 대장이 차면, 배가 아프고 꾸르륵 소리가 나면서 설사를 합니다.

5) 효능(效能)
- **소담해독(消痰解毒)** 가래를 삭입니다.
- **온중산한(溫中散寒)** 위장을 따뜻하게 하고 찬 기운을 없애 줍니다.
- **성비개위(醒脾开胃)** 비장과 위장을 좋게 합니다. 소화불량, 식욕부진, 피로감 등

6) 주치(主治)
- **복통설사(腹痛泄瀉)** 배 아프면서 설사합니다. 장염, 과민 대장 증후군, 소화기 질환.
- **식욕부진(食欲不振)** 입맛이 없고 음식을 먹고 싶어 하지 않습니다. 스트레스, 우울증 등
- **전간담다(癲癇痰多)** 간질과 가래가 많습니다.

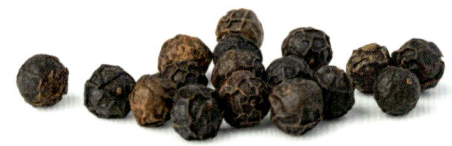

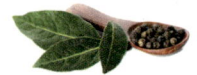

블랙페퍼 에센셜 오일

1) 특성

- **향기 노트** 중간 노트 (middle note) - 향기는 주로 따뜻하고 스파이시하며, 약간의 상큼함을 가지고 있어 다른 향과 잘 어우러지는 특징이 있습니다.
- **추출부위** 열매
- **추출방법** 수증기 증류법
- **한국어 원료 성분 명** 후추열매오일
- **알레르기 유발 성분** 리모넨

2) 주요 구성성분과 효능

■ **베타 카리오필렌 Beta caryophyllene 27.8%**

- **항염증 작용** 염증을 줄이는 데 도움을 줄 수 있으며, 관절염과 같은 염증성 질환에 긍정적인 영향을 미칠 수 있습니다.
- **통증 완화** 이 화합물은 만성통증을 경감시키는 효과가 있습니다.
- **항산화 효과** 황산화 성질이 있어 스트레스를 줄이는 데 도움을 줄 수 있습니다.
- **신경 보호 작용** 이 화합물이 신경 세포를 보호하는 데 도움을 줄 수 있다는 연구결과가 있습니다.
- **정신적 안정** 불안을 줄이고 기분을 안정시키는 데 도움을 줄 수 있습니다.

■ **카르니틴 d-3-carcne 20.2%**

- **체중 감소** 지방산의 산화를 촉진하여 체중 감량에 도움을 줄 수 있습니다.
- **운동 능력 향상** 운동 중 에너지를 더 효율적으로 사용할 수 있도록 도와줍니다.
- **피로 회복** 운동 후 회복 시간을 단축시킬 수 있습니다.
- **심혈관 건강** 심장 기능을 지원하고 혈액 순환을 개선할 수 있습니다.

3) 블랙페퍼 에센셜 오일의 효능

- **수족냉증** 혈액 순환을 촉진하여 손발의 차가운 증상을 완화합니다.
- **근육 통증 및 관절 통증** 진통 효과가 있어 근육과 관절의 통증을 감소시키고 이완을 도와줍니다.
- **혈액 순환** 혈액 순환을 개선해 주는 효과가 있습니다.
- **연동운동 촉진** 소화기관의 연동운동을 도와 소화 기능을 개선합니다.
- **해열** 열을 내리고 몸의 온도를 조절하는 데 도움을 줄 수 있습니다.
- **복통** 소화 불량이나 복통 완화에 효과적입니다.
- **관절염 및 류머티즘** 염증을 줄이고 통증을 완화하는 데 도움을 줍니다.
- **자가면역질환** 면역 체계의 균형을 도와 증상을 완화할 수 있습니다.

4) 주의 사항

- 아토피, 건선, 민감성 피부와 얼굴피부관리에 사용하지 않습니다.

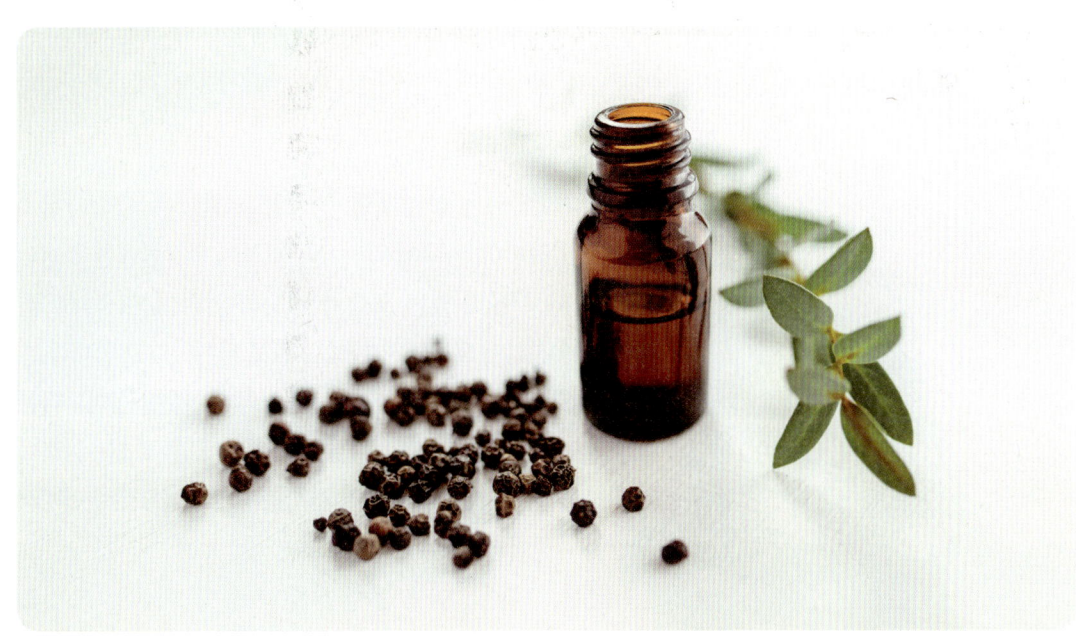

20. 벤조인 올레오레진 Benzoin Oleoresin
(벤조인 오일)

영명 : Benzoin Oleoresin / Siam benzoin resin oil | 학명 : Styrax benzoin
과명 : 때죽나무과 | 원산지 : 태국, 라오스

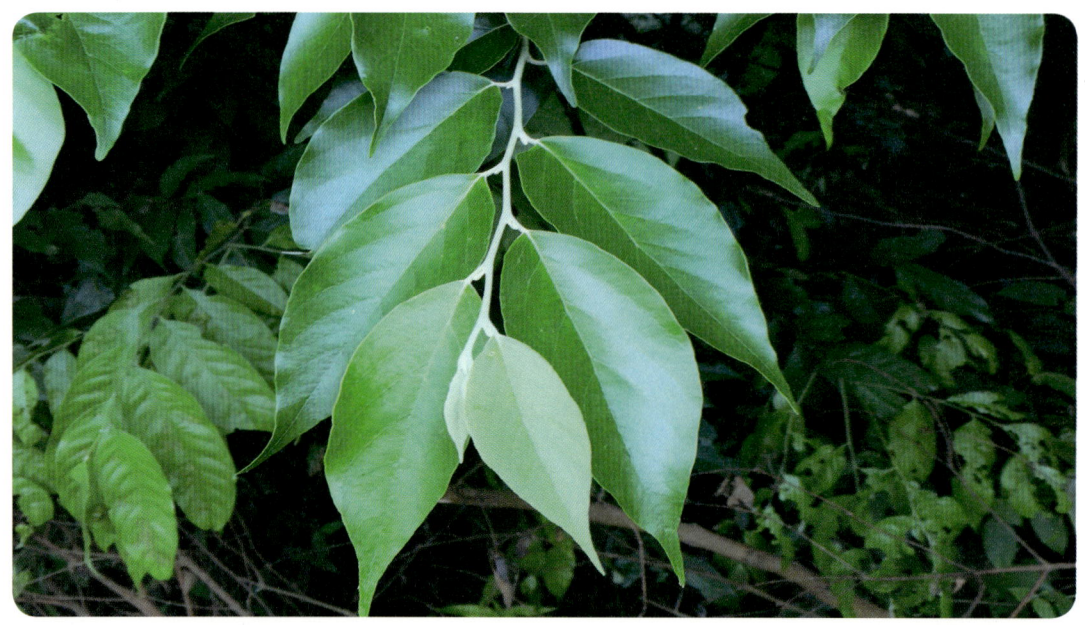

중풍의 순환과 속삭임

벤조인 향기에 실려 온 기운
굳었던 몸 안에 길을 열면
맑아진 숨결 따라 흐르는 피
중풍의 그림자 멀어지게 하네

혈관 속 작은 바람결
돌고 도는 생명의 춤
올레오레진의 은은한 빛
내 몸을 깨운다

주치(主治) 김길춘

열대 아시아에서 자라는 키 큰 수목으로 딱딱한 껍질을 가진 열매를 가지고 있습니다.

우리나라에서는 한약재인 안식향을 만드는 때죽나무로 알려져 있습니다. 나무에 열린 열매모양이 반질반질한 스님의 머리가 떼로 몰려 있는 모습과 비슷하다 하여 '떼중나무'라 하였다가 시간이 흐르면서 '때죽나무'로 바뀌었다고 합니다.

안식향의 명칭은 향기가 높고 모든 사악한 기운을 쫓아낸다는 의미입니다. 벤조인 나무에 상처를 내면 하얀 수액이 흘러나오는데 4~6개월 정도 지나면 붉은 호박색으로 변하면서 단단하게 굳어집니다.

이것을 수확한 후에 용매제를 이용해 에센셜 오일을 추출합니다. 인도에서는 종교의식이 이루어지는 동안 벤조인향을 사용한답니다.

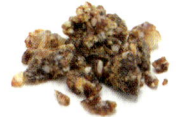

중약(中藥)

1) 중약명(中藥名) 벤조인 올레오레진 安息香胶 (Ān xī xiāng jiāo 안시샹쟈오)

2) 성질평(性質平) 성질은 평합니다. (음의성질 60%, 양의성질 40%)
- 벤조인의 성질은 평하여서, 몸에 열이 있는 양 체질이거나 고혈압, 몸이 차가운 음 체질이거나 저혈압인 사람에 좋습니다.

3) 미신고(味辛苦) 맛은 맵고 씁니다.
- 매운맛은 발산작용(發散作用)으로 인체 내의 열을 피부로 발산시키고 땀을 나게 하며, 행기작용(行氣作用)으로 소화관의 기능을 정상적으로 하여 배 속의 가스를 배출합니다.
- 쓴맛은 사화작용(瀉火作用)으로 열을 내려주고, 지혈작용(止血作用)으로 출혈을 멎게 합니다.

4) 귀경심비(歸經心脾) 심, 비 경락으로 들어갑니다.
- 심장에 열이 있으면, 가슴이 답답하고 잠을 잘 이루지 못하며 얼굴이 붉고 손발에 열이 나며 입 안에 상처가 생깁니다.
- 비장에 열이 있으면, 입술은 붉고, 몸과 근육이 마르며, 음식을 적게 먹어도 소화를 잘 시키지 못하고 헛배가 부릅니다.

5) 효능(效能)
- 개규청신(開竅清神) 정신을 들게 합니다.
- 행기활혈지통(行氣活血止痛) 혈액순환을 잘 되게 하고 통증을 멎게 합니다.

6) 주치(主治)
- 중풍담궐(中风痰厥) 중풍(뇌졸증)으로 의식이 없습니다.
- 산후혈훈(产后血晕) 산모가 출산 후 과도한 출혈로 인해 어지럽습니다.
- 소아경풍(小儿惊风) 어린이에서 발생하는 열성 경련입니다.
  6개월에서 5세 사이의 어린이에게 38도 이상의 고열로 인해 발생

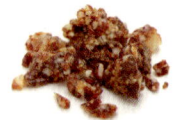

벤조인 에센셜 오일(Benzoin Oleoresin Essential oil)

1) 특성

- **향기 노트** 기본 노트 (Base Note) - 벤조인 에센셜 오일은 따뜻하고 달콤한 향이 특징이며, 안정감과 편안함을 느끼게 하는 효과가 있습니다.
- **추출부위** 열매
- **추출방법** 수증기 증류법
- **한국어 원료 성분 명** 후추열매오일
- **알레르기 유발 성분** 리모넨

2) 주요 구성성분과 효능

■ **벤질 벤조에이트 benzyl benzoate (식품첨가물) 80.0%**
- 항염증 효과 염증을 줄이는 데 도움을 줄 수 있어, 일부 피부 질환에 사용 되기도 합니다.
- 향료 및 용매 화장품이나 향수의 성분으로 사용되며, 다른 물질의 용매 역할을 합니다.
- 항균 효과 일부 미생물에 대해 억제 작용을 나타낼 수 있습니다.

■ **벤조산 benzoic acid (벤조산, 안식향산) 12.5%**
- 방부제 벤조산은 강력한 항균성과 항진균성을 가지고 있어 식품 방부제로 널리 사용됩니다. 특히 산성 환경에서 효과적입니다.
- pH 조절제 식품 및 화장품에서 pH를 조절하는 데 사용되어 제품의 안정성을 높입니다.
- 소화 개선 일부 연구에서는 벤조산이 소화를 돕는 효과가 있을 수 있다는 결과도 있습니다

3) 벤조인 에센셜 오일의 효능

■ **호흡**
- **코감기** 코감기의 증상을 완화하는 데 도움을 줄 수 있습니다.
- **비염** 비염으로 인한 불편함을 줄이는 데 효과적입니다.
- **축농증** 축농증의 증상을 완화하는 데 도움을 줄 수 있습니다.
- **항균작용** 세균의 성장 억제에 기여할 수 있습니다.

4) 주의사항

- 피부에 원액을 사용하지 않습니다.

21. 산국(개국)화 Norther Dendranthema

영명 : Norther Dendranthema | 학명 : Chyanthemum boreale MAKINO
과명 : 국화과

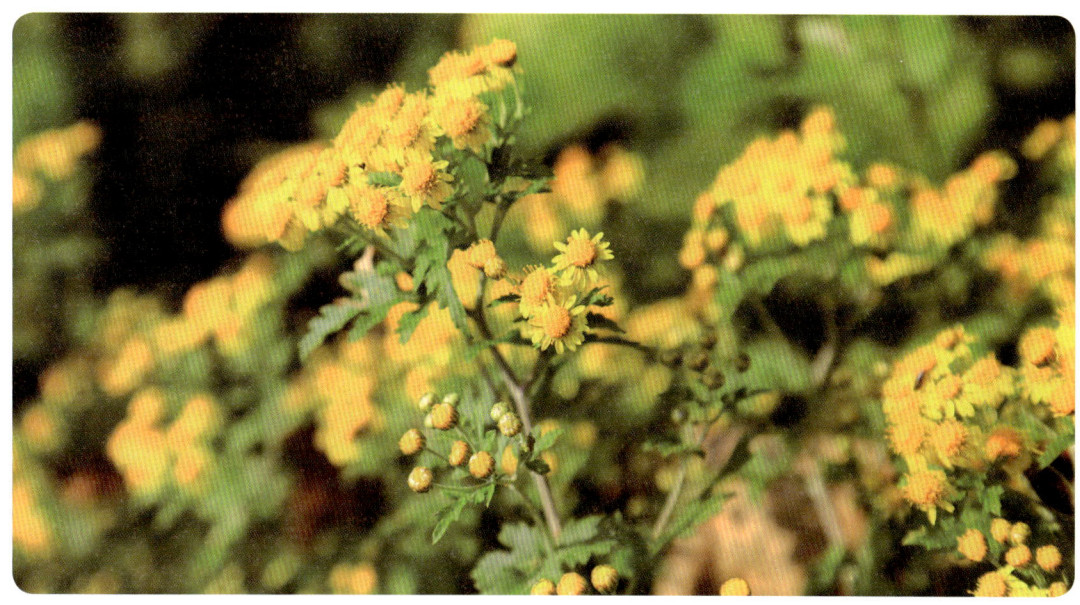

종기, 눈병, 편두통과 속삭임

따스한 햇살아래
노랗게 피어난 산국화 들판에
바람의 속삭임 부드럽게 들려오면
눈병에 갇혀있던 어둠 걷히고
맑은 눈동자 다시 빛나네

종기 아픈 몸에 달여 마시면
고통은 서서히 사라져가고
편두통 머리 위로
산국화 향기 가득 퍼지니
자연의 선물 안에서 고통을 달래네

주치(主治) 김길춘

산국화는 국화과의 여러해살이풀로 한국의 가을을 대표하는 꽃입니다. 높이는 60~90cm까지 자라고, 9~11월에 노란색의 꽃이 핍니다. 봉래화(蓬萊花), 들국화, 야국, 감국 등의 여러 가지 명칭이 있습니다.

옛날 중국의 감곡이라는 강의 상류지역에 신비로운 국화가 자라고 있었는데, 국화잎에 맺혀 있던 이슬이 강물에 떨어져 강 하류에 있는 마을 사람들이 그 물을 마시고 모두 건강하게 오래 살았다는 전설이 전해질 정도로 약효가 뛰어납니다.

<동의보감>, <향약집성방>, <본초강목> 등에서는 약재 중에서도 가장 으뜸이라고 말하고 있습니다. 초봄 어린 순은 떡이나 국, 기타 식재료로 사용하며, 꽃은 말려서 차로 마십니다. 10~11월에 꽃을 따서 오일을 추출합니다.

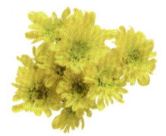

중약(中藥)

1) 중약명(中藥名) 산국화 山菊花 (shān jú huā 산국화)

2) 성질량(性質凉) 성질은 서늘합니다. (음의성질 약 70%, 양의성질 약 30%)

- 산국화는 서늘한 성질이 강하므로, 몸에 열이 있는 양 체질이거나 고혈압인 사람에 좋습니다.

3) 미고신(味苦辛) 맛은 쓰고 맵습니다.

- 쓴맛은 사화작용(瀉火作用)으로 몸의 열을 내려주고, 조습작용(燥濕作用)으로 위장, 폐, 근육과 관절의 습(濕)을 말리며, 통변작용(通便作用)으로 대변을 잘 보게 합니다.
- 매운맛은 행혈작용(行血作用)으로 혈액순환을 잘되게 하고 어혈(瘀血)을 없애 줍니다.

4) 귀경폐간위(歸經肺肝胃) 폐, 간, 위장의 경락으로 들어갑니다.

- 간에 열이 있으면, 머리가 어지럽고 아프며, 얼굴과 눈이 붉고, 입이 쓰고 옆구리를 불로 지지는 것같이 아프며, 피를 토하고 코피를 흘립니다.
- 폐에 열이 있으면, 열이 나고 마른기침을 하며, 가래는 적고 끈적거리며 잘 뱉어지지 않습니다.
- 위장에 열이 있으면, 입안이 마르고 갈증이 나며 입술은 건조합니다. 음식을 먹어도 배가 고프고 속이 메슥거리며, 구역질이 나고 배는 은은하게 아픕니다. 잇몸이 붓고 통증이 있으며 심하면 잇몸에서 피가 납니다.

5) 효능(效能)

- 해독소종(解毒消腫) 종기를 가라앉힙니다.
- 구설생창(口舌生瘡) 입과 혀에 상처가 생깁니다.
- 청열해독(清熱解毒) 열독이 몰려서 생긴 열을 내려줍니다.

6) 주치(主治)

- 정창옹종(疔瘡癰腫) 피부에 발생하는 염증성 질환으로, 고름집이 생기고 통증을 동반하는 부스럼과 종기입니다. 몸의 열이나 독이 쌓여 나타나는 증상
- 목적종통(目赤腫痛) 눈이 붉고 아픕니다.
- 두통현훈(头痛眩晕) 머리가 아프고 어지럽습니다. 어지럼증의 원인은 스트레스, 저혈당, 편두통 등

산국(개국)화 에센셜 오일

1) 특성

- **향기 노트** 중간 노트 (Middle Note) - 산국화 오일은 주로 꽃향기를 중심으로 한 부드럽고 달콤한 향을 가지고 있습니다.
- **추출부위** 개화 중 꽃
- **추출방법** 수증기 증류법
- **한국어 원료 성분 명** 산국꽃오일
- **알레르기 유발 성분** 리모넨, 리날룰, 유제놀

2) 주요 구성성분과 효능

■ 베타 카리오필렌 Beta caryophyllene 27.8%

- **항염증 효과** 관절염과 같은 염증성 질환의 염증을 줄이는데 도움을 줄 수 있습니다.
- **진통 효과** 이 화합물은 만성통증과 같은 통증 완화에 효과적일 수 있습니다.
- **항산화 작용** 자유 라디칼을 제거하여 세포 손상을 방지하는 데 기여할 수 있습니다.
- **신경 보호 효과** 일부 연구에서는 베타 카리오필렌이 신경 세포를 보호하는 데 도움을 줄 수 있다는 결과가 있습니다.
- **항불안 효과** 스트레스와 불안을 줄이는 데 도움을 줄 수 있는 것으로 알려져 있습니다.

■ D-3 카르시네 d-3-carcne 20.2%

- **항암 효과** 카르시네의 성분이 암세포의 성장을 억제하고, 세포 사멸을 유도하는 데 도움을 줄 수 있습니다.
- **면역력 강화** 면역 체계를 활성화하여 질병에 대한 저항력을 높이는 역할을 합니다.
- **항산화 작용** 체내의 유해한 활성산소를 제거하여 노화 방지와 건강 유지에 기여할 수 있습니다.

3) 산국(개국)화 에센셜 오일의 효능

■ 피부

- **노화 피부 재생** 피부 세포의 재생을 촉진하여 주름과 노화 징후를 완화합니다.
- **건성 피부 보습** 피부의 수분을 유지하고 보습 효과를 제공합니다.
- **미백 효과** 피부 톤을 고르게 하고 밝아지도록 도와줍니다.
- **항산화** 자유 라디칼로부터 피부를 보호하여 건강한 피부 상태를 유지합니다.
- **염증성 피부 개선** 염증을 완화하여 붉어짐과 자극을 줄여줍니다.
- **모든 피부 사용 가능** 민감한 피부를 포함한 다양한 피부 타입에 적합합니다.

■ 바디
- **산화된 근육 이완** 긴장된 근육을 이완시켜 피로를 줄이는 효과가 있습니다.
- **자율신경계 밸런스** 신경계를 안정시켜 스트레스를 완화합니다.
- **셀룰라이트 및 비만 관리** 혈액 순환을 촉진하여 셀룰라이트 개선에 도움을 줄 수 있습니다.

■ 마인드
- **히스테리 및 우울증** 기분을 안정시키고 정신적인 안정을 도와줍니다.
- **자율신경계 안정** 스트레스 해소와 심리적 안정에 기여합니다.

4) 주의사항
- 처음 사용할 경우 극소량의 호호바골든 캐리어 오일과 혼합하여 패치테스트 48시간 후에 이상이 없을 경우 사용합니다.

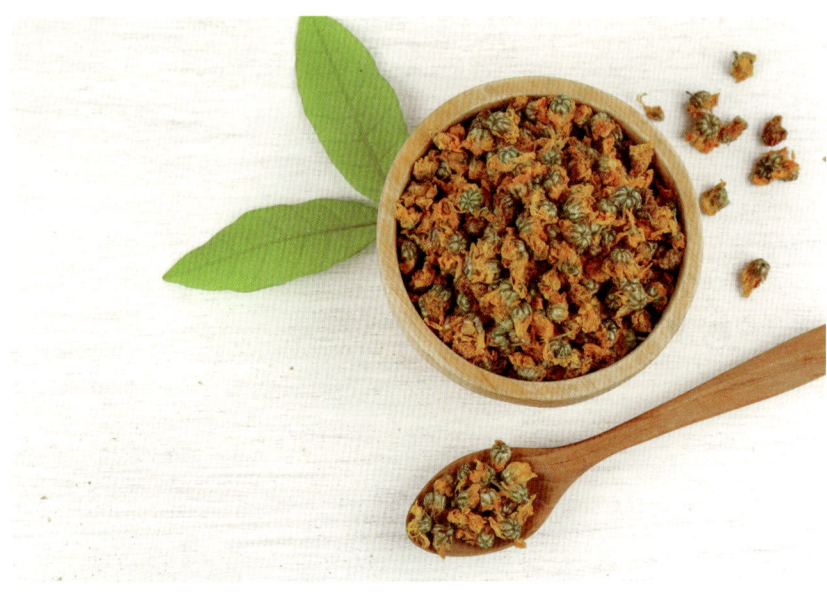

22. 세다우드 Cederwood
(Cedarwood Atlas, Moroccan)

| 영명 : Cedar wood | 학명 : Cedrus atlantica
| 과명 : 소나무과 | 원산지 : 모로코

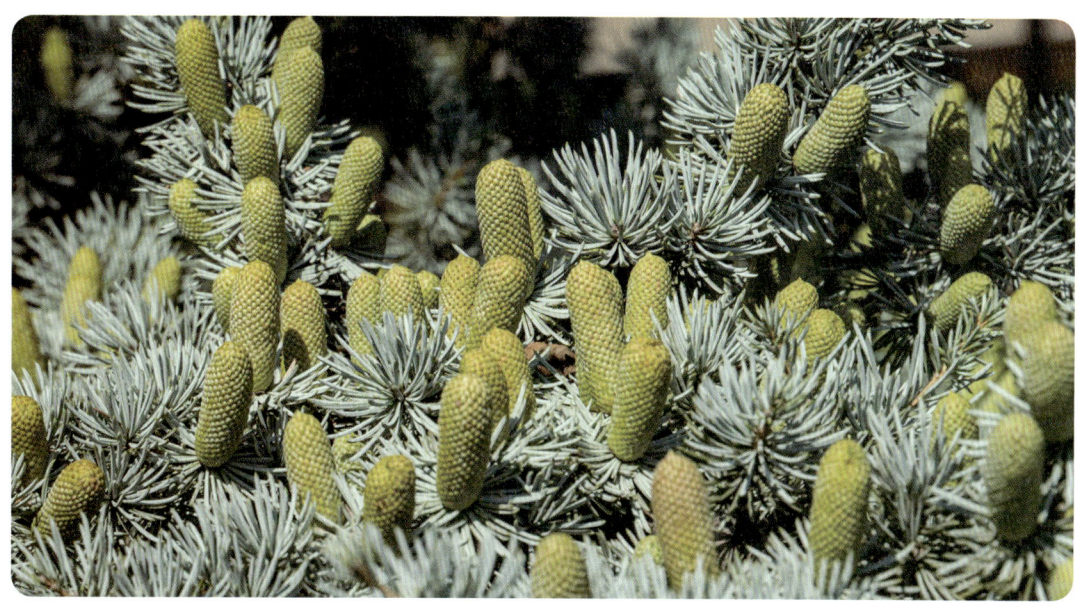

방광염과 속삭임

세다우드 나무 숲 깊은 곳
맑은 향기 바람 타고 날아와
방광 속 아픈 숨결을 감싸면
통증의 파도 잔잔히 물러가네

자연담은 치유의 빛
에센셜 오일 한 방울에 담겨
몸과 마음 어루만져 주는
평화로운 안식의 노래로 퍼진다

주치(主治) 김길춘

세다우드는 히말라야 삼나무로 알려져 있습니다.

성장이 느린 상록수로 40~50m크기로 자라는 버지니아 세다우드와 사철 푸른 침엽수로 33m까지 자라는 아틀라스 세다우드로 나눌 수 있는데 화학성분이나 향기에서 차이가 납니다.

방부, 살균작용이 뛰어나 고대 이집트에서는 미이라의 방부처리용으로 사용 했습니다.

성경에서 나오는 레바논 세다우드는 풍요와 영적으로 강함을 상징해 성전이나 배를 만드는 데 사용했답니다. 솔로몬의 궁전을 짓는 데에도 사용했습니다.

30년 된 나무를 톱밥으로 만든 다음에 수증기 증류법으로 에센셜 오일을 추출합니다.

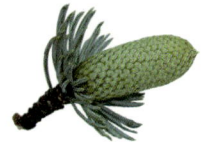

중약(中藥)

1) 중약명(中藥名) 세다우드 賽達伍德 (sàidáwǔdé 사이다우드)

2) 성질한(性質寒) 성질은 차갑습니다. (음의 성질 약 70%, 양의 성질 약 30%)
- 세다우드는 차가운 성질이 강하므로, 몸이 뜨거운 양 체질이거나 고혈압인 사람에 좋습니다.

3) 미고감(味苦甘) 맛은 쓰고 답니다.
- 쓴맛은 사화작용(瀉火作用)으로 몸의 열을 내려주고, 조습작용(燥濕作用)으로 위장, 폐, 근육과 관절의 습(濕)을 말리며, 통변작용(通便作用)으로 대변을 잘 보게 합니다.
- 단맛은 보기작용(補氣作用)으로 기운 나게 하고, 보혈작용(補血作用)으로 혈을 생기게 하며, 화중작용(和中作用)으로 위와 장을 편안하게 하고, 완급작용(緩急作用)으로 통증을 멎게 합니다.

4) 귀경폐간비(歸經肺肝脾) 폐, 간, 비장의 경락으로 들어갑니다.
- 폐에 열이 있으면, 열이 나고 마른기침을 하며, 가래는 적고 끈적거리며 잘 뱉어지지 않습니다.
- 비장에 열이 있으면, 입술은 붉고, 몸과 근육이 마르며, 음식을 적게 먹어도 소화를 잘 시키지 못하고 헛배가 부릅니다.
- 간에 열이 있으면, 머리가 어지럽고 아프며, 얼굴과 눈이 붉고, 입이 쓰며 화를 잘 냅니다.

5) 효능(效能)
- **청열거습(清熱祛濕)** 열을 내리고 소변으로 습(濕)을 나가게 합니다.
- **이뇨통림(利尿通淋)** 소변을 잘 보게 합니다. 지통(止痛) 통증을 멎게 합니다.

6) 주치(主治)
- **열림(熱淋)** 방광염으로 소변에서 피가 나옵니다.
- **혈림(血淋)** 오줌에 피가 나옵니다. 감염, 결석, 종양 등 수종(水腫) 온몸이 붓습니다. 심장, 간, 신장 등

세다우드 에센셜 오일

1) 특성

- **향기 노트** 하위 노트 (Base Note) - 세다우드 오일은 나무의 깊고 우디한 향이 특징이며, 안정감과 편안함을 주고, 다른 향들과 잘 어우러져 깊이 감을 더해 줍니다.
- **추출부위** 목재
- **추출방법** 수증기 증류법
- **한국어 원료 성분 명** 아틀라스시다목부오일
- **알레르기 유발 성분** 리모넨

2) 주요 구성성분과 효능

■ 베타 카리오필렌 Beta caryophyllene 27.8%

- **항염증 효과** 관절염과 같은 염증을 줄이는 데 도움을 줄 수 있는 성분으로 연구되고 있습니다.
- **진통 효과** 신경통 및 만성 통증 완화에 대한 효능이 연구되고 있습니다.
- **항산화 작용** 세포 손상을 방지하는 항산화 성분으로 작용할 수 있습니다.
- **소화 개선** 일부 연구에서는 소화 기능을 개선하는 데 도움을 줄 수 있다고 보고하고 있습니다.
- **심리적 안정** 스트레스와 불안을 줄이는 데 도움을 줄 수 있는 것으로 알려져 있습니다.

3) 세다우드 에센셜 오일의 효능

■ 피부

- **수렴 작용** 피부를 탄력 있게 하고 모공을 축소하는 데 도움을 줍니다.
- **여드름 치료** 화농성 여드름 및 뾰루지의 염증을 줄이고, 여드름의 원인균을 살균합니다.
- **살균 및 소독** 피부 표면의 세균을 제거하여 감염을 예방합니다.
- **방부 효과** 피부의 노화를 방지하고, 상처의 치유를 촉진합니다.
- **피지 및 지질 용해** 과도한 유분을 제거하고, 피부의 지방 균형을 맞춥니다.

■ 바디

- **셀룰라이트 분해** 지방 분해를 촉진하여 셀룰라이트 감소에 도움을 줍니다.
- **림프순환** 림프 순환을 원활하게 하여 독소 제거를 돕습니다.
- **방광염 및 질염** 항염 효과로 염증 완화에 기여합니다.
- **냉 및 요도염** 냉증 완화 및 요도 염증 치료에 도움을 줄 수 있습니다.

- ■ 두피
  - **지성 모발** 과도한 유분을 조절하여 건강한 두피를 유지합니다.
  - **지루성 탈모** 두피의 건강을 개선하여 탈모를 예방합니다.
  - **연모 및 원형탈모** 모발 성장 촉진 및 탈모 예방에 효과적입니다.
  - **스트레스성 탈모** 스트레스를 완화하여 탈모 개선에 도움을 줍니다.
- ■ 마인드
  - **호흡계** 호흡을 편안하게 하고, 기분을 안정시킵니다.
  - **명상** 명상 시 집중력을 높여줍니다.
  - **불면증** 수면의 질을 개선하고 불면증 완화에 도움을 줍니다.
  - **남성 향수** 남성적인 향을 제공하여 매력을 더합니다.
  - **콧물** 호흡기건강을 지원하여 코막힘을 완화합니다.

4) 주의사항
- 피지를 녹이므로 영/유아 피부, 민감하거나 노화 피부, 건조한 피부에 사용하지 않습니다.

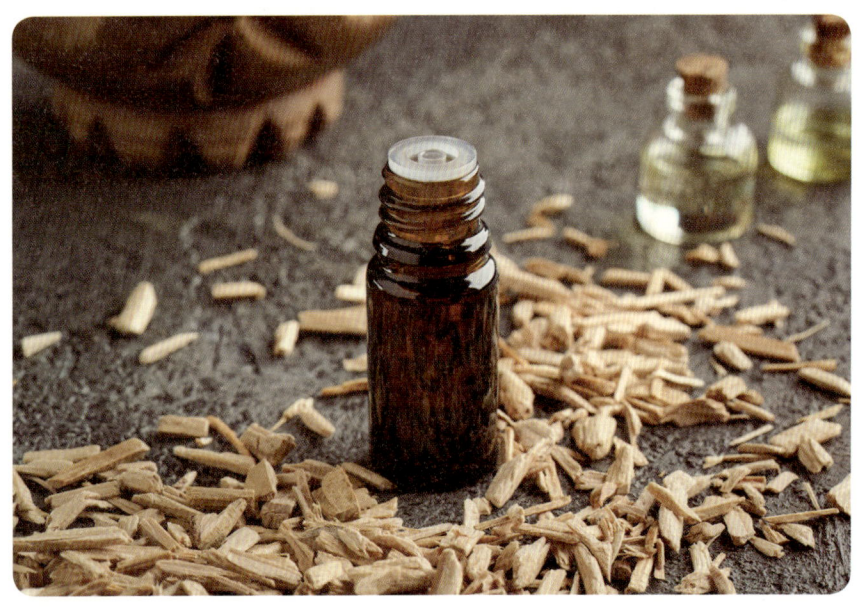

23. 세이지 Sage (가든세이지, 달마시안세이지)

영명 : Sage | 학명 : Salvia officinalis
과명 : 꿀풀과/다년생 | 원산지 : 불가리아, 스페인, 지중해, 인도, 전세계에서 재배

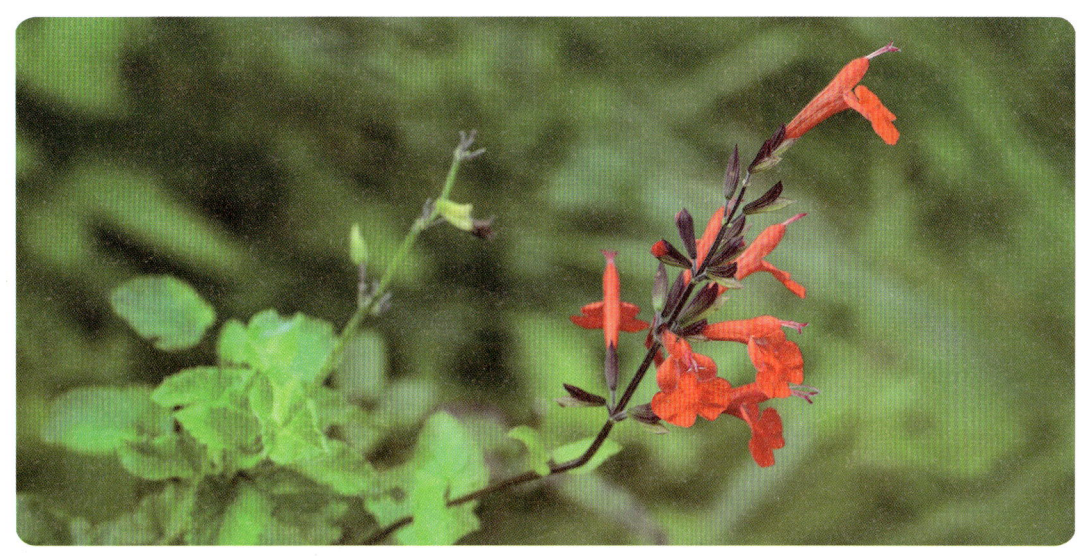

대장염, 황달, 눈병과 속삭임

세이지의 푸른 숨결
대장 속 깊은 고통에 닿으면
염증의 불꽃은 차분히 식어가고
몸의 균형을 찾아주네

황달의 노란 그림자 드리울 때
세이지 오일 한 방울로
간의 무거운 짐을 덜어내고
맑은 빛으로 다시 태어나리라

자연의 선물 세이지의 손길
아픈 몸에 속삭이는 희망
그 향기 따라 건강이 깨어나며
치유의 노래가 조용히 울려 퍼진다

주치(主治) 김길춘

세이지는 '건강하다', '치료하다', '구조하다'라는 뜻의 프랑스어 Sauge에서 유래 되었으며, 약용 '살비야'라고도 합니다. 전 세계적으로 700여개의 종류가 있으며, 30~90cm까지 자랍니다. 5~7월에 자주색의 꽃이 피며, 식물 전체에서 강한 향기가 납니다. 영국에는 '장수하고 싶은 사람은 5월에 세이지를 먹어라'라는 속담이 있을 정도로 장수의 약초로 알려져 있습니다. 유대 왕 헤롯의 핍박을 피해 달아나던 마리아와 아기예수의 목숨을 구해준 후에 모든 병에 좋은 만병통치약초가 되었다는 전설도 있답니다.

요리에는 부드러운 줄기와 잎을 사용하고, 약용에는 잎을 사용합니다. 향이 너무 강해서 요리에는 소량을 사용하는 것이 좋습니다. 8월에 잎을 따서 그늘에 말린 후 에센셜 오일을 추출합니다.

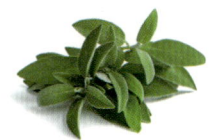

중약(中藥)

1) 중약명(中藥名) 세이지 鼠尾草 (shǔ wěi cǎo 슈웨이차오)

2) 성질온(性質溫) 성질은 따뜻합니다. (음의성질 약 30%, 양의성질 약 70%)
- 세이지는 따뜻한 성질이 강하므로, 몸이 차가운 음 체질이거나 저혈압인 사람에 좋습니다.

3) 미신고(味辛苦) 맛은 맵고 씁니다.
- 매운맛은 행기작용(行氣作用)으로 폐와 위장 기능을 정상적으로 해주고 습담을 없애 줍니다.
- 쓴맛은 사화작용(瀉火作用)으로 몸의 열을 내려주고, 조습작용(燥濕作用)으로 위장, 폐, 근육과 관절의 습(濕)을 말리며, 통변작용(通便作用)으로 대변을 잘 보게 합니다.

4) 귀경간비폐(歸經肝脾肺) 간, 비, 폐의 경락으로 들어갑니다.
- 간 경락이 차고 울체되면, 시력이 떨어지고 눈이 쉬 피로하며, 월경이 순조롭지 못하고 통증이 있으며, 간 경락이 지나가는 부위가 당기듯 한 통증이 있습니다.
- 비장에 양기가 부족하고 습하면, 소화불량으로 입맛이 없고, 구토, 설사를 합니다.
- 폐에 찬 기운이 있으면, 코에서 맑은 콧물이 흐르고, 기침할 때 묽은 가래가 많으며, 땀이 나지 않습니다.

5) 효능(效能)
- **청열이습(清熱利濕)** 열을 내리고, 하초의 습을 오줌으로 잘 나가게 합니다.
- **활혈조경(活血調經)** 혈액 순환을 촉진하고 생리주기를 조절하여 월경을 잘하게 합니다.
- **해독소종(解毒消腫)** 몸에 있는 독을 없애주고 종기를 가라앉힙니다.

6) 주치(主治)
- **황달(黃疸)** 피부와 눈의 흰자위가 노랗게 변하는 병의 증상입니다.
- **적백하리(赤白下痢)** 대장염이나 장의 감염으로 인한 설사를 의미합니다. 일본과 한국에서 사용되는 용어.
- **월경부조(月經不調)** 월경 주기나 양, 기간 등에 이상이 생기는 상태를 의미합니다.
- **통경(痛經)** 생리 중에 발생하는 복부 통증을 말합니다.
- **질타손상(跌打損傷)** 일반적으로 외부의 충격으로 인해 발생하는 부상을 의미합니다.

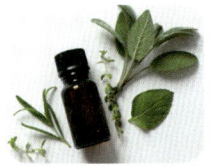

세이지 에센셜 오일

1) 특성

- **향기 노트** 상위 노트 (Top Note) - 자연에서 느껴지는 흙과 싱그러운 풀냄새가 특징입니다.
- **추출부위** 잎, 줄기
- **추출방법** 수증기 증류법(말린잎)
- **한국어 원료 성분 명** 살비아오일
- **알레르기 유발 성분** 리날룰, 리모넨, 제라니올

2) 주요 구성성분과 효능

■ 알파 투존 Alpha thujone 20%(케톤)

- **신경계 자극** 알파 투존은 신경계에 영향을 미쳐 각성 효과를 줄 수 있으며, 일부 연구에서는 기억력 개선과 관련이 있다고 보고됩니다.
- **항균 작용** 이 화합물은 특정 박테리아에 대해 항균 효과를 나타낼 수 있어, 감염 예방에 도움을 줄 수 있습니다.
- **항산화 작용** 알파 투존은 항산화 성질을 가지고 있어 세포 손상을 줄이는 데 기여할 수 있습니다.
- **소화 촉진** 전통적으로 소화 개선에 사용되며, 위장관의 건강을 지원하는 데 도움이 될 수 있습니다.

■ 캄퍼 Camphor 27%(케톤)

- **진통 효과** 캄퍼는 피부에 바르면 통증을 완화하는 효과가 있어, 근육통이나 관절통에 사용됩니다.
- **항염증 작용** 염증을 줄이는 데 도움을 줄 수 있어, 염증성 질환에 사용될 수 있습니다.
- **호흡기 건강** 캄퍼의 향은 호흡기를 열어주는 효과가 있어, 기침이나 감기 증상 완화에 도움이 됩니다.
- **항균 작용** 일부 연구에서는 캄퍼가 항균 효과를 가지고 있어, 피부 감염 예방에 도움을 줄 수 있다고 알려져 있습니다.
- **피부 자극** 피부의 혈액 순환을 촉진시켜 주며, 일부 피부 질환에 도움이 될 수 있습니다.

3) 세이지 에센셜 오일의 효능

■ **피부**

- **피부 재생** 세이지 오일은 세포 재생을 촉진하고 피부의 자연 치유 과정을 도와줍니다.
- **여드름 완화** 항균성과 항염 효과로 여드름의 원인균을 억제하고 염증을 줄이는 데 도움을 줍니다.
- **습진 완화** 피부의 염증을 줄이고 보습 효과가 있어 습진 완화에 효과적입니다.
- **다한증** 땀 분비를 조절하는 데 도움을 주며, 피부의 pH 균형을 맞추는 데 기여합니다.

■ **바디**

- **저혈압** 혈압을 낮추는 데 도움이 될 수 있습니다.
- **자가면역질환** 면역 체계를 조절하여 자가면역질환에 긍정적인 영향을 미칠 수 있습니다.
- **항박테리아** 박테리아의 성장을 억제하는 효과가 있습니다.
- **방부 효과** 상처나 감염 예방에 유용합니다.
- **중풍** 혈액순환 개선에 도움을 줄 수 있습니다.
- **호르몬 균형** 호르몬의 균형을 유지하는 데 기여할 수 있습니다.
- **수렴작용** 피부를 수축시키고 염증을 줄이는 데 도움이 됩니다.
- **소화촉진** 소화 기능을 향상시키는 데 유용합니다.
- **생리불순** 생리 주기를 조절하는 데 도움을 줄 수 있습니다.
- **생리통** 생리통 완화에 효과적일 수 있습니다.
- **스트레스성 무월경** 스트레스에 의한 무월경 증상 완화에 기여할 수 있습니다.
- **이뇨작용** 체내 수분 배출을 촉진합니다.
- **단순부종** 부종을 완화하는 데 도움을 줄 수 있습니다.
- **근육통증** 근육 통증 완화에 효과적입니다.
- **류머티즘** 류머티즘 증상 완화에 도움이 될 수 있습니다.

■ **마인드**
- **진정작용** 스트레스와 불안을 완화시켜 심신의 긴장을 풀어주고 안정감을 제공합니다.
- **기억력 향상** 인지 기능을 개선하고 기억력을 향상시키는 데 도움이 될 수 있다는 연구결과도 있습니다.
- **신경쇠약 완화** 신경계에 긍정적인 영향을 미쳐 신경쇠약 증상을 완화해 피로감을 줄이고 집중력을 높이는 데 기여할 수 있습니다.

■ **두피**
- **비듬** 항균 및 항염 특성이 있어 두피의 염증을 줄이고 비듬을 완화하는 데 도움을 줄 수 있습니다.
- **탈모** 혈액 순환을 촉진하여 모근을 강화하고 탈모를 예방하는 데 도움을 줄 수 있습니다.

■ **호흡기**
- **거담작용** 가래를 제거하고 호흡기를 청결하게 하는 데 도움을 주어 기침을 완화하고 호흡을 부드럽게 해줍니다.
- **인후염 완화** 세이지 오일의 항염 효과는 인후염으로 인한 통증을 줄여주고 염증을 완화하는 데 유용합니다.

4) 주의사항

- 영유아, 임산부, 간질환자, 얼굴 피부 사용 시 주의해야 합니다.

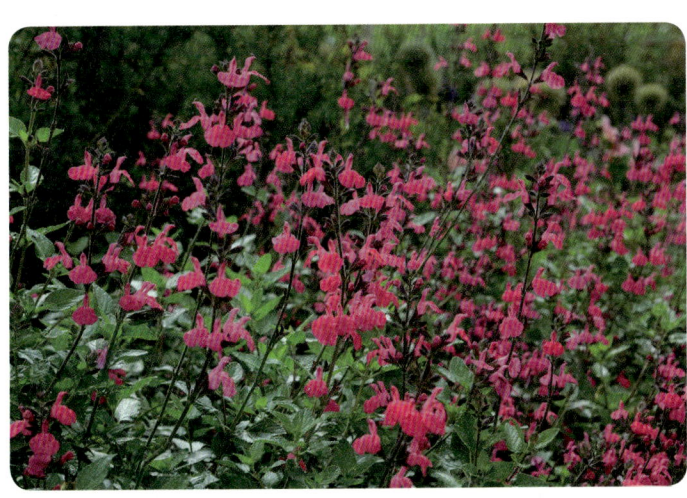

24. 시트로넬라 Citronella

| 영명 : Citronella | 학명 : Andropogon nardus
| 과명 : 벼과/여러해살이 | 원산지 : 스리랑카

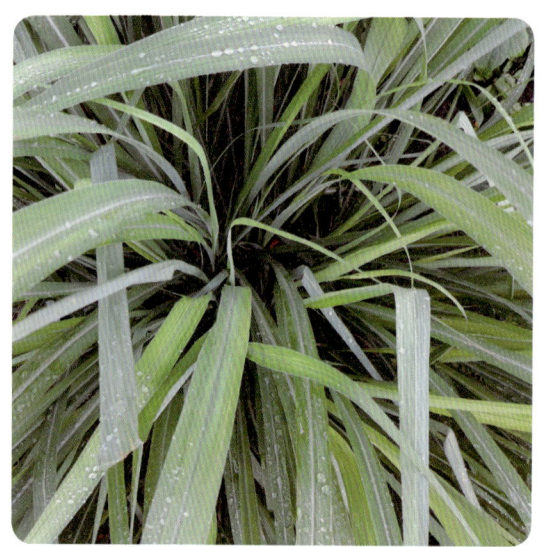
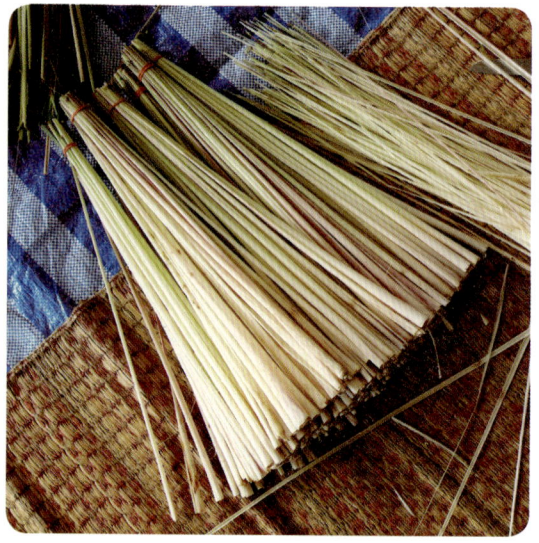

감기, 기침, 설사와 속삭임

감기의 늪에 빠져 몸살이 휘감길 때
부드럽게 퍼지는 시트로넬라 향기에
기침 소리 잦아들고
설사의 아픔도 서서히 물러가네

자연을 담은 작은 오일 한 방울
몸과 마음에 스며들어
치유를 노래하니
바람결에 실려 온 그 향기 속에서
건강의 빛이 다시 피어나리라

주치(主治) 김길춘

벼과에 속하는 여러 해살이 식물로 폭이 좁고 기다란 잎을 가지고 있으며, 높이는 1.5~2m까지 자랍니다. 레몬그라스와 닮아있는 모양새지만 시트로넬라는 밑줄기가 빨갛고, 레몬글라스는 녹색이라는 점이 다릅니다. 시중에 판매되고 있는 모든 모기 기피제에 시트로넬라 오일 성분이 들어가 있을 정도로 모기나 해충을 퇴치하는 대표적인 식물입니다.

시트로넬라는 실론과 자바로 나뉘는데, 스리랑카에서 재배되어 약재로 사용되는 것은 실론이고, 동남아시아와 중국에서 재배하여 시트로넬랄(Citronellal 32%)와 제라니올(Geraniol 23%)을 분리하여 합성 향료로 유통되는 것은 자바입니다. 인도와 스리랑카에서는 잎으로 고약을 만들어 사용합니다.

잎을 채취해서 수증기 증류법으로 에센셜 오일을 추출합니다.

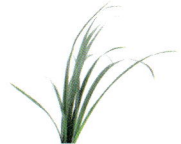

중약(中藥)

1) 중약명(中藥名) 시드로넬라 香茅 (xiāngmáo 샹마오)

2) 성질온(性質溫) 성질은 따뜻합니다. (음의성질 약 30%, 양의성질 약 70%)
- 시트로넬라는 따뜻한 성질이 강하므로, 몸이 차가운 음 체질, 저혈압인 사람에 좋습니다.

3) 미심(味辛) 맛은 신맛입니다.
- 신 맛은 수렴작용(收斂作用)으로 상처를 아물게 하고 진물을 줄어들게 하며, 고삽작용(固澁作用)으로 몸이 허약하여 잠잘 때 땀이 나는 것을 멎게 합니다.

4) 귀경간위대장(歸經肝胃大腸)) 간, 위, 대장 경락으로 들어갑니다.
- 간에 열이 있으면, 머리가 어지럽고 아프며, 얼굴과 눈이 붉고, 입이 쓰며 화를 잘 냅니다.
- 위장에 열이 있으면, 입 안이 마르고 갈증이 나며, 입이 쓰고 속이 메스꺼우며 구역질합니다.
- 대장에 열이 있으면, 대변이 굳어서 잘 나가지 못하거나 힘들게 나가며, 대변에서 썩은 냄새가 나고, 대변을 본 후에 피가 묻어나옵니다.

5) 효능(效能)
- **소풍해표**(疎風解表) 몸에 있는 차가운 풍사를 피부로 내보냅니다. 발열, 오한, 두통, 목통, 기침, 근육통 등
- **거어통락**(祛瘀通絡) 어혈을 없애주고 경락을 잘 통하게 합니다. 통증, 부종, 저림, 피로감 등

6) 주치(主治)
- **감모두통**(感冒頭痛) 감기 걸리고 머리가 아픕니다. 두통, 코막힘, 인후통, 기침, 발열, 몸살 등
- **위통**(胃痛) 배가 아픕니다. 위염, 소화불량, 위궤양, 또는 스트레스 등
- **설사**(泄瀉) 대변이 묽습니다. 묽은 대변, 복통, 복부 불편감 등
- **질타손상**(跌打損傷) 외부의 충격이나 타격으로 인해 발생하는 부상을 의미합니다. 통증, 부종, 멍, 운동제한, 열감 등

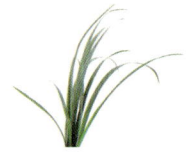

시트로넬라 에센셜 오일

1) 특성

- **향기 노트** 상위 노트 (Top Note) - 레몬과 같은 신선하고 상큼한 시트러스 계열의 향이 강하게 느껴지며, 기분을 상쾌하게 해주는 효과가 있습니다.
- **추출부위** 잎
- **추출방법** 증기 증류법
- **한국어 원료 성분명** 시트로넬라오일
- **알레르기 유발성분** 시트로넬롤, 제라니올, 리모넨

2) 주요 구성성분과 효능

■ **제라니올 Geraniol 18%**

- **항균 및 항염 효과** 제라니올은 여러 종류의 박테리아와 곰팡이에 대한 억제 효과가 있어, 피부 감염 예방에 도움을 줄 수 있습니다.
- **항산화 작용** 자유 라디칼을 중화시켜 세포 손상을 방지하고 노화 방지에 기여할 수 있습니다.
- **향기 요법** 제라니올은 꽃향기가 나는 에센셜 오일의 주요 성분으로, 스트레스를 줄이고 기분을 전환하는 데 도움을 줄 수 있습니다.

■ **시트로넬랄 Citronellal 5%**

- **항균 작용** 시트로넬랄은 항균 성질이 있어, 박테리아와 곰팡이에 대한 저항력이 있습니다.
- **항염증 효과** 염증을 줄이는 데 도움을 줄 수 있어, 피부 자극이나 염증을 완화하는 데 사용됩니다.
- **향기 효과** 상쾌한 향이 있어 아로마테라피에서 스트레스 완화와 기분 전환에 사용됩니다.

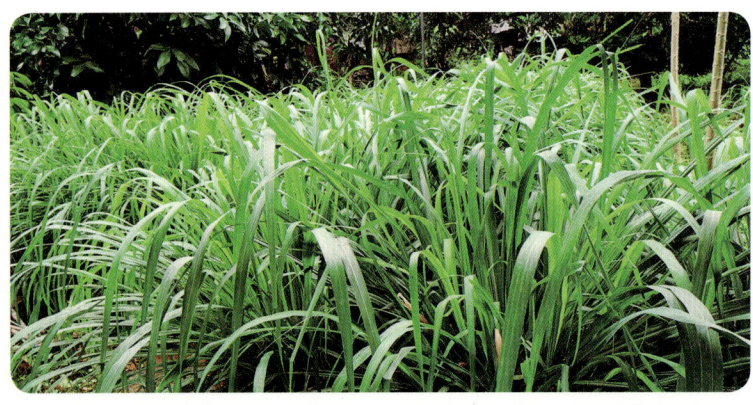

3) 시트로넬라 에센셜 오일의 효능

■ 피부

- **항균 및 항염 효과** 세균과 염증을 줄이는 데 효과가 있어 여드름으로 인한 염증에 도움을 줄 수 있습니다.
- **피지 조절** 지성 피부의 경우, 피지 분비를 조절하고 모공을 깨끗하게 유지하는 데 도움을 줄 수 있습니다.
- **땀 냄새 제거** 다한증으로 인한 불쾌한 냄새를 중화시키고 상쾌한 향기를 제공합니다.
- **피부 진정** 자극 받은 피부를 진정시키고, 피부의 균형을 맞추는 데 도움을 줄 수 있습니다.

■ 바디

- **발한 작용** 시트로넬라는 운동후에 체온을 조절하고, 발한을 촉진하는 데 도움을 줄 수 있습니다.
- **해열 작용** 열이 날 때 체온을 낮추는 데 도움을 줄 수 있어 해열제로 사용될 수 있습니다.
- **강장 작용** 면역 체계를 강화하고 피로 회복에 도움을 줄 수 있습니다. 이는 신체의 에너지를 증가시키고 활력을 주는 데 기여합니다.
- **근육통 완화** 근육의 긴장을 완화하고 통증을 줄이는 데 효과적입니다.
- **관절통 완화** 류마티스관절염을 줄이고 통증을 완화하는 데 도움을 줄 수 있습니다.

■ 마인드

- 이 오일은 자연적인 향으로 기분을 전환하고, 정신적 스트레스를 줄이는 데 도움을 줄 수 있습니다.

4) 주의사항

- 무독성이지만 얼굴과 민감한 피부에는 사용을 금지합니다.
- 원액이 피부에 닿지 않게 사용해야 하며, 영유아 임산부 사용 시 주의해야 합니다.

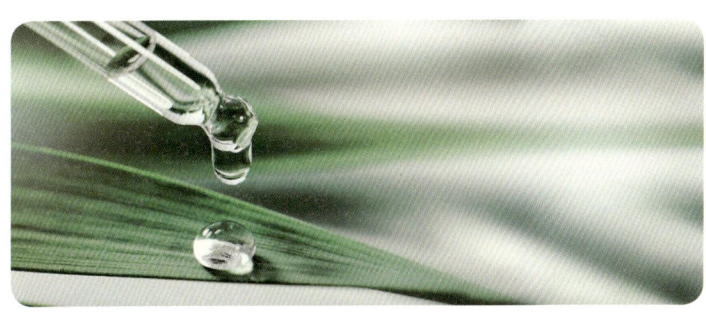

25. 오렌지 스윗 Orange Sweet

영명 : Orange Sweet | 학명 : Citrus sinensis
과명 : 운향과 | 원산지 : 멕시코, 남아공

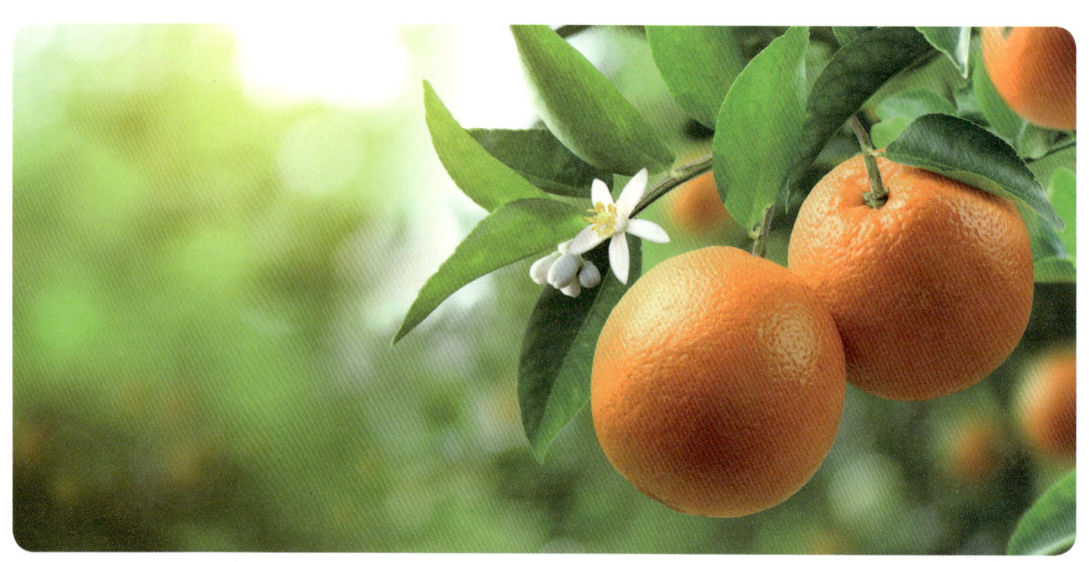

구역질, 가슴 답답함과 속삭임

오렌지 스윗의 상큼함
답답한 가슴 속에 스며들면
구토와 울렁임의 파도는
부드럽게 잦아든다
귤빛 햇살아래
다시 찾은 위장의 안식
맑아지는 숨결 속에 편안해진 마음
오렌지 향기 따라 걱정도 녹아내린다
오렌지 한 방울
치유의 노래가 되어
답답한 가슴에 안정을 선물한다

주치(主治) 김길춘

오렌지는 오렌지나무를 뜻하는 산스크리트어인 나랑가(naranga)에서 유래됐습니다.

높이 10m정도 자라는 상록수로 스윗 오렌지와 비터 오렌지가 있습니다. 비터 오렌지는 인도와 중국이 원산지로 쓴맛이 강해 주로 향수나 방향제로 씁니다.

스윗 오렌지는 마카오를 점령한 포르투칼의 탐험가들이 유럽으로 돌아가면서 재배하기 시작해서 포르투칼 오렌지라고도 부른답니다.

단맛이 나며, 과일의 껍질을 벗겨 냉압착해 에센셜 오일을 추출합니다.

중약(中藥)

1) 중약명(中藥名) 오렌지 스윗 橙子 (chéng zi 청즈)

2) 성질평(性質平) 성질은 평합니다. (음의성질 약 60%, 양의성질 약 40%)

- 오렌지의 성질은 평하여서, 몸이 찬 음 체질이거나 저혈압인 사람, 몸에 열이 많은 양 체질이거나 고혈압인 사람에 좋습니다.

3) 미산(味酸) 신맛입니다.

- 신맛은 수렴작용(收斂作用)으로 상처를 아물게 하고 진물을 줄어들게 하며, 고삽작용(固澁作用)으로 몸이 허약하여 잠잘 때 땀이 나고, 자신도 모르게 정액을 배설하는 것과 부녀자의 대하를 그치게 합니다.

4) 귀경폐위(歸經肺胃) 폐, 위장의 경락으로 들어갑니다.

- 폐에 음액이 부족하고 열이 있으면, 마른기침을 합니다. 기침할 때 가래가 거의 없거나 끈적끈적한 가래가 있습니다. 가래에 피가 섞일 때도 있고 목이 쉽니다.
- 위장에 열이 있으면, 입안이 마르고 갈증이 나며 입술은 건조합니다. 음식을 먹어도 배가 고프며, 배가 살살 아프고 속이 메슥거리며 구역질이 납니다. 잇몸이 붓고 통증이 있으며 심하면 잇몸에서 피가 납니다.

5) 효능(效能)

- **화중개위(和中开胃)** 위장을 편안하게 해줍니다.
- **강역지구(降逆止嘔)** 구토증을 멎게 합니다.

6) 주치(主治)

- **오심구토(惡心嘔吐)** 속이 메슥거리고 구역질이 납니다.
- **흉민복창(胸悶腹脹)** 가슴이 답답하고 헛배가 부풀어 오릅니다.
- **나력(瘰癧)** 갑상선 기능 이상으로 생기는 비정상적인 종양으로, 목에 혹이 만져지거나, 압박감, 호흡곤란 등의 증상이 나타날 수 있습니다.
- **취주(醉酒)** 술에 취한 상태를 의미합니다.

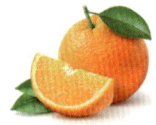

오렌지 스윗 에센셜 오일

1) 특성

- **향기 노트** 상위 노트 (Top Note) - 주로 상큼하고 달콤한 오렌지의 향으로, 기분을 좋게 하고 활력을 주는 특징이 있습니다.
- **추출부위** 과피, 과일전체
- **추출방법** 냉압착법(잘 익은 오렌지) (버갑텐-프리)
- **한국어 원료 성분 명** 당귤껍질오일
- **알레르기 유발 성분** 리모넨, 리날룰

2) 주요 구성성분과 효능

■ **리모넨 Limonene 95%**

- **항산화 작용** 세포 손상을 예방하고 노화를 지연시키는 데 도움을 줍니다.
- **항염증 효과** 염증을 줄이는 데 기여하여 다양한 염증성 질환에 도움이 될 수 있습니다.
- **소화 개선** 소화불량이나 위장 문제를 완화하는 데 효과적일 수 있습니다.
- **항균 및 항바이러스** 일부 연구에서는 리모넨이 세균과 바이러스에 대한 억제 효과를 보일 수 있다고 합니다.

3) 오렌지 스윗 에센셜 오일의 효능

■ **피부**

- **색소침착 완화** 피부 톤을 밝게 하고 색소침착을 줄이는 데 도움을 줄 수 있습니다.
- **기미 개선** 항산화 성분이 풍부하여 기미와 같은 피부 잡티를 완화하는 데 효과적입니다.
- **피부 톤 균일화** 칙칙하고 어두운 피부의 개선에 기여합니다.
- **산뜻한 향** 스트레스를 줄이고 기분을 좋게 하는 효과가 있어 기분 전환에도 도움이 됩니다.

■ 바디
- **전신 혈액 순환** 혈액 순환을 촉진하여 피로 회복에 도움을 줄 수 있습니다.
- **림프 부종** 부종 완화에 효과적이며, 림프계 기능을 개선할 수 있습니다.
- **저혈압 및 수족냉증** 혈압을 안정시키고 손발의 온도를 높여주는 데 도움을 줄 수 있습니다.
- **복통** 소화 불량이나 복통 완화에도 사용될 수 있습니다.

■ 마인드
- **식욕 촉진** 식욕을 증가시키는 데 도움을 줄 수 있습니다.
- **우울증 및 두려움** 기분을 전환시키고 긍정적인 감정을 유도하는 효과가 있습니다.
- **히스테리 증상** 긴장을 완화하고 안정감을 줄 수 있습니다.
- **수면 유도** 편안한 수면을 유도하는 데 도움을 줄 수 있습니다.

4) 주의사항

- 표피가 얇거나 민감한 피부일 경우에 가렵고 따가울 수 있습니다.

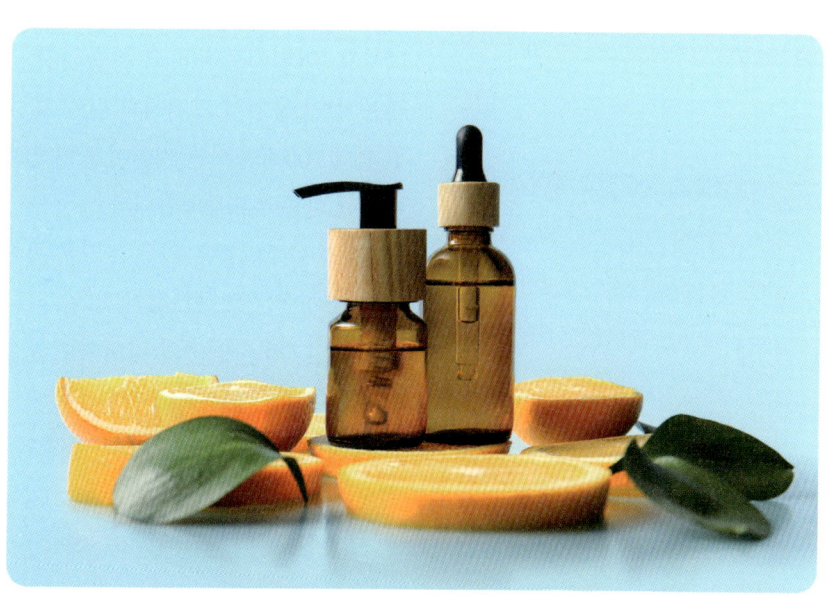

26. 와일드 티트리 Wild Tea Tree

영명 : Wild Tea Tree | 학명 : Melaleuca alternifolia
과명 : 도금양 과 | 원산지 : 호주

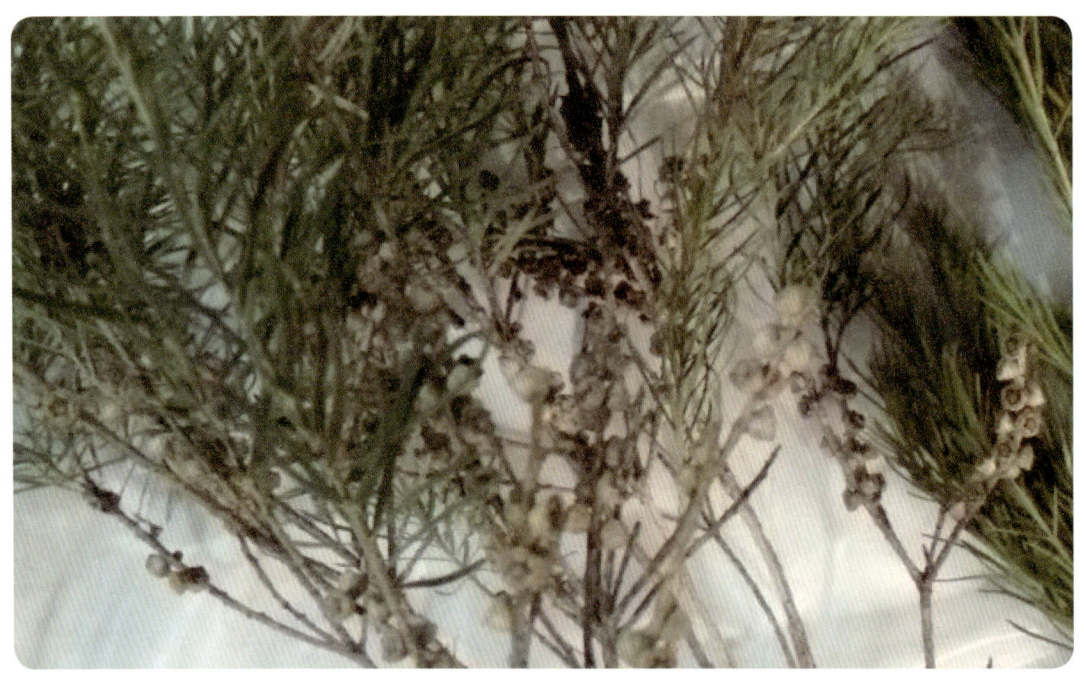

월경불순, 장출혈과 속삭임

월경의 흐름 어긋날 때
티트리 잎 새의 속삭임이 들려오면
장 내 작은 불꽃 진정시키며
몸의 균형 찾아가리라

주치(主治) 김길춘

호주의 늪지대에서 야생으로 자란 1000년의 역사가 있는 나무로 '마덜티트리'라고 부릅니다. 5~7m까지 자라고 아주 작은 꽃이 뭉쳐서 브러시와 같은 모양을 하고 있습니다. 열매 한 개에 100개의 까만 씨앗이 들어 있는데, 티트리는 이 씨앗을 채취해 파종하여 재배합니다.

호주의 원주민들은 잎을 뜨거운 물에 우려서 씹거나 손으로 으깨 그 향을 흡입함으로써 감기, 두통의 치료제로 사용했다고 합니다. 1770년 영국의 탐험가인 제임스쿡과 동료들에 의해 알려졌습니다. 19세기에 감염증에 효과적인 치료제가 되었고, 20세기에 에센셜 오일의 약리학적 효능이 알려졌습니다. 티트리 에센셜 오일은 잎과 잔가지에서 수증기 증류법으로 추출합니다. 와일드 티트리는 재배한 나무에서 추출하는 것과 다르게 야생의 티트리 나무에서 추출한 오일 입니다.

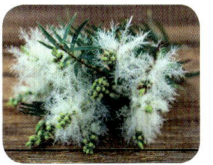

중약(中藥)

1) 중약명(中藥名) 와일드 티트리 野茶树 (yě chá shù 얘 차 수)

2) 성질평(性質平) 성질은 평합니다. (음의성질 약 40%, 양의성질 약 60%)

- 와일드 티트리의 성질은 평하여서, 몸에 열이 있는 양 체질이거나 고혈압, 몸이 차가운 음 체질이거나 저혈압인 사람에 좋습니다.

3) 미신고삽(味辛苦澁) 맛은 매운맛, 쓴맛, 떫은맛입니다.

- 매운맛은 발산작용(發散作用)으로 인체 내의 열을 피부로 발산시키고 땀을 나게 하며, 행혈작용(行血作用)으로 혈액순환을 잘되게 합니다.
- 쓴맛은 사화작용(瀉火作用)으로 몸의 열을 내려주고, 조습작용(燥濕作用)으로 위장, 폐, 근육과 관절의 습(濕)을 말리며, 통변작용(通便作用)으로 대변을 잘 보게 합니다.
- 떫은맛은 수렴작용(收斂作用)으로 상처를 아물게 하고 진물을 줄어들게 하며, 고삽작용(固澁作用)으로 몸이 허약하여 잠잘 때 땀이 나고, 자신도 모르게 정액을 배설하며, 대하를 그치게 합니다.

4) 귀경간위심신(歸經肝胃心腎) 간, 위, 심, 신장의 경락으로 들어갑니다.

- 간이 울체되면, 정신적으로 감정이 억눌려 있어 화를 잘 내고 한숨을 잘 쉽니다. 옆구리나 아래배 등 간경(肝經)이 지나가는 부위가 당기는 통증이 있으며 여성들은 월경이 순조롭지 못합니다.
- 위장 기능이 허약하고 차면, 식욕이 없고 소화가 잘 안 됩니다.
- 심장에 양기(陽氣)가 부족하면, 혀는 약간 부어서 커지고 희끄무레한 색을 띠면서 힘이 없습니다.
- 신장에 양기가 부족하면, 허리와 무릎이 시큰거리면서 아프고 어지럽고, 눈앞이 어리어리합니다. 남자는 성욕은 있으나 음경이 제대로 발기되지 않고, 여자는 자궁이 차면 임신하지 못합니다.

5) 효능(效能)

- **활혈지혈(活血止血)** 혈액순환을 도와주고 출혈을 멎게 합니다.
- **수렴지사(收斂止瀉)** 설사를 멈추게 합니다.
- **해독렴창(解毒斂疮)** 몸에 있는 독을 없애 주고 상처를 아물게 합니다.

6) 주치(主治)

- **월경부조(月经不调)** 월경 주기가 불규칙하거나 월경량, 기간, 증상 등이 정상 범위를 벗어나는 상태를 말합니다. 스트레스, 호르몬 변화, 체중 변화, 질병 등의 영향

- **월경과다(月经过多)** 월경이 과다하게 발생하는 것을 말합니다. 호르몬 불균형, 자궁내막증, 폴립, 섬유종 등의 영향

- **장풍하혈(肠风下血)** 장에서 출혈이 발생하는 증상을 의미합니다. 혈액이 설사 형식의 대변과 함께 배출됩니다. 감염, 염증성 장질환, 또는 기생충 감염 등의 영향

- **급성위장염(急性胃肠炎)** 위와 장의 염증으로 인해 발생하는 질환입니다. 바이러스나 세균 감염, 음식이나 물을 통해 전파

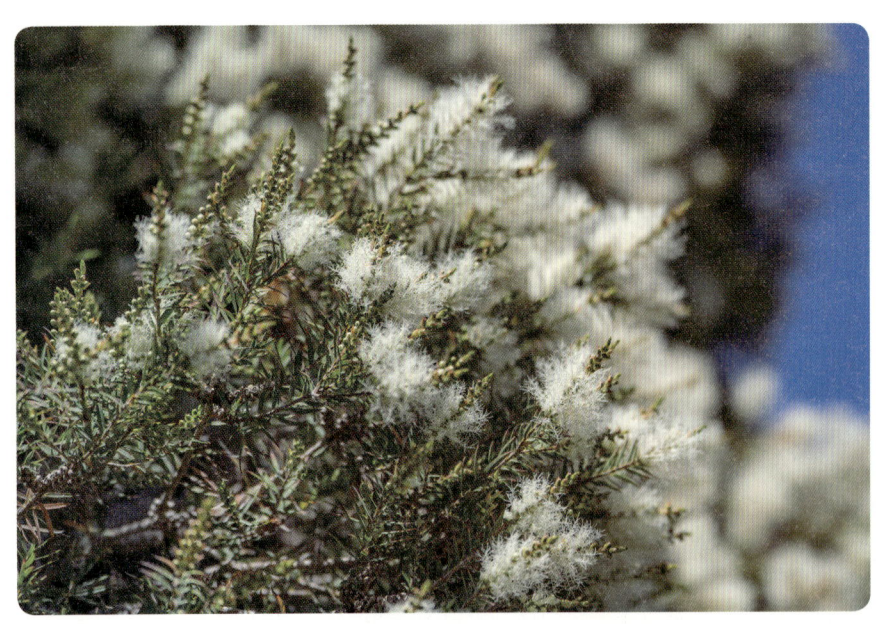

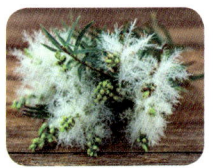

와일드 티트리 에센셜 오일

1) 특성

- **향기 노트** 상위 노트 (Top Note) - 와일드 티트리는 상큼하고 청량한 향을 가지고 있어, 처음 맡았을 때 신선함을 느낄 수 있습니다.
- **추출부위** 잎, 잔가지
- **추출방법** 수증기 증류법
- **한국어 원료 성분 명** 티트리잎오일
- **알레르기 유발 성분** 리모넨, 리날룰

2) 주요 구성성분과 효능

■ **테르피넨-4-올 Terpinen-4-ol 38.75%**

- **항균 작용** 테르피넨-4-올은 다양한 박테리아와 곰팡이에 대해 항균 효과를 나타내어 감염 예방에 도움을 줄 수 있습니다.
- **항염 작용** 염증을 줄이는 데 도움을 줄 수 있어 피부 질환이나 염증성 질환에 유용합니다.
- **항산화 작용** 활성산소를 제거하여 세포 손상을 방지하는 데 기여할 수 있습니다.
- **진정 효과** 피부 진정 효과가 있어 자극받은 피부를 완화하는 데 도움을 줄 수 있습니다.

■ **감마 테르피넨 gamma terpinene 21.41%**

- **항균 및 항진균 작용** 감마 테르피넨은 세균과 곰팡이에 대해 억제 효과가 있어, 피부 감염 예방에 도움을 줄 수 있습니다.
- **항산화 작용** 이 화합물은 자유 라디칼을 제거하여 세포 손상을 줄이는 데 기여할 수 있습니다.
- **소염 작용** 염증을 줄이는 데 도움을 줄 수 있으며, 염증 관련 질환에 대한 완화 효과가 있을 수 있습니다.
- **향기 요법** 감마 테르피넨은 상쾌한 향을 가지고 있어, 아로마테라피에서 스트레스 완화 및 기분 개선에 사용됩니다.

3) 와일드 티트리 에센셜 오일의 효능

■ **피부**
- **항균작용** 피부 세균을 살균하여 감염 예방에 도움을 줍니다.
- **여드름 치료** 화농성 여드름과 모낭충을 효과적으로 제거합니다.
- **비듬 완화** 두피의 염증을 줄이고 비듬을 예방하는 데 도움을 줍니다.
- **무좀 치료** 곰팡이 감염에 효과적이며, 발이나 손톱의 무좀 증상 완화에 도움을 줄 수 있습니다.

■ **바디**
- **강력한 살균 소독제** 상처 소독 및 감염 예방에 효과적입니다.
- **항바이러스성** 바이러스 감염 예방에 도움을 줄 수 있습니다.
- **성기 감염증** 성병 예방 및 치료에 기여할 수 있습니다.
- **요로감염증** 요로 감염 완화에 도움을 줍니다.
- **항균** 전반적인 균형 잡힌 피부를 유지하는 데 기여합니다.
- **항진균** 곰팡이 감염 예방 및 치료에 효과적입니다.

■ **마인드**
- **정신 고양** 향이 상쾌하고 활력을 주어 스트레스를 줄이고, 기분을 좋게 해주며, 집중력을 높이는 효과가 있습니다.
- **안정감 제공** 불안감을 완화하고 마음을 안정시키는 데 도움을 줄 수 있습니다.

4) 주의사항
- 아로마 치약이나 구강청결제로 사용하지 않는 것이 좋습니다.

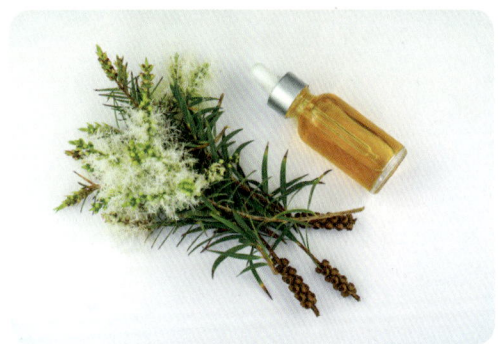

27. 유자(柚子) (Yuza/Yuze)

| 영명 : Yuze | 학명 : Citrus junos
| 과명 : 운향과 | 원산지 : 대한민국

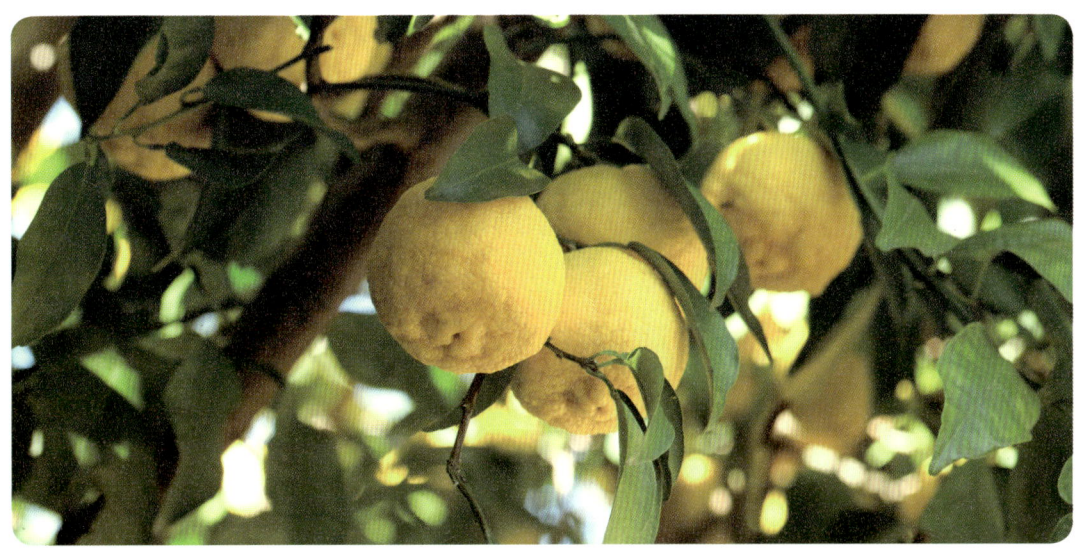

소화불량, 기침과 속삭임

상큼한 유자 향기 속에
위장이 부드럽게 깨어나네
기침이 찾아와 목을 간질일 때
유자 오일 한 방울 숨을 쉬게 하네
자연의 선물 노란 빛 속에
몸과 마음 모두 편안해져
유자 향 따라 건강이 춤추고
기침도 사라지는 봄날의 노래

주치(主治) 김길춘

유자나무는 쌍떡잎식물로 상록관목입니다.
중국이 원산지이며 4m 높이까지 자랍니다. 꽃은 5~6월에 피고, 열매는 노란색으로 9~10월에 익습니다.
세계적으로 일본 유자가 알려졌지만, 한국 유자가 가장 향기롭습니다. 한국은 거제, 고흥 등 남해에서 재배됩니다. 신라 문무왕 때 장보고가 당나라의 상인에게서 유자를 선물로 받아 가져오던 중 풍랑으로 인해 남해까지 떠내려가게 되었는데, 도포 자락에 넣어두었던 유자가 땅에 떨어지면서 싹을 틔워 유자나무가 자랐다는 전설이 있답니다.
유자는 비타민C가 풍부한 과일로, 그 맛과 향이 독특하며, 다양한 요리에 활용되는 동시에 건강에도 이로운 과일입니다.

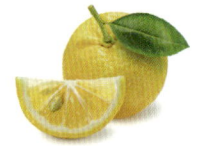

중약(中藥)

1) 중약명(中藥名) 유자 柚子 (yòuzi 요우쯔)

(2) 성질한(性質寒) 성질은 차갑습니다. (음의성질 약 70~80%, 양의성질 약 20~30%)
- 유자는 차가운 성질이 강하므로, 몸이 뜨거운 양 체질이거나 고혈압인 사람에 좋습니다.

3) 미감산(味甘酸) 맛은 달고 신 맛입니다.
- 단맛은 보기작용(補氣作用)으로 기운을 나게 하고, 보혈작용(補血作用)으로 혈액을 생기게 하며 피부를 촉촉하게 해줍니다.
- 신맛은 수렴작용(收斂作用)으로 상처를 아물게 하고 진물을 줄어들게 하며, 고삽작용(固澁作用)으로 몸이 허약하여 잠잘 때 땀이 나고, 자신도 모르게 정액을 배설하며, 대하를 멈추게 합니다.

4) 귀경폐위(歸經肺胃) 폐, 위장의 경락으로 들어갑니다.
- 폐에 열이 있으면 열이 나고, 마른기침을 합니다. 가래는 적고 끈적거리며 잘 뱉어지지 않습니다.
- 위장에 열이 있으면 입 안이 마르고, 갈증이 납니다. 음식을 많이 먹으면 속이 메슥거리고 구역질이 납니다.

5) 효능(效能)
- 관중이기(寬中理气) 위장을 편안하게 해줍니다.
- 화담지해(化痰止咳) 가래를 삭이고 기침을 멎게 합니다.

6) 주치(主治)
- 비불능소곡(脾不能消谷) 비장(脾)이 음식물을 소화하고 영양분을 흡수하는 기능이 저하된 상태입니다. 소화불량, 복부 팽만감, 피로감 등.
- 기충흉중(气冲胸中) 기(氣)가 가슴 안으로 충돌하거나 불균형 상태에 있는 것을 나타냅니다. 정신적 스트레스나 신체적인 문제로 인해 발생할 수 있습니다. 가슴의 답답함, 불안감, 호흡 곤란 등의 증상을 유발.
- 토역(吐逆) 구토를 의미합니다.
- 곽란(霍亂) 콜레라로 알려진 질병으로, 심한 설사와 탈수 증상을 유발할 수 있습니다.
- 지사(止瀉) 설사를 멎게 합니다.

유자 에센셜 오일(Yuza Essential oil)

1) 특성

- **향기 노트** 상위 노트 (Top Note) - 유자 에센셜 오일의 상위 노트는 주로 상큼하고 신선한 시트러스 향이 특징입니다.
- **추출부위** 과피
- **추출방법** 냉압착법/수증기 증류법 (버갑텐-프리)
- **한국어 원료 성분 명** 유자껍질오일
- **알레르기 유발 성분** 리모넨, 리날룰, 시트랄

2) 주요 구성성분과 효능

■ **델타 리모넨 Delta limonene 73.44%**

- **항산화 효과** 세포 손상을 방지하고 노화 과정을 늦추는 데 도움을 줄 수 있습니다.
- **소화 개선** 소화불량이나 속쓰림을 완화하는 데 효과적일 수 있습니다.
- **항염증 작용** 염증을 줄이는 데 기여하여 다양한 건강 문제에 도움을 줄 수 있습니다.
- **스트레스 완화** 향이 기분을 좋게 하고 스트레스를 줄이는 데 도움을 줄 수 있습니다.
- **항균 및 항바이러스 효과** 일부 연구에서는 델타 리모넨이 세균과 바이러스에 대한 저항력을 높이는 데 기여할 수 있다고 보고하고 있습니다.

■ **감마 테르피넨 gamma terpinene 10.43%**

- **항산화 작용** 감마 테르피넨은 세포 손상을 방지하고 노화를 지연시킬 수 있는 항산화 특성을 가지고 있습니다.
- **항균 효과** 여러 연구에서 감마 테르피넨이 박테리아와 곰팡이에 대한 억제 효과가 있음을 보여주었습니다.
- **항염증 작용** 염증을 줄이는 데 도움을 줄 수 있는 특성이 있어, 염증 관련 질환 예방에 기여할 수 있습니다.

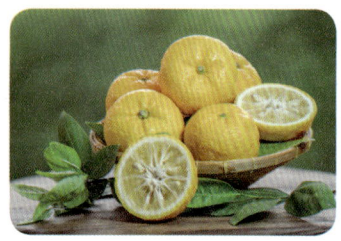

3) 유자 에센셜 오일의 적용 방법과 효능

■ **피부**

- **미백** 유자의 비타민 C가 피부 톤을 밝게 해줍니다.
- **기미 및 주근깨 개선** 멜라닌 생성을 억제하여 기미와 주근깨 감소에 도움을 줄 수 있습니다.
- **노화 방지** 항산화 성분이 피부 노화를 예방합니다.
- **민감성 피부 진정** 피부 염증을 완화하고 진정 효과를 제공합니다.
- **아토피 피부 개선** 보습 효과가 뛰어나 아토피 피부 증상 완화에 기여할 수 있습니다.

■ **바디**

- **자가면역질환** 항염증 성질이 있어 면역 체계의 균형을 맞추는 데 도움을 줄 수 있습니다.
- **근육통, 요통** 진통 효과가 있어 근육통과 요통 완화에 유용합니다.
- **신경통** 신경통에 대한 진정 효과가 있어 통증을 완화하는 데 기여할 수 있습니다.
- **장염** 소화기계에 긍정적인 영향을 미치며, 장 건강을 개선하는 데 도움을 줄 수 있습니다.

■ **마인드**

- **항 스트레스** 유자 향은 긴장을 완화하고 스트레스를 줄이는 데 도움을 주어 기분이 안정되고 편안해지는 느낌을 받을 수 있습니다.
- **불면증** 수면을 촉진하고 불면증 완화에 효과적입니다.
- **두려움 및 정서 불안증** 유자의 상큼한 향기는 불안감과 초초함을 줄이고 긍정적인 감정을 유도하는 데 도움을 줄 수 있습니다.

■ **호흡기**

- **감기 완화** 항균 및 항염 특성이 감기에 의한 증상을 완화하는 데 도움이 될 수 있습니다.
- **기침 완화** 유자 오일의 향이 기침을 완화하고, 진정 효과를 주며, 코가 막히는 증상을 완화해 호흡을 원활하게 해줍니다.

4) 주의 사항

- 유자 오일은 광감작을 유발할 수 있으므로 사용 후에는 햇빛에 직접 노출되지 않도록 주의합니다.

28. 유칼립투스 Eucalyptus, 유칼립투스 스미티아이

| 영명 : Eucalyptus | 학명 : Eucalyptus globulus, Eucalyptus smithii
| 과명 : 도금양과 | 원산지 : 호주, 남아공, 포르투갈

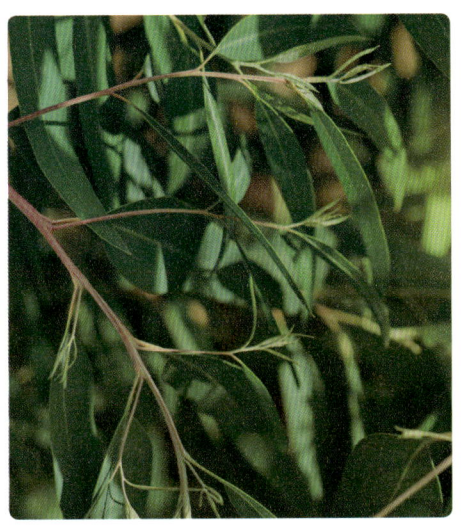

유칼립투스는 전 세계적으로 가장 큰 나무로, 높이는 약 100m, 잎의 길이가 30cm까지 자랍니다. 호주와 태즈메이니아가 원산지로 향기가 매우 강한 식물입니다.

구약성서의 창세기에 보면 아담이 하나님을 경배하기 위해 에덴동산에 유칼립투스를 심었다고 하여 '아담의 나무'라고 불렀다는 이야기가 있습니다.

호주에서 1,000여 종이 자생하고 있으며, 그중 유칼립투스 글로불루스(Eucalyptus globulus)는 가장 널리 알려진 종으로 높은 항균 효과가 있어 기관지염과 호흡기 질환, 결핵이나 병실 소독에 사용하였습니다. 유칼립투스 시트리오도라(Eucalyptus citriodora)는 바퀴벌레나 좀벌레등을 없애는 방충제로 사용하고, 유칼립투스 디비스(Eucalyptus divis)는 호주 원주민들이 나무를 태워 훈증소독용으로 사용하였으나 현재는 살균소독, 탈취제 구강청결제의 원료로 사용합니다.

유칼립투스 스미티아이(Eucalyptus smithii)는 예로부터 끓는 물에 담가 약용 차로 만들어서 호흡기 질환에 사용하였고, 1,8-cineole 함유량이 가장 많아서 거담작용과 항바이러스 효능이 가장 강한 종입니다.

호주에서는 멸종위기종으로 지정해 금지되어 있어 아프리카에서 재배한 유칼립투스에서 질긴 회녹색 잎을 채취해 수증기 증류법으로 에센셜 오일을 추출합니다.

**열감기, 구강궤양,
정신과 마음의 편안과 속삭임**

감기로 뜨거워진 몸을 식혀주는
유칼립투스의 상쾌한 바람
그 잎의 향기는
구강궤양을 어루만져주고
소용돌이치는 정신과 무거운 마음을
모두 잠재우는 자연의 미소와 같다
푸른 잎 새 춤추는 빛 속에서
삶은 고요히 흐르고
유칼립투스의 부드러운 숨결 안에서
우리는 다시 생명을 얻는다

주치(主治) 김길춘

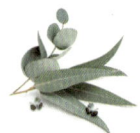

중약(中藥)

1) 중약명(中藥名) 유칼립투스 蓝桉 (lán ān 란안)

2) 성질온(性質溫) 성질은 따뜻합니다. (음의성질 약 30%, 양의성질 약 70%)

- 유칼립투스는 따뜻한 성질이 강하므로, 몸이 찬 사람의 음 체질이거나 저혈압인 사람에 좋습니다.

3) 미고신(味苦辛) 맛은 쓰고 맵습니다.

- 쓴맛은 사화작용(瀉火作用)으로 몸의 열을 내려주고, 조습작용(燥濕作用)으로 위장, 폐, 근육과 관절의 습(濕)을 말리며, 통변작용(通便作用)으로 대변을 잘 보게 합니다.
- 매운맛은 발산작용(發散作用)으로 인체 내의 열을 피부로 발산시키고 땀을 나게 하며, 행기작용(行氣作用)으로 소화기관의 기능을 정상화해 배 속의 가스를 배출합니다.

4) 귀경심간(歸經心肝) 심, 간장의 경락으로 들어갑니다.

- **심장에 양기가 부족하면, 가슴이 두근거리고 피곤하여 눕기 좋아합니다.**
- 간이 울체되면 정신적 자극으로 인해 감정이 억눌려 화와 한숨이 늘어납니다. 옆구리나 아랫배 등 간경(肝經)이 지나가는 부위가 당기는 듯한 통증이 생기며 여성들은 월경이 순조롭지 못하게 됩니다.

5) 효능(效能)

- 소풍해표(疏風解表) 외부의 풍(風)과 관련된 질병을 치료하는 데 사용됩니다. 주로 감기와 같은 외감병에 적용되며, 체온을 따뜻하게 하고 땀을 나게 하여 증상을 완화 하는 데 중점을 둡니다.
- 청열해독(淸熱解毒) 열을 내리고 독을 없애 줍니다. 고열, 인후통, 피부 발진, 염증 등

6) 주치(主治)

- 고열(高熱), 발열(發熱) 고열과 열이 납니다.
- 구강궤양(口腔潰瘍) 입안에 염증이 생깁니다.
- 보뇌안신(補腦安神) 뇌를 보하고 정신과 마음을 편안하게 해줍니다.

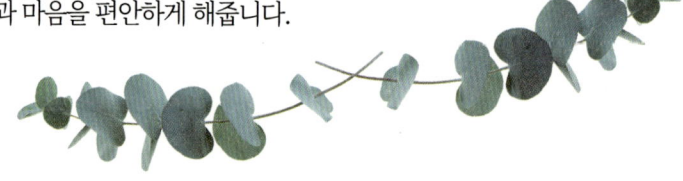

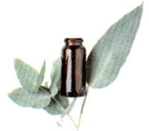

유칼립투스 에센셜 오일(Eucalyptus Essential oil)

1) 특성

- **향기 노트** 상위 노트 (Top Note) - 유칼립투스 에센셜 오일은 주로 신선하고 청량한 향기를 가지고 있습니다. 멘톨과 같은 시원한 느낌을 주며, 상쾌한 공기를 연상시키는 향기가 특징입니다.
- **추출부위** 잎, 잔가지
- **추출방법** 수증기 증류법
- **한국어 원료 성분 명** 유칼립투스잎오일
- **알레르기 유발 성분** 리모넨

2) 주요 구성성분과 효능

■ 1,8시네올 1,8cineol 69.10%

- **항염 작용** 염증을 줄이고, 염증 관련 질환에 도움을 줄 수 있습니다.
- **호흡기 건강** 기침 완화 및 호흡기 질환의 증상 완화에 효과적입니다. 기도를 열어주는 데 도움을 줄 수 있습니다.
- **항균 작용** 박테리아 및 곰팡이에 대한 항균 효과가 있어 감염 예방에 도움이 될 수 있습니다.
- **진통 효과** 통증 완화에 도움을 줄 수 있으며, 특히 두통이나 근육통에 효과적입니다.
- **정신적 안정** 아로마테라피에서 스트레스를 줄이고 기분을 좋게 하는 데 사용됩니다.

3) 유칼립투스 스미티아이 에센셜 오일의 효능

■ 피부

- **항염 작용** 유칼립투스 오일은 염증을 줄이는 데 도움을 줄 수 있어 예민한 피부에 적합합니다.
- **항균 효과** 피부의 세균 증식을 억제하여 감염을 예방하는 데 도움을 줄 수 있습니다.
- **진정 효과** 피부 자극을 완화하고 진정시켜 주는 효과가 있습니다.
- **보습** 피부의 수분을 유지하는 데 도움을 주어 건조함을 방지합니다.

■ 바디

- **젖몸살** 진통 효과가 있어 젖몸살 완화에 도움을 줄 수 있습니다.
- **관절염, 류머티즘** 진통, 항염증 작용으로 관절염으로 인한 통증과 류머티즘 증상을 완화하는 데 도움을 줄 수 있습니다.
- **근육통** 근육의 긴장을 풀어주고 통증을 완화하는 데 효과적입니다.

- **항바이러스** 바이러스 감염 예방 및 치료에 도움을 줄 수 있습니다.
- **요로감염** 항균 작용으로 요로감염 증상을 완화하는 데 도움을 줄 수 있습니다.
- **해열제** 체온을 낮추는 데 도움을 주어 해열 효과가 있습니다.
- **감기** 호흡기 건강에 도움을 주며 감기 증상을 완화하는 데 효과적입니다.
- **해독작용** 몸의 독소를 제거하는 데 도움을 줄 수 있습니다.

■ 마인드

- **정신적 명료성** 두뇌를 맑게 하고 명확한 사고를 돕는 데 효과적입니다.
- **집중력 강화** 집중력을 높여 작업이나 학습에 도움이 됩니다.
- **스트레스 감소** 긴장을 완화하고 스트레스를 줄이는 데 도움을 줍니다.
- **호흡기 건강** 호흡을 편안하게 하고 기관지 및 폐 건강에 기여합니다.
- **면역력 증진** 항균 작용이 있어 면역 체계를 강화하는 데 도움을 줄 수 있습니다.

■ 호흡기

- **꽃가루 알레르기 완화** 항염 효과로 꽃가루 알레르기에 도움이 될 수 있습니다.
- **감기 증상 완화** 기침과 인후염 완화에 효과적이며, 호흡기를 진정시키고 점액 분비를 도와줍니다.
- **폐 및 기관지 건강 지원** 기관지 확장 작용이 있어 폐 기능을 개선하고 호흡을 원활하게 도와줍니다.
- **바이러스 억제** 공기 중의 바이러스에 대한 저항력을 높이는 데 도움이 되며, 감염 예방에 기여할 수 있습니다.

4) 주의 사항

- Eucalyptus globulus 에센셜 오일은 얼굴과 바디 마사지에 사용하지 않으며, 공기 중 발향만 가능합니다.
- 임산부와 수유 중에는 주의해서 사용합니다.
- 눈에 들어가지 않도록 주의하고, 눈에 들어 간 겨우 스윗아몬드 캐리어 오일 1방울로 씻어냅니다.

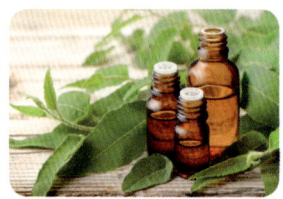

29. 일랑일랑 Ylang Yling

| 영명 : Ylang Ylang | 학명 : Cananga odorata
| 과명 : 뽀뽀 나무 과 | 원산지 : 마다카스카르, 필리핀

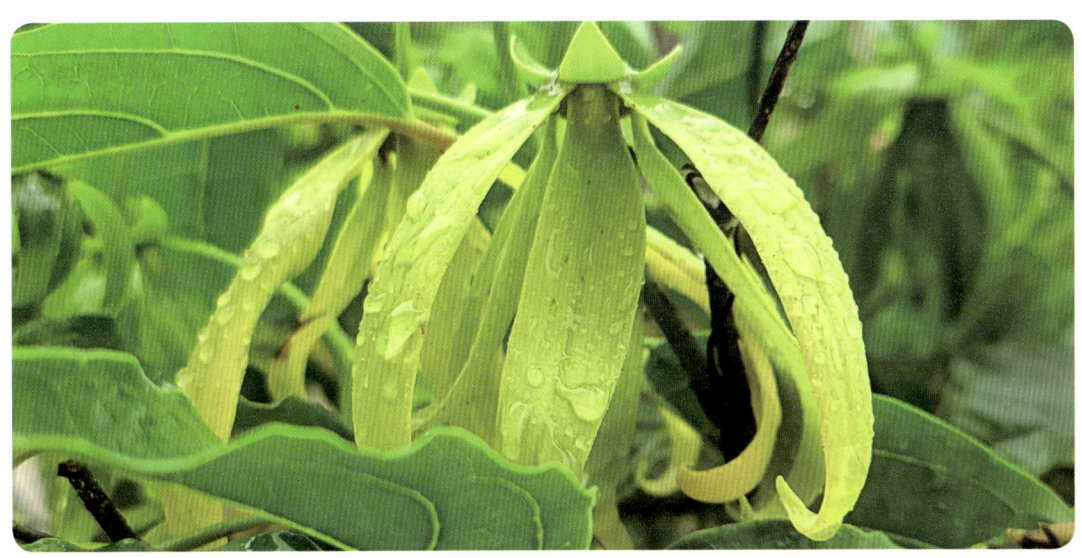

청열, 안심, 입안염증, 결막염과 속삭임

일랑일랑의 은은한 향기는
열기를 식혀주고
불안한 마음에 온기를 불어넣어
입안의 아픔과 눈가의 붉음마저
조용히 사라지게 하네
청열의 바람 속에
안심의 노래가 흐르고
작은 꽃잎 하나가 전하는 속삭임은
평화의 선율이 된다

주치(主治) 김길춘

말레이어로 '꽃 중의 꽃'이라는 뜻을 가진 일랑일랑은 필리핀 타갈로그어에서 유래되었습니다. 인도네시아와 필리핀이 원산지인 상록수로 35m 높이까지 자랍니다. 꽃잎은 작고 길쭉하며, 처음에는 녹색이었다가 시간이 지날수록 노란색으로 변하면서 향기도 진해집니다. 쟈스민과 비슷한 향이 나지만 가격이 저렴해서 '가난한 자의 쟈스민'으로도 불린답니다. 필리핀의 한마을에서 사랑하는 남녀가 양가 부모님의 반대를 이기지 못하고, 서로의 머리를 묶은 채로 바다에 뛰어들어 죽었는데, 그 자리에 일랑일랑 꽃이 피었다는 슬픈 전설도 있답니다. 필리핀에서 자생하던 일랑일랑을 아프리카 남동쪽 인도양에 있는 마다카스카르라는 섬나라에서 개량해서 재배합니다. 마다카스카르에서 재배하는 일랑일랑 꽃은 크고 깁니다. 신선한 꽃을 채취해서 물이나 수증기로 증류해서 에센셜 오일을 만듭니다.

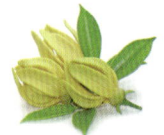

중약(中藥)

1) 중약명(中藥名) 일랑일랑 依蘭依蘭 (Yīlán Yīlán 이란 이란)

2) 성질평(性質平) 성질은 평합니다. (음의성질 약 60%, 양의성질 약 40%)

- 일랑일랑의 성질은 평해서, 몸이 차가운 음체질인 사람, 몸에 열이 있는 양 체질이거나 고혈압인 사람에 좋습니다.

3) 미신미고(味辛微苦) 맛은 맵고 약간 씁니다.

- 매운맛은 발산작용(發散作用)으로 인체 내의 열을 피부로 발산시키고 땀을 나게 하며,
  행기작용(行氣作用)으로 소화기관을 정상화 시켜 배 속의 가스를 배출합니다.
- 쓴맛은 사화작용(瀉火作用)으로 몸의 열을 내려주고, 조습작용(燥濕作用)으로 위장, 폐, 근육과 관절의 습(濕)을 말리며, 통변작용(通便作用)으로 대변을 잘 보게 합니다.

4) 귀경폐간(歸經肺肝) 폐, 간장의 경락으로 들어갑니다.

- 폐에 열이 있으면, 열이 나고, 마른기침을 하며 가래는 적고 끈적거리며 잘 뱉어지지 않습니다.
- 간이 울체되면, 정신적 자극으로 인해 감정이 억눌려 화와 한숨이 늘어납니다. 옆구리나 아랫배 등 간경(肝經)이 지나가는 부위가 당기는 듯 한 통증이 있으며, 여성들은 월경이 순조롭지 못합니다.

5) 효능(效能)

- **청열해독(清熱解毒)** 열을 내리고 독을 없애줍니다.
- **안신(安神)** 마음을 안정시키고 스트레스를 줄입니다.

6) 주치(主治)

- **인후종통(咽喉腫痛)** 목구멍이 부어오르고 아픕니다.
  감기, 인플루엔자, 세균 감염(예 인후염) 등으로 인해 발생
- **구강궤양(口腔潰瘍)** 입안에 염증이 생깁니다. 스트레스, 비타민 결핍, 알레르기 반응, 감염 등으로 발생
- **목적종통(目赤腫痛)** 눈이 붉고 아픕니다. 결막염, 각막염, 또는 알레르기 반응 등으로 발생

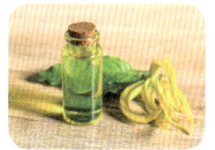

일랑일랑 에센셜 오일

1) 특성
- **향기 노트** 기본 노트 (Base Note) - 일랑일랑은 달콤한 꽃 향이 나며, 깊이 있는 향기를 제공합니다.
- **추출부위** 꽃
- **추출방법** 수증기 증류법
- **한국어 원료 성분 명** 일랑일랑꽃오일
- **알레르기 유발 성분** 리날룰, 제라니올, 파네솔, 벤질벤조에이트, 벤질살리실레이트

2) 주요 구성성분과 효능

■ **리날룰 Linalool 18.6%**
- **진정 효과** 리날룰은 스트레스와 불안을 줄이는 데 도움을 줄 수 있으며, 진정 효과로 인해 수면 개선에도 기여할 수 있습니다.
- **항염 효과** 염증을 감소시키는 데 효과적일 수 있어, 피부 염증이나 자극을 완화하는 데 도움을 줄 수 있습니다.
- **항균 작용** 여러 종류의 박테리아와 곰팡이에 대한 항균 효과가 있어, 감염 예방에 기여할 수 있습니다.
- **향기 요법** 아로마테라피에서 사용되며, 기분을 좋게 하고 이완을 돕는 데 효과적입니다.
- **피부 건강** 보습 및 피부 진정 효과가 있어 다양한 스킨케어 제품에 사용됩니다.

■ **벤질 아세테이트 benzyl acetate 17.4%**
- **항균 효과** 일부 연구에서 벤질 아세테이트가 항균 특성이 있다는 결과가 나타났습니다.
- **진정 효과** 아로마테라피에서 스트레스 완화 및 진정 효과를 위해 사용될 수 있습니다.

3) 일랑일랑 에센셜 오일의 효능

■ **피부**
- **항염 효과** 항염 성분이 있어 피부의 염증을 줄이는 데 도움을 줍니다.
- **피부 균형 조절** 피부의 유분과 수분 균형을 맞추어 여드름 발생을 줄이는 데 기여할 수 있습니다.
- **재생 촉진** 피부 세포 재생을 도와 더 건강한 피부로 가꾸는 데 도움을 줍니다.
- **진정 작용** 스트레스를 완화하고 피부를 진정시키는 효과가 있어, 민감한 피부에 적합합니다.

■ 두피

고혈압 탈모
- **혈액순환 개선** 혈액순환을 촉진하여 두피에 영양을 공급하는 데 도움을 줄 수 있습니다.
- **스트레스 완화** 스트레스를 줄여주어, 스트레스성 탈모에 도움을 줄 수 있습니다.

두피 건조증
- **보습 효과** 피부를 촉촉하게 해주고, 두피에 수분을 공급하여 건조함을 완화할 수 있습니다.
- **항염증 작용** 염증을 줄이는 효과가 있어 두피 건강을 개선하는 데 기여할 수 있습니다.

■ 바디
- **고혈압** 진정효과가 있어 스트레스를 줄이고 심신을 안정시켜 혈압 조절에 기여할 수 있습니다.
- **호르몬 조절** 호르몬 균형을 유지하는 데 도움을 주어 생리 주기를 조절하고, 불안감을 완화하는 데 도움을 줄 수 있습니다.
- **당뇨병** 직접적인 치료 효과는 없지만, 스트레스를 줄이거나 감정을 안정시키는 데 도움을 줄 수 있어 간접적으로 당뇨 관리에 기여할 수 있습니다.

■ 마인드
- **최음제** 성적 흥미를 높이는 데 도움을 줄 수 있어, 최음제로 사용됩니다.
- **향수** 독특한 향이 기분을 좋게 하고 감정을 진정시키는 효과가 있어 많은 향수의 원료로 활용되고 있습니다.
- **항우울증** 기분을 개선하고 우울증 증상을 완화하는 데 도움을 줄 수 있습니다.
- **스트레스** 스트레스를 줄이고 편안함을 주는 효과가 있어, 긴장을 완화하는 데 유용합니다.

4) 주의사항
- 임신 중이거나 수유 중인 경우 사용 전 전문가와 상담하세요.
- 일랑일랑의 향이 강하므로, 과도한 사용은 오히려 불쾌감을 유발할 수 있습니다.

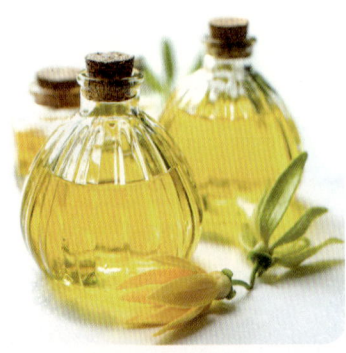

30. 자스민 익스트렉트 Jasmine Extract

| 영명 : Jasmine Extract | 학명 : Jasminum grandiflorum 또는 J. officinale
| 과명 : 물푸레나무과 | 원산지 : 이집트, 인도, 스리랑카, 동남아시아

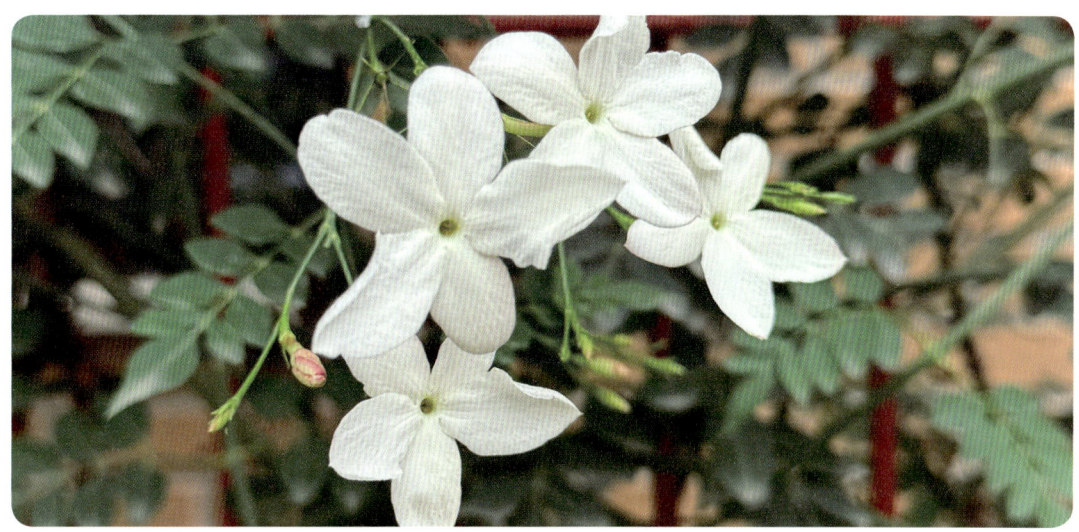

통증, 안신(安神)과 속삭임

자스민 향기 부드럽게 닿으면
통증의 그림자 사라지고
마음 깊은 곳에 편안함이 내려와
아픔도 멀어져가네
자스민의 손길에
소화의 리듬은 조용히 춤을 추고
몸과 마음에 평화가 찾아오네
안신의 빛과 같은 자스민의 노래에
불안과 걱정은 조용히 잠들고
잔잔한 바다처럼
맑게 시작하는 평온한 하루

주치(主治) 김길춘

줄기가 뻗어가는 넝쿨 식물로 흰색과 핑크색의 꽃을 가지고 있으며, 수백 가지가 넘는 다양한 종을 가지고 있습니다. 밤에 향기가 더욱 짙어지는 특성이 있어서 '밤의 여왕, 숲속의 달빛'이라고 부릅니다. 향이 좋아 고급 향수의 필수 원료로 많이 사용되고 있습니다. 필리핀의 웹이웹이 공주가 약혼자인 왕자 가린이 전쟁터에서 전사한 것을 슬퍼하다 병을 얻어 사망하고 말았는데, 그 공주의 무덤에서 자라난 꽃나무가 바로 말리 자스민이라는 전설이 전해져 내려오고 있습니다. 이 전설에서 필리핀 사람들은 옛날부터 말리 꽃으로 사랑의 맹세를 했다고 합니다.

카톨릭에서는 신성한 희망의 향기로 여겨 성모마리아에게 바쳤고, 별모양의 작은 꽃들이 천국을 상징한다고 믿었답니다. 인도의 아유르베다에서는 '여성을 위한 만능의 영약'이라 말합니다. 해가 뜨기 전에 꽃을 채취해서, 바로 용매제를 이용하여 종류별로 알코올 추출법이나 냉침법으로 에센셜 오일을 추출합니다.

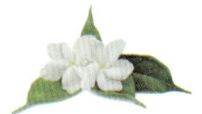

중약(中藥)

(1) 중약명(中藥名) 자스민 익스트렉트 茉莉花提取物 (mòlìhuā tíqǔwù 모리화)

2) 성질평(性質平) 성질은 평합니다. (음의성질 약 60~70%, 양의성질 약 30~40%)

- 자스민의 성질은 평하여서, 몸이 차가운 음 체질이거나 저혈압인 사람, 몸에 열이 있는 양 체질이거나 고혈압인 사람에 좋습니다.

3) 미신미감(味辛微甘) 맛은 맵고 약간 답니다.

- 매운맛은 발산작용(發散作用)으로 인체 내의 열을 피부로 발산시키고 땀을 나게 하며, 행기작용(行氣作用)으로 소화기관을 정상화 시켜 배 속의 가스를 배출합니다.
- 단맛은 보기작용(補氣作用)으로 기운 나게 하고, 보혈작용(補血作用)으로 혈을 생기게 하며, 화중작용(和中作用)으로 위와 장을 편안하게 하고, 완급작용(緩急作用)으로 통증을 멎게 합니다.

4) 귀경비위간(歸經脾胃肝) 비, 위, 간장의 경락으로 들어갑니다.

- 비장에 열이 있으면, 입술은 붉고, 몸과 근육이 마르며, 음식을 적게 먹어도 소화를 잘 시키지 못하고 헛배가 부릅니다.
- 위장에 열이 있으면, 입 안이 마르고 갈증이 나며, 음식을 많이 먹으면 속이 메슥거리고 구역질이 납니다.
- 간이 울체되면, 정신적 자극으로 인해 감정이 억눌려 화와 한숨이 늘어납니다. 옆구리나 아랫배 등 간경(肝經)이 지나가는 부위가 당기는 듯이 한 통증이 있으며 여성들은 월경이 순조롭지 못합니다.

5) 효능(效能)

- **행기지통(行氣止痛)** 기를 소통시키고 통증을 멎게 합니다.
- **해울산결(解鬱散結)** 기운이 막혀있거나 울체된 상태를 풀어 흩어지게 합니다.
- **온중화위(溫中和胃)** 위장을 따뜻하게 해주고 편안하게 해줍니다.
- **이기안신(理氣安神)** 기를 다스려 정신을 편안하게 합니다.

6) 주치(主治)

- **하리복통(下痢腹痛)** 대변(大便)에 피고름이 섞여 설사 할 때 배가 아픕니다. 감염, 식중독, 소화기 질환, 약물중독 등
- **결막염(結膜炎)** 눈의 결막에 염증이 생깁니다. 바이러스 결막염, 세균성 결막염, 알레르기성 결막염 등
- **창독(瘡毒)** 상처나 염증으로 인해 발생하는 독소를 의미합니다. 피부 감염이나 상처의 감염으로 인해 발생. 통증, 부기, 발열 등의 증상이 나타날 수 있음

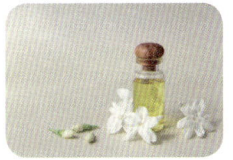

자스민 익스트렉트 에센셜 오일

1) 특성

- **향기 노트** 기본 노트 (Base Note) - 자스민 익스트렉트 에센셜 오일은 따뜻하고 달콤한 향으로, 우아함과 매력을 전달합니다.
- **추출부위** 꽃
- **추출방법** 용매추출법
- **한국어 원료 성분 명** 스페인자스민꽃추출물
- **알레르기 유발 성분** 벤질알코올, 리날룰, 제라니올 유제놀, 벤질벤조에이트

2) 주요 구성성분과 효능

■ **벤질 벤조에이트 benzyl benzoate(+Phytol) 24.55%**

- **항균 및 항진균 효과** 벤질 벤조에이트는 특정 박테리아와 곰팡이에 대해 효과적인 항균제입니다.
- **피부 질환 치료** 피부의 가려움증을 완화하고, 특정 피부 질환에 사용됩니다.

■ **벤질 아세테이트 Benzyl acetate 22.09%**

- **항균성** 일부 연구에서는 벤질 아세테이트가 항균 효과가 있음을 보여주었습니다. 이는 감염 예방에 도움을 줄 수 있습니다.
- **진정 효과** 벤질 아세테이트는 아로마테라피에서 스트레스 완화 및 이완을 돕는 성분입니다.

3) 자스민 익스트렉트 에센셜 오일의 효능

■ **피부**

- **항노화 효과** 피부의 탄력을 개선하고 주름을 줄이는 데 도움을 줍니다.
- **보습** 건조함을 방지하고 부드럽고 촉촉한 피부를 유지하는 데 기여합니다.
- **피부 진정** 염증을 줄이고 피부를 진정시키는 효과가 있어 민감한 피부에도 적합합니다.

- ■ 바디
  - **자궁 강장** 자궁의 건강을 지원하고, 생리주기를 조절하는 데 도움을 줄 수 있다는 연구 결과가 있습니다.
  - **통경(생리통) 완화** 진정효과가 있어 생리통을 완화하는 데 도움을 줄 수 있습니다.
- ■ 마인드
  - **항우울증 효과** 신경계를 안정시켜 스트레스를 줄이는 데 도움을 줄 수 있습니다.
  - **최음작용** 자스민의 향기는 감각을 자극하고 기분을 좋게 만들어 성적인 에너지를 높이는 데 도움을 줄 수 있습니다.
  - **이완 효과** 스트레스를 해소하고 긴장을 풀어주어 불안감을 줄이고 편안함을 줍니다.

4) 주의사항

- 피부에 원액을 사용하는 것을 금지합니다.
- 아토피, 건선피부, 민감 피부, 알레르기가 있는 경우에는 사용하지 않는 것이 좋습니다.

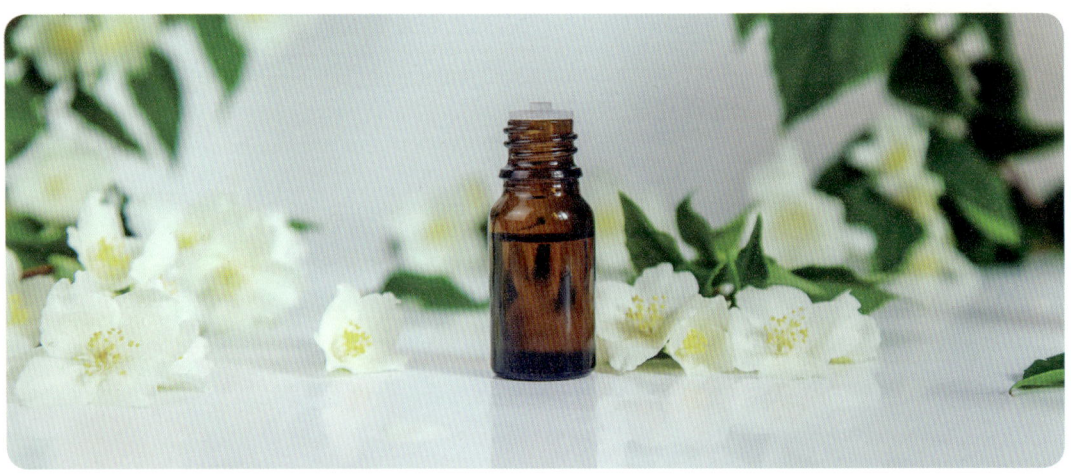

31. 제라늄버번 Geranium Bourbon
(제라늄 버본)

영명 : Geranium Bourbon | 학명 : Pelargonium graveolens
과명 : 쥐손이풀 과 | 원산지 : 남아프리카, 유럽

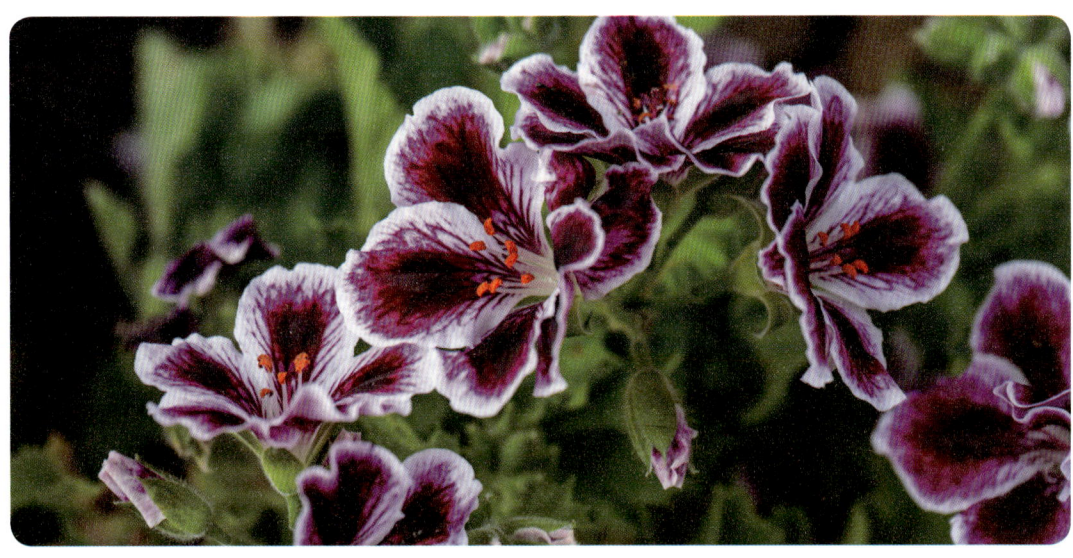

관절염, 부종, 피부가려움과 속삭임

부어오른 발목 무거워진 몸짓
부종이 몰려와 숨을 막을 때
제라늄 버번 에센셜 오일 한 방울이
고통을 녹여주네
아픈 관절의 뻣뻣한 시간 속에
어루만지듯 스며드는 향기
따스한 바람처럼 퍼져 나가
마음까지 부드럽게 감싸 안네
제라늄향기 피부에 닿으면
붓기와 통증은 서서히 사라지고
돌아오는 생기
자연의 힘으로 다시 일어나
행복의 걸음으로 오늘도 노래하네

주치(主治) 김길춘

제라늄은 여러해살이 수목으로 크기는 1m까지 자라며 작은 핑크빛의 꽃을 가지고 있습니다. 남아프리카가 원산지이며 자연종과 교배종을 합쳐 수천 가지의 종류가 있습니다. 식물 전체에서 향기가 납니다. 씨앗이 황새의 부리를 닮았다 하여 황새를 뜻하는 그리스어인 'Pelargos'에서 제라늄속의 총칭인 'Pelargonium'이 탄생했습니다. 로즈향이 나는 로즈 제라늄은 가장 많이 알려진 품종으로, 모기를 쫓아내는 풀이라 해서 구문초라고도 부릅니다. 제라늄 버번은 아프리카 남동부 마다가스카르섬 동쪽 해상에 있는 레이지옹의 버번지역에서 대량 재배되어 생산된 제라늄 오일을 말합니다. 향이 우수하여 인기가 많아 고급 향수와 화장품의 필수적인 원료가 되었습니다. 1819년 프랑스의 화학자 콘스탄트 레클루즈가 제라늄 잎을 처음으로 증류하기 시작했습니다. 잎과 줄기, 꽃을 수확해 수증기 증류법으로 오일을 추출하며, 아로마테라피에서는 버번타입을 주로 사용합니다.

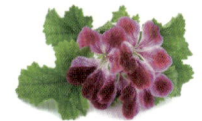

중약(中藥)

1) 중약명(中藥名) 제라늄버번 波旁天竺葵 (Bōpáng Tiānzhúqúi 보팡 티안주취)

2) 성질한(性質寒) 성질은 차갑습니다. (음의성질 약 70%, 양의성질 약 30%)

- 제라늄은 차가운 성질이 강해서, 몸에 열이 있는 양체질 사람에게 좋습니다.
  또한 혈압에 상관없이 사용 가능합니다.

3) 미신고(味辛苦) 맛은 맵고 씁니다.

- 매운 맛은 행기작용(行氣作用)으로 폐와 위장 기능을 정상적으로 해주고 습담을 없애 줍니다.
- 쓴맛은 사화작용(瀉火作用)으로 몸의 열을 내려주고, 조습작용(燥濕作用)으로 위장, 폐, 근육과 관절의 습(濕)을 말리며, 통변작용(通便作用)으로 대변을 잘 보게 합니다.

4) 귀경폐간신(歸經肺肝腎) 폐, 간, 신장의 경락으로 들어갑니다.

- 폐에 음액이 부족하고 열이 있으면, 마른기침을 하고, 기침할 때 가래가 거의 없거나 아니면 끈적끈적한 가래가 있다. 가래에 피가 섞일 때도 있고 목이 쉽니다.
- 간에 열이 있으면, 머리가 어지럽고 아프며, 얼굴과 눈이 붉고, 입이 쓰며 화를 잘 냅니다.
- 신장에 음액이 부족하고 열이 있으면, 머리가 어지럽고 귀에서 소리가 잘 납니다. 허리와 무릎이 나른하고 힘이 없으며 치아도 흔들립니다.

5) 효능(效能)

- **거제풍습(祛除風濕)** 풍(風)과 습(濕)을 없애 줍니다.
- **활혈지혈(活血止血)** 혈액순환을 활발하게 하여 출혈을 멎게 해줍니다

6) 주치(主治)

- **거풍제습(祛風除濕)** 바람과 습기를 제거하여 몸의 건강을 회복합니다. 관절통, 부종, 감기
- **등거습지양(祛濕止痒)** 피부에 있는 풍사를 없애 주고 가려움을 없애 줍니다.
- **자양피부(滋養皮膚)** 피부를 건강하고 탄력 있게 유지하는 데 필요한 영양을 공급해 줍니다.

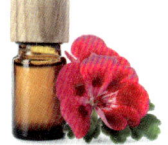

제라늄 버번 에센셜 오일

1) 특성

- **향기 노트** 중간 노트 (Middle Note) - 제라늄 버번은 장미와 유사한 달콤하고 꽃향기 나며 일반적으로 부드럽고 복합적인 향이 특징입니다.
- **추출부위** 꽃, 잎, 줄기
- **추출방법** 수증기 증류법
- **한국어 원료 성분 명** 센티드제라늄잎오일
- **알레르기 유발 성분** 리날룰, 시트로넬올, 제라니올

2) 주요 구성성분과 효능

■ **시트로넬올(Citronellol)**

- **항균 효과** 시트로넬올은 항균 특성이 있어 박테리아와 곰팡이에 대한 억제 효과가 있습니다.
- **피부 진정** 염증을 완화하고 피부를 진정시키는 데 도움을 줄 수 있습니다.
- **스트레스 완화** 아로마테라피에서 사용될 때 스트레스를 줄이고 기분을 좋게 하는 데 기여할 수 있습니다.

■ **리나롤(Linalool)**

- **항염 효과** 리나롤이 염증을 줄이는 데 도움을 줄 수 있다는 연구결과가 있습니다.
- **항균 효과** 특정 박테리아와 곰팡이에 대한 항균 작용을 나타내는 것으로 알려져 있습니다.
- **피부 건강** 피부 자극을 완화하고 치유를 촉진하는 데 도움을 줄 수 있습니다.

3) 제라늄 버번 에센셜 오일의 효능

■ **피부**

- **피지 분비 조절** 피부의 유분 균형을 맞춰주어 과도한 피지 분비를 줄여줍니다.
- **여드름** 여드름 발생을 예방하고, 염증을 완화하여 깨끗한 피부를 유지하는 데 도움을 줍니다.
- **수렴작용** 피부를 탄력 있게 하고 모공을 축소시키는 효과가 있습니다.
- **염증성 피부** 염증을 진정시키고, 자극 받은 피부를 완화하는 데 효과적입니다.
- **피부 정화** 피부의 불순물을 제거하고 청결하게 유지하는 데 도움이 됩니다.
- **모든 피부 타입** 모든 피부 타입에 적합하여 사용이 가능합니다.
- **피부 탄력** 피부 탄력을 개선하고 노화 방지에 기여합니다.

■ **바디**
- **부신피질 호르몬** 스트레스 감소와 관련된 호르몬의 균형에 도움을 줄 수 있습니다.
- **해독** 림프 시스템을 자극하여 몸의 해독 과정을 돕는다고 알려져 있습니다.
- **노폐물 배설** 신진대사를 촉진하고 노폐물이 체내에 쌓이는 것을 방지하는 데 도움을 줄 수 있습니다.
- **부종** 항염 작용이 있어 부종 완화에 도움을 줄 수 있습니다.
- **내분비 촉진** 호르몬 균형을 유지하고 내분비선의 기능을 도와 생리 주기를 조절하는 데 기여합니다.
- **림프 순환** 림프의 흐름을 원활하게 하여 체내의 독소 배출을 촉진합니다.
- **생리통 및 생리불순** 진정 효과가 있어 생리통을 완화하고 생리 주기를 조절하는 데 도움을 줄 수 있습니다.

■ **마인드**
- **신경 안정** 감정적 스트레스와 불안을 줄여줍니다.
- **기분 개선** 기분을 좋게 하고 긍정적인 에너지를 증진시킵니다.
- **항우울 효과** 우울증 증상을 완화하는 데 도움을 줄 수 있습니다.

4) 주의사항
- 임신 초기나 호르몬 계통의 암환자인 경우 사용 전에 전문가와 상담하는 것이 좋습니다.

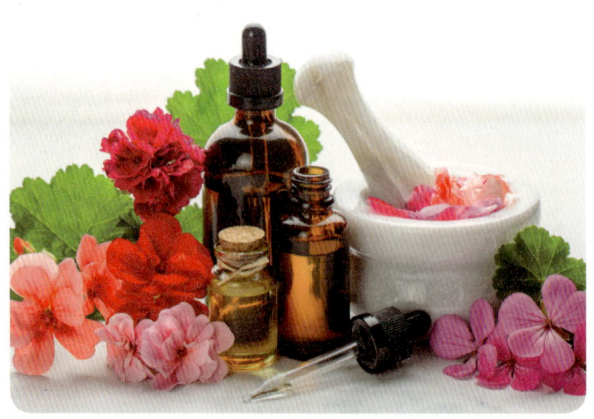

32. 주니퍼 베리 Juniper Berry

영명 : Juniper berry | 학명 : Juniperus communis
과명 : 측백나무 과 | 원산지 : 불가리아, 헝가리, 동유럽

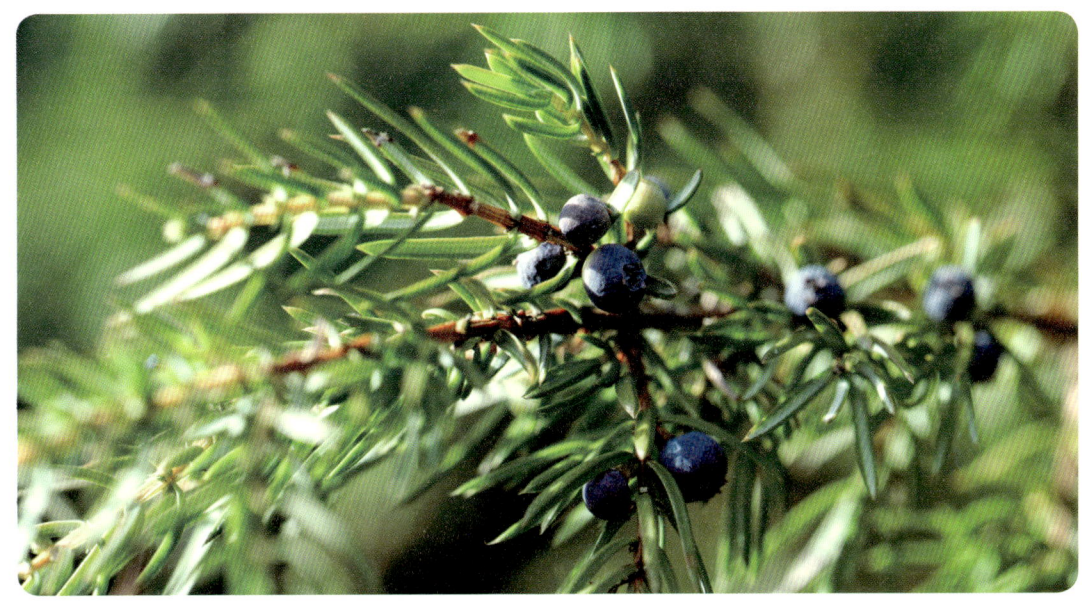

관절염, 안신(安神)과 속삭임

숲속의 숨결을 가득 담은 주니퍼 향기가
차가운 뼈마디를 부드럽게 감싸고
에센셜 오일 한 방울은
류마티스의 아픔에 따스한 위로가 된다
바람 따라 들려오는 자연의 노래에
멀어지는 통증과 마음의 편안함
오늘도 주니퍼베리와 함께
희망에 빛나는
건강의 길을 걸어가리라

주치(主治) 김길춘

주니퍼베리 나무는 측백나무과 상록관목으로 높이는 12m까지 성장합니다. 유럽의 향나무로 두송이라고도 하며, 한국에서는 노간주나무라 합니다.

열매는 작고 둥글며 푸른색을 띱니다. 과육안에 종자가 들어있는 형태를 가지고 있어 주니퍼 베리라 부릅니다. 유럽과 북아메리카에서 원주민들이 오래전부터 약용으로 사용하였습니다.

고대 그리스, 로마에서는 소독용으로 썼으며, 중세 유럽에서는 흑사병에 좋다고 하여 가지를 태워 공기를 정화하는 데 썼다고 합니다.

향신료로 사용하며, 익은 열매를 갈아서 건조 후에 에센셜 오일을 추출합니다.

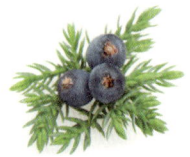

중약(中藥)

1) 중약명(中藥名) 주니퍼 베리 杜松子浆果 (dù sōng zǐ jiāng guǒ 두송자 장과)

2) 성질평(性質平) 성질은 평합니다. (음의성질 약 60%, 양의성질 약 40%)

- 주니퍼 베리의 성질은 평하여서, 몸에 열이 있는 양체질이나 몸이 차가운 음체질에 좋습니다.

3) 미신감(味辛甘) 맛은 맵고, 단맛이 납니다.

- 매운 맛은 행기작용(行氣作用)으로 장부의 기를 돌게 하여 호흡을 정상화 시킵니다.
- 단맛은 보기작용(補氣作用)으로 기운 나게 하고, 보혈작용(補血作用)으로 혈을 생기게 하며, 화중작용(和中作用)으로 위와 장을 편안하게 하고, 완급작용(緩急作用)으로 통증을 멎게 합니다.

4) 귀경심간비위방광(歸經心肝脾胃膀胱) 심, 간, 비, 위, 방광의 경락으로 들어갑니다.

- 심장에 열이 있으면, 가슴이 답답하고 잠을 잘 이루지 못합니다.
- 간에 열이 있으면, 머리가 어지럽고 아프며, 얼굴과 눈이 붉고, 입이 쓰며 화를 잘 냅니다.
- 비장에 열이 있으면, 입술은 붉고, 몸과 근육이 마르며, 음식을 적게 먹어도 소화를 잘 시키지 못하고 헛배가 부릅니다.
- 위장에 열이 있으면, 입 안이 마르고 갈증이 나며, 음식을 많이 먹으면 속이 메스껍고 구역질이 납니다.
- 방광 기능이 허약하면, 소변을 잘 참지 못하고 자주 보고, 시원하게 잘 나오지 않습니다.

5) 효능(效能)

- 령심안신(靈心安神) 마음을 안정시키고 정신을 편안하게 합니다.
- 익기건비(益气健脾) 기운을 보충하고 비장을 건강하게 합니다.
- 이수(利水) 소변을 잘 보게 합니다.

6) 주치(主治)

- 풍습관절통(风湿关节痛) 바람과 습으로 관절에 발생하는 통증입니다.
  류마티스 질환이나 다른 염증성 질환
- 신허수종(腎虛水腫) 신장 기능 저하로 체내 수분 조절이 원활하지 못해 부종이 있습니다.

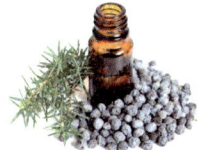

주니퍼 베리 에센셜 오일(Juniper berry Essential oil)

1) 특성

- **향기 노트** 중간 노트 (Middle Note) - 주니퍼 베리의 향기는 상쾌하고 약간 나무 향이 느껴지며, 달콤한 향이 조화롭게 어우러져 있습니다.
- **추출부위** 열매
- **추출방법** 수증기 증류법
- **한국어 원료 성분 명** 두송열매오일
- **알레르기 유발 성분** 리모넨

2) 주요 구성성분과 효능

■ **알파 피넨 Alpha-pinene 33.7%**

- **항염 효과** 알파 피넨은 염증을 줄이는 데 도움을 줄 수 있으며, 관절염과 같은 염증성 질환에 긍정적인 영향을 미칠 수 있습니다.
- **호흡기 건강** 기도를 확장하고 호흡을 원활하게 하는 데 도움을 줄 수 있어, 천식이나 코막힘 같은 호흡기 문제에 유익할 수 있습니다.
- **항균 및 항바이러스 효과** 특정 세균이나 바이러스에 대한 항균 작용을 보여주어 감염 예방에 도움을 줄 수 있습니다.
- **정신적 명료성** 집중력을 높이고 기분을 개선하는 데 도움을 줄 수 있어, 정신적 피로를 줄이는 데 기여할 수 있습니다.
- **소화 촉진** 위장 건강에도 긍정적인 영향을 미쳐 소화 기능을 개선할 수 있습니다.

■ **사비넨 Sabinene 27.6%**

- **항염증 작용** 염증을 줄이는 데 도움을 줄 수 있습니다.
- **항산화 효과** 세포 손상을 방지하고 노화 과정을 늦추는 데 기여할 수 있습니다.
- **항균 특성** 특정 박테리아와 곰팡이에 대한 억제 효과가 있을 수 있습니다.
- **소화 개선** 소화계 건강을 지원하는 데 도움을 줄 수 있습니다.

3) 주니퍼 베리 에센셜 오일(Juniper berry Essential oil)의 효능

■ 피부

- **지루성 피부** 항균 및 항염 효과가 있어 지루성 피부의 염증을 줄이고 피부 상태를 개선하는 데 도움을 줄 수 있습니다.
- **여드름 피부** 피지 조절에 도움을 주며, 여드름을 유발하는 박테리아를 억제하는 데 효과적입니다.
- **습진** 피부의 염증을 완화하고 가려움증을 줄여 습진 증상을 완화하는 데 유용합니다.
- **지루성 두피** 두피의 기름기 조절 및 염증 완화에 도움을 주어 지루성 두피 개선에 효과적입니다.
- **비듬** 항균 성분이 비듬의 원인균을 억제하고 두피 건강을 개선하는 데 도움이 됩니다.

■ 바디

- **고혈압** 혈압을 낮추는 데 도움을 줄 수 있습니다.
- **정맥류** 혈액 순환을 개선하여 정맥류 증상을 완화할 수 있습니다.
- **셀룰라이트 분해** 지방 분해를 촉진하여 셀룰라이트 감소에 기여할 수 있습니다.
- **이뇨작용** 체내 수분 배출을 촉진하여 부종을 완화합니다.
- **혈액 정화** 혈액을 정화하고 독소를 제거하는 데 도움을 줍니다.
- **비뇨기 살균소독** 비뇨기계의 감염 예방 및 치료에 유용합니다.
- **관절염 및 류머티즘** 염증을 줄이고 통증을 완화하는 데 도움을 줄 수 있습니다.
- **발과 다리 부종** 부종 완화에 효과적입니다.

4) 주의사항

- 영유아, 임산부에게 사용하지 않습니다.

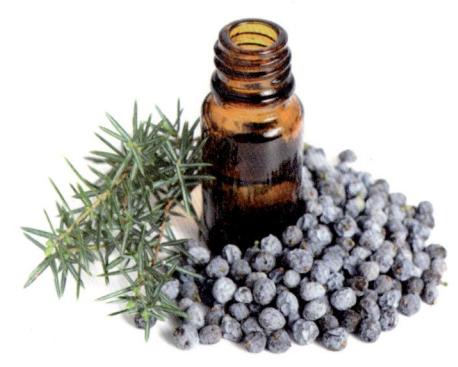

33. 진저 Ginger (생강)

| 영명 : Ginger | 학명 : Zingiber officinale
| 과명 : 생강과/여러해살이풀 | 원산지 : 인도, 스리랑카, 베트남

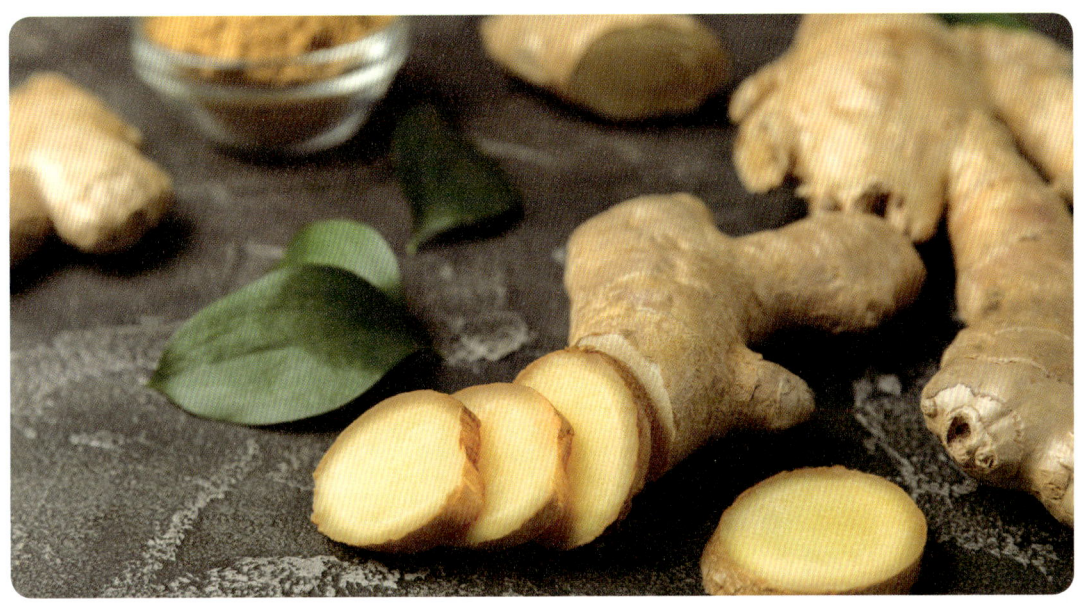

감기, 콧물, 기침과 속삭임

코끝이 시리도록 찬바람 부는 아침
따뜻한 생강의 향기가 몸을 감싸 안는다
진저의 손길이 닿을 때마다
가슴속엔 온기와 위로가 퍼진다
거친 숨결과 마른기침에도 흔들리지 않고
생강의 힘으로 토해내는 평안한 숨
차 한 잔에 머문 진저의 목소리
감기에게 안녕을 속삭이면
마음의 노래가 생강과 함께 춤춘다

주치(主治) 김길춘

진저는 생강과의 여러해살이풀로 동남아시아가 원산지입니다. 식물의 높이는 20~30cm까지 자라고, 잎은 두 줄로 배열되어 있습니다. 15℃ 이하의 온도에서는 자라지 못하며, 덩어리 모양의 뿌리는 황색을 띱니다.

한국에서는 꽃이 피지 않고, 열대 지방에서는 8월에 길이 20~25cm의 줄기에 꽃이 핍니다.

고대부터 향신료 및 약재로 사용됐습니다.

한방에서는 뿌리줄기 말린 것을 약재로 쓰고, 아로마테라피에서는 증기 증류법을 이용해 에센셜 오일로 추출해 사용합니다. 향이 강한 향신료입니다.

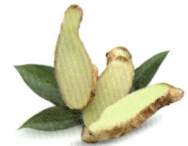

중약(中藥)

1) 중약명(中藥名) 생강 生薑 (jiāng 생강)

2) 성질온(性質溫) 성질은 따뜻합니다. (양의성질 약 70~80%, 음의성질 약 20~30%)
- 생강은 따뜻한 성질이 강하므로, 몸이 차가운 음 체질이거나 저혈압인 사람에 좋습니다.

3) 미신(味辛) 맛은 맵습니다.
- 매운맛은 발산작용(發散作用)으로 인체 내의 열을 피부로 발산시키고 땀을 나게 하며, 행기작용(行氣作用)으로 소화기관을 정상화 시켜 배 속의 가스를 배출합니다.

4) 귀경폐비위(歸經肺脾胃) 폐, 비, 위장의 경락으로 들어갑니다.
- 폐에 찬 기운이 있으면, 맑은 콧물이 흐르고, 기침을 할 때 묽은 가래가 많으며, 땀이 나지 않습니다.
- 비장에 양기가 부족하고 습하면, 소화불량으로 식욕부진, 구토, 설사를 합니다.
- 위장 기능이 약하거나 차면, 헛배가 부르고 음식 먹을 생각이 없으며 음식을 먹어도 소화가 잘되지 않고 트림합니다.

5) 효능(效能)
- **해표산한(解表散寒)** 몸을 따뜻하게 하여 몸에 있는 찬 기운을 없애줍니다.
- **온중지구(溫中止嘔)** 위장을 따뜻하게 하고 구토증을 멎게 합니다.
- **온폐지해(溫肺止咳)** 폐를 따뜻하게 하여 기침을 멎게 합니다.

6) 주치(主治)
- **풍한감모(风寒感冒)** 찬 바람을 쐬어 감기 걸렸습니다. 발열과 오한, 기침과 콧물, 근육통
- **등위한구토(胃寒呕吐)** 배가 차서 토합니다. 찬 음식이나 음료, 차가운 환경에 노출
- **한담해수(寒痰咳嗽)** 한기와 담이 결합하여 발생하는 기침을 의미합니다. 찬 공기나 차가운 음식을 섭취한 후에 발생 기침과 함께 가래가 나오거나 목이 간질거리는 증상
- **어해중독(鱼蟹中毒)** 생선, 해산물, 게를 먹고 식중독에 걸립니다.

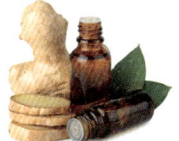

진저 에센셜 오일(Ginger Essential oil)

1) 특성

- **향기 노트** 기본 노트 (Base Note) - 나무냄새와 알싸한 향의 진저는 따뜻한 느낌을 주어, 감정적으로 안정감을 느끼게 합니다.
- **추출부위** 뿌리
- **추출방법** 수증기 증류법/껍질째 추출
- **한국어 원료 성분 명** 생강오일
- **알레르기 유발 성분** 시트랄, 리날룰, 리모넨

2) 주요 구성성분과 효능

■ **베타 비사볼렌 beta bisabolene 20.1~60.4%**

- **항염증 효과** 염증을 줄이는 데 도움을 줄 수 있습니다.
- **항균 작용** 특정 세균이나 곰팡이에 대한 저항력이 있어 감염 예방에 기여할 수 있습니다.
- **항산화 작용** 자유 라디칼을 제거하여 세포 손상을 방지하는 데 도움을 줄 수 있습니다.
- **피부 건강** 피부 진정 효과가 있어 화장품에 자주 사용됩니다.

■ **아르큐쿠민 arcurcumeme 5.7~17.7%**

- **항염증 효과** 아르큐쿠민은 염증을 줄이는 데 도움을 줄 수 있습니다.
- **항산화 작용** 자유 라디칼을 제거하여 세포 손상을 예방하는 데 기여합니다.
- **면역 체계 강화** 면역 기능을 개선하는 데 도움이 될 수 있습니다.
- **소화 개선** 소화 효소의 분비를 촉진하여 소화 건강에 기여합니다.
- **신경 보호 효과** 뇌 건강을 지원하고 신경 퇴행성 질환 예방에 도움을 줄 수 있습니다.

3) 진저(생강) 에센셜 오일의 효능

■ **바디**

- **체지방 분해** 신진대사를 촉진하여 체지방 감소에 도움을 줄 수 있습니다.
- **혈액 순환 촉진** 혈액 순환을 개선하여 전반적인 혈액 흐름을 원활하게 합니다.
- **소화기 강장제** 소화 기능을 개선하고 소화 불량 증상을 완화하는 데 효과적입니다.
- **근육 통증 완화** 근육의 긴장을 완화하고 통증을 줄이는 데 도움을 줄 수 있습니다.
- **좌상 및 관절 통증** 염증을 줄이고 통증을 완화하는 데 효과적입니다.
- **유행성 독감 및 감기** 항바이러스 성질로 인해 감기와 독감 예방 및 완화에 기여할 수 있습니다.
- **편도선염** 염증을 줄이고 통증을 완화하는 데 도움을 줍니다.
- **노폐물 제거** 장기적으로 쌓인 독소를 배출하여 신체 기능을 개선할 수 있습니다.
- **수족냉증 개선** 몸을 따뜻하게 하여 수족냉증 증상을 완화하는 데 효과적입니다.

■ **마인드**

- 집중력 강화, 피로 회복에 도움을 줍니다.

4) 주의사항

- 얼굴 피부에 사용하지 않는 것이 좋습니다.

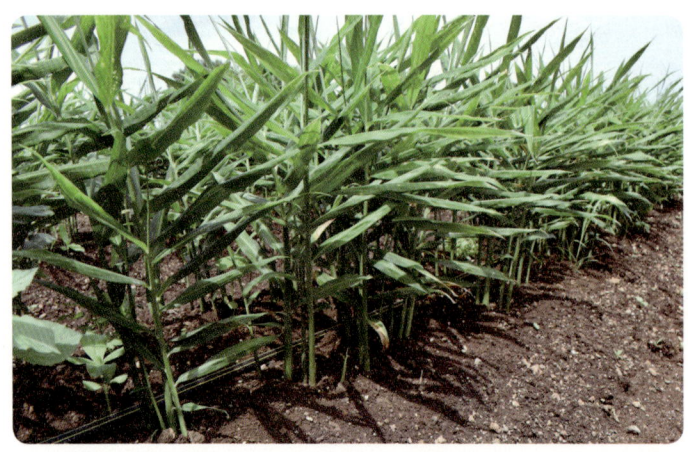

34. 카라웨이 Carawy (캐러웨이, 커민)

| 영명 : Caraway | 학명 : carum carvi
| 과명 : 산형화 과 | 원산지 : 헝가리, 핀란드, 이집트

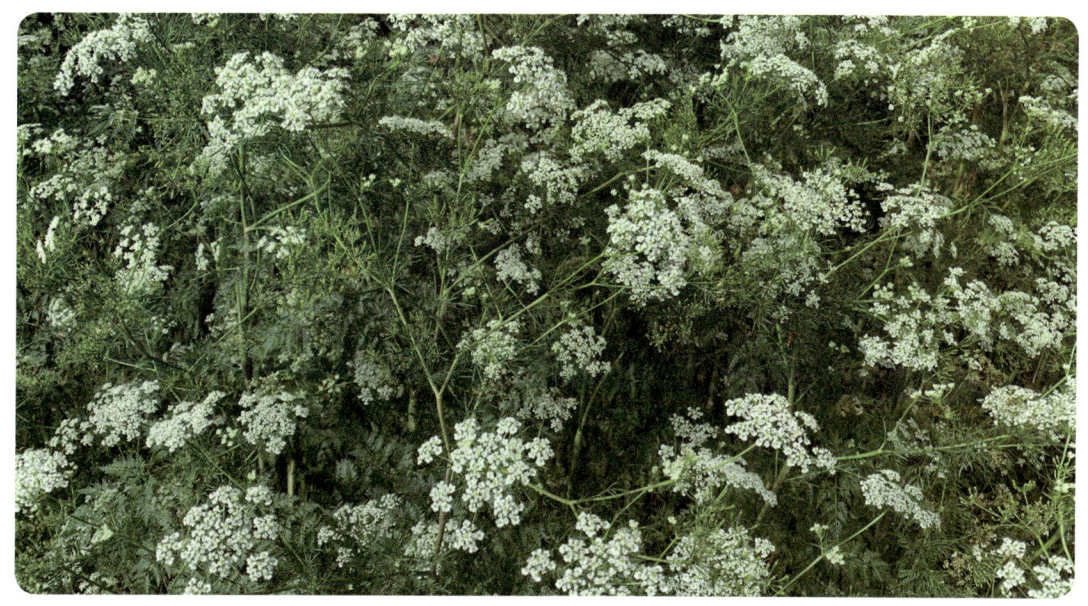

소화불량, 복통과 속삭임

부드럽게 퍼지는 카라웨이 향기에
답답했던 속이 풀리고
복통이 사라진다
쓸개가 아플 때도
소화가 어려울 때도
속 깊이 스며들어 안아주네
향긋한 씨앗의 힘으로
내 몸의 노래가 다시 시작되면
카라웨이와 함께
편안하고 상쾌한 하루를 시작하리라

주치(主治) 김길춘

중부와 북부 유럽에서 흔하게 볼 수 있는 미나리과에 속하는 허브 식물입니다.

2년 초로 높이는 50~60cm 정도 자라고, 6~7월에 여러 개의 짧은 꽃자루들이 한곳에서 우산살처럼 퍼져나가는 형태인 산형화서(繖形花序) 모양의 흰색 꽃이 핍니다. 회향이나 당근과 비슷하게 생겼으며, 편안한 향이 납니다. 열매를 맺으려면 2년이라는 시간이 걸립니다.

익히지 않은 캐러웨이는 단맛은 없고 쓴맛이 납니다. '초원의 커민(cumin des prés)', '가짜 회향씨(faux anis)' 혹은 '산에서 나는 커민(cumin des montagnes)'이라고도 불리고 있습니다. 성경에는 하나님께 드리는 십일조 품목으로 기록되어 있습니다. 캐러웨이의 가장 주목할 만한 효능 중 하나는 소화 효능입니다 길쭉한 모양의 갈색 씨를 말려서 향신료로 사용합니다.

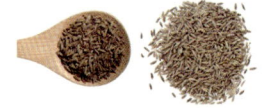

중약(中藥)

1) 중약명(中藥名) 카라웨이 香菜 (xiāng cài 샹차이)

2) 성질온(性質溫) 성질은 따뜻합니다. (음의 성질 약 30%, 양의 성질 약 70%)
- 카라웨이는 따뜻한 성질이 강하므로, 몸이 차가운 음 체질이거나 저혈압인 사람에 좋습니다.

3) 미미신(味微辛) 맛은 약간 맵습니다.
- 매운맛은 발산작용(發散作用)으로 인체 내의 열을 피부로 발산시키고 땀을 나게 하며, 행기작용(行氣作用)으로 소화기관을 정상화 시켜 배 속의 가스를 배출합니다.

4) 귀경신위(歸經腎胃) 신, 위장의 경락으로 들어갑니다.
- 신장에 음액과 양기가 부족하면, 허리와 무릎이 시큰거리면서 아프고, 머리가 어지럽고 귀가 잘 들리지 않으며, 머리카락이 빨리 희고 빠집니다.
- 위장기능이 약하거나 차면, 헛배가 부르고 음식 먹을 생각이 없으며 음식을 먹어도 소화가 잘되지 않고 트림을 합니다.

5) 효능(效能)
- **이기개위(理氣開胃)** 위장을 편안하게 해줍니다.
- **산한지통(散寒止痛)** 찬 기운을 없애 주고, 통증을 멎게 해줍니다.

6) 주치(主治)
- **위통(胃痛)** 배가 아픕니다. 소화불량, 위염, 위궤양, 스트레스 등
- **복통(腹痛)** 배 아픕니다. 소화 불량, 장염, 위염, 스트레스, 과식 등
- **소장산기(小腸疝氣)** 소장의 열이 고환까지 진행되었습니다.

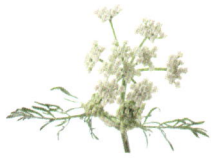

카라웨이 에센셜 오일(Caraway Essential oil)

1) 특성

- **향기 노트** 중간 노트 (Middle Note) - 캐러웨이 에센셜 오일은 약간 스파이시한 향을 가지고 있습니다.
- **추출부위** 씨앗(열매, 종자, 씨)
- **추출방법** 수증기 증류법(햇볕에 건조 후 갈아서 10시간)
- **한국어 원료 성분 명** 캐러웨이열매오일
- **알레르기 유발 성분** 리모넨, 리날룰, 제라니올, 시트랄

2) 구성성분과 효능

■ **카르본 (Carvone) 50~60%**

- **소화 개선** 소화 효소의 분비를 촉진하여 소화 불량이나 복통을 완화하는 데 도움을 줄 수 있습니다.
- **항균 작용** 일부 세균과 곰팡이에 대해 항균 효과가 있어 감염 예방에 기여할 수 있습니다.
- **항산화 작용** 자유 라디칼을 제거하는 데 도움을 줄 수 있어, 세포 손상을 방지하는 데 기여할 수 있습니다.

■ **리모넨 Limonene 40~50%**

- **항산화 효과** 리모넨은 자유 라디칼을 제거하는 항산화 작용을 통해 세포 손상을 방지하는 데 도움을 줄 수 있습니다.
- **항염증 작용** 염증을 줄이는 데 도움을 줄 수 있어, 다양한 염증성 질환 예방에 기여할 수 있습니다.
- **소화 개선** 소화 효소 분비를 촉진하여 소화 건강을 개선할 수 있습니다.
- **항균 및 항진균 효과** 리모넨이 세균이나 곰팡이에 대해 항균 및 항진균 효과가 있음을 보여주는 연구결과도 있습니다.

3) 캐러웨이 에센셜 오일의 효능

■ **피부**

- **피부 부종 배농** 염증을 줄이고 부종을 완화하는 데 도움을 줄 수 있습니다.
- **살균, 항균, 항진균** 세균 및 곰팡이의 성장을 억제하여 피부 감염 예방에 기여합니다.
- **여드름** 여드름의 원인균을 억제하고 피지 분비를 조절하여 여드름 완화에 도움을 줄 수 있습니다.
- **지성 피부** 과도한 유분을 조절하는 데 도움을 주어 피부를 산뜻하게 유지합니다.
- **지루성 두피** 두피의 염증과 가려움을 완화하고, 비듬을 줄이는 데 효과적입니다.

- **미백 작용** 피부 톤을 고르게 하고 어두운 반점을 줄이는 데 도움을 줄 수 있습니다.
- **각질 관리** 각질을 부드럽게 하고 피부의 재생을 촉진합니다.
- **사마귀** 사마귀 제거에 도움을 줄 수 있는 항바이러스 성질이 있습니다.

■ 바디
- **소화 촉진** 소화 시스템을 개선하고 소화 불량을 완화하는 데 도움을 줄 수 있습니다.
- **류마티스 및 관절염** 염증을 줄이고 통증을 완화하는 데 기여할 수 있습니다.
- **통풍 완화** 통풍 증상을 경감하는 데 도움을 줄 수 있습니다.
- **근육통 완화** 근육의 긴장을 줄이고 통증을 완화하는 효과가 있습니다.
- **고혈압** 혈압을 조절하는 데 도움을 줄 수 있는 성분이 포함되어 있습니다.
- **거담 작용** 기침과 가래를 완화하는 데 효과적입니다.
- **항히스타민 작용** 알레르기 증상을 완화하는 데 도움을 줄 수 있습니다.
- **생리통 및 생리불순** 생리통 완화와 생리주기 조절에 기여할 수 있습니다.
- **변비 완화** 장의 운동을 촉진하여 변비를 완화하는 데 도움이 될 수 있습니다.

■ 두피
- **탈모 완화** 혈액 순환을 촉진하고 모발 성장에 도움을 주어 탈모 예방에 도움을 줍니다.
- **지루성 탈모** 두피의 기름기를 조절해 지루성 탈모를 완화하고 비듬제거에 도움을 줍니다.
- **두피 뾰루지** 항균 및 항염 효과로 두피 뾰루지의 발생을 줄이는 데 도움을 줄 수 있습니다.
- **이와 알 제거** 캐러웨이 오일의 항균 성분이 이와 알을 제거하는 데 효과적일 수 있습니다.

■ 마인드
- **기분 상승** 기분을 좋게 하고 스트레스를 줄이는 데 도움을 줄 수 있습니다.
- **두통 완화** 진통 작용이 있어 긴장송 두통을 완화하는 데 도움을 줄 수 있습니다.

4) 주의 사항
- 향이 강하므로 소량 사용합니다.

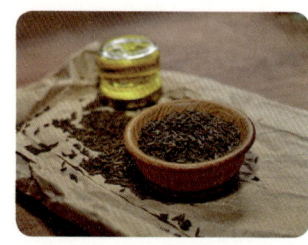

35. 카모마일 로만 Chamomile Roma

영명 : Chamomile Roman | 학명 : Anthemis nobilis, Chamaemelum nobilis
과명 : 국화 과/영년생 | 원산지 : 불가리아, 유럽

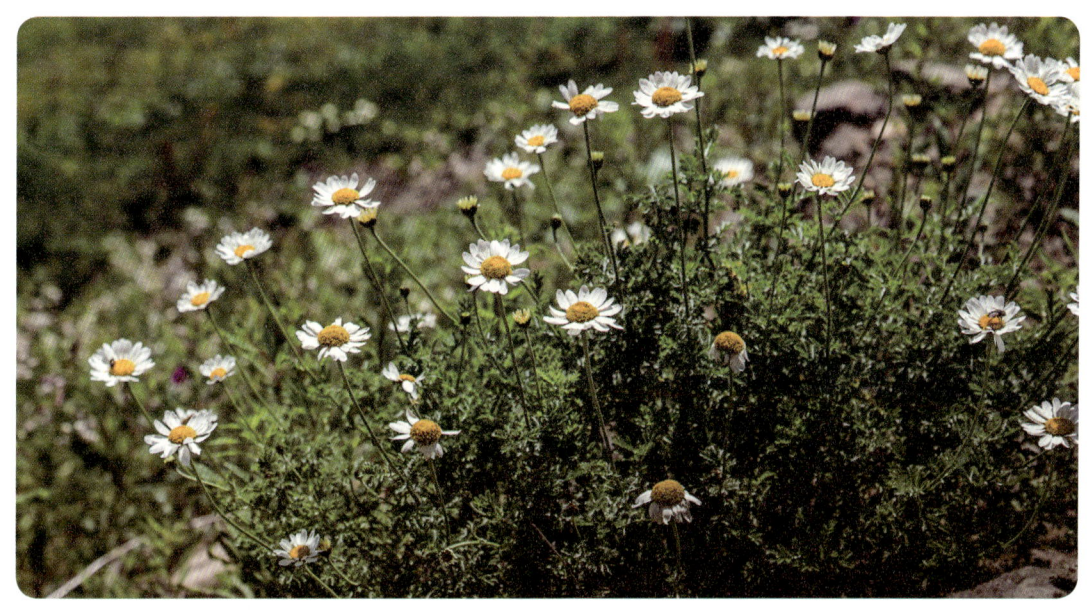

감기몸살, 결막염과 속삭임

따스한 햇살 머금은
카모마일 향기 속에
감기몸살 내 몸과
눈가에 흐르는 결막염의
아픔마저 잠시 내려놓고
마음까지 녹여 주는
한잔의 차로 위로를 받는다
향기와 함께 실려 오는
평화로운 이 순간
내 몸과 마음 모두
서서히 나아간다

주치(主治) 김길춘

유럽이 원산지인 카모마일 로만은 여러해살이 약용 식물로 30cm까지 자랍니다. 시들한 식물들의 근처에 심어주면 생기가 되살아난다고 하여 '식물들의 의사'라 불렀답니다. 꽃은 하얀색으로 사과와 비슷한 향이 납니다.

고대 이집트에서는 태양의 신이자 창조의 신이기도 한 라(Ra)에게 봉헌(奉獻) 하였고, 미라의 방부제로 사용했습니다. 의학의 아버지 히포크라테스는 열을 내리는 데 사용하였습니다.

강한 생명력이 있어 정원에 잔디 대신 심기도 했답니다. 꽃봉오리를 증기 증류해 에센셜 오일을 추출합니다.

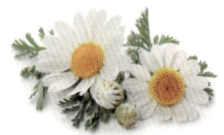

중약(中藥)

1) 중약명(中藥名) 카모마일 로만 洋甘菊 罗曼 (yáng gānjú Luómǎ 양 간주 루오마)

2) 성질평(性質平) 성질은 평합니다. (음의성질 약 60%, 양의성질 약 40%)

- 카모마일의 성질은 평해서, 몸이 차가운 음 체질이거나 저혈압인 사람, 몸에 열이 있는 양 체질이거나 고혈압인 사람에 좋습니다.

3) 미감고(味甘苦) 맛은 달고 씁니다.

- 단맛은 보기작용(補氣作用)으로 기운 나게 하고, 보혈작용(補血作用)으로 혈을 생기게 하며, 화중작용(和中作用)으로 위와 장을 편안하게 하고, 완급작용(緩急作用)으로 통증을 멎게 합니다.
- 쓴맛은 사화작용(瀉火作用)으로 몸의 열을 꺼주고, 조습작용(燥濕作用)으로 기침을 멎게 하고 가래를 삭이며, 통변작용(通便作用)으로 대변을 잘 보게 멎게 합니다.

4) 귀경간심(歸經肝心) 간, 심장의 경락으로 들어갑니다.

- 간 경락이 차고 울체되면, 시력이 떨어지고 눈이 쉬 피로하며, 월경이 순조롭지 못하고 통증이 있으며, 간 경락이 지나가는 부위가 당기는 듯이 한 통증이 있습니다.
- 심장에 양기가 부족하면, 가슴이 두근거리고 피곤하여 눕기를 좋아합니다.

5) 효능(效能)

- **청열해독(清熱解毒)** 염증, 발열, 감염 등의 열을 내리고 독을 없애 줍니다.
- **소풍평간(疏風平肝)** 간의 기능을 조절하여 몸에 울체된 풍을 제거하고 간을 좋게 합니다.

6) 주치(主治)

- **감모(感冒)** 감기와 몸살로 열이 나고 머리가 아픕니다.
- **목적종통(目赤腫痛)** 눈이 붉어지고 통증이 있습니다. 주로 결막염, 각막염, 알레르기 반응, 감염과 관련 있음
- **소화불량(消化不良)** 음식 먹은 후 소화가 잘되지 않습니다.

카모마일로만 에센셜 오일(Chamomile Roman Essential oil)

1) 특성

- **향기 노트** 중간 노트 (Middle Note) - 카모마일의 향은 부드럽고 달콤하며, 약간의 허브 향과 꽃 향이 납니다.
- **추출부위** 꽃
- **추출방법** 수증기 증류법
- **한국어 원료 성분 명** 캐모마일꽃오일
- **알레르기 유발 성분** 리모넨

2) 주요 구성성분의 효능

■ **아이소아밀 안젤레이트 Isoamyl angelate 34.63%**

- **피부 개선** 일부 연구에서는 이 화합물이 피부에 보습 효과를 줄 수 있다는 점이 언급되었습니다.
- **항산화 특성** 아이소아밀 안젤레이트는 항산화 성분이 있어, 세포 손상을 예방하는 데 도움을 줄 수 있습니다.

3) 카모마일로만 에센셜 오일(Chamomile Roman Essential oil)의 효능

■ **피부**

- **피부 진정** 항염 효과로 아토피 피부염이나 알레르기 발진에 도움을 줄 수 있습니다.
- **기미 피부** 항산화 작용이 있어 피부 톤을 밝고 건강하게 하여 기미를 완화하는 데 도움을 줄 수 있는 있습니다.
- **여드름 피부** 항균 및 항염증 효과가 있어 여드름으로 인한 염증을 완화시켜 줍니다.
- **노화 피부** 항산화 성분이 풍부해 노화를 방지하고 피부의 탄력을 높여 주름을 줄이는 데 도움이 될 수 있습니다.

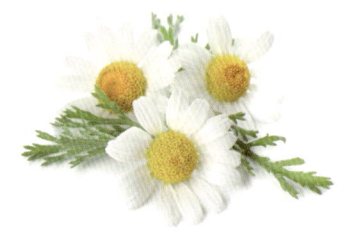

■ 바디
- **근육통 완화** 항염증 및 진통 효과가 있어 근육통을 완화하는 데 도움을 줄 수 있습니다.
- **생리 주기 정상화** 호르몬 균형을 유지하는 데 도움을 줄 수 있어 생리 주기를 안정화하는 데 유용합니다.
- **근심과 걱정 해소** 긴장을 완화하고 마음의 평화를 가져오는 데 도움을 줄 수 있습니다.
- **스트레스 해소** 스트레스를 줄이는 데 효과적이며, 마음을 안정시키는 역할을 합니다.
- **불면증 개선** 수면을 촉진하고 불면증 증상을 완화하는 데 기여할 수 있습니다.
- **우울증 완화** 기분을 좋게 하고 우울감을 줄이는 데 도움을 줄 수 있습니다.

4) 주의사항
- 차로 마시지 않습니다.

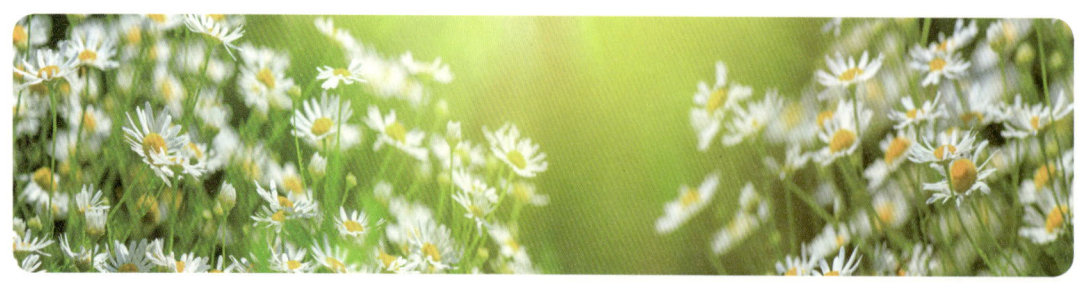

36. 카모마일 저먼블루
Chamomile German Blue

| 영명 : Chamomile German Blue | 학명 : Matricaria recutita
| 과명 : 국화 과 / 단년생 | 원산지 : 불가리아, 네팔, 유럽

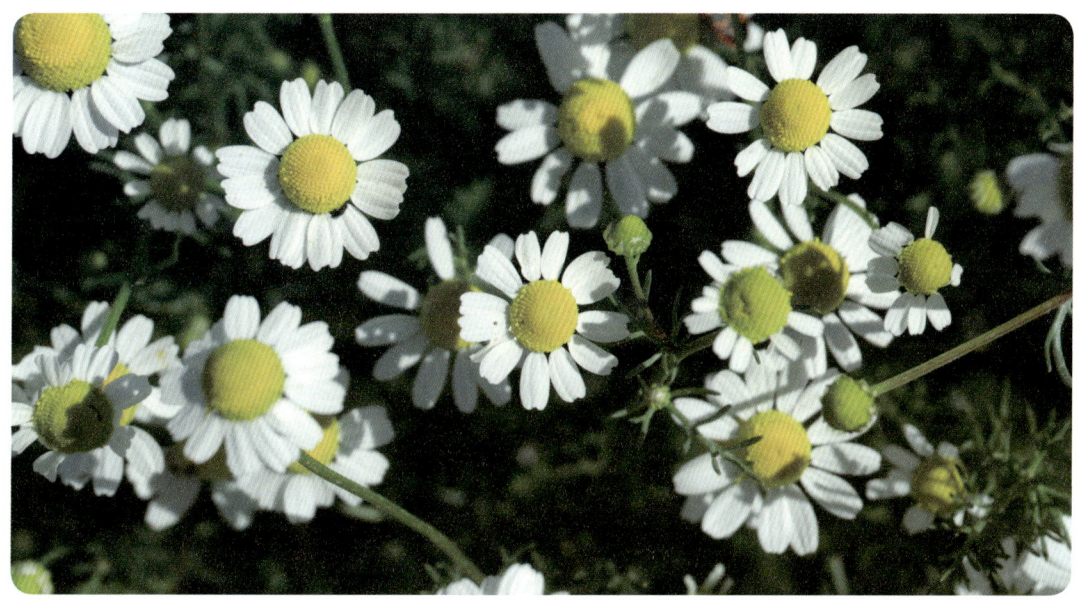

결막염, 편도선과 속삭임

카모마일 향기와 함께
눈가에 맺힌 결막염에
평온이 스며드네
푸른 저먼블루 꽃잎들
편도선의 아픔을 달래주고
이것은 자연이 선물한 작은 기적
숨결에 깃든 치유의 빛
곧 나을 거라며 들려주는
허브의 노래

주치(主治) 김길춘

남유럽, 서아시아가 원산지로 작은 데이지와 비슷한 흰 꽃을 가지고 있으며, 높이 60cm까지 자라는 일년생 허브입니다. 블루, 와일드, 헝가리 캐모마일이라고도 합니다.

유럽에서는 2000년 넘게 약용으로 사용되었으며, 꽃을 말려 허브차로 마실 때에는 주로 캐모마일 저먼을 씁니다. 빅토리아 시대에는 히스테리를 치료했고, 중세시대에는 맥주의 쓴맛을 더해주는 재료로 사용했답니다. 가장 순한 오일 중 하나여서 어린이에게도 사용했습니다.

꽃만 따서 말린 후에 수증기 증류법을 이용해 에센셜 오일을 추출합니다. 꽃을 말리면 매트리카린(matricarin) 성분의 양이 높아지고, 수증기증류법으로 추출할 때 카마쥴렌으로 전환됩니다.

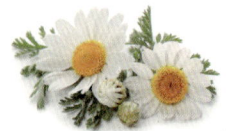

중약(中藥)

(1) 중약명(中藥名) 카모마일 저먼블루 洋甘菊 德国蓝 (yáng gān jú lán sè 양 간 주 란 세)

(2) 성질한(性質寒) 성질은 차갑습니다. (음의성질 약 70%, 양의성질 약 30%)

- 캐모마일 저먼은 차가운 성질이 강하므로, 몸에 열이 있는 양 체질이거나 고혈압인 사람에 좋습니다.

3) 미감고(味甘苦) 맛은 달고, 쓴맛입니다.

- 매운맛은 발산작용(發散作用)으로 인체 내의 열을 피부로 발산시키고 땀을 나게 하며, 행기작용(行氣作用)으로 소화기관을 정상화 시켜 장내 가스를 배출합니다.
- 쓴맛은 사화작용(瀉火作用)으로 몸의 열을 내려주고, 조습작용(燥濕作用)으로 위장, 폐, 근육과 관절의 습(濕)을 말리며, 통변작용(通便作用)으로 대변을 잘 보게 합니다.

4) 귀경간폐(歸經肝肺) 간, 폐의 경락으로 들어갑니다.

- 간에 열이 있으면, 머리가 어지럽고 아프며, 얼굴과 눈이 붉고, 입이 쓰며 화를 잘 냅니다.
- 폐에 음액이 부족하고 열이 있으면, 마른기침하고, 기침할 때 가래가 거의 없거나 아니면 끈적끈적한 가래가 있다. 가래에 피가 섞일 때도 있고 목이 쉽니다.

5) 효능(效能)

- 청열해독(清熱解毒) 열을 내리고 몸에 있는 독을 없애 줍니다.
- 청간명목(清肝明目) 간의 열을 식히고 눈을 밝게 합니다.

6) 주치(主治)

- 목적종통(目赤腫痛) 눈동자가 붉고 아픕니다.
- 통종창독(痈肿疮毒) 종기로 아픕니다.
- 두훈목현(头晕目眩) 머리와 눈이 어지럽습니다.
- 인후종통(咽喉腫痛) 목이 아픕니다.

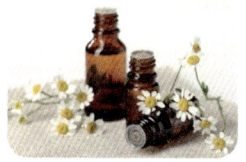

카모마일 저먼블루 에센셜 오일(Chamomile German Blue Essential oil)

1) 특성
- **향기 노트** 중간 노트(Middle Note) - 카모마일 저먼블루는 부드럽고 달콤한 허브 향이 특징입니다.
- **추출부위** 꽃
- **추출방법** 수증기 증류법
- **한국어 원료 성분 명** 마트리카리아꽃오일
- **알레르기 유발 성분** 리모넨

2) 주요 구성성분의 효능

■ **차마줄렌 Chamazulenem 2.16~35.59%**
- **항염증 효과** 염증을 감소시키는 데 도움을 줄 수 있습니다.
- **진정 작용** 피부 자극이나 염증을 완화하여 진정 효과를 나타냅니다.
- **항산화 작용** 자유 라디칼을 제거하여 세포 손상을 예방하는 데 기여합니다.
- **치유 촉진** 상처 치유를 도와주는 효과가 있을 수 있습니다.

■ **알파 비사볼롤(레보메놀) alpha bisabolol(levomenol) 1.72~67.25%**
- **항염증 작용** 피부 염증을 완화하고 진정시키는 효과가 있습니다.
- **항균 작용** 특정 세균에 대한 억제 효과가 있어 피부 감염 예방에 도움을 줄 수 있습니다.
- **진정 효과** 피부 자극을 줄이고, 민감한 피부를 진정시키는 데 유용합니다.
- **보습 효과** 피부 수분을 유지하는 데 도움을 줄 수 있어, 건조한 피부 개선에 기여합니다.

3) 카모마일 저먼블루 에센셜 오일의 효능

■ **피부**
- **피부 진정** 자극받은 피부를 진정시켜 줍니다.
- **항알레르기** 민감한 피부의 알레르기 반응을 완화하는 데 도움을 줄 수 있습니다.
- **항염증** 아토피 피부염과 같은 염증성 피부 질환에 도움이 됩니다.
- **아토피 및 건선** 아토피 피부염과 건선의 증상을 완화하는 데 사용될 수 있습니다.
- **여드름** 여드름으로 인한 염증을 줄이고, 피부를 깨끗하게 유지하는 데 도움을 줍니다.

■ 바디

- **간염** 간의 해독 작용을 도와주고 간 기능을 지원할 수 있습니다.
- **간 경화** 항염 효과가 있어 간 경화로 인한 염증 완화에 도움을 줄 수 있습니다.
- **지방간** 지방간 개선에 도움을 줄 수 있는 항산화 성분이 포함되어 있습니다.
- **신우염** 항균 및 항염 효과로 신우염 증상을 완화하는 데 기여할 수 있습니다.
- **방광염** 항염 작용으로 방광염 증상을 완화하는 데 도움을 줄 수 있습니다.
- **요도염** 카모마일저먼블루의 진정 효과가 요도염의 통증 완화에 도움이 될 수 있습니다.
- **염증성 부종** 염증 완화에 효과적이므로 염증성 부종 감소에 도움을 줄 수 있습니다.
- **림프 부종** 림프 순환을 촉진하고 부종을 완화하는 데 기여할 수 있습니다.
- **면역증강** 면역 체계의 기능을 강화하는 데 도움을 줄 수 있는 특성이 있습니다.

4) 주의사항

- 원액 사용과 음용을 피해야 합니다.

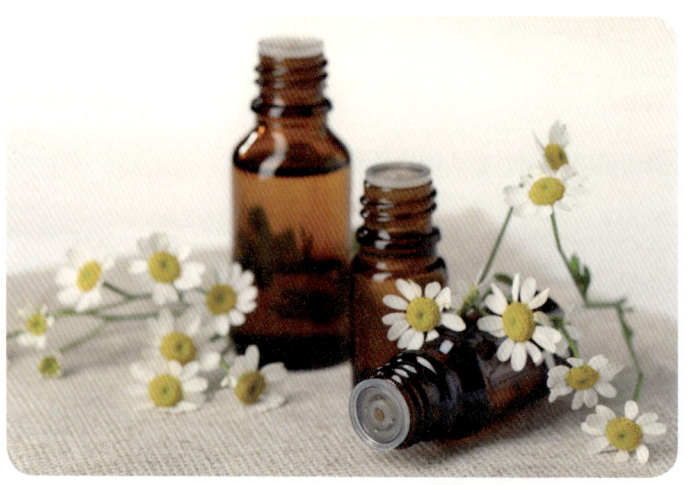

37. 카제풋 Cajuput, Cajeput
(카유푸트, 카주풋, river tea tree)

| 영명 : Cajuput, Cajeput | 학명 : Melaleuca cajeputi
| 과명 : 도금양과(Myrtaceae) | 원산지 : 호주, 동남아시아

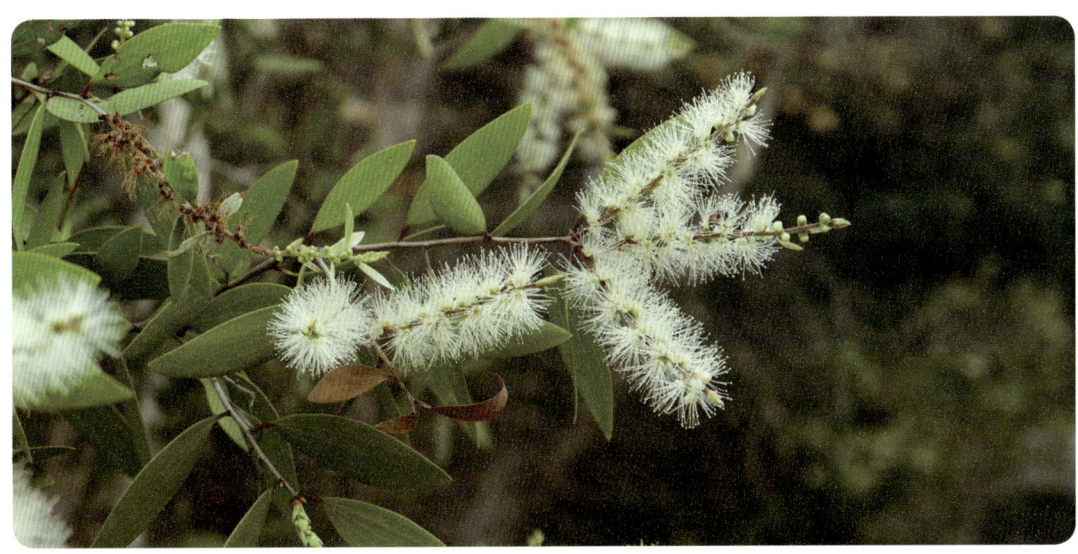

가래, 기침과 속삭임

가래가 끼고 기침이 나면
카제풋 향기와 함께 하루를 시작해요
맑아지는 숨결과
가벼워지는 몸
따뜻한 바람처럼 편안해져요
깊은 숨 쉬며 하루를 열고
기침도 가래도 천천히 사라져
카제풋 오일 한 방울
건강한 숨결을 선물해주네

주치(主治) 김길춘

호주 동부의 고유종이며, 수로나 늪 근처에서 높이 6~10m까지 자랍니다. 도금양과 상록 활엽 관목으로, 10~2월의 기간 동안 크림색에 가까운 흰색의 꽃이 피며 향기가 납니다. 전통적인 민간요법으로 방부나 국소 진통에 사용된 귀한 약재입니다. 17세기에 유럽에서는 카제풋을 원료로 한 제품이 소개되어 고가에 판매되었다고 합니다.

벌레 물린 부위의 가려움을 줄여 주고, 습진과 건선 증상을 제거하는 데 도움을 줍니다. 물에 잔가지와 잎을 넣고 끓여서 입욕하거나, 근육이나 관절의 통증 부위에 직접 발라 사용합니다.

신선한 잎과 잔가지를 수증기 증류법으로 추출해 에센셜 오일을 만듭니다.

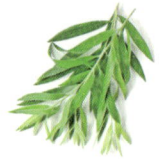

중약(中藥)

1) 중약명(中藥名) 카제풋 卡泽福特 (Kǎjiéfútè 카지에푸터)

2) 성질한(性質寒) 성질은 차갑습니다. (음의성질 약 70%, 양의성질 약 30%)
- 카제풋은 차가운 성질이 강하므로, 몸이 따뜻한 양 체질이거나 고혈압인 사람에 좋습니다.

3) 미신함(味辛鹹) 맛은 맵고 짭니다.
- 매운맛은 발산작용(發散作用)으로 인체 내의 열을 피부로 발산시키고 땀을 나게 하며, 행기작용(行氣作用)으로 소화기관을 정상화 시켜 장내 가스를 배출합니다.
- 짠맛은 연견작용(軟堅作用)으로 딱딱한 것을 부드럽게 하고, 산결작용(散結作用)은 단단하게 뭉친 것을 풀어주며, 사하작용(瀉下作用)으로 정체되고 맺힌 것을 내려보냅니다.

4) 귀경비간폐(歸經脾肝肺) 비, 간, 폐의 경락으로 들어갑니다.
- 비장에 열이 있으면, 입술은 붉고, 몸과 근육이 마르며, 음식을 적게 먹어도 소화를 잘 시키지 못하고 헛배가 부릅니다.
- 간에 열이 있으면, 머리가 어지럽고 아프며, 얼굴과 눈이 붉고, 입이 쓰며 화를 잘 냅니다. 또한, 옆구리를 불로 지지는 것같이 아프며, 피를 토하고 코피를 흘립니다.
- 폐에 음액이 부족하고 열이 있으면, 마른기침하고, 기침할 때 가래가 거의 없거나 아니면 끈적끈적한 가래가 있습니다. 가래에 피가 섞일 때도 있고 목이 쉽니다.

5) 효능(效能)
- **화담이기**(化痰理氣) 가래가 뭉친 것을 흩어지게 합니다.

6) 주치(主治)
- **이기산결**(理气散结) 가래가 뭉친 것을 풀어줍니다. 소화기계, 호흡기계, 스트레스 등
- **건비조습**(健脾燥湿) 비장이 허한 것을 보하고 튼튼하게 하며, 습기를 소변으로 배출 합니다.
- **행기 통로**(行气通络) 기가 뭉친 것을 통하게 합니다.
- **화담지해**(化痰止咳) 가래를 삭이고 기침을 멎게 합니다.

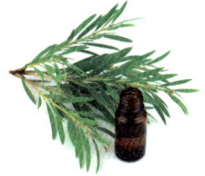

카제풋 에센셜 오일(Cajeput Essential oil)

1) 특성

- **향기 노트** 상위 노트(Top Note) - 신선하고 상쾌한 향을 가지고 있으며, 민트와 유사한 시원한 느낌을 줍니다. 일반적으로 감귤류의 향과 함께 사용되며, 그로 인해 즉각적으로 기분을 좋게 하는 효과가 있습니다.

- **추출부위** 잎, 잔가지
- **추출방법** 수증기 증류법(신선할 때 추출)
- **한국어 원료 성분 명** 카제푸트오일
- **알레르기 유발 성분** 리모넨, 리날룰

2) 주요 구성성분과 효능

- **1,8시네올 1,8cineole 21~65%**

- **항염증 작용** 1,8시네올은 염증을 줄이는 데 도움을 줄 수 있습니다.
- **호흡기 건강** 기침 완화 및 호흡기 질환 완화에 효과적이며, 점액을 녹이는 데 도움을 줄 수 있습니다.
- **항균 및 항바이러스 효과** 여러 종류의 세균과 바이러스에 대한 저항력을 높이는 데 기여할 수 있습니다.
- **진통 효과** 일부 연구에서는 통증 완화에도 효과적일 수 있다고 보고하고 있습니다.

3) 카제풋 에센셜 오일(Cajeput Essential oil)의 효능

- **피부**

- **항염 효과** 염증을 줄이고 피부 진정을 도와줍니다.
- **여드름 완화** 여드름을 유발하는 세균의 성장을 억제하여 피부 상태를 개선합니다.
- **피부 재생** 손상된 피부 세포의 회복을 촉진하여 피부 톤을 개선합니다.
- **유분 조절** 과도한 유분 생성을 억제하여 피부가 더 깨끗하게 유지되도록 도와줍니다.

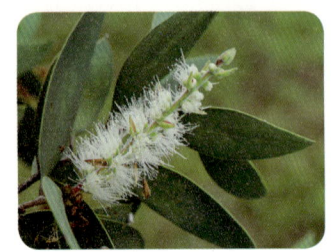

■ 바디
- **근육통** 진통 효과가 있어 근육통 완화에 도움을 줄 수 있습니다.
- **감기** 호흡기 문제와 관련된 증상을 완화하는 데 도움을 줄 수 있습니다.
- **전립선 및 방광염** 항염 효과가 있어 전립선이나 방광 염증 완화에 도움을 줄 수 있습니다.
- **장염 및 장 경련** 소화기계의 염증 완화에 효과적입니다.
- **생식기 염증** 항균 및 항염 작용으로 생식기 염증 완화에 도움을 줄 수 있습니다.
- **벌레 물린데** 진정 효과가 있어 벌레 물린 부위의 가려움증과 통증 완화에 유용합니다.
- **통증 완화** 일반적인 통증 완화에 효과적입니다.
- **류머티즘** 항염 작용으로 류머티즘 증상 완화에 기여할 수 있습니다.
- **항염 작용** 염증을 줄이는 데 도움이 되어 다양한 염증성 질환에 적용될 수 있습니다.
- **출혈 완화** 출혈을 줄이는 데 도움을 줄 수 있으며, 상처 치료에 사용될 수 있습니다.

■ 호흡기
- **거담 작용** 점액을 묽게 하고 배출을 촉진하여 기침과 가래를 완화하는 데 도움을 줍니다.
- **항바이러스** 항바이러스 특성을 가지고 있어 감염을 예방하거나 치료하는 데 유용할 수 있습니다.
- **천식** 진정 효과가 있어 천식 발작 시 호흡을 완화하는 데 도움을 줄 수 있습니다.
- **후두염** 염증을 줄이고 목의 통증을 완화하는 데 효과적입니다.
- **기관지염** 기도 염증을 줄이고 호흡을 원활하게 하는 데 도움을 줍니다.
- **비염** 비염 증상을 완화하고 코 막힘을 개선하는 데 도움을 줄 수 있습니다.
- **축농증** 항염증 효과로 인해 축농증으로 인한 압박감과 통증을 완화하는 데 유용합니다.

■ 마인드
- **우울증 완화** 카제풋의 향은 기분을 좋게 하고 스트레스를 줄여 우울증 완화에 도움을 줍니다.
- **두통 완화** 진정 효과가 있어 긴장성 두통이나 편두통을 완화하는 데 도움을 줄 수 있습니다.
- **사고력 증진** 카제풋의 향은 집중력을 높이고 정신적 피로를 줄여주어 사고력 향상에 도움을 줍니다.

6) 주의사항
- 무독성이지만 민감한 피부는 캐리어 오일에 소량 희석하여 사용하며, 점차적으로 양을 늘려가면서 단계적으로 적용합니다.
- 임신 중이거나 수유 중인 경우 사용 전 전문가와 상담해야 합니다.

38. 화이트 캄포 White camphor
(라빈트사라/라빈사라/호잎오일)

영명 : White camphor | 학명 : Cinnamamum camphor
과명 : 녹나무과 | 원산지 : 마다카스카르, 중국, 대만, 일본

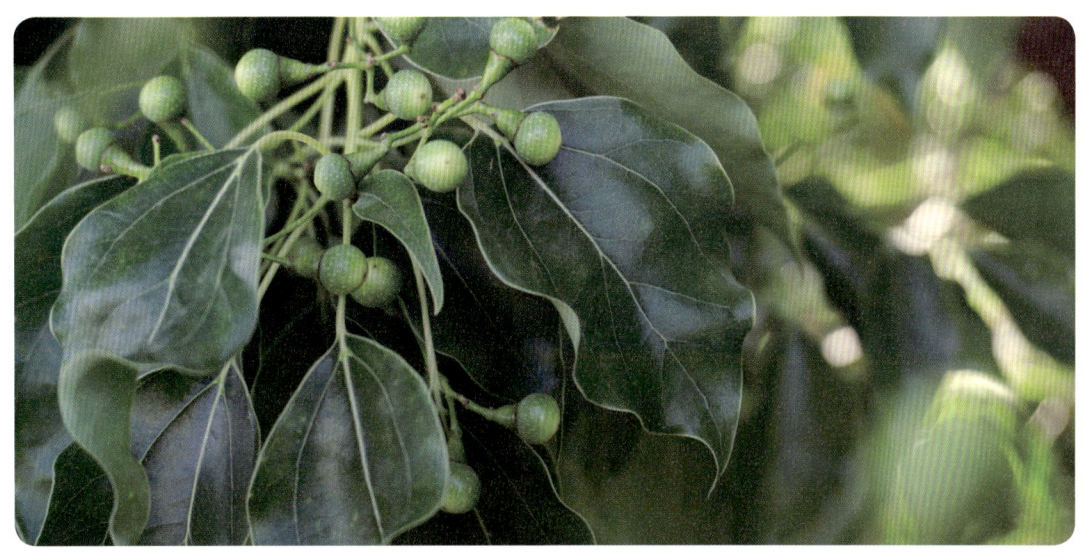

타박상과 속삭임

숲속에서 나는 맑은 향기
캄포의 손길이 닿는 곳마다
평온함이 깃 드네
타박의 아픔을 달래주며
뜨거운 열을 식혀주고
자연의 품속에서 치유를 찾네

주치(主治) 김길춘

캄포 나무는 아프리카 동쪽에 있는 섬나라 마다가스카르가 원산지이며, 상록교목으로 30m 높이까지 자랍니다. 중국에서는 멸종위기 보호종으로 관리하며 채취를 금지하고 있습니다.

세균 번식을 막아 피부를 보호하고 청결하게 유지해 주는 효능이 있어 피부 관리에 좋은 에센셜 오일로 유명합니다. 녹나무 오일 이라고도 부릅니다. 캄포나무는 파스(물파스), 안티푸라민, 소화제(활명수), 중국의 호랑이 연고 등 주로 의약품에 많이 사용 되고 있습니다. 잎과 나무에서 각각 다른 성분의 에센셜 오일을 추출합니다.

오일의 비중에 따라 4단으로 분리 정제해서, 제일 가벼운 첫 번째 층인 화이트 캄포를 사용합니다.

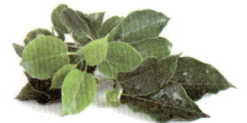

중약(中藥)

(1) 중약명(中藥名) 캄포 화이트 坎波·怀特 (Kǎnbō Huáitè 칸보 화이테)

2) 성질평(性質平) 성질은 평합니다. (음의성질 약 50%, 양의성질 약 50%)

- 화이트 캄포의 성질은 평하여서, 몸이 차가운 음 체질이거나 저혈압인 사람, 몸이 뜨거운 양 체질 고혈압인 사람에 좋습니다.

3) 미신(味辛) 맛은 맵습니다.

- 매운맛은 발산작용(發散作用)으로 인체 내의 열을 피부로 발산시키고 땀을 나게 하며, 행기작용(行氣作用)으로 소화기관을 정상화 시켜 장내 가스를 배출합니다.

4) 귀경심비(歸經心脾) 심, 비장의 경락으로 들어갑니다.

- 심장에 혈과 양기가 부족하면 얼굴이 창백하고 가슴이 답답하며 잠을 잘 이루지 못하고 꿈이 많습니다.
- 비장에 양기가 부족하고 습하면, 소화불량으로 식욕부진, 구토, 설사합니다.

5) 효능(效能)

- **청열해독(清熱解毒)** 열독이 몰려서 생긴 열을 내려줍니다.
- **거풍제습(祛風除濕)** 밖으로부터 몸 안으로 들어온 풍사와 습사를 없애 주어 팔다리가 저리고 아픈 통증을 없애줍니다.
- **활혈화어(活血化瘀)** 혈액순환을 잘 되게 하고 어혈을 없애줍니다.

6) 주치(主治)

- **질타손상(跌打損傷)** 외부의 충격이나 타격으로 인해 발생하는 부상을 의미합니다.
- **아통(牙痛)** 치통이 있습니다.
- **소종지통(消腫止痛)** 종기가 부은 것을 삭이고 통증을 멎게 합니다.

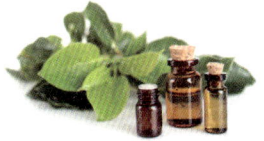

화이트 캄포 에센셜 오일(White camphor Essential oil)

1) 특성

- **향기 노트** 상위 노트(Top Note) - 청량감과 함께 강렬한 우디 또는 허브 향이 특징입니다. 이 향은 종종 상쾌함과 동시에 활력을 주는 느낌을 주며, 주의력을 높이고 집중력을 증진시키는 데 도움을 줄 수 있습니다.
- **추출부위** 잎, 잔가지
- **추출방법** 수증기 증류법
- **한국어 원료 성분 명** 녹나무잎오일
- **알레르기 유발 성분** 리모넨, 리날룰

2) 주요 구성성분과 효능

■ **리날룰 Linalool 93.14%**

- **항산화 작용** 리날룰은 세포손상을 방지하고 노화를 늦추는 데 도움을 줄 수 있습니다.
- **진정 효과** 스트레스와 불안을 완화하는 데 도움을 주며, 수면 개선에도 기여할 수 있습니다.
- **항균 및 항염 효과** 리날룰은 일부 세균 및 염증을 억제하는 데 효과적일 수 있습니다.
- **향기 요법** 아로마테라피에서 사용되며, 기분을 좋게 하고 긴장을 완화하는 데 도움을 줍니다.
- **피부 건강** 일부 연구에서는 리날룰이 피부 자극을 줄이고 치유를 촉진하는 데 도움을 줄 수 있다고 제안합니다.

3) 화이트 캄포 에센셜 오일의 효능

■ **피부**

- **여드름 피부** 항균 작용이 있어 여드름 균을 억제하고 염증을 줄이는 데 도움을 줄 수 있습니다.
- **지성 피부** 피지를 조절해주고 모공을 깨끗하게 유지하는 데 도움을 줍니다.
- **붉은 여드름 피부** 진정 효과가 있어 염증을 완화하고 붉은 기를 감소시킬 수 있습니다.
- **민감성 피부** 피부 진정을 도와주며, 자극을 완화하는 효과가 있습니다.
- **피부 재생** 세포 재생을 촉진하여 피부 회복을 도와줍니다.

- ■ 바디
  - **근육 통증 완화** 진통 작용이 있어 근육 경련이나 통증을 완화하는 데 도움을 줄 수 있습니다.
  - **관절통** 항염증 특성 덕분에 관절 통증을 줄이는 데 효과적입니다.
  - **진통작용** 통증을 완화하는 데 도움을 줄 수 있는 성분을 포함하고 있어 두통이나 생리통 등 다양한 통증에 사용될 수 있습니다.
  - **항암효과** 항암 효과가 있을 수 있다는 주장도 있으나 이러한 효과에 대한 연구가 아직 진행 중이므로, 의료 전문가와 상담 후 사용하는 것이 좋습니다.
  - **만성피로증후군** 에너지를 증진시키고 피로를 줄이는 데 도움을 줄 수 있습니다.

- ■ 마인드
  - **진정작용** 진정 효과가 있어 스트레스를 완화하고 불안을 줄이는 데 도움을 줄 수 있습니다.
  - **마인드컨트롤** 집중력을 높이고 정신을 맑게 도와줍니다.
  - **신경안정** 신경계의 긴장을 완화하고 안정감을 제공하는 데 효과적입니다.

4) 주의 사항
- 영유아 사용 시 주의해야 합니다.
- 사용 시 피부에 직접 바르기 전에는 항상 캐리어 오일에 적절하게 희석 후 사용해야 합니다.

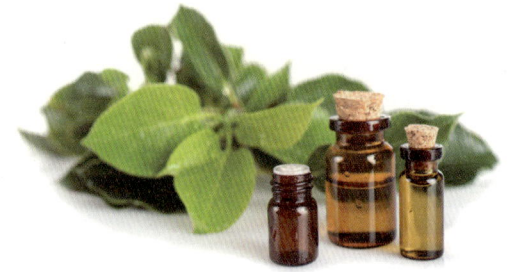

> ※ 참고
> ① **백색 캄퍼 (White Camphor)** 주로 의약품이나 향수에 사용되며, 항균 및 항염 효과가 있습니다.
> ② **황색 캄퍼 (Yellow Camphor)** 주로 아시아에서 사용되며, 독성이 있을 수 있어 사용 시 주의가 필요합니다.
> ③ **갈색 캄퍼 (Brown Camphor)** 주로 향료로 사용되며, 강한 향이 특징입니다.
> ④ **청색 캄퍼 (Blue Camphor)** 상대적으로 덜 알려진 종류로, 특정 용도나 지역에서 사용될 수 있습니다.

39. 캐롯시드 Carrot Seed (당근 씨앗)

영명 : Carrot Seed | 학명 : Daucus carota
과명 : 산형화 과 | 원산지 : 인도, 프랑스, 헝가리

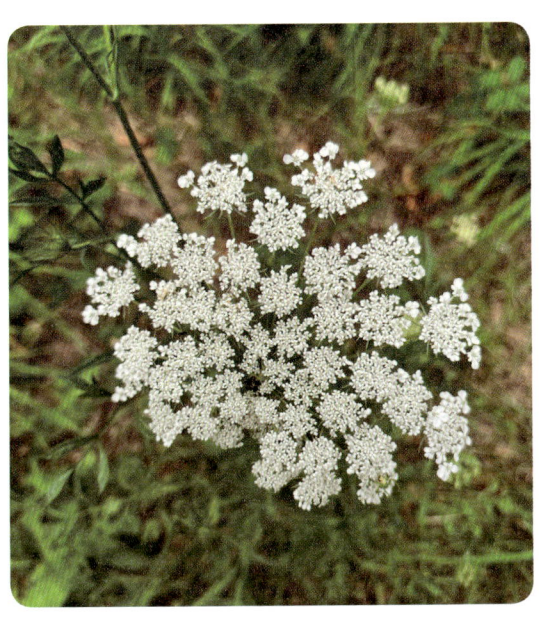 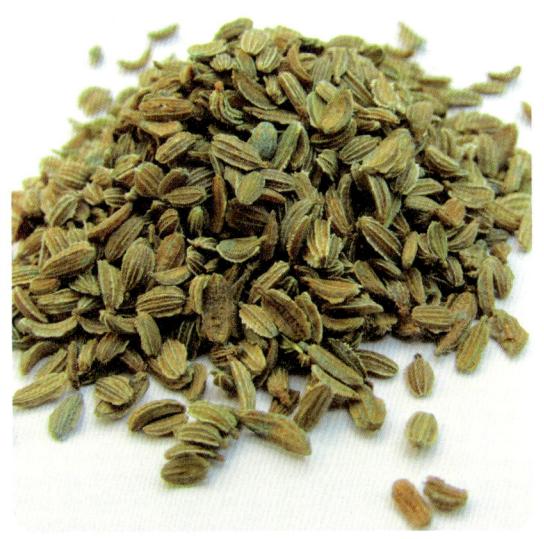

만성 설사와 속삭임

당근 씨에서 피어나는
속 깊은 치유의 바람이여
만성의 고통
설사의 무거움
부드럽게 감싸 안아 주소서
그 작은 한 방울의 힘에
몸과 마음의 평화를 심는다
오늘도 나를 다시 일으키는
캐롯시드 너는 작은 기적

주치(主治) 김길춘

　서남아시아에 있는 아프가니스탄이 원산지이며, 1m 높이로 곧게 자랍니다. 뿌리는 주황색으로 7~8월에 흰색의 꽃이 핍니다.

　산형화목 미나리과의 두해살이풀로 한방에서는 뿌리를 학슬풍(鶴膝風)이라는 약재로 썼습니다. 유럽에는 10~13세기에, 중국은 13세기 말, 한국에서는 16세기부터 재배하기 시작했습니다. 자연 치유력이 뛰어나 피부 관리에 많이 사용됐습니다. 성경에는 하나님께 드리는 십일조 품목 중 하나로 기록되어 있습니다.

　야생 당근의 말린 씨앗으로 증기 증류법을 이용해 에센셜 오일을 추출합니다.

　오일의 향에 대한 호불호가 크게 갈리므로, 먼저 소량을 사용해 보고 양을 늘려가는 것이 좋습니다.

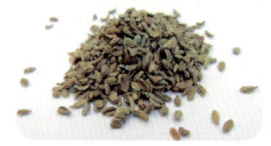

중약(中藥)

1) 중약명(中藥名) 캐롯시드 胡萝卜种子 (húluóbo zhǒngzi 후라오보 종쯔)
"胡萝卜"는 당근을 뜻하고, "种子"는 씨앗을 의미합니다.

2) 성질한(性質寒) 성질은 차갑습니다. (음의성질 약 70~80%, 양의성질 20~30%)
- 캐롯시드는 차가운 성질이 강하므로, 몸이 따뜻한 양 체질이거나 고혈압인 사람에 좋습니다.

3) 미고신(味苦辛) 맛은 쓰고 매운 맛입니다.
- 쓴맛은 사화작용(瀉火作用)으로 몸의 열을 내려주고, 조습작용(燥濕作用)으로 위장, 폐, 근육과 관절의 습(濕)을 말리며, 통변작용(通便作用)으로 대변을 잘 보게 합니다.
- 매운맛은 발산작용(發散作用)으로 인체 내의 열을 피부로 발산시키고 땀을 나게 하며, 행기작용(行氣作用)으로 소화기관을 정상화 시켜 장내 가스를 배출합니다.

4) 귀경비신(歸經脾腎) 비, 신장의 경락으로 들어갑니다.
- 비장에 양기가 부족하고 습하면, 소화불량으로 식욕부진, 구토, 설사합니다.
- 신장에 음액과 양기가 부족하면, 허리와 무릎이 시큰거리면서 아프고, 머리가 어지럽고 귀가 잘 들리지 않으며, 머리카락이 빨리 희고 빠집니다.

5) 효능(效能)
- **조습산한(燥濕散寒)** 비장의 습을 말리고 찬기운을 없애 줍니다.

6) 주치(主治)
- **구리(久痢)** 만성적인 설사를 의미합니다. 치료방법은 양약, 한약, 식이요법, 생활습관 등
- **구사(久瀉)** 설사를 오래 합니다. 주로 소화계의 문제나 감염, 음식 섭취에 의한 반응 등
- **수종(水腫)** 몸이 붓습니다. 심부전, 간 질환, 신장 질환, 약물 부작용 등
- **궁냉복통(宮冷腹痛)** 자궁이 차고 배가 아픕니다. 찬바람에 의해 발생하는 경우가 많습니다.

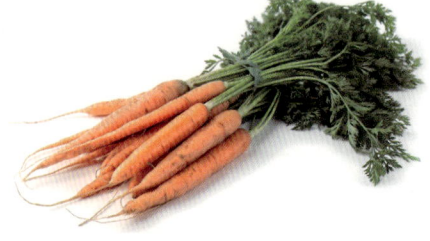

캐롯시드 에센셜 오일(Carrot Seed Essential oil)

1) 특성

- **향기 노트** 중간 노트(Middle Note) - 캐롯시드 오일은 따뜻하고 자연적인 향이 특징이며, 약간의 흙냄새와 함께 부드러운 스파이시한 향이 느껴집니다.
- **추출부위** 씨앗
- **추출방법** 수증기 증류법
- **한국어 원료 성분 명** 당근씨오일
- **알레르기 유발 성분** 리모넨, 리날룰, 제라니올

2) 구성성분과 효능

■ **카로톨 Carotol 18.29%**

- **항산화 효과** 강력한 항산화 작용을 통해 세포 손상을 예방하고 노화 방지에 도움을 줄 수 있습니다.
- **항염증 작용** 염증의 발생을 억제해 염증에 관련된 질환의 예방에 기여할 수 있습니다.
- **소화 개선** 소화 기능을 촉진하고 위장 건강을 개선하는 데 도움을 줄 수 있습니다.
- **면역력 강화** 면역 체계를 강화하여 감염에 대한 저항력을 높이는 데 기여할 수 있습니다.

■ **베타-피넨 beta –pinene 18.29%**

- **항염증 효과** 염증을 줄이는 데 도움을 줄 수 있는 항염증 특성을 가지고 있습니다.
- **항균 작용** 이 화합물은 일부 세균에 대한 항균 효과가 있어, 감염 예방에 기여할 수 있습니다.
- **호흡기 건강** 호흡기를 진정시키고, 기침을 완화하는 데 도움을 줄 수 있습니다.
- **정신적 이완** 진정효과가 있어 기분을 좋게 하고 스트레스를 줄이는 데 도움을 줄 수 있습니다.
- **항산화 작용** 산화 스트레스를 줄이는 데 기여하여 세포 손상을 예방하는 역할을 할 수 있습니다.

■ **알파-피넨 Alpha-pinene 13.3%**

- 항염 효과, 항균 작용, 정신적 명료성, 호흡기 건강

■ **제라닐 아세테이트 Geranyl actate 10.39%**

- 항균 및 항염 효과, 진정 작용, 항산화 작용

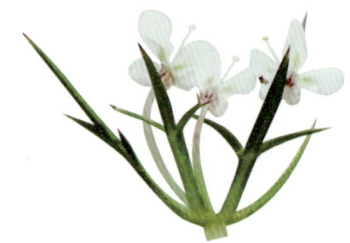

3) 캐롯시드 에센셜 오일(Carrot Seed Essential oil)의 효능

■ **피부**

- **피부염 및 습진 완화** 항염 효과로 피부염과 습진 증상을 완화합니다.
- **피부 재생 촉진** 손상된 피부를 회복하고 재생을 도와줍니다.
- **건선 개선** 건선 증상을 완화하는 데 도움을 줄 수 있습니다.
- **피부 혈액 순환 개선** 혈액 순환을 촉진하여 피부 톤을 개선합니다.
- **지성 피부 관리** 모공을 깨끗하게 하고 여드름 예방에 도움을 줄 수 있습니다.

■ **바디**

- **혈액 순환 개선** 혈액 순환을 촉진하여 몸의 전반적인 건강을 지원합니다.
- **간 해독 및 재생** 간의 기능을 돕고 해독 작용을 촉진하여 간 건강을 유지하는 데 도움을 줄 수 있습니다.
- **피로 회복** 피로 회복에 효과적이며, 에너지를 증진시켜 주는 데 도움이 됩니다.
- **황달 및 수면 부족** 황달 증상을 완화하고, 수면 부족으로 인한 피로회복에 도움을 줄 수 있습니다.
- **만성피로 증후군** 카로톨 성분의 면역력 강화 기능으로 인해 만성적인 피로 회복에 도움을 줄 수 있습니다.

4) 주의 사항

- 임신 중에는 전문가와 상담 후 사용을 권장합니다.

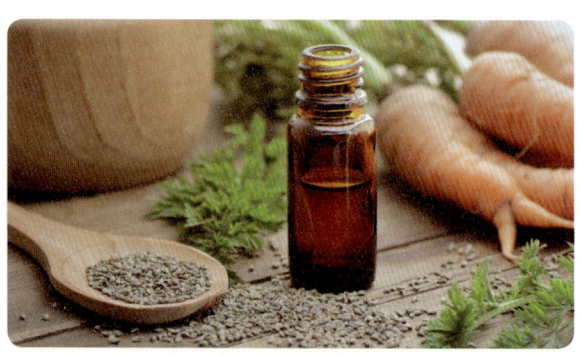

40. 코리아파인(잣나무, 홍송)
Korean white pine

영명 : Korean white pine | 학명 : Pinus koraiensis
과명 : 소나무과 | 원산지 : 대한민국, 일본, 중국

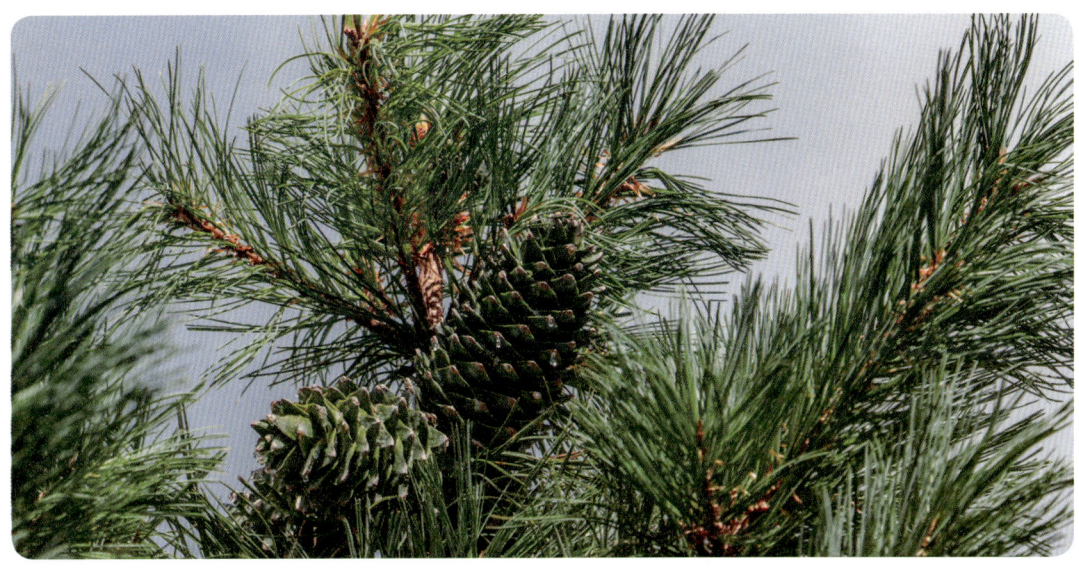

기침과 속삭임

속이 답답할 때
코리아 파인 한 방울
맑은 바람처럼 스며들어
대장을 춤추게 하네
기침이 울컥할 때
은은한 솔향기 맡으면
숨결에 안정이 찾아오고
마음까지 편안해지네
자연의 아름다운 기적
코리아 파인과 함께라면
가벼워진 몸과 마음으로
매일 건강을 노래할 수 있다네

주치(主治) 김길춘

심재가 붉은색이어서 홍송(紅松)이라고도 불리며, 한자명은 백자목(柏子木)이고, 영명은 잎이 희게 보이는 한국산 소나무란 의미에서 "Korean white pine"입니다.

한반도와 중국 동북부, 극동러시아, 일본 혼슈와 시코쿠에 분포하며, 한국에서는 대부분 1000m이상 고산지대에서 자생합니다.

겨울에도 늘 푸른 상록수이며, 높이 20~30m까지 자라고, 5월에 꽃이 핍니다. 자란지 20년이 되어야 2~3년 주기로 열매를 맺으며, 큰 솔방울 안에 갈색의 열매가 들어있습니다.

목재는 건축 및 가구 자재로 쓰며, 배젖에는 지방유 74%, 단백질 15%를 함유하고 있으며, 자양강장의 효과가 있습니다. 잎과 잔가지를 채취해 수증기 증류법을 이용하여 에센셜 오일을 추출합니다.

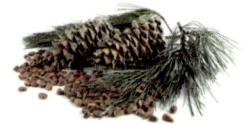

중약(中藥)

1) 중약명(中藥名) 韩国白松 (Hánguó bái sōng) 잣나무 杉树 (shān shù) 홍송 红松 (hóng sōng)

2) 성질온(性質溫) 성질은 따뜻합니다. (음의성질 약 30%, 양의성질 약 70%)

- 코리아파인(잣나무, 홍송)은 따뜻한 성질이 강하므로, 몸이 차가운 음 체질이거나 저혈압인 사람에 좋습니다.

3) 미감신(味甘辛) 맛은 달고 맵습니다.

- 단맛은 보기작용(補氣作用)으로 기운 나게 하고, 보혈작용(補血作用)으로 혈을 생기게 하며, 화중작용(和中作用)으로 위와 장을 편안하게 하고, 완급작용(緩急作用)으로 통증을 멎게 합니다.
- 매운 맛은 발산작용(發散作用)으로 인체 내의 열을 피부로 발산시키고 땀을 나게 하며, 행혈작용(行血作用)으로 혈액순환을 잘되게 합니다.

4) 귀경폐비위(歸經肺脾胃) 폐, 비, 위장 경락으로 들어 갑니다.

- 찬바람으로 폐가 차가워지면, 기침을 할 때 숨이 차고 호흡곤란이 있으며 가래는 백색입니다. 코가 막히거나 맑은 콧물이 흐릅니다.
- 위장이 차면, 위장의 통증이 계속되고 맑은 물을 토하며 혀의 색은 엷고 뚱뚱합니다. 식사 후에는 통증이 완화되고 팔다리가 따뜻하지 않습니다.
- 비장 기능이 약하고 차면, 몸과 팔다리가 차갑고, 음식을 잘 소화하지 못하며 설사합니다. 배가 아플 때 따뜻하게 해 주고 만져주면 통증이 사라집니다.

5) 효능(效能)

- **윤폐지해(润肺止咳)** 건조한 폐를 부드럽게 하고 기침을 멎게 합니다.
- **건비소식(健脾消食)** 비장을 튼튼하게 하고 소화를 잘 시킵니다.
- **청열해독(清热解毒)** 열을 내리고 독소를 제거합니다.

6) 주치(主治)

- **해수기천(咳嗽气喘)** 기침할 때 숨이 찹니다.
- **식욕부진(食欲不振)** 입맛이 없고 음식을 먹고 싶어 하지 않습니다.
- **구강궤양(口腔溃疡)** 구강궤양은 입안의 점막에 생기는 통증을 동반하는 상처로 통증, 붉은 염증, 하얀 또는 노란색으로 변색합니다.
- **인후종통(咽喉肿痛)** 인후종통은 목이 붓고 아픕니다.

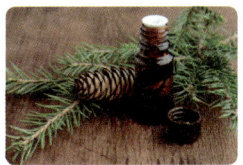

코리아 파인 에센셜 오일(Korean pine Essential oil)

1) 특성

- **향기 노트** 상위 노트(Top Note) - 송진의 향기와 함께 시원한 느낌을 주며, 기분을 상쾌하게 해주는 효과가 있습니다.
- **추출부위** 잎, 잔가지
- **추출방법** 수증기 증류법
- **한국어 원료 성분 명** 잣나무잎오일
- **알레르기 유발 성분** 리모넨, 리날룰, 제라니올

2) 코리아 파인 에센셜 오일의 주요 구성성분과 효능

■ 사비넨 Sabinen 30.47%

- **항산화 작용** 세포 손상을 방지하고 노화 방지에 도움을 줍니다.
- **항염증 효과** 염증을 줄이는 데 도움을 줄 수 있습니다.
- **항균 작용** 특정 세균과 곰팡이에 대한 저항력을 높이는 데 기여할 수 있습니다.
- **호흡기 건강** 기침 완화 및 호흡기 질환 예방에 도움을 줄 수 있습니다.

■ 알파 핀엔 α-Pinene 14.77

- **항염 효과** α-Pinene은 염증을 줄이는 데 도움을 줄 수 있으며, 여러 연구에서 항염증 작용이 확인되었습니다.
- **호흡기 건강** α-Pinene은 호흡기 질환에 긍정적인 영향을 미칠 수 있으며, 기침 완화 및 점액 제거에 도움을 줄 수 있습니다.
- **신경 보호 효과** 일부 연구에서는 α-Pinene이 신경 세포를 보호하고 인지 기능을 개선하는 데 기여할 수 있다는 결과가 있습니다.
- **스트레스 완화** 향기요법에서 사용될 때 α-Pinene은 긴장을 완화하고 기분을 좋게 하는 데 도움을 줄 수 있습니다.

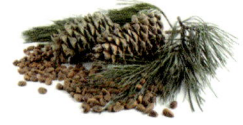

3) 코리아 파인 에센셜 오일(Korean pine Essential oil)의 효능

■ 피부

- **기미** 항산화 성분이 풍부하여 기미의 원인인 멜라닌 생성을 억제하는 데 도움을 줄 수 있습니다.
- **색소침착** 색소 침착을 완화하고 피부 톤을 균일하게 만드는 데 도움을 줄 수 있습니다.
- **어둡고 칙칙한 피부** 피부의 혈액 순환을 촉진하여 칙칙한 피부를 밝게 하는 데 도움을 줄 수 있습니다.
- **노화 피부** 항산화 작용으로 인해 피부의 탄력을 개선하고 주름을 줄이는 데 도움을 줄 수 있습니다.

■ 바디

- **류머티즘** 항염증 효과가 있어 류머티즘으로 인한 통증 완화에 도움을 줄 수 있습니다.
- **자가면역질환** 면역 체계를 조절해주는 성분이 포함되어 있어, 자가 면역질환의 증상을 완화하는 데 유용할 수 있습니다. 하지만, 이 경우에는 전문가와 상담하는 것이 중요합니다.
- **모세혈관 장애** 혈액 순환을 촉진하고 모세혈관의 건강을 개선하는 데 도움을 줄 수 있습니다.
- **통풍** 항염 작용이 있어 통풍으로 인한 염증과 통증을 완화하는 데 도움을 줄 수 있습니다.

■ 마인드

- **스트레스 완화** 신경계를 진정시키고 심리적 안정감을 주어 스트레스를 줄이는 데 도움을 줍니다.
- **집중력 강화** 집중력을 높이는 데 도움을 주어 작업이나 공부 중에 주의력을 향상시킬 수 있습니다.

■ 호흡기

- **감기** 항염증 및 항균 효과가 있어 감기 증상을 완화하고, 흡입하거나 아로마테라피로 사용하면 기도를 열어주고 호흡을 원활하게 하는 데 기여합니다.
- **천식** 기도의 염증을 줄이고 호흡을 편안하게 해주는 효과가 있어 천식 환자에게 유용할 수 있습니다. 하지만 개인의 상태에 따라 다를 수 있으므로 사용 전 전문가와 상담하는 것이 좋습니다.
- **호흡기 질환** 코리아 파인 에센셜 오일은 기관지염이나 폐렴과 같은 호흡기 질환의 증상을 경감하는 데 도움을 줄 수 있습니다. 항균 성분이 있어 감염 예방에도 기여할 수 있습니다.
- **식욕 촉진** 코리아 파인 에센셜 오일의 향은 신경계를 자극하여 식욕을 증진시키는 데 도움을 줄 수 있습니다. 아로마테라피를 통해 활용하면 식사 전 기분을 좋게 하고 식욕을 향상시킬 수 있습니다.

4) 주의사항

- 일부 사람들은 향을 흡입할 때 호흡기 자극을 경험할 수 있습니다. 특히 천식이나 알레르기 있는 분들은 주의가 필요합니다

41. 클라리 세이지 Clary sage

영명 : Clary Sage | 학명 : Salvia sclarea
과명 : 꿀풀과 | 원산지 : 유럽

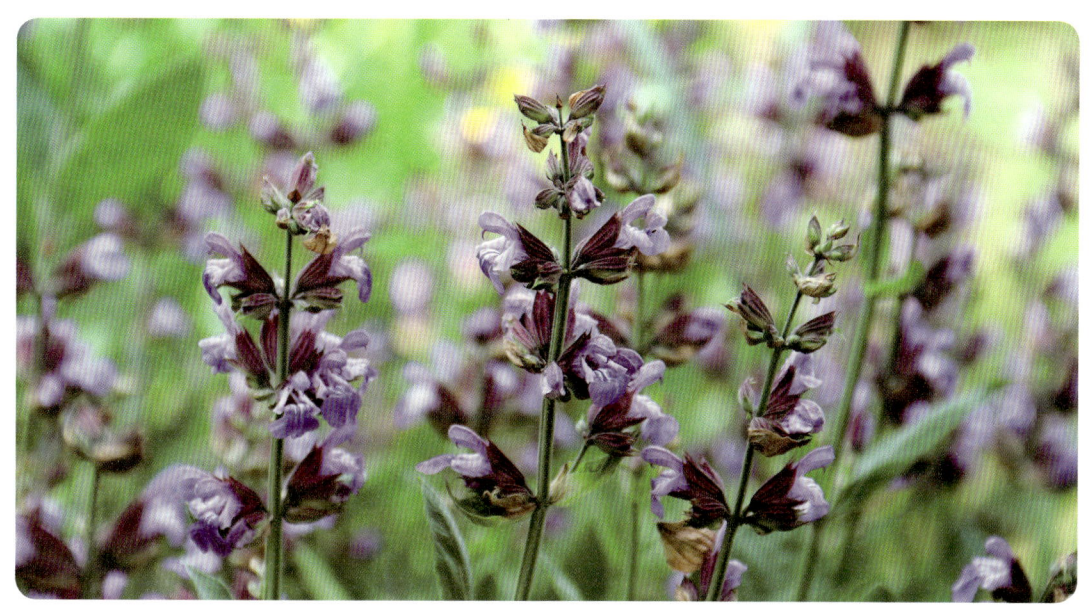

생리통과 속삭임

고요한 숨결 속에
아픔은 지나가고
봄비처럼 부드러운 시간은
내 몸과 마음을 감싼다
한 줄기 빛 되어
내일의 힘이 되어 주리니
조금만 더 견디며
나를 사랑하는 하루 되길

주치(主治) 김길춘

다년초 허브 식물로 1m까지 자라며, 여름에 흰색과 보라색으로 꽃이 핍니다. 세이지 중에 가든 세이지가 대표 품종이지만, 독성이 강해 아로마테라피에서는 클라리 세이지를 사용합니다.

인간과 사랑에 빠지면 죽게 된다는 요정 세이지가, 왕과 사랑에 빠지면서 죽음을 맞이해 세이지 꽃이 되었다는 전설도 있습니다. 고대 로마에서는 뇌와 근육을 강화해 주고 장수할 수 있게 해주는 약초로 알려져 왔습니다. 고대 그리스의 히포크라테스는 400여 종류의 약초 중의 하나로 뽑았고, 약학자 디오스코리데스는 간질환 치료의 효능에 감탄을 했답니다.

클라리 세이지 에센셜 오일은 에스테르가 풍부하게 들어 있어 항경련과 진정에 도움을 주는 대표적 오일로 알려져 있습니다. 꽃과 잎을 수증기 증류법을 이용해 에센셜 오일을 추출합니다.

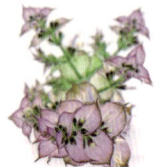

중약(中藥)

1) 중약명(中藥名) 클라리 세이지 克拉丽·鼠尾草 (Kèlālì shǔ wěi cǎo 커라리 수웨이 차오)

2) 성질한(性質寒) 성질은 차갑습니다. (음의성질 약 70%, 양의성질 약 30%)

- 세이지는 차가운 성질이 강하므로, 몸에 열이 있는 양 체질이거나 고혈압인 사람에 좋습니다.

3) 미고신(味苦辛) 맛은 쓰고 맵습니다.

- 쓴맛은 사화작용(瀉火作用)으로 열을 내리고, 조습작용(燥濕作用)으로 위장, 폐, 근육과 관절의 습기를 없애줍니다.
- 매운맛은 발산작용(發散作用)으로 인체 내의 열을 피부로 발산시키고 땀을 나게 하며, 행기작용(行氣作用)으로 소화기관을 정상화 시켜 장내 가스를 배출합니다.

4) 귀경심폐간대장방광(歸經心肺肝大腸膀胱) 심, 폐, 간, 대장, 방광의 경락으로 들어갑니다.

- 심장에 열이 있으면, 가슴이 답답하고 잠을 잘 이루지 못하며 얼굴이 붉고 손발에 열이 나며 입안에 상처가 생깁니다.
- 폐에 열이 있으면, 마른기침을 하고 가래가 없거나 적고 끈적끈적합니다. 목이 쉬어서 쉰 목소리가 나오거나 소리를 잘 내지 못하며 목이 아픕니다.
- 간에 열이 있으면, 머리가 어지럽고 아프며, 얼굴과 눈이 붉고, 입이 쓰며 화를 잘 냅니다.
- 대장에 열이 있으면, 대변이 굳어서 잘 나가지 못하거나 힘들게 나가며, 대변에서 썩은 냄새가 나고 대변을 본 후에 피가 묻어나옵니다.
- 방광에 열이 있으면, 소변을 자주 보고, 시원하게 잘 나오지 않으며 색은 황색입니다.

5) 효능(效能)

- **청열이습(清热利湿)** 방광의 열을 내리고 습을 오줌으로 나가게 합니다,
- **활혈조경(活血調經)** 혈액순환을 도와서 월경을 고르게 합니다.
- **해독소종(解毒消腫)** 몸에 있는 독을 없애주고 종기를 가라앉힙니다.

6) 주치(主治)

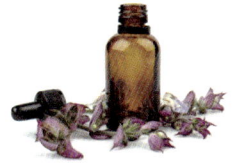

클라리 세이지 에센셜 오일(Clary Sage Essential oil)

1) 특성

- **향기 노트** 상위 노트 (Top Note) - 클라리 세이지 오일의 향은 부드럽고 약간의 달콤함을 지니며, 기분을 상쾌하게 해주는 효과가 있습니다.
- **추출부위** 꽃, 잎(꽃대부위)
- **추출방법** 수증기 증류법
- **한국어 원료 성분 명** 클레리오일
- **알레르기 유발 성분** 리모넨, 리날룰

2) 주요 구성성분의 효능

■ **리날릴 아세테이트 Linalyl acetate 57.58**

- **진정 효과** 스트레스와 불안을 완화하는 데 도움을 줄 수 있습니다. 아로마 테라피에서 많이 사용됩니다.
- **항염 효과** 염증을 줄이는 데 도움을 줄 수 있어 피부 자극이나 염증 완화에 사용될 수 있습니다.
- **항균 작용** 일부 연구에서는 항균 및 항진균 효과가 있는 것으로 나타났습니다.

■ **리날롤 Linalool 19.27**

- **진정 효과** 스트레스와 불안을 줄이는 데 도움을 줍니다. 아로마테라피에서 자주 사용됩니다.
- **항염 효과** 염증을 줄이는 데 도움을 줄 수 있습니다.
- **항균 효과** 특정 박테리아와 곰팡이에 대한 항균 작용이 있습니다.
- **통증 완화** 경미한 통증을 완화하는 데 도움을 줄 수 있습니다.

3) 클라리 세이지 에센셜 오일(Clary Sage Essential oil)의 효능

■ **피부**

- **기미 및 색소침착** 피부의 균형을 맞추고 색소 침착을 줄이는 데 도움을 줄 수 있습니다.
- **칙칙하고 어두운 피부** 피부 톤을 밝게 하고 혈액 순환을 개선하는 데 유용합니다. 피부에 직접 바르거나 스킨케어 제품에 추가하여 사용합니다.
- **노화 피부** 항산화 성분이 있어 피부의 노화 징후를 완화하는 데 도움을 줄 수 있습니다.
- **건조한 피부** 피부 보습을 돕고 수분을 공급하는 데 효과적입니다. 코코넛 오일이나 호호바 오일과 혼합하여 보습제로 사용하면 좋습니다.
- **지루성 피부** 염증을 줄이고 피부의 유분 균형을 맞추는 데 도움이 됩니다.

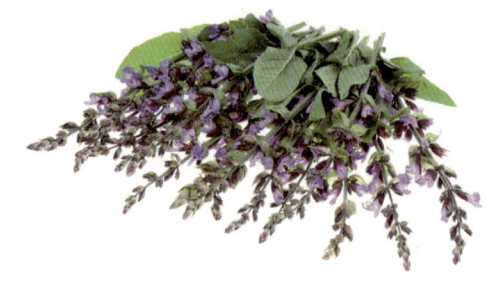

- **바디**
  - **호르몬 조절** 클라리 세이지는 에스트로겐과 유사한 성분을 포함하고 있어 여성의 호르몬 균형을 맞추는 데 도움을 줄 수 있습니다.
  - **생리통 및 생리불순** 생리통을 완화하고 생리 주기를 조절하는 데 효과적일 수 있습니다.
  - **불임** 호르몬 균형을 맞추어 불임 문제 개선에 기여할 수 있습니다.
  - **갱년기 증상 완화** 갱년기의 다양한 증상을 완화하는 데 도움을 줄 수 있습니다.
  - **냉 대하 완화** 질 내 건강을 개선하고 불쾌한 분비물 감소에 기여할 수 있습니다.
  - **자궁 강장제** 자궁의 건강을 증진시키고 긴장감을 줄이는 데 도움을 줄 수 있습니다.
  - **분만 통증 완화** 출산 시 통증을 줄이는 데 사용될 수 있습니다.
  - **고혈압** 스트레스를 줄이고 혈압을 안정시키는 데 도움을 줄 수 있습니다.

- **마인드**
  - **항우울증** 기분을 개선하고 우울증 증상을 완화하는 데 도움을 줄 수 있습니다.
  - **긴장 해소** 심신의 긴장을 완화하고 편안함을 제공합니다.
  - **의욕 고취** 에너지와 의욕을 증가시켜 집중력과 창의성을 높이는 데 기여합니다.
  - **항경련** 경련 완화에 도움을 줄 수 있으며, 신경계의 안정성을 높이는 데 기여합니다.

- **두피**
  - **지루성 탈모** 항염 효과로 두피의 염증을 줄이고, 지루성 피부염 증상을 완화하는 데 도움을 줄 수 있습니다.
  - **유전적인 탈모** 호르몬 균형을 맞추는 데 도움을 줄 수 있어, 유전적 탈모 예방에 기여할 수 있습니다.
  - **두피 비듬** 항균 성분이 있어 두피의 비듬 문제를 완화하는 데 도움을 줄 수 있습니다.

- **호흡기**

  천식
  - **진정 효과** 신경계를 진정시키는 효과가 있어, 스트레스나 불안으로 인한 천식 발작을 완화하는 데 도움을 줄 수 있습니다.
  - **호흡기 이완** 기관지의 긴장을 완화시켜 호흡을 쉽게 해주는 데 기여할 수 있습니다.

  기관지 질환
  - **항염증 작용** 염증을 줄이는 데 도움을 줄 수 있어, 기관지염 및 기타 염증성 호흡기 질환에 유용할 수 있습니다.
  - **가래 제거** 가래를 부드럽게 하고 배출을 촉진하는 데 도움을 줄 수 있습니다.

4) 주의사항

- 원액을 사용하지 않고, 복용을 금하며, 눈에 사용하지 않습니다.

42. 티트리 Tea Tree

영명 : Tea Tree | 학명 : Melaleuca alternifolia
과명 : 도금양 과 | 원산지 : 호주

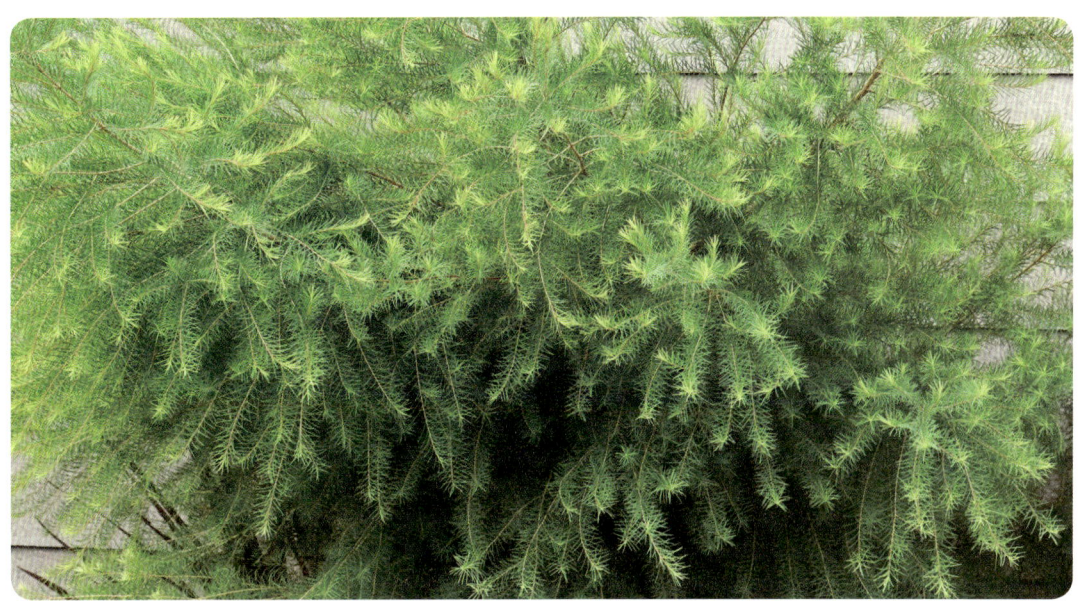

두통, 갈증과 속삭임

맑은 공기 속에 퍼지는
티트리의 푸른 향기
살균의 힘으로 감싸 안아
두통은 멀리 날아가고
갈증에 젖은 마음도
촉촉하게 적셔진다

주치(主治) 김길춘

호주의 강이나 늪지대에서 자생하며, 높이 5~7m까지 자랍니다. 영국의 탐험가 제임스 쿡과 동료들이 호주 남서해안에 상륙했을 때 발견한 나무의 잎을 우려내 차로 마시며 알려졌습니다.

처음에는 티 플랜트(Tea Plant)라는 이름으로 부르다가 시간이 흐르면서 티트리(Tea Tree)로 바뀌었습니다.

19세기, 감염증에 효능이 좋은 기본 치료제가 되었고, 20세기에 에센셜 오일의 약리적 효능이 알려졌습니다.

1년 정도 자란 부드러운 티트리 나무의 잎과 잔가지로 수증기 증류법을 이용해 에센셜 오일을 추출합니다.

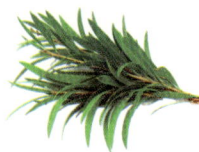

중약(中藥)

1) 명(中藥名) 티트리 茶树 (Kèlāli 컬랄리)

2) 성질평(性質平) 성질은 평합니다. (음의성질 약 60%, 양의성질 약 40%)

- 티트리의 성질은 평하여서, 몸이 차가운 음 체질이거나 저혈압인 사람, 몸에 열이 있는 양 체질이거나 고혈압인 사람에 좋습니다.

3) 미고감(味苦甘) 맛은 쓴맛 단맛입니다.

- 쓴맛은 사화작용(瀉火作用)으로 열을 내리고, 조습작용(燥濕作用)으로 위장, 폐, 근육과 관절의 습기를 없애줍니다.
- 단맛은 보기작용(補氣作用)으로 기운 나게 하고, 보혈작용(補血作用)으로 혈을 생기게 하며, 화중작용(和中作用)으로 위와 장을 편안하게 하고, 완급작용(緩急作用)으로 통증을 멎게 합니다.

(4) 귀경심폐위(歸經心肺胃) 심, 폐, 위장의 경락으로 들어갑니다.

- 심장에 열이 있으면, 가슴이 답답하고 잠을 잘 이루지 못하며 얼굴이 붉고 손발에 열이 나며 입 안에 상처가 생깁니다.
- 폐에 찬 기운으로 감기가 들면, 열이 나고, 머리가 아프며, 코가 막히고, 맑은 콧물이 흐르며, 기침을 할 때 묽은 가래가 많으며, 땀이 나지 않습니다.
- 위장에 열이 있으면, 입 안이 마르고 갈증이 나며, 음식을 많이 먹으면 속이 메슥거리고 구역질이 납니다.

5) 효능(效能)

- 살균소염(殺菌消炎) 세균을 죽이고 염증을 가라앉힙니다. 주로 항생제나 소염제 등
- 수렴모공(收斂毛孔) 땀구멍에서 모공을 축소하고 땀을 멎게 합니다.

6) 주치(主治)

- 두통(頭痛) 머리가 아픕니다. 긴장성 두통, 편두통, 군발두통(주기적으로 발생하며 통증이 심)
- 등목혼(目昏) 시력이 저하되거나 눈앞이 흐릿하게 보이는 상태를 나타냅니다. 피로, 스트레스, 또는 눈 건강 문제 등 여러 원인으로 발생
- 심번구갈(心煩口渴) 가슴이 두근거리고 갈증이 납니다. 스트레스, 불안 등
- 식적담체(食積痰滯) 음식이 소화되지 않고 위장에 정체되어 있습니다. 소화불량 등

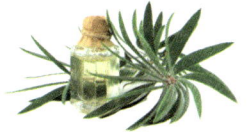

티트리 에센셜 오일(Tea Tree Essential oil)

1) 특성
- **향기 노트** 상위 노트 (Top Note) - 달콤하고 쌉싸름하며, 스파이시한 향기를 가지고 있습니다.
- **추출부위** 잎, 잔가지
- **추출방법** 수증기 증류법
- **한국어 원료 성분 명** 티트리잎오일
- **알레르기 유발 성분**

2) 주요 구성성분과 효능

■ **터피넨-4-올 Terpinen-4-ol 45%**
- **항균 작용** 여러 종류의 박테리아와 곰팡이에 대해 항균 효과가 있어, 상처 치료나 감염 예방에 도움을 줄 수 있습니다.
- **항염증 효과** 염증을 줄이는 데 도움을 줄 수 있어, 피부 염증이나 염증성 질환에 사용될 수 있습니다.
- **항산화 성질** 세포 손상을 방지하고 노화를 늦추는 데 기여할 수 있습니다.
- **진정 효과** 스트레스 감소와 진정 효과가 있어, 아로마테라피 등에서 사용됩니다.

3) 티트리 에센셜 오일(Tea Tree Essential oil)의 효능

■ **피부**
- **항 병원균** 강력한 항균 특성을 가지고 있어 피부 감염을 예방하고 치료하는 데 도움을 줍니다.
- **비듬** 비듬을 유발하는 곰팡이 균을 억제하여 두피 건강을 개선하고 비듬 증상을 완화하는 데 효과적입니다.
- **화농성 여드름** 염증을 줄이고 여드름균을 억제하여 여드름 치료에 도움을 줍니다.
- **모낭충 살균** 모낭충 균을 제거하여 피부 상태를 개선합니다.
- **습진** 염증을 줄이고 피부의 가려움증을 완화하는 데 도움을 줄 수 있습니다.
- **손발톱 무좀** 손발톱 주위에 적용하여 감염을 치료하고 예방하는 데 도움을 줍니다.

- **바디**
  - **강력한 천연 살균 소독제** 강한 항균 특성을 가지고 있어 상처 소독이나 피부 감염 예방에 효과적입니다.
  - **항바이러스 및 항균** 다양한 바이러스와 세균에 대한 저항력을 높여주어 감기나 독감 증상에 도움을 줄 수 있습니다.
  - **한진균** 곰팡이 및 진균 감염에 효과적이며, 특히 발가락이나 손가락의 무좀 치료에 사용될 수 있습니다.
  - **구강 청결제** 구강 내 세균을 줄이고 입냄새를 없애는 데 도움을 줄 수 있습니다.
  - **성기 감염증** 성기 주변의 감염을 예방하거나 완화하는 데 사용될 수 있지만, 사용 전에 희석하여 사용해야 합니다.
  - **해충 퇴치제** 자연적인 해충 방지제로, 모기나 다른 해충을 쫓는 데 효과적입니다.
  - **요로감염증** 항균 효과 덕분에 요로감염 예방 및 완화에 도움이 될 수 있습니다.

- **마인드**
  - 긴장을 완화하고 정신적인 안정을 주어 스트레스를 완화하는 데 효과적입니다.

- **호흡기**
  - **감기** 항균 및 항염 효과가 있어 감기 증상을 완화하는 데 도움이 될 수 있습니다.
  - **천식** 항염 작용이 천식 증상을 완화하는 데 기여할 수 있습니다.
  - **기관지염** 기관지염의 염증을 줄이는 데 도움을 줄 수 있습니다.
  - **기침** 기침 완화를 위해 티트리 에센셜 오일을 포함한 가습기를 사용하거나, 따뜻한 차에 몇 방울 추가해 음용할 수 있습니다.
  - **비염** 티트리 에센셜 오일의 항염 및 항균 효과는 비염으로 인한 증상을 완화할 수 있습니다. 코에 직접 사용하기보다는 증기 흡입이나 가습기를 통해 사용하는 것이 좋습니다.
  - **코안 염증** 코안 염증 완화를 위해 티트리 오일을 포함한 식염수로 코 세척을 할 수 있습니다. 그러나 이 경우에도 의사와 상담하는 것이 중요합니다.

4) 주의사항
- 원액을 바르는 것은 피부 딱지를 유발하므로, 원액 사용 시에 불가리안 라벤더와 블랜딩 하여 사용합니다.

43. 패출리 Patchouli (패출리, 파출리, 파출리)

| 영명 : Patchouli | 명 : Pogostemon cablin /patchouli /heyneanus
| 과명 : 꿀풀과 | 원산지 : 인도, 스리랑카, 인도네시아

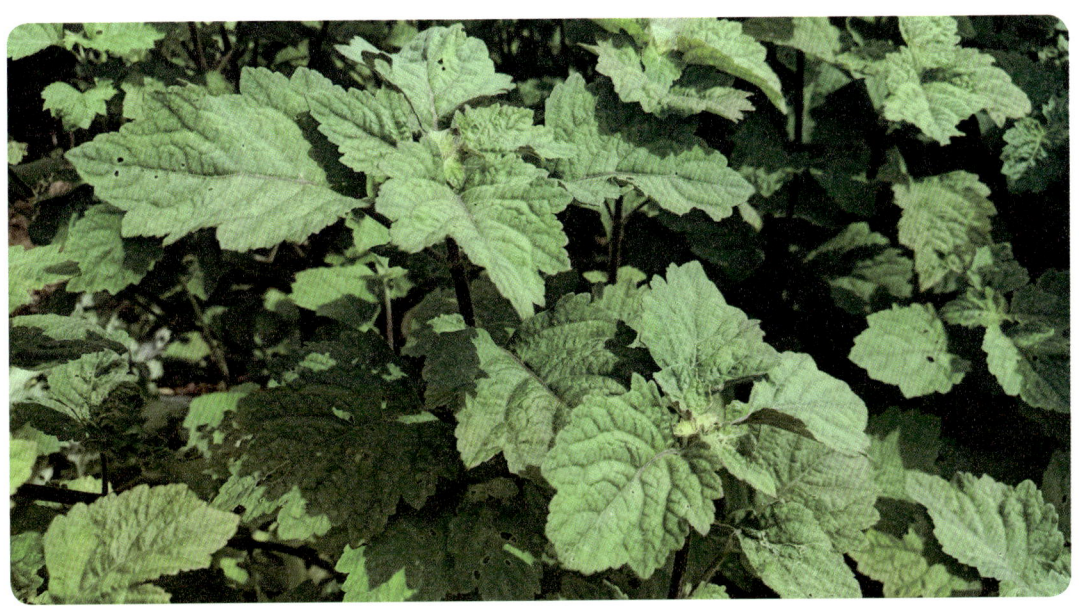

소화불량, 가슴 답답함과 속삭임

파출리의 깊은 향
소화의 불씨를 달래고
답답한 마음을 어루만지네
구름 속 숨겨진 달처럼
평온함 속에 안식이 깃든다

주치(主治) 김길춘

　인도네시아나 인도 등에서 자생하며, 높이는 대략 1m까지 자랍니다. 초록색의 커다란 잎을 가지고 있으며, 가장자리가 보라색이 도는 흰색의 꽃이 핍니다. 늦가을쯤에 꽃이 피며 강한 향이 납니다.

　한자어로는 곽향藿香보다 잎이 조금 더 넓다고 해서 광곽향廣藿香이라고 합니다.

　남성용 향수에서 베이스 노트로 많이 쓰이며, 살충제와 탈취제로도 활용합니다. 일본과 말레이시아에서는 벌레나 뱀에 물렸을 때 해독하는 약재로 사용하였습니다.

　가공되지 않은 흙냄새와 같은 강한 향으로, 1960년대 히피족들이 좋아했다고 해서 히피 향으로도 불렸습니다. 잎을 따서 말린 후에 수증기 증류법을 이용해 에센셜 오일을 추출합니다.

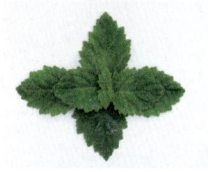

중약(中藥)

1) 중약명(中藥名) 파출리 廣藿香 (guǎng huò xiāng 광활)

2) 성질평(性質平) 성질은 평합니다. (음의성질 약 60~70%, 양의성질 약 30~40%)
- 파출리의 성질은 차가워서, 몸이 차가운 음 체질이거나 저혈압인 사람, 몸에 열이 있는 양 체질이거나 고혈압인 사람에 좋습니다.

3) 미신(味辛) 맛은 맵습니다.
- 매운맛은 발산작용(發散作用)으로 인체 내의 열을 피부로 발산시키고 땀을 나게 하며, 행기작용(行氣作用)으로 소화기관을 정상화 시켜 장내 가스를 배출합니다.

4) 귀경비위폐(歸經脾胃肺) 비, 위, 폐의 경락으로 들어갑니다.
- 비장에 열이 있으면, 입술은 붉고, 근육이 마르고 위축됩니다. 음식을 적게 먹어도 소화를 잘 시키지 못하고, 헛배가 부릅니다.
- 위장에 음액이 부족하고 열이 있으면, 위장을 불로 지지는 것 같이 아프고, 입이 마르며 혀가 건조합니다.
- 폐에 찬 기운이 있으면, 코에서 맑은 콧물이 흐르고, 기침을 할 때 묽은 가래가 많으며, 땀이 나지 않습니다.

5) 효능(效能)
- **화중지구(和中止嘔)** 위장을 편안하게 해주고 구토증을 멎게 해 줍니다. 화(和)는 "화합" 또는 "조화"를 의미하고, 중지(中止)는 "중단"을 뜻하며, 구(嘔)는 "구토"를 의미합니다.
- **발표해서(發表解暑)** 땀을 내어 열을 내립니다.

6) 주치(主治)
- **습탁중조(湿浊中阻)** 습하고 탁한 위액이 위장에 있습니다. 몸의 무거움, 피로감, 소화 불량, 관절 통증 등
- **완비구토(脘痞嘔吐)** 체해서 구토증이 있습니다. 소화불량, 위염, 위장관의 기능 저하 등
- **흉민불서(胸悶不舒)** 가슴이 답답하고 불편한 상태입니다. 스트레스, 불안, 소화 문제, 심혈관 질환 등

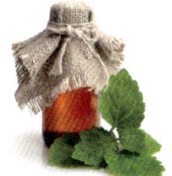

파출리 에센셜 오일(Patchouli Essential oil)

1) 특성

- **향기 노트** 하위 노트 (Base Note) - 파출리는 깊고 풍부한 향을 가지고 있습니다. 일반적으로 머스크, 우드, 스파이시한 느낌을 가지고 있으며, 시간이 지남에 따라 더욱 깊어지고 안정적인 느낌을 줍니다.
- **추출부위** 잎, 줄기 (자외선이 없는 곳에서 마린 후 추출)
- **추출방법** 수증기 증류법
- **한국어 원료 성분 명** 광곽향오일
- **알레르기 유발 성분** N/A

2) 주요 구성성분과 효능

■ **세스퀴테르펜 탄화수소 Sesquiterpene 62%**

- **항염 효과** 세스퀴테르펜은 염증을 줄이는 데 도움을 줄 수 있습니다.
- **항산화 작용** 자유 라디칼을 제거하여 세포 손상을 방지하는 데 기여합니다.
- **면역력 강화** 면역 시스템을 활성화하여 감염에 대한 저항력을 높이는 데 도움을 줄 수 있습니다.
- **항균 및 항바이러스 효과** 항균 및 항바이러스 성질을 가지고 있어 감염 예방에 도움이 될 수 있습니다.

■ **산소화 화합물 Oxygenated constituents 37%**

- **항산화 작용** 많은 산소화 화합물은 항산화 특성을 가지고 있어, 자유 라디칼을 중화시켜 세포 손상을 방지합니다.
- **항염증 효과** 일부 산소화 화합물은 염증을 줄이고 면역 반응을 조절하는 데 도움을 줄 수 있습니다.
- **신경 보호** 특정 산소화 화합물은 신경 세포를 보호하고 신경 퇴행성 질환의 예방에 기여할 수 있습니다.
- **심혈관 건강** 산소화 화합물은 혈관 확장, 혈액 순환 개선 등 심혈관계 건강에 긍정적인 영향을 미칠 수 있습니다.
- **항균 및 항바이러스 효과** 일부 화합물은 세균이나 바이러스에 대한 저항력을 높이는 데 도움을 줄 수 있습니다.

■ **패츌리 알콜 Patchouly alcohol 33.5%**

- **항균 효과** 일부 연구에서는 패츌리 알콜이 항균 성질을 가지고 있어 피부 감염 예방에 도움이 될 수 있다고 합니다.
- **항염증 효과** 염증을 완화하는 데 도움을 줄 수 있어 피부 건강에 긍정적인 영향을 미칠 수 있습니다.
- **기분 전환** 기분을 좋게 하고 우울감을 줄이는 데 도움을 줄 수 있습니다.

3) 파츌리 에센셜 오일(Patchouli Essential oil)의 효능

■ **피부**

- **수렴작용** 피부의 모공을 수축시키고, 피부의 탄력을 향상시키는 데 도움을 줄 수 있으며, 특히 여드름이나 지성 피부에 유용합니다.
- **피부 진정** 항균 및 항염 작용이 있어 피부 트러블 완화에 효과적입니다.
- **모세혈관 확장** 혈액 순환을 촉진하여 피부의 건강을 개선하는 데 도움을 줄 수 있습니다.

■ **바디**

- **체지방 분해** 대사 촉진 효과가 있어 체지방 분해에 도움을 줄 수 있습니다.
- **이뇨** 이뇨 작용이 있어 체내 노폐물 배출을 돕고 부종 감소에 기여할 수 있습니다.
- **설사** 소화 시스템을 안정시키고 장의 기능을 개선하는 데 도움을 줄 수 있습니다.
- **장 기능 강화** 장의 건강을 증진시키고 소화 불량을 개선하는 데 유용할 수 있습니다.
- **셀룰라이트 분해** 지방 분해를 촉진하고 피부의 탄력을 높이는 효과가 있습니다.
- **탈취제** 파츌리의 강한 향은 자연적인 탈취제로 작용하여 몸에서 나는 불쾌한 냄새를 줄이는 데 도움을 줄 수 있습니다.
- **벌레와 벌에 물린 곳에 원액 바름** 항염 및 진정 효과가 있어 벌레 물린 자국에 직접 바르면 가려움증과 염증을 완화에 도움이 됩니다.

■ **마인드**

- **식욕 억제** 정신적으로 안정감을 주고, 스트레스를 줄여주는 효과가 있어 과식이나 불필요한 식욕을 억제하는 데 도움을 줄 수 있습니다.
- **무기력 해소** 기분을 좋게 하고, 에너지를 증진시켜 무기력한 상태를 개선하는 데 효과적입니다.

4) 주의사항

- 광독성이 있으므로 희석하여 사용해야 합니다.
- 식욕억제 기능이 있어 영유아나 왜소한 사람은 사용에 주의해야 합니다.

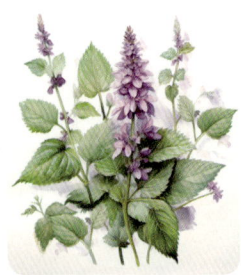

44. 팔마로사 Palmarosa

영명 : Palmarosa | 학명 : cymbopogon martinii
과명 : 벼과/여러해살이 식물 | 원산지 : 스리랑카, 인도

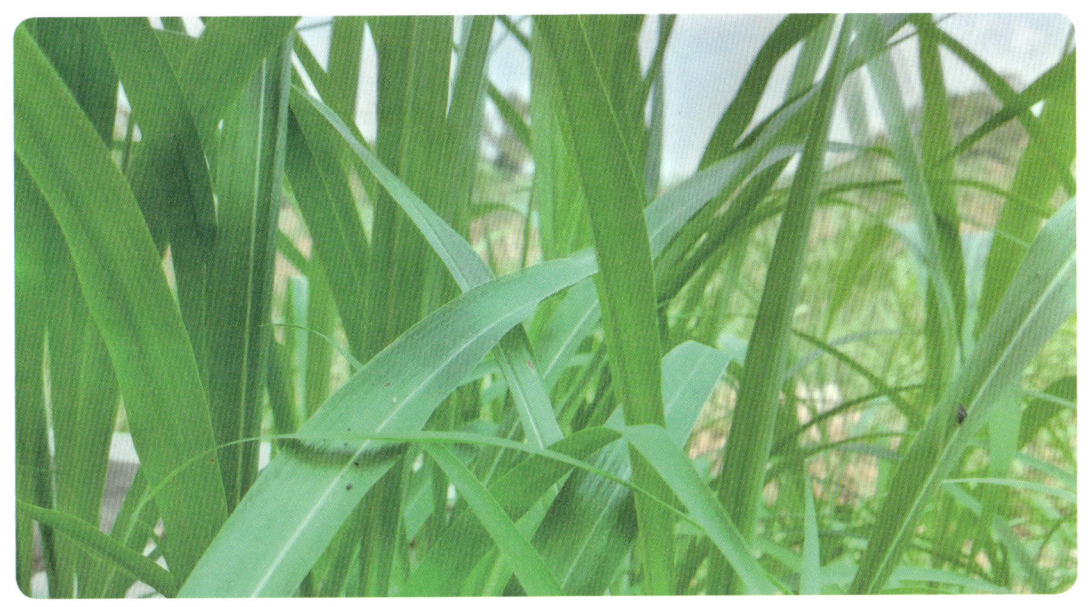

감기, 두통, 위염, 설사, 타박상과 속삭임

팔마로사의 은은한 향기 속에
몸과 마음이 평화로워지네
상처 입은 곳에 스며들어
새 생명을 불어넣는 그 향기

주치(主治) 김길춘

인도와 파키스탄이 원산지이며, 벼과의 여러 해살이 풀로 상쾌한 향기가 납니다. 연초록색의 길고 가느다란 줄기를 가지고 있으며, 청색이 도는 흰색이었다가 점점 짙은 붉은색으로 변하는 꽃을 가지고 있습니다.

18세기 이후에 증류되기 시작한 팔마로사 에센셜 오일은 제라늄과 로즈가 섞인 듯한 향이 나서 인디언 제라늄 (Indian Geranium), 로사(Rosha)라고도 불리며 향수의 원료로 사용했습니다. 고대 인도의 전통의학인 아유르베딕에서는 약재로 사용했습니다. 모든 타입의 피부에 맞아 피부 관리 분야에서 가장 많이 활용되고 있습니다.

팔마로사의 잎과 줄기를 수증기증류법을 이용해 에센셜 오일을 추출합니다.

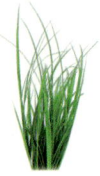

중약(中藥)

1) 중약명(中藥名) 팔마로사 鲁沙香茅 (Lǔ shā xiāng máo 루사샹)

2) 성질한(性質寒) 성질은 찹니다. (음의성질 약 70%, 양의성질 약 30%)

- 팔마로사는 찬 성질이 강하므로, 몸에 열이 있는 양 체질이거나 고혈압인 사람에 좋습니다.

3) 미신(味辛) 맛은 맵습니다.

- 매운맛은 발산작용(發散作用)으로 인체 내의 열을 피부로 발산시키고 땀을 나게 하며, 행기작용(行氣作用)으로 소화기관을 정상화 시켜 장내 가스를 배출합니다.

4) 귀경폐방광위(歸經肺膀胱胃) 폐, 방광, 위장의 경락으로 들어갑니다.

- 폐에 열이 있으면 열이 나고, 마른기침을 하며, 가래는 적고 끈적거리며, 잘 뱉어지지 않습니다.
- 방광에 열이 있으면, 소변을 자주 보고, 시원하게 잘 나오지 않으며 색은 황색입니다.
- 위장에 열이 있으면, 입안이 마르고 갈증이 나며 입술은 건조합니다. 음식을 먹어도 배가 고프고 속이 미식거리고 구역질이 나며 배는 은은하게 아픕니다.

5) 효능(效能)

- **소풍해표(疎風解表)** 외부의 바람이나 기운으로 인해 발생하는 감기나 열병을 치료합니다. 이 치료법은 표증(表證)을 해결하고 몸의 기운을 원활하게 하여 증상을 완화합니다.
- **거어통맥(祛瘀通脈)** 혈액순환을 개선하고 어혈을 없애주고 경락을 잘 통하게 하여 통증을 없애 줍니다.

6) 주치(主治)

- **감모두통(感冒頭痛)** 감기로 머리가 아픕니다.
- **위통(胃痛)** 배가 아픕니다. 위염, 소화불량, 위궤양, 또는 스트레스와 관련이 있습니다. 복통, 속쓰림, 구역질 등의 증상
- **설사(泄瀉)** 설사합니다. 식중독, 바이러스 감염, 장염, 음식 알레르기, 스트레스 등의 원인
- **풍습비통(風濕痺痛)** 바람과 습에 의해서 뼈마디가 저리고 아픕니다.
- **질타손상(跌打損傷)** 넘어지거나 부딪쳐서 타박상

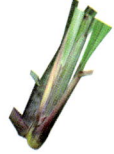

팔마로사 에센셜 오일(Palmarosa Essential oil)

1) 특성

- **향기 노트** 상위 노트 (Top Note) - 팔마로사는 그린과 레몬 느낌의 신선한 꽃향기를 느낄 수 있으며, 상쾌하고 기분을 좋게 하는 향이 있습니다.
- **추출부위** 잎 (여러해살이풀)
- **추출방법** 수증기 증류법
- **한국어 원료 성분 명** 팔마로사오일
- **알레르기 유발 성분** 제라니올, 리날룰, 시트랄, 파네솔, 리모넨

2) 주요 구성성분과 효능

■ **제라니올 Geraniol 80%**

- **항산화 작용** 세포손상을 방지하고 노화 방지에 도움을 줄 수 있습니다.
- **항균 효과** 다양한 박테리아와 곰팡이에 대해 억제 작용을 나타냅니다.
- **소염 작용** 염증을 줄이고 통증을 완화하는 데 도움을 줄 수 있습니다.
- **진정 효과** 스트레스를 줄이고 기분을 개선하는 데 도움을 줄 수 있습니다.

3) 팔마로사 에센셜 오일의 적용 방법과 효능

■ **피부**

- **노화성 모공 수축** 피부 탄력을 높여주고 모공을 수축시켜 주는 효과가 있어, 노화로 인한 피부 변화에 도움을 줍니다.
- **피부 수분 밸런스 유지** 수분을 유지하고 피부의 수분 균형을 맞추는 데 효과적입니다.
- **피지 조절** 피지 분비를 조절하여 과도한 유분으로 인한 문제를 완화시킵니다.
- **건성 피부** 피부에 깊은 보습을 제공하여 건조함을 개선하고 부드럽고 촉촉한 피부로 가꿔줍니다.
- **노화 피부** 피부의 탄력을 증진시키고 주름을 완화하여 더욱 젊고 건강한 피부를 유지하는 데 도움을 줍니다.
- **피부 세포 재생** 피부 세포의 재생을 촉진하여 상처 치유와 회복에 좋습니다.
- **염증성 피부** 항염 효과가 있어 염증이 있는 피부 상태를 완화하는 데 유용합니다.
- **여드름 피부** 여드름의 원인인 박테리아를 억제하고 염증을 줄여 여드름 완화에 기여합니다.

- ■ 바디
  - **노인성 바디 피부건조증** 보습 효과가 뛰어나며, 피부의 수분을 유지하는 데 도움을 줍니다.
  - **힙 업 관리** 혈액 순환을 촉진하고, 지방 분해를 도와 힙 업 효과를 기대할 수 있습니다.
  - **바디 피부 탄력** 피부의 탄력을 증가시키고, 탄력 있는 피부 유지에 기여합니다.
- ■ 마인드
  - **진정작용** 향긋한 향이 스트레스를 줄이고 마음을 안정시켜 불안을 완화하는 데 도움을 줍니다.
  - **식욕촉진** 소화 문제로 인한 식욕 감소에 유용할 수 있습니다.
  - **기분 상승** 기분을 좋게 하고 긍정적인 감정을 생기게 해 에너지를 높이는 데 기여합니다.

4) 주의사항

- 민감한 피부에 사용 시 주의해야합니다.
- 자극이 적은 오일이나 임신초기에는 주의해야 합니다.

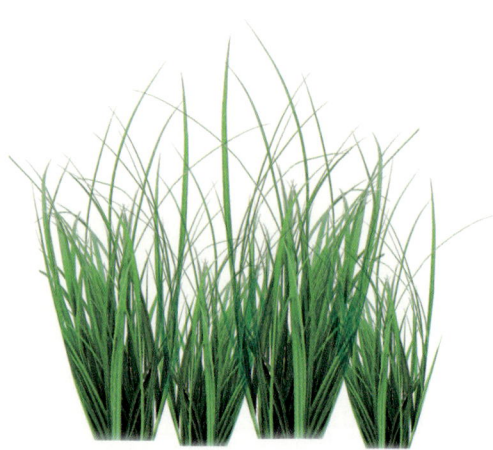

45. 퍼 Fir (전나무, 은색전나무)

| 영명 : Fir | 학명 : Abies holophylla
| 과명 : 소나무과 | 원산지 : 대한민국 | 분포 : 한국, 유럽

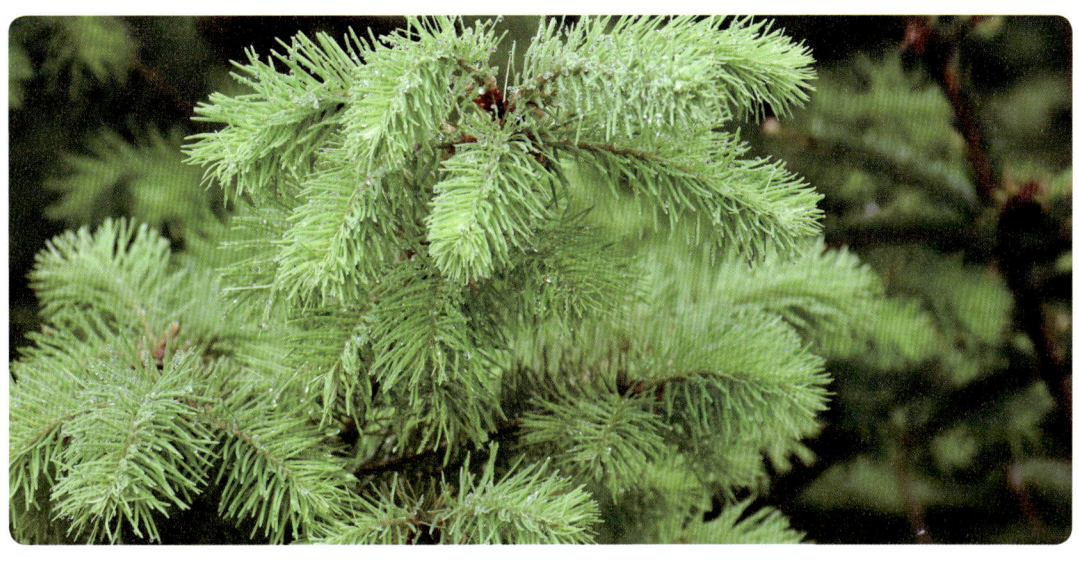

열병, 기침과 속삭임

푸른 바람 가르며
숲의 숨결 흐르면
떨리는 가슴 어루만져주고
묵은 아픔 달래주네
푸르른 기상
그 품속에 스며들면
고요 속에 다시 숨을 쉬리라

주치(主治) 김길춘

소나무과에 속하는 상록침엽교목으로 삼송(杉松)이라 하고, 전나무라고도 부릅니다. 높이는 최대 50m까지 자라고, 바늘모양의 잎을 가지고 있는 침엽수입니다. 4월 하순쯤에 꽃이 피고, 10월 초에 원통형의 열매가 익습니다. 우리나라 전국의 깊은 산속에서 자생하는 나무로, 추위에 강하여 월동이 가능합니다.

나무모양이 아름다워서 크리스마스트리용으로 많이 사용되지만, 공해로 인해 도시에서는 점점 사라지고 있습니다. 전나무는 결이 곱고 내구성이 뛰어나 건축에서 한옥의 기둥과 대들보로 많이 사용됩니다. 전나무 펄프는 품질이 매우 우수하여 고급 종이제품을 만드는 원료로도 사용됩니다. 나무 모양이 아름다워서 도시 정원의 정원수나 크리스마스트리용으로 많이 사용되었으나 공해와 에틸렌·아황산가스에 약하여 도시에서 점점 사라지는 수종입니다. 잎에서 나오는 상쾌한 향기는 심신을 안정시키는 효과가 있어서 아로마테라피에 이용됩니다. 전나무 가지나 수액은 몸을 따뜻하게 하고 생리 기능을 정화하는 효능이 있어 한방 약재로 쓰입니다. 이산화탄소를 흡수하여 대기 중의 탄소 농도를 낮추는 역할을 합니다. 전나무의 수액은 레진을 만들 때도 사용되는데, 이 레진은 바니시, 페인트, 접착제 등의 원료가 됩니다.

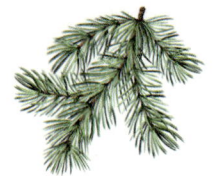

중약(中藥)

1) 중약명(中藥名) 전나무 枞树 (cōng shù 총 수)

2) 성질평(性質平) 성질은 평합니다. (음의성질 약 30~40%, 양의성질 약 60~70%)

- 퍼(전나무, 은색전나무)의 성질은 평하여, 몸이 차가운 음 체질이거나 저혈압인 사람, 몸에 열이 있는 양 체질이거나 고혈압인 사람에 좋습니다.

3) 미감미고(味甘微苦) 맛은 달고 약간 씁니다.

- 단맛은 보기작용(補氣作用)으로 기운 나게 하고, 보혈작용(補血作用)으로 혈을 생기게 하며, 화중작용(和中作用)으로 위와 장을 편안하게 하고, 완급작용(緩急作用)으로 통증을 멎게 합니다.
- 쓴맛은 사화작용(瀉火作用)으로 열을 내리고, 진정작용(鎭靜作用)으로 가슴의 답답함을 없애 주며, 조습작용(燥濕作用)으로 위장, 폐, 근육과 관절의 습을 없애주고, 하강작용(下降作用)으로 기침을 멎게 하고 가래를 삭이며, 통변작용(通便作用)으로 대변을 잘 보게 합니다.

4) 귀경폐신장(歸經肺腎臟) 폐, 신장으로 들어 갑니다.

- 폐에 찬 기운이 있으면, 코에서 맑은 콧물이 흐르고, 기침할 때 묽은 가래가 많으며, 땀이 나지 않습니다.
- 신장이 차고 습하면, 허리와 무릎이 시리고, 밤에 소변을 자주 보고 소변 색이 맑으며, 대변은 묽거나 설사를 잘합니다.

5) 효능(效能)

- **양혈지혈(凉血止血)** 혈을 식히고 출혈을 멈추게 합니다.
- **지해화담(止咳化痰)** 기침을 멈추고 가래를 없애줍니다.
- **소종지통(消肿止痛)** 부기와 통증을 없애 줍니다.

6) 주치(主治)

- **열병(热病), 해수(咳嗽), 담다(痰多)** 몸에서 열이 나고, 기침을 하며, 가래가 많습니다. 발열은 바이러스나 세균감염이 원인일 수 있습니다.
- **수종(水肿), 뇨소(尿少)** 몸이 붓고 소변양이 적습니다. 심장, 간, 신장 등의 문제로 인해 몸이 붓고, 소변양이 적습니다.
- **외상종통(外伤肿痛)** 외상으로 인해 발생하는 통증과 부종을 일으킵니다. 일반적으로 외부의 충격이나 상처로 인해 조직이 손상되고, 그로 인해 염증 반응이 일어나면서 통증과 부기가 발생합니다.

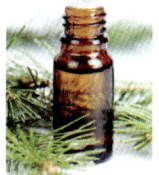

퍼 에센셜 오일(Fir Essential oil)

1) 특성

- **향기 노트** 상위 노트(Top Note) - 퍼 에센셜 오일은 신선하고 깨끗한 향기를 가지고 있으며, 소나무와 유사한 향이 특징입니다.
- **추출부위** 잎, 잔가지
- **추출방법** 수증기 증류법
- **한국어 원료 성분 명** 전나무잎오일
- **알레르기 유발 성분** 리모넨, 리날룰

2) 주요 구성성분과 효능

■ beta pinene 21.4~44.3%

- **항염증 효과** 베타-피넨은 염증을 줄이는 데 도움을 줄 수 있습니다.
- **항균 작용** 항균 성질이 있어, 특정 박테리아와 곰팡이에 대한 저항력을 높이는 데 기여할 수 있습니다.
- **호흡기 건강** 호흡기를 진정시키고 기도를 열어주는 효과가 있어, 감기나 알레르기 증상 완화에 도움이 될 수 있습니다.
- **신경 보호** 일부 연구에서는 베타-피넨이 신경 세포를 보호하는 데 도움을 줄 수 있다는 연구 결과가 나타났습니다.

■ Carene 7.3~35,6%

- **항염증 작용** 카렌은 염증을 줄이는 데 도움을 줄 수 있습니다.
- **진정 효과** 스트레스 완화 및 기분 개선에 도움을 줄 수 있습니다.
- **항균 작용** 일부 연구에서는 카렌이 항균 특성을 가지고 있다고 보고되었습니다.
- **소화 개선** 소화 건강에 긍정적인 영향을 미칠 수 있습니다.

3) 퍼 에센셜 오일(Fir Essential oil)의 효능

■ 바디
- **근육통** 항염증 효과가 있어 근육통 완화에 도움을 줄 수 있습니다.
- **요통** 요통 완화를 위해 퍼 에센셜 오일을 사용하면 근육 이완 및 통증 감소에 도움이 됩니다.
- **신경통** 신경통에 대한 진정 효과가 있어 통증 완화에 기여할 수 있습니다.
- **불면증** 향기를 맡으면 안정감을 주어 수면을 유도하는 데 도움이 될 수 있습니다.
- **카타르성 발진** 염증 완화 및 진정 효과가 있어 점막 부위의 염증 완화에 도움을 줄 수 있습니다.
- **장염** 소화기계의 염증을 줄이는 데 도움을 줄 수 있으며, 복통 완화에 효과적입니다.
- **자가면역질환** 면역 체계를 조절하는 데 도움이 될 수 있으며, 스트레스 완화에도 효과적입니다.

■ 마인드

① **심리적 이점**
- **스트레스 완화** 퍼 에센셜 오일의 향기는 진정 효과가 있어 스트레스를 줄이는 데 도움을 줍니다. 자연의 향기를 통해 마음을 편안하게 하고 불안을 완화할 수 있습니다.
- **명상 촉진** 명상 중 집중력을 높이고, 마음을 차분하게 만드는 데 도움을 줍니다.

② **신체적 이점**
- **편두통 및 두통 완화** 통증을 완화하는 효과가 있어, 두통이나 편두통이 있을 때 사용하면 도움이 될 수 있습니다.
- **면역 체계 강화** 항균 및 항염 효과가 있어 면역력을 높이는 데 도움을 줄 수 있습니다.

■ 호흡기
- 항균 및 항염 효과가 있어 감기 증상을 완화하는 데 도움이 될 수 있습니다.
- 자연적인 공기 청정제로도 사용될 수 있습니다.

6) 주의 사항
- 눈에 닿지 않도록 주의하고, 만약 닿았다면 즉시 스윗 아몬드 캐리어 오일 1방울로 씻어내세요.
- 임신 중이거나 수유 중인 경우 사용 전에 반드시 전문가와 상담하세요.

46. 페티그레인 Petitgrain (퍼티그레인)

| 영명 : Petitgrain | 학명 : Citrus aurantium subsp.amara 또는 C. bigaradia
| 과명 : 운향과 | 원산지 : 모로코, 파라과이

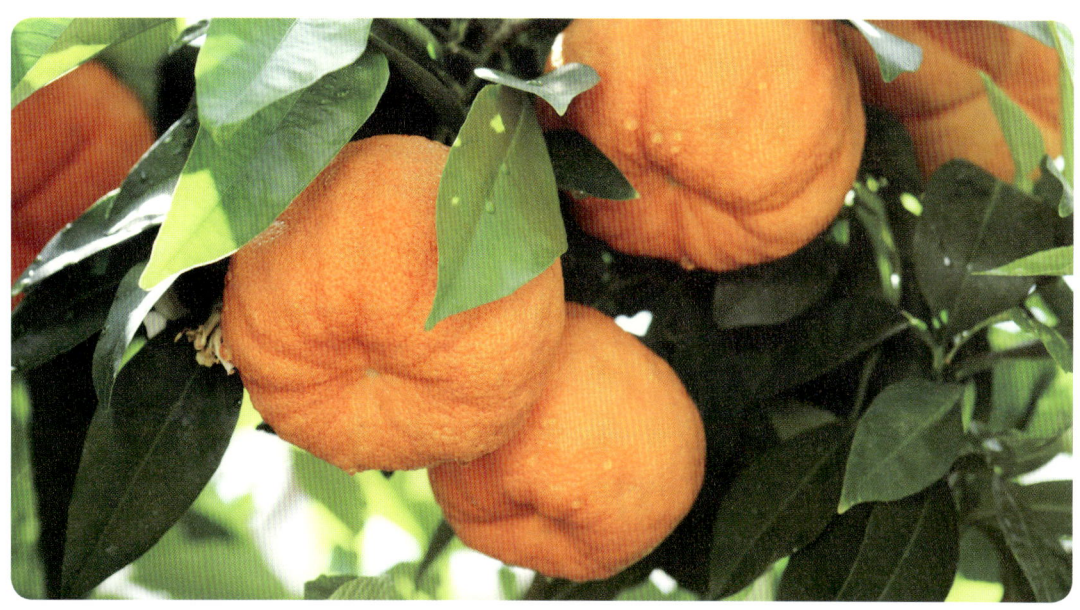

**소화불량, 구토증, 입냄새,
가슴 답답함과 속삭임**

소화의 길 잃은 바람 속에
구토의 파도 밀려오고
입 냄새는 숨결에 묻혀
가슴이 답답해진다

페티그레인 향기 속에서
희망의 숨결을 찾고
바람도 다시 길을 찾아
파도는 잔잔히 가라앉는다

주치(主治) 김길춘

비터오렌지는 비가라드나무의 열매로, 운향과에 속하는 감귤류입니다. 포멜로와 만다린의 교배종입니다. 인도와 중국이 원산지 이지만 주로 프랑스 남부와 지중해지역에서 재배됩니다. 10m 높이까지 자라며 사철의 푸른 진한 녹색의 잎과 꽃잎이 두꺼운 흰색의 꽃이 핍니다.

비터 오렌지는 스윗 오렌지 보다 작고 표면이 울퉁불퉁한 녹색의 껍질을 가지고 있습니다.

비터오렌지의 껍질로는 비터오렌지 에센셜 오일을, 하얀 꽃은 네롤리 에센셜 오일을 만듭니다. 잎과 잔가지로 수증기 증류법을 이용해 페티그레인 에센셜 오일을 추출합니다.

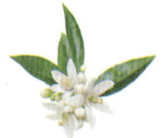

중약(中藥名)

1) 중약명(中藥名) 페티그레인 佩蒂格鲁 (Pèidìgélǔ 페이디겔루)

2) 성질한(性質寒) 성질은 찹니다. (음의성질 약 70%, 양의성질 약 30%)
- 페티그레인은 찬 성질이 강하므로, 몸에 열이 있는 양 체질이거나 고혈압인 사람에 좋습니다.

3) 미신(味辛) 맛은 맵습니다.
- 매운맛은 발산작용(發散作用)으로 인체 내의 열을 피부로 발산시키고 땀을 나게 하며, 행기작용(行氣作用)으로 소화기관을 정상화 시켜 장내 가스를 배출합니다.

4) 귀경비위폐(歸經脾胃肺) 비, 위, 폐의 경락으로 들어갑니다.
- 비장에 열이 있으면, 입술은 붉고, 몸과 근육이 마르며, 음식을 적게 먹어도 소화를 잘 시키지 못하고 헛배가 부릅니다.
- 위장에 열이 있으면, 입 안이 마르고 갈증이 납니다. 음식을 많이 먹으면 속이 메슥거리고 구역질이 납니다.
- 폐에 열이 있으면, 열이 나고, 마른기침을 합니다. 가래는 적고 끈적거리며, 잘 뱉어지지 않습니다.

5) 효능(效能)
- **방향화습(芳香化濕)** 소화 관내의 위액을 줄여줍니다.
- **방향(芳香)** 향이 나는 약재가 체내의 기운을 활성화하고, 기혈 순환을 진합니다.
- **화습(化濕)** 체내의 습기를 제거하거나 변환하여 건강을 유지하는 역할을 합니다.
- **성비개위(醒脾開胃)** 소화 기능을 개선하고 식욕을 증진시키는 데 도움을 줍니다. 비장과 위장기능을 좋게 해 줍니다.
- **발표해서(發表解暑)** 땀을 나게 해서 열을 식힙니다.

6) 주치(主治)
- **습탁중조(濕濁中阻)** 위장에 습하고 탁한 위액이 쌓여 있습니다. 소화 불량, 몸이 무겁고 피로감, 관절 통증 등
- **완비구오(脘痞嘔惡)** 위장이 더부룩하고 구토증이 있습니다.
- **구취(口臭)** 입에서 냄새가 납니다.
- **다연(多涎)** 침 분비가 많습니다.
- **흉민불서(胸悶不舒)** 가슴이 답답하고 불편합니다. 스트레스, 불안, 소화불량 등

페티그레인 에센셜 오일(Petitgrain Essential oil)

1) 특성

- **향기노트** 중간 노트 (Middle Note) - 페티그레인은 부드럽고 상쾌한 향을 가지고 있으며, 종종 꽃향기와 우디한 노트를 포함합니다.
- **추출부위** 잎, 잔가지
- **추출방법** 수증기 증류법
- **한국어 원료 성분 명** 비터오렌지잎오일
- **알레르기 유발 성분** 제라니올, 리날룰, 리모넨

2) 주요 구성성분과 효능

■ **리날릴 아세테이트 Linalyl acetate 44.29%**

- **항염 효과** 염증을 줄이는 데 도움을 줄 수 있습니다.
- **진정 효과** 스트레스와 불안을 완화하는 데 도움을 줄 수 있습니다.
- **항균 작용** 일부 세균에 대해 항균 효과를 보일 수 있습니다.
- **향기 효과** 향료로 사용되어 기분을 좋게 하고, 아로마테라피에서 많이 활용됩니다.
- **피부 건강** 피부 자극을 완화하고, 치유를 촉진하는 데 도움을 줄 수 있습니다.

■ **리날룰 Linalool 27.95%**

- **진정 효과** 신경을 진정시키고 스트레스를 줄이는 데 도움을 줄 수 있습니다.
- **항염증 작용** 염증을 줄이는 데 도움을 줄 수 있어 피부 자극이나 염증에 효과적입니다.
- **항균 작용** 여러 종류의 박테리아와 곰팡이에 대해 항균 효과를 나타낼 수 있습니다.
- **불면증 개선** 리날룰의 진정 효과로 인해 불면증 완화에도 도움을 줄 수 있습니다.

3) 페티그레인 에센셜 오일(Petitgrain Essential oil)의 효능

■ **피부**

- **항염작용** 항염 효과가 있어 염증을 줄이는 데 도움을 줍니다.
- **민감한 피부나 염증성 피부에 적합합니다.**
- **피지조절** 피지 분비를 조절하여 기름진 피부를 개선하여
- **여드름 예방과 치료에 도움을 줄 수 있습니다.**
- **기미** 피부 톤을 고르게 하고 기미를 완화하는 데 도움을 줄 수 있습니다.
- **노화 피부** 피부의 탄력을 높이고 주름을 감소시키는 데 도움을 주어 노화 방지에 기여합니다.

■ **바디**

- **자율신경실조증 개선** 스트레스와 불안을 완화하는 데 도움을 줄 수 있습니다.
- **항경련성** 근육 경련을 완화하고 진정 효과를 제공합니다.
- **균형 유지** 정서적 안정과 심리적 균형을 촉진합니다.
- **항바이러스** 일부 바이러스에 대한 저항력을 높이는 데 도움이 될 수 있습니다.
- **위경련 완화** 소화계의 불편함을 줄이는 데 기여할 수 있습니다.

■ **마인드**

- **항우울 효과** 스트레스를 완화해 감정을 안정시키고 우울한 기분을 개선하는 데 효과적입니다.
- **자신감 향상** 마음을 편안하게 하고 긍정적인 에너지를 증진시켜 자신감을 높이는 데 도움을 줍니다.
- **우울증 완화** 심리적 불안을 줄이고, 정신적 안정감을 주어 우울증 완화에 도움을 줄 수 있습니다.

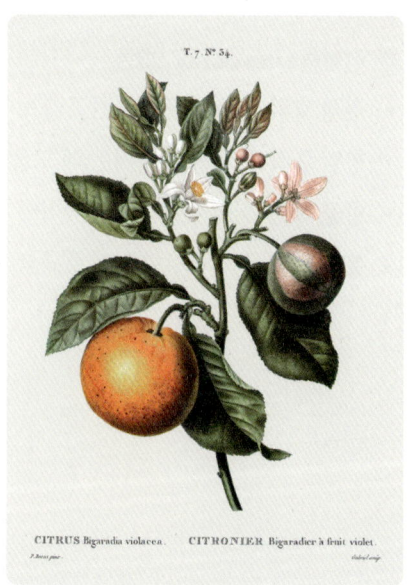

4) 주의사항

- 임신 중이거나 수유 중인 경우 사용 전 의사와 상담하는 것이 좋습니다.

47. 페퍼민트 Peppermint

| 영명 : Peppermint | 학명 : Mentha piperta
| 과명 : 꿀풀과/영년생 | 원산지 : 인도, 미국, 호주, 유럽

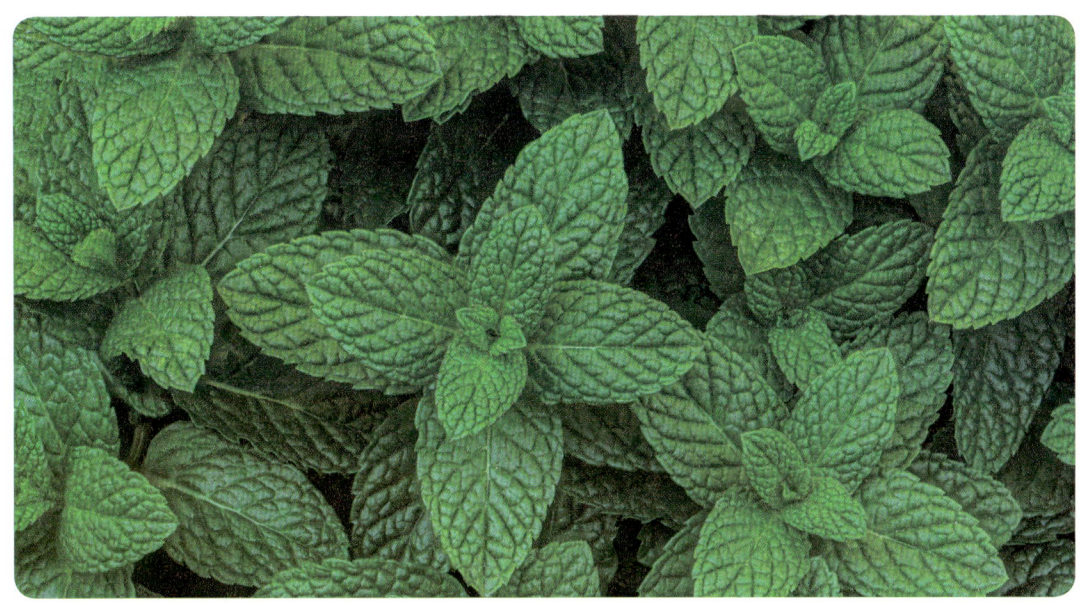

**열나고 목 아프고 기침,
눈을 밝게, 피부 가려움과 속삭임**

열이 나고 목이 아파도
기침 소리 멈추지 않네
눈은 반짝 빛이 나지만
피부는 가려움에 떨리네
아픈 몸 안에 작은 불씨
그래도 꺼지지 않을 희망의 불씨
바람처럼 상쾌한 그 향기
페퍼민트의 힘으로 다시 일어나리

주치(主治) 김길춘

페퍼민트는 박하속(민트)에 속하는 워터민트(watermint)와 스피어민트(spearmint)의 교잡종으로, 뿌리줄기를 가진 여러해살이 식물입니다. 높이는 90cm까지 자라고, 분홍이나 보라색의 꽃이 핍니다. 물가나 도랑에서 잘 자라고, 유럽이 원산지이지만 현재는 전 세계에서 재배되고 있습니다. 간혹 자연적인 교잡에 의해 야생 페퍼민트가 자라기도 합니다. 씨가 없고 뿌리 나누기와 같은 무성생식으로 번식하며, 특유의 향이 나는 다량의 멘톨이 함유되어 있습니다.

신약성서 마태복음에 "바리새인이여 너희가 박하(민트)와 회향과 근채의 십일조를 드리되"라고 되어 있는 것을 볼 때 십일조 품목 중 하나였음을 알 수 있습니다.

미국 위장병학회에서는 과민대장증후군 증상을 완화하는데 페퍼민트를 추천합니다. 페퍼민트 잎과 꽃에서 수증기 증류법을 이용해 에센셜 오일을 추출합니다.

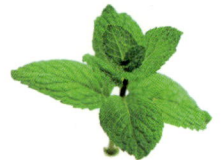

중약(中藥)

1) 중약명(中藥名) 페퍼민트 薄荷 (bòhé 보허)

2) 성질량(性質凉) 성질은 시원합니다. (음의성질 약 70~80%, 양의성질 약 20~30%)
- 페퍼민트는 찬 성질이 강하므로, 몸에 열이 많은 양 체질인 사람에 좋습니다.

3) 미신(味辛) 맛은 맵습니다.
- 매운맛은 발산작용(發散作用)으로 인체 내의 열을 피부로 발산시키고 땀을 나게 하며, 행기작용(行氣作用)으로 소화기관을 정상화 시켜 장내 가스를 배출합니다.

4) 귀경폐간(歸經肺肝) 폐, 간의 경락으로 들어갑니다.
- 폐에 음액이 부족하고 열이 있으면, 마른기침을 하고, 기침할 때 가래가 거의 없거나 아니면 끈적끈적한 가래가 있습니다. 가래에 피가 섞일 때도 있고 목이 쉽니다.
- 간에 열이 있으면, 눈이 붓고 충혈 됩니다. 아이들은 잘 놀라거나 경기를 합니다.

5) 효능(效能)
- **소산풍열(疏散風熱)** 바람과 열에 의해서 생긴 질환을 없애줍니다. 두통, 인후통, 발열 등
- **청리두목(清利頭目)** 체내의 열을 제거하고, 혈액순환을 원활하게 하여 머리의 통증을 완화 하고 눈의 피로를 완화합니다.
- **이인(利咽)** 목의 통증이나 불편함을 좋게 해 줍니다.
- **투진(透疹)** 홍역, 마마 등의 발진을 돕게 합니다.
- **소간행기(疏肝行氣)** 간의 울체된 기능을 조절하고 신진대사를 원활하게 합니다.

6) 주치(主治)
- **외감풍열(外感風熱)** 외부의 바람과 열이 몸에 침입하여 발생하는 질환입니다. 열이 나고, 목이 아프며, 기침합니다.
- **청리두목(清利頭目)** 머리와 눈을 맑게 합니다.
- **이인투진(利咽透疹)** 목이 아프고 피부 발진이 생깁니다.
- **식체기창(食滯氣脹)** 소화가 잘되지 않아 음식물이 위장에 남아 있고, 체하고 헛배가 부릅니다.
- **풍진소양(風疹瘙痒)** 피부병(풍과 열)으로 가렵고 발진이 생깁니다.

페퍼민트 에센셜 오일(Peppermint Essential oil)

1) 특성

- **향기 노트** 중간 노트 (Middle Note) - 페퍼민트 에센셜 오일은 신선하고 톡 쏘는 민트향을 가지고 있으며 기분을 상쾌하게 하고 집중력을 높이는 데 도움을 줍니다.
- **추출부위** 잎, 줄기
- **추출방법** 수증기 증류법(말린잎)
- **한국어 원료 성분 명** 페퍼민트오일
- **알레르기 유발 성분** 리모넨, 리날룰

2) 주요 구성성분과 효능

■ **멘톨 Menthol 40%**

- **진통 효과** 멘톨은 피부에 바르면 시원한 느낌을 주고 통증을 완화하는 데 도움을 줄 수 있습니다.
- **항염 효과** 염증을 줄이는 데 도움을 주어 관절염 등 염증성 질환에 유용할 수 있습니다.
- **호흡기 완화** 멘톨이 포함된 제품은 기도를 확장시키고 호흡을 편하게 해 주는 효과가 있어, 감기나 알레르기 증상 완화에 도움이 됩니다.

■ **1.8-시네올 1.8-Cineole 20.3%**

- **항염 작용** 염증을 줄이는 데 도움을 줄 수 있습니다.
- **호흡기 건강** 기침 완화 및 호흡기 질환 개선에 효과적입니다. 항균 성질로 인해 감기 예방에도 도움을 줄 수 있습니다.
- **진통 효과** 통증 완화에 기여할 수 있습니다.
- **정신적 안정** 스트레스 감소 및 집중력 향상에 도움을 줄 수 있습니다.

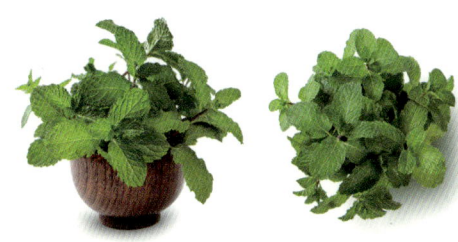

3) 페퍼민트 에센셜 오일(Peppermint Essential oil)의 효능

■ 바디

- **급체** 급체 증상 완화에 도움을 주며, 소화 효소 분비를 촉진하여 소화를 개선합니다.
- **소화 장애** 소화불량이나 복통 등의 증상 완화에 효과적입니다.
- **항박테리아, 항바이러스** 항균 및 항바이러스 효과가 있어 호흡기 질환의 감염 예방에 도움을 줍니다.
- **이뇨작용** 이뇨작용을 촉진하여 체내의 불필요한 수분이나 독소를 배출해 신장 기능을 좋게 합니다.
- **해열** 체온을 낮추는 데 도움을 줄 수 있으며, 특히 열이 있을 때 피부에 발라주면 효과적입니다.
- **면역기능** 면역 체계를 강화하는 데 기여할 수 있으며, 전반적인 건강을 증진시키는 역할을 합니다.

■ 마인드

- **히스테리** 진정 효과가 있어 불안감을 줄이는 데 도움을 줄 수 있습니다.
- **스트레스** 향기를 통해 긴장을 완화하고 마음을 안정시키는 데 도움을 줄 수 있습니다.
- **우울증** 기분을 상쾌하게 하고 에너지를 높이는 데 기여할 수 있습니다.
- **신경성 근육통** 통증 완화에 도움을 줄 수 있으며, 마사지와 함께 사용하면 효과적입니다.
- **멀미** 향기를 흡입하거나 물에 섞어 사용하면 멀미를 완화하는 데 도움이 됩니다.
- **입덧** 메스꺼움 증세를 완화하는 효과가 있어 임신 초기에도 유용할 수 있습니다.
- **어지럼증** 진정 효과가 있어 어지럼증 완화에 기여할 수 있습니다.
- **메스꺼움** 향기를 통해 메스꺼움을 줄이는 데 효과적입니다.

4) 주의사항

- 피부에 원액을 바르지 말고, 팩에 섞어서 사용하는 것도 금합니다.
- 백회에 1방울 흡수시킬 때도 두피가 민감하거나, 트러블이 있는 경우 사용을 금합니다.

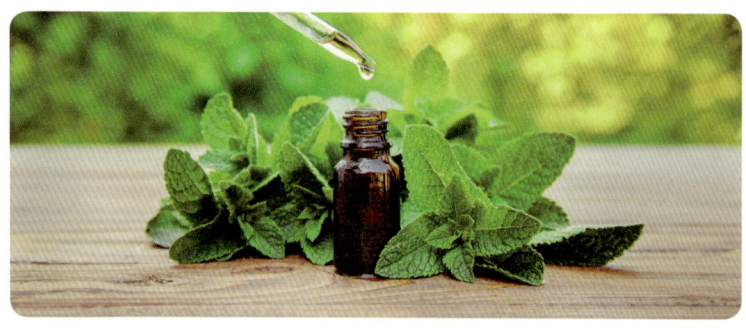

48. 펜넬 스윗 Fennel Sweet (회향)

| 영명 : Fennel Sweet | 학명 : Foeniculum vulgare var. dulce 또는 F. officinale
| 과명 : 산형화 과 | 원산지 : 불가리아, 헝가리, 에스파냐(스페인), 지중해

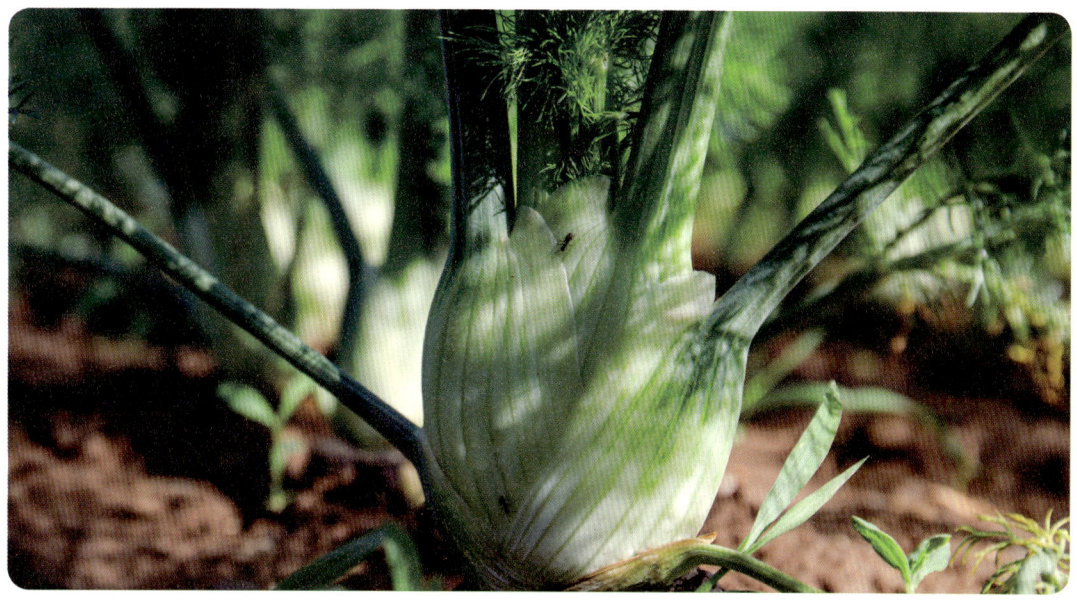

지중해가 원산지인 약용식물로 약 2m의 높이까지 자라며, 황금빛의 꽃이 핍니다. 열매는 타원형 모양을 가지고 있는데, 열매에 함유된 성분과 향에 따라 스윗 펜넬과 비터 펜넬로 구분됩니다. 중국에서는 회향, 우리나라에서는 미나리라고 부릅니다. 미국에 이주한 청교도들이 예배가 길어지면 시장기와 지루함을 달래며 씹어 먹었다고 해서 예배의 씨(Meeting houseseed)라고도 불렀답니다.

그리스 신화에서는 프로메테우스가 신만이 가질 수 있는 불을 펜넬 줄기에 감춰 와서 인간에게 전해줬다는 전설이 있습니다. 중세시대에 제롬 브런츠윅이 쓴 '증류의 예술'이라는 책에서 처음으로 펜넬 에센스 오일이 언급됩니다. 중국과 인도에서는 뱀에 물렸을 때 치료약으로 사용했습니다. 그리스인들은 올림픽을 대비하여 훈련하는 동안 체중을 조절하기 위하여 펜넬 종자를 먹었으며, 로마 군인들은 긴 행군 동안 펜넬 종자를 가지고 다니면서 씹어 먹었다고 합니다. 펜넬의 씨앗으로 수증기증류법을 이용해 에센셜 오일을 추출합니다.

생리통과 속삭임

아픈 배를 감싸 안고
숨을 깊게 쉬어 봐요
펜넬 스윗의 향기와 함께
마음도 차분해져요
힘내요 오늘도
조금씩 나아질 거예요
따뜻한 손길과 향기 속에
편안한 밤 되길 바라요

주치(主治) 김길춘

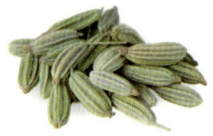

중약(中藥)

1) 중약명(中藥名) 페널 스위 甜茴香 (tián huí xiāng 티안 후이샹)

2) 성질평(性質平) 성질은 평합니다. (음의성질 약 30~40%, 양의성질 약 60~70%)
- 회향의 성질은 평하여서, 몸이 차가운 음 체질이거나 저혈압인 사람, 몸에 열이 있는 양 체질이거나 고혈압인 사람에 좋습니다.

3) 미신(味辛) 맛은 맵습니다.
- 매운맛은 발산작용(發散作用)으로 인체 내의 열을 피부로 발산시키고 땀을 나게 하며, 행기작용(行氣作用)으로 소화기관을 정상화 시켜 장내 가스를 배출합니다.

4) 귀경간신비위(歸經肝腎脾胃) 간, 신, 비, 위장의 경락으로 들어갑니다.
- 간 경락이 차고 울체되면, 머리가 어지럽고 눈이 침침하면서 잘 보이지 않고, 간 경락이 지나가는 부위가 당기는 듯 통증이 있습니다.
- 신장에 음액과 양기가 부족하면, 허리와 무릎이 시큰거리면서 아프고, 머리가 어지럽고 귀가 잘 들리지 않으며, 머리카락이 빨리 희고 빠집니다.
- 비장에 양기가 부족하고 습하면, 소화불량으로 식욕부진, 구토, 설사를 합니다. 위장 기능이 약하거나 차면, 헛배가 부르고 음식 먹을 생각이 없으며 음식을 먹어도 소화가 잘되지 않고 트림합니다.

5) 효능(效能)
- **온신산한(溫腎散寒)** 신장을 따뜻하게 하고 찬 기운을 없애줍니다.
- **온중지구(溫中止嘔)** 위장을 따뜻하게 해주고 구토증을 멎게 해 줍니다.
- **이기개위(理氣開胃)** 소화관의 연동운동을 정상화하여 위장을 편안하게 해 줍니다.

6) 주치(主治)
- **한산복통(寒疝腹痛)** 차가운 기운이 음낭에 침투하여 배가 아픕니다. 차가운 음식 섭취, 기온 변화, 신체 면역력 저하 등
- **소복냉통(少腹冷痛)** 아랫배가 차고 아픕니다.
- **통경(痛經)** 생리할 때 통증이 있습니다.

펜넬 스윗 에센셜 오일(Fennel Sweet Essential oil)

1) 특성
- **향기 노트** 중간 노트 (Middle Note) - 펜넬 스윗의 향은 갓말린 건초냄새가 특징입니다. 달콤하고 약간 향긋한 허브 노트가 주를 이루며, 부드러운 감성과 따뜻함을 전달합니다.
- **추출부위** 씨앗
- **추출방법** 수증기 증류법
- **한국어 원료 성분 명** 회향유
- **알레르기 유발 성분** 리모넨, 리날룰

2) 주요 구성성분과 효능

■ **트랜스-아네톨 Trans-anethole (64~69.2%)**
- **항염 효과** 트랜스 아네톨은 염증을 줄이는 데 도움을 줄 수 있는 항염 작용을 가지고 있습니다.
- **항균 작용** 특정 박테리아와 곰팡이에 대한 항균 효과가 있어, 식품 보존에 사용될 수 있습니다.
- **진정 효과** 스트레스를 줄이고 진정시키는 효과가 있어, 불안 완화에 도움을 줄 수 있습니다.
- **여성 건강** 일부 연구에서는 호르몬 균형을 돕는 데 기여할 수 있다고 알려져 있습니다.

■ **메틸 차비콜 methyl chavicol(estragole) (3.9~6.5%)**
- **항균 및 항바이러스 효과** 메틸 차비콜은 여러 종류의 세균과 바이러스에 대해 억제 효과를 나타낼 수 있습니다.
- **항염증 작용** 염증을 줄이는 데 도움을 줄 수 있어, 염증 관련 질환에 긍정적인 영향을 미칠 수 있습니다.
- **소화 개선** 일부 연구에서는 소화 시스템에 긍정적인 영향을 미칠 수 있다고 보고되었습니다.
- **향기 및 기분 전환** 아로마테라피에서 사용되며, 스트레스 해소와 기분 개선에 도움을 줄 수 있습니다.

3) 펜넬 스윗 에센셜 오일(Fennel Sweet Essential oil)의 적용 방법과 효능

■ **피부**
- 항산화 성분이 풍부하여 피부 노화를 방지해 피부의 탄력을 높이고 주름을 완화하는 데 효과적입니다.
- 피부의 콜라겐 생성을 촉진하여 조기 노화를 예방하는 데 기여할 수 있습니다.
- 두피의 혈액 순환을 촉진하여 모발 성장에 도움을 주며, 두피의 염증을 줄이고 건강한 모발을 유지하는 데 기여합니다.

- ■ 바디
  - **여성호르몬 조절** 에스트로겐 유사 작용으로 여성호르몬 균형을 도와 생리 불순이나 갱년기 증상 완화에 효과적일 수 있습니다.
  - **체지방 분해** 지방세포의 분해를 촉진하여 체지방 감소에 도움을 줄 수 있습니다.
  - **복부 비만** 복부 부위의 지방 축적을 줄이는 데 도움을 줄 수 있습니다.
  - **구풍 작용** 소화 기능을 개선하고 가스를 줄이는 데 효과적입니다.
  - **이뇨 작용** 체내의 수분 배출을 촉진하여 부종을 완화하는 데 도움을 줍니다.
  - **노폐물 배출** 신진대사를 촉진하여 체내 노폐물 제거에 기여합니다.
  - **셀룰라이트 분해** 셀룰라이트를 줄이는 데 도움을 줄 수 있습니다.
  - **최유 작용** 모유 생산을 촉진하는 데 효과적입니다.
  - **근육형 비만** 근육량 증가를 촉진하여 체중 관리에 도움을 줄 수 있습니다.
  - **담즙 분비** 소화 효소의 분비를 촉진하여 소화 기능을 개선합니다.

- ■ 마인드
  - **소화 촉진** 소화를 도와주며, 복부 팽만감을 줄이는 데 효과적입니다.
  - **식욕 조절** 뇌의 식욕 조절 센터에 영향을 미쳐 식욕을 억제하는 데 도움을 줄 수 있습니다.
  - **스트레스 완화** 스트레스를 줄여줌으로써 감정적 식욕을 감소시킬 수 있습니다.
  - **항염 효과** 염증을 줄여주어 전반적인 건강을 개선하고 체중 관리에 기여할 수 있습니다.

4) 주의사항

- 영, 유아 간질, 임산부는 복용하지 않습니다.
- 피부 마사지는 안전합니다.

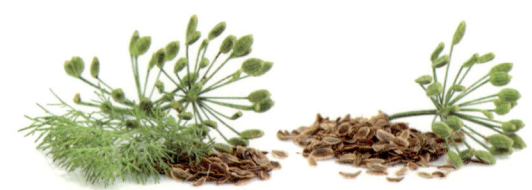

49. 프랑킨센스 Frankincense (유향)

영명 : Frankincense | 학명 : Boswelia carterii
과명 : 감람과 | 원산지 : 소말리아, 케냐, 에디오피아

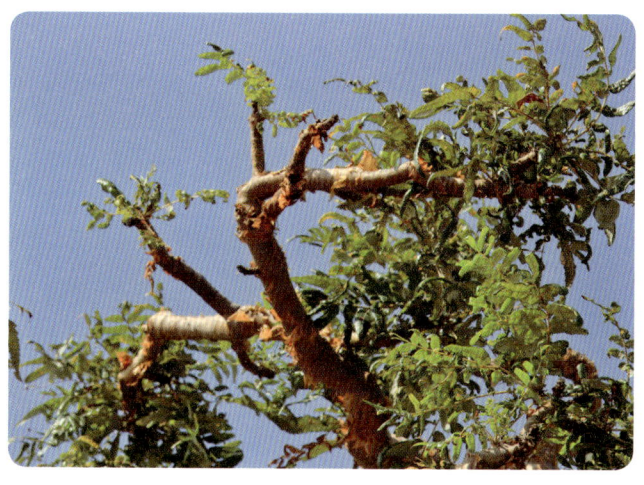

프랑킨센스 나무는 낙엽성 관목으로, 소말리아가 원산지이며 4~5m높이까지 자랍니다. 우리나라 에서는 유향나무(B. carterii)라 불립니다.

줄기에 상처를 내면 젖빛의 수액이 나와 굳어지는데 이것을 한의학에서는 유향(乳香)또는 훈육향(薰陸香)이라 하고, 영어로 프랑킨센스(frankincence) 또는, 올리바넘(olibanum)이라고 합니다. 성경에서도 유향은 귀한 향료로 선물이나 제사 용품, 진상품 등으로 기록되어 있습니다. 동방박사 세 사람이 아기 예수님에게 경배하고 드렸던 귀한 예물에 포함되어 있기도 합니다. 그리스·로마 신화에서는 클리티아가 아폴론의 배신에 분노해 "레우코토에가 아폴론에게 순결을 잃었다."라는 소문을 퍼뜨려 레우코토에의 아버지가 자기 딸을 산 채로 매장해 버렸고, 그 자리에서 자라난 나무가 유향나무라는 전설이 있습니다. 오일의 왕이라 불리며, 베이스노트의 대체 에센스 오일 입니다. 나무에 상처를 내 흘러나와 굳어진 수지(resin)로 수증기 증류법을 이용해 에센셜 오일을 추출합니다.

가슴답답, 위염, 생리통, 관절염과 속삭임

가슴이 답답할 때
유향의 향기와 함께
숨을 쉬어 봐요

위가 아플 때
유향의 손길이 닿으면
따뜻한 위로가 피어납니다

아픈 그날에도
유향 향기 따라
편안한 마음으로
하루를 견뎌요

뻐근한 관절에
유향의 힘이 닿으면
움직임이 부드러워집니다

주치(主治) 김길춘

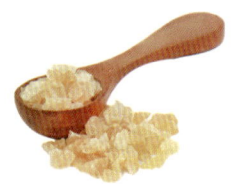

중약(中藥)

1) 중약명(中藥名) 유향 乳香 (rǔxiāng 르샹)

2) 성질한(性質寒) 성질은 찹니다. (음의성질 약 70%, 양의성질 약 30%)
- 유향은 찬성질이 강하므로, 몸이 따뜻한 양체질인 사람에 좋습니다.

3) 미신고(味辛苦) 맛은 맵고 씁니다.
- 매운맛은 발산작용(發散作用)으로 인체 내의 열을 피부로 발산시키고 땀을 나게 하며, 행기작용(行氣作用)으로 소화기관을 정상화 시켜 장내 가스를 배출합니다.
- 쓴맛은 사화작용(瀉火作用)으로 열을 내려주고, 진정작용(鎭靜作用)으로 가슴의 답답함을 없애 줍니다.

4) 귀경심간비(歸經心肝脾) 심, 간, 비장의 경락으로 들어갑니다.
- 심장에 열이 있으면, 가슴이 답답하고 잠을 잘 이루지 못합니다.
- 간에 열이 있으면, 머리가 어지럽고 아프며, 얼굴과 눈이 붉고, 입이 쓰며 화를 잘 냅니다.
- 비장에 열이 있으면, 입술은 붉고, 몸과 근육이 마르며, 음식을 적게 먹어도 소화를 잘 시키지 못하고 헛배가 부릅니다.

5) 효능(效能)
- **활혈지통(活血止痛)** 혈액순환을 도와서 통증을 멎게 합니다.
- **소종생기(消腫生肌)** 염증으로 부은 것을 가라앉히고 새살이 살아나게 합니다.

6) 주치(主治)
- **흉비심통(胸痹心痛)** 가슴이 답답하면서 통증이 있습니다. 주로 심장이나 심혈관계의 문제로, 스트레스, 불안, 심리적 요인 등
- **위완동통(胃脘疼痛)** 위와 위장 부위에서 느끼는 통증을 의미합니다. 소화 불량, 위염, 위궤양, 식도 질환 등
- **통경경폐(痛经经闭)** 생리통과 생리불순을 함께 겪는 상태를 의미합니다. 호르몬 불균형, 자궁 내막염, 자궁근종, 스트레스 등
- **풍습비통(风湿痹痛)** 관절이나 근육에 통증을 유발하는 질환입니다. 바람, 습기, 추위 등의 외부 요인에 의해 악화될 수 있음
- **근맥구련(筋脉拘挛)** 근육이나 근막의 경직이나 수축 즉, 근육이 오그라드는 것을 말합니다. 통증, 불편함, 그리고 움직임의 제한을 초래할 수 있습니다. 과도한 운동, 스트레스, 탈수, 전해질 불균형 등

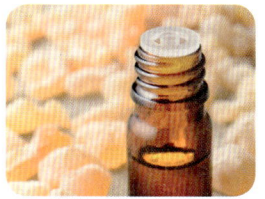

프랑킨센스 에센셜 오일(Frankincense Essential oil)

1) 특성

- **향기 노트** 하위 노트(Base Note) - 프랑킨센스는 주로 깊고 따뜻한 향을 가지고 있으며, 나무와 수지의 느낌이 강합니다. 향기는 부드럽고 차분하며, 종종 약간의 스파이시함과 함께 신비스러운 느낌을 줍니다.
- **추출부위** 유향 나무 수액
- **추출방법** 수증기 증류법
- **한국어 원료 성분 명** 유향나무오일
- **알레르기 유발 성분** 리모넨, 리날룰, 시트랄

2) 프랑킨센스 에센셜 오일의 주요 구성성분과 효능

■ **알파 피넨 Alpha pinene 53.99%**

- **항염증 작용** 알파 피넨은 염증을 줄이는 데 도움을 줄 수 있습니다.
- **호흡기 건강** 기침이나 천식 증상을 완화하는 데 도움이 될 수 있습니다.
- **정신적 집중력 향상** 기억력과 집중력을 높이는 데 긍정적인 영향을 미칠 수 있습니다.

■ **리모넨 Limonene 11.81%**

- **항산화 작용** 강력한 항산화 특성을 가지고 있어, 자유 라디칼로부터 세포를 보호하는 데 도움을 줄 수 있습니다.
- **항염증 효과** 염증을 줄이는 효능으로 다양한 염증성 질환 예방에 기여할 수 있습니다.
- **소화 개선** 소화 건강을 지원하고, 위장관의 경련을 완화하는 데 도움이 될 수 있습니다.

3) 프랑킨센스 에센셜 오일(Frankincense Essential oil)의 효능

■ **피부**

- **노화 피부** 피부 탄력을 증가시키고 주름을 감소시키는 데 도움을 줍니다.
- **주름 방지** 피부 세포 재생을 촉진하여 주름을 줄이는 데 효과적입니다.
- **지성 여드름** 항염 효과가 있어 여드름을 완화시키고 피부의 유분 균형을 맞추는 데 도움을 줍니다.
- **피부 재생** 상처 치유 및 피부 재생을 촉진하여 피부의 건강을 개선합니다.
- **기미 및 검버섯** 피부 톤을 고르게 하고 기미 및 검버섯의 발생을 줄이는 데 도움을 줍니다.
- **목주름** 목 부위에 바르면 피부를 탄력 있게 유지하는 데 효과적입니다.
- **쥐젖과 닭살** 쥐젖 및 닭살 제거에 도움을 줄 수 있습니다.

- **바디**
  - **신장 및 방광 이뇨작용** 신장과 방광의 기능을 지원하고 이뇨작용을 촉진하여 체내 노폐물 배출을 도와줍니다.
  - **자궁강장제** 자궁의 건강을 개선해 월경 관련 문제를 완화하는 데 도움을 줄 수 있습니다.
  - **소화불량** 소화 시스템을 지원하고 소화불량 증상을 완화하는 데 기여할 수 있습니다.
  - **요로감염** 항균 효과가 있어 요로감염 예방 및 치료에 도움을 줄 수 있습니다.
  - **가슴 통증** 호흡기 건강을 지원하며, 가슴 통증 완화에 도움을 줄 수 있습니다.

- **마인드**
  - **심리 안정** 스트레스와 불안을 완화하는 데 효과적입니다.
  - **면역력 강화** 항염증 및 항균 작용이 있어 면역 시스템을 지원합니다.

- **호흡기**
  - **호흡을 가라앉힘** 진정 효과가 있어 호흡을 안정시키고 긴장 완화에 도움을 줄 수 있습니다.
  - **가래 감소** 점액을 줄이고 기도를 깨끗하게 유지하는 데 도움을 줄 수 있습니다.
  - **천식 완화** 천식 증상을 완화하는 데 도움을 줄 수 있는 항염증 작용이 있습니다.
  - **코감기 증상 완화** 코막힘이나 비염 증상을 완화하는 데 도움이 될 수 있습니다.

4) 주의 사항

- 눈이나 점막에 닿지 않도록 주의하세요.

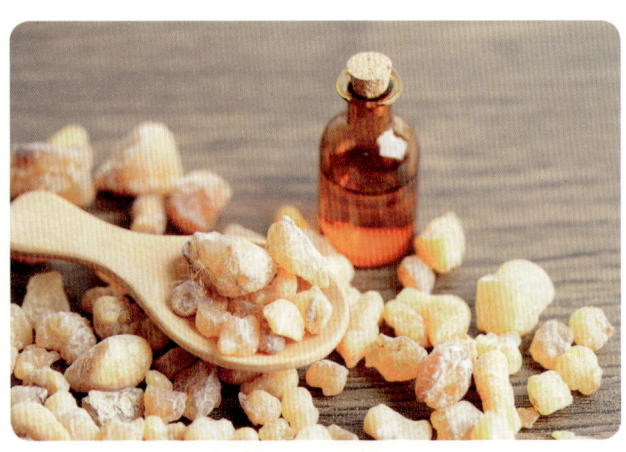

50. 프렌치 사이프레스
French/Mediterranean cypress

영명 : French/Mediterranean cypress | 학명 : Cupressus sempervirens
과명 : 측백나무과 | 원산지 : 유럽, 지중해

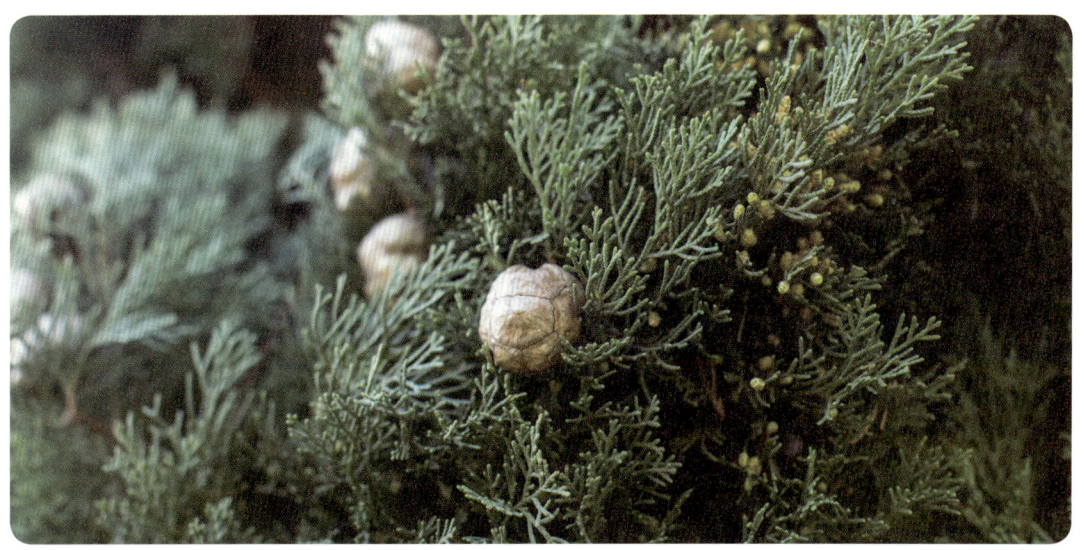

감기, 기침, 불면증과 속삭임

밤하늘 아래 사이프렌스
차가운 바람 속에 숨을 쉬네
기침 소리는 잔잔한 파도처럼
불면의 밤을 적시네
잎새 사이로 달빛 스미고
잠 못 이루는 마음을 감싸 안아
사이프렌스 향기 속에
꿈결 같은 안식을 찾아가네

주치(主治) 김길춘

서남아시아(아프가니스탄, 이란)와 지중해가 원산지로, 40~45m까지 자라는 상록 침엽수입니다. 작고 둥근 꽃을 피우며, 회갈색을 가진 솔방울 모양의 열매를 맺습니다. 건조하고 따뜻한 곳에서 잘 자랍니다. 예로부터 사이프러스의 잎과 솔방울은 수렴 효과가 뛰어나 귀중한 약재로 사용됐습니다.

고대 그리스신화에서는 식물을 상징하는 미소년 아도니스의 장례에 잎이 떨어지지 않는 상록의 사이프러스가 사용되었으며, 이는 사후 영생의 희망을 표현한 것이랍니다. 이집트에서는 미라를 사이프러스로 만든 관에 넣었고, 그리스에서는 결핵을 완화하는 데 사용했다고 합니다. 노아의 방주와 십자가 역시 사이프러스 나무로 만들었다 합니다. 가을에 잎과 잔가지를 채취해 수증기 증류법으로 에센셜 오일을 추출합니다.

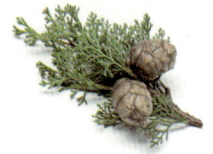

중약(中藥)

1) 중약명(中藥名) 프렌치 사이프레스 法国柏 (Fǎguó bǎi 파궈 바이)

"法国"은 프랑스를 의미하고, "柏"은 사이프레스를 뜻합니다.

2) 성질평(性質平) 성질은 평합니다. (음의성질 약 60%, 양의성질 약 40%)

- 노송나무의 성질은 평하여서, 몸이 차가운 음 체질이거나 저혈압인 사람, 몸에 열이 있는 양 체질이거나 고혈압인 사람에 좋습니다.

3) 미감고(味甘淡) 맛은 달고 씁니다.

- 단맛은 보기작용(補氣作用)으로 기운 나게 하고, 보혈작용(補血作用)으로 혈을 생기게 하며, 화중작용(和中作用)으로 위와 장을 편안하게 하고, 완급작용(緩急作用)으로 통증을 멎게 합니다.
- 쓴맛은 사화작용(瀉火作用)으로 열을 내리고, 진정작용(鎭靜作用)으로 가슴의 답답함을 없애 주며, 조습작용(燥濕作用)으로 위장, 폐, 근육과 관절의 습을 없애주고, 하강작용(下降作用)으로 기침을 멎게 하고 가래를 삭이며, 통변작용(通便作用)으로 대변을 잘 보게 합니다.

4) 귀경신방광(歸經腎膀胱) 신, 방광의 경락으로 들어갑니다.

- 신장에 음액이 부족하고 허열이 나면, 뼛속이 후끈후끈 달아오르면서 열이 나고, 허리와 무릎이 시큰거리고 아픕니다. 머리가 어지럽고 귀에서 소리가 납니다.
- 방광에 열이 있으면, 소변을 자주 보고, 시원하게 잘 나오지 않으며 색을 황색입니다.

5) 효능(效能)

- **청열이수**(清熱利水) 열을 내리고 소변을 잘 나오게 합니다.
- **청심제번**(清心除煩) 심장의 열을 내리고 가슴의 답답함을 없애 줍니다.

6) 주치(主治)

- **감모**(感冒) 감기 걸렸습니다.
- **해수**(咳嗽) 기침합니다.
- **소화불량**(消化不良) 소화가 되지 않습니다.
- **실면**(失眠) 잠이 오지 않습니다.

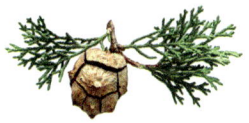

프렌치 사이프레스 에센셜 오일(French cypress Essential oil)

1) 특성
- **향기 노트** 중간 노트(Middle Note) - 프렌치 사이프레스의 향기는 우디하고 약간의 스파이시함이 느껴지며, 부드럽고 안정적인 느낌을 줍니다.
- **추출부위** 잎과 잔가지
- **추출방법** 수증기 증류법
- **한국어 원료 성분 명** 솔잣나무가지/잎오일
- **알레르기 유발 성분** 리모넨

2) 주요 구성성분과 효능

■ **알파 피넨 Alpha pinene 20.4%**
- **항염 효과** 염증을 줄이는 데 도움을 줄 수 있는 항염 특성이 있습니다.
- **호흡기 건강** 기도를 확장하고 호흡을 용이하게 하는 데 도움을 줄 수 있어, 천식이나 알레르기 증상을 완화하는 데 효과적일 수 있습니다.
- **항균 및 항바이러스 특성** 여러 세균과 바이러스에 대한 억제 효과가 있는 것으로 알려져 있습니다.
- **정신적 집중력 향상** 일부 연구에서는 알파 피넨이 정신적인 집중력을 높이고 기억력을 향상시키는 데 도움을 줄 수 있다고 보고하고 있습니다.

■ **델타-3-카렌 delta-3-carene 21.5%**
- **항염 효과** 염증을 줄이는 데 도움을 줄 수 있습니다.
- **진통 효과** 통증 완화에 기여할 수 있는 성질이 있습니다.
- **항균 및 항바이러스** 항균 및 항바이러스 효과가 있다는 연구결과도 있습니다.
- **호흡기 건강** 호흡기 문제 완화에 도움을 줄 수 있으며, 기침 및 가래를 완화하는 데 효과적일 수 있습니다.

3) 프렌치 사이프레스 에센셜 오일(French cypress Essential oil)의 효능

■ **바디**
- **수렴작용** 피부의 탄력을 증가시키고 모공을 축소하는 데 도움을 줍니다.
- **이뇨작용** 체내 수분 배출을 촉진하여 부종을 완화합니다.
- **독소 배출** 림프 순환을 도와 독소를 효과적으로 배출합니다.
- **간장 및 담낭 기능 강화** 간의 해독 작용을 개선하고 담즙 생성을 촉진합니다.
- **혈관 벽 강화** 혈관의 건강을 지원하여 혈액 순환을 개선합니다.

■ **마인드**

- **불면증 완화** 진정 효과가 있어 긴장을 줄이고 수면을 촉진하는 데 도움을 줄 수 있습니다. 향기를 통해 신경계를 안정시켜 깊은 수면을 유도할 수 있습니다.
- **우울증 완화** 기분 전환에 도움을 줄 수 있으며, 스트레스와 불안을 감소시켜
- **긍정적인 감정을 유도하는 데 기여할 수 있습니다.**
- **호흡기 건강** 호흡기 건강에도 이로운 영향을 미쳐, 쉬기를 편안하게 하고 심리적 안정감을 더할 수 있습니다.

4) 주의사항

- 에스트로겐 작용으로 생리를 정상화 시키는데 도움을 주므로, 임신 중 사용을 금합니다.
- 원액단독 사용하지 않고, 캐리어 오일과 블렌딩하여 발라야 합니다.

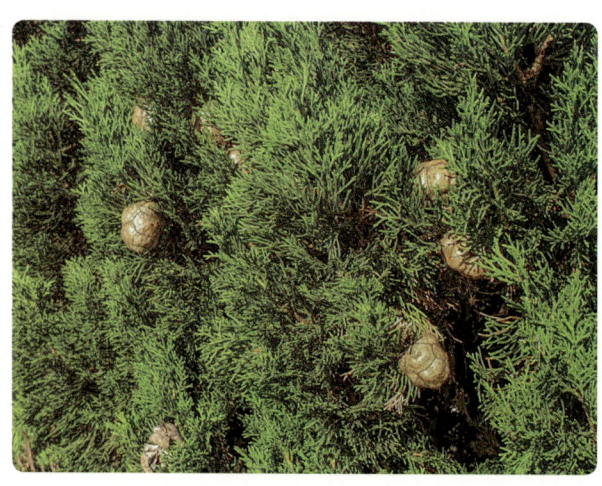

51. 화이트 그레이프프루트
White Grapefruit (자몽)

영명 : white Grapefruit | 학명 : Citrus paradise Macf.
과명 : 운향 과 | 원산지 : 이탈리아, 미국

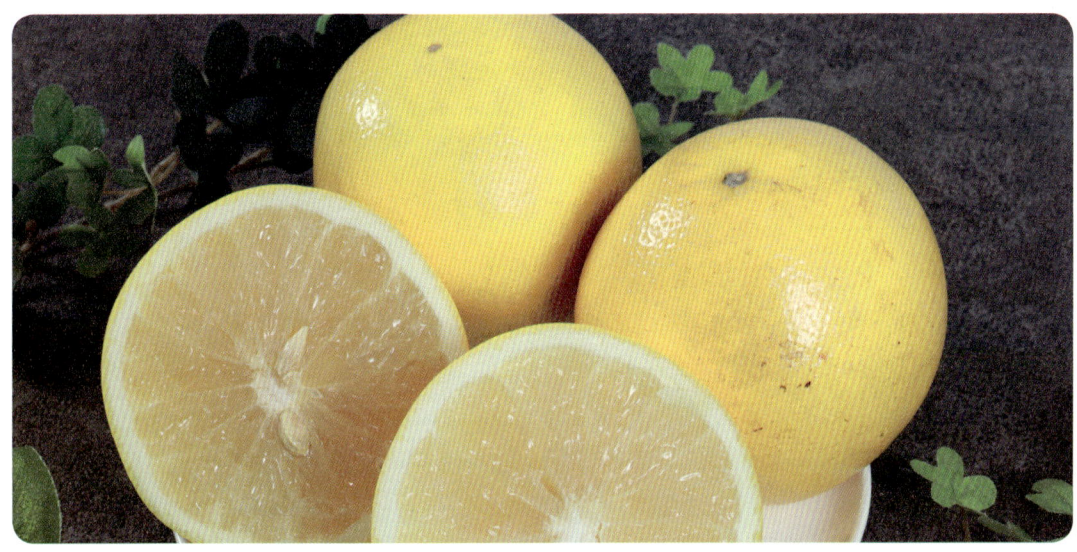

기운을 북돋워 정신을 들게 함과 속삭임

햇살 가득한 아침
하얀 빛깔 그레이프프루트 한 조각
상큼한 향기가 코끝을 스치네
심장이 가볍게 뛰고
마음은 맑은 바람 따라 춤을 추고
오늘 하루도 빛나리라

화이트 그레이프프루트처럼
상큼한 기운 가득 담아
내 마음에 빛을 켜고
새로운 시작을 노래하리라

주치(主治) 김길춘

서인도제도 카리브해의 동쪽 끝에 있는 섬나라 바베이도스에서 발견된 자메이카산 오렌지인 당귤나무와 동남 아시아산 포멜로의 교배종입니다.

상록수로 보통 5~6m높이가 많지만, 15m까지도 자라며 18세기부터 재배되기 시작했습니다. 진한 녹색의 잎과, 하얀색의 꽃이 핍니다. 열매는 노랗고, 울퉁불퉁합니다.

우리나라에서는 자몽으로 알려져 있습니다. 1750년 그리피스 휴스(Griffith Hughes) 목사에 의해 처음으로 발견 된 과일입니다. 과육이 하얀 종류를 화이트 그레이프 프루트라고 부르며, 적색은 핑크 그레이프 프루트 라고 합니다. 화이트 그레이프 프루트의 껍질을 냉압착법을 사용해서 추출합니다.

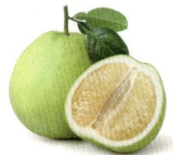

중약(中藥)

1) 중약명(中藥名) 화이트 그레이프프루트 白葡萄柚 (bái pú táo yòu 바이 푸 타오 요)

2) 성질평(性質平) 성질은 평합니다. (음의성질 약 30~40%, 양의성질 약 60~70%)

- 자몽의 성질은 평하여서, 몸이 차가운 음 체질이거나 저혈압인 사람, 몸에 열이 있는 양 체질이거나 고혈압인 사람에 좋습니다.

3) 미감산(味甘酸) 맛은 달고 신 맛이 납니다.

- 단맛은 보기작용(補氣作用)으로 기운을 나게 하고, 보혈작용(補血作用)으로 혈액을 생기게 하며 피부를 촉촉하게 해 줍니다.
- 신맛은 수렴작용(收斂作用)으로 상처를 아물게 하고 진물을 줄어들게 하며, 고삽작용(固澁作用)으로 몸이 허약하여 잠잘 때 땀이 나고, 자신도 모르게 정액을 배설하며, 대하를 멈추게 합니다.

4) 귀경위폐(歸經胃肺) 위, 폐 경락으로 들어갑니다.

- 폐에 찬 기운이 있으면, 코에서 맑은 콧물이 흐르고, 기침을 할 때 묽은 가래가 많으며, 땀이 나지 않습니다.
- 위장 기능이 허약하고 차면, 헛배가 부르고, 음식 먹을 생각이 없으며, 음식을 먹어도 소화가 잘되지 않고 트림합니다.

5) 효능(效能)

- **청열사화(清熱瀉火)** 열을 내립니다.
- **양음생진(養陰生津)** 음액을 생기게 합니다.

6) 주치(主治)

- **제진정신(提振精神)** 기운을 북돋우고 정신을 들게 합니다. 힘든 상황에서 긍정적인 에너지를 불어넣거나, 의욕을 높이기 위해 사용됩니다.

화이트 그레이프프룻 에센셜 오일(White Grapefruit Essential oil)

1) 특성

- **향기 노트** 상위 노트 (Top Note) - 상큼하고 밝은 향은 시트러스 계열의 향기로, 기분을 좋게 하고 에너지를 북돋는 효과가 있습니다.
- **추출부위** 과피 (버갑텐-프리)
- **추출방법** 압착법
- **한국어 원료 성분 명** 자몽껍질오일
- **알레르기 유발 성분** 리모넨, 리날룰, 시트랄

2) 주요 구성성분과 효능

■ **델타 리모넨 Delta limonene 84%**

- **소화 개선** 델타 리모넨은 위장 건강을 돕고 소화를 촉진하는 데 도움을 줄 수 있습니다.
- **항염증 효과** 염증을 줄이는 데 도움을 줄 수 있는 성분으로, 다양한 염증성 질환에 긍정적인 영향을 미칠 수 있습니다.
- **항산화 작용** 자유 라디칼을 제거하여 세포 손상을 방지하고 노화 과정을 늦출 수 있습니다.
- **스트레스 감소** 향기가 기분을 좋게 하고 스트레스를 완화하는 데 도움을 줄 수 있습니다.

■ **마이르센 Myrcene 1.37%**

- **진정 효과** 신경계에 진정 작용하여 스트레스를 줄이고 불안을 완화하는 데 도움을 줄 수 있습니다.
- **항염증 작용** 염증을 줄이는 데 효과적일 수 있으며, 이는 여러 질병 예방에 기여할 수 있습니다.
- **진통 효과** 통증을 완화하는 데 도움을 줄 수 있는 특성이 있습니다.
- **향균 작용** 일부 연구에서는 마이르센이 항균 성질을 가지고 있다고 보고되고 있습니다.
- **수면 유도** 수면을 유도하는 효과가 있어 불면증 개선에 도움이 될 수 있습니다.

3) 화이트 그레이프프룻 에센셜 오일(White Grapefruit Essential oil)의 효능

■ **피부**

- **스트레스성 피부 트러블** 항산화 성분이 피부를 진정시키고 스트레스를 완화하는 데 도움을 줄 수 있습니다.
- **여드름** 항균 특성이 있어 여드름 원인균을 억제하고, 피부의 유분 균형을 맞추는 데 도움을 줄 수 있습니다.
- **지성 피부** 피부의 유분을 조절하고 모공을 깨끗하게 유지하는 데 효과적입니다.

■ 바디
- **혈액 순환 촉진** 혈액 순환을 개선하여 전반적인 건강을 증진시키는 데 도움을 줄 수 있습니다.
- **림프순환 촉진** 림프 시스템의 기능을 지원하여 독소 배출을 도와줄 수 있습니다.
- **지방분해 촉진** 체중 관리와 다이어트에 도움을 줄 수 있는 성분을 포함하고 있습니다.
- **스트레스성 비만 완화** 스트레스를 줄이고 기분을 좋게 만들어, 스트레스성 비만에 효과적일 수 있습니다.
- **만성 피로 증후군 완화** 피로 회복에 도움을 줄 수 있는 효과가 있습니다.
- **소화계 강화** 소화 기능을 개선하고 소화 불량을 완화하는 데 도움을 줄 수 있습니다.

■ 마인드
- **수면 호르몬 촉진** 멜라토닌 분비를 촉진하여 숙면을 도와 불면증 완화에 기여할 수 있습니다.
- **식욕 조절** 향기를 맡는 것만으로도 식욕을 억제하는 효과가 있어 다이어트에 도움을 줄 수 있습니다.
- **항우울증** 상쾌한 향이 기분을 좋게 하고 스트레스를 줄여주는 효과가 있어, 우울증 예방에 긍정적인 영향을 미칠 수 있습니다.
- **항 스트레스** 정신을 맑게 하고 긴장을 완화하는 데 도움을 줄 수 있어, 스트레스를 해소하는 데 유용합니다.

■ 호흡기
- **공기 정화** 상쾌한 향을 가지고 있어 공기 중의 불쾌한 냄새를 제거하고, 항균 성질이 있어 공기 중의 세균을 줄이는 데 기여할 수 있습니다.
- **수면 유도** 이 에센셜 오일의 향은 스트레스를 줄이고 이완을 촉진하여 수면을 유도하는 데 도움이 됩니다.

4) 주의사항

- 광 과민 알레르기, 자외선 주의, 열주의.
- 피부에 원액 사용을 금지합니다.

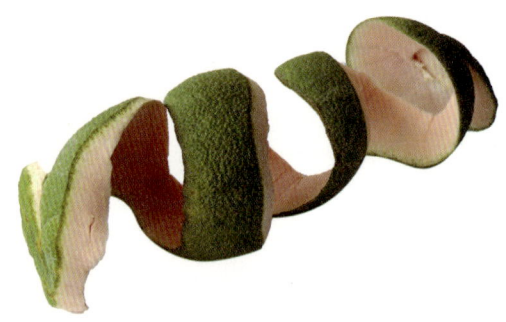

52. 호주 샌달우드 Australian Sandalwood (백단목, 백단향)

영명 : Australian Sandalwood | 학명 : Santalum spicatum
과명 : 단향과 | 원산지 : 서호주

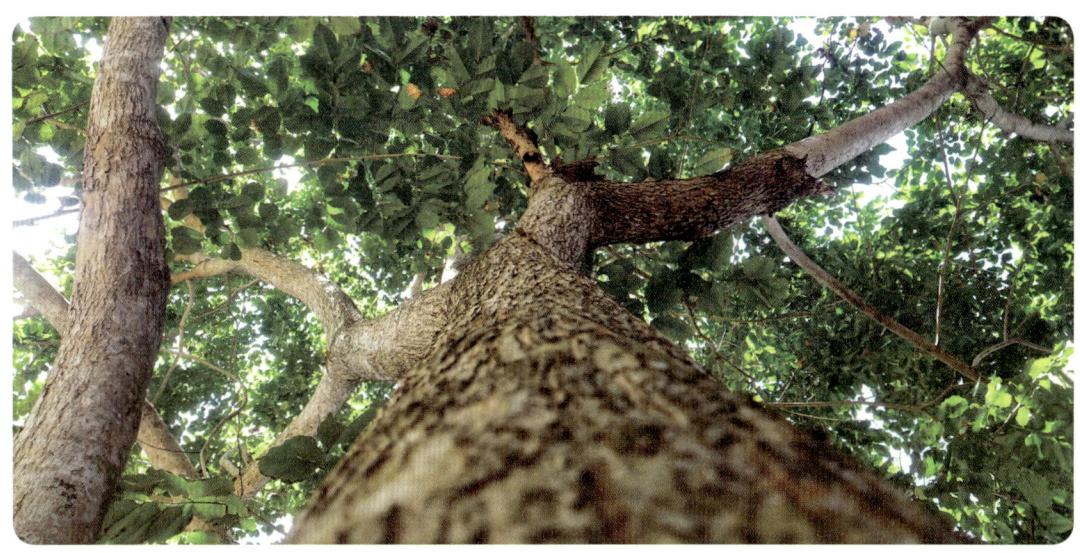

가슴과 배가 차고, 구토, 가슴답답함과 속삭임

차가운 숨결 샌달우드 향기
가슴 속 깊은 곳에 얼어붙은 시간
배 속의 파도 구토의 울림
답답한 공기 속에서 길을 찾으려는 몸부림
희미한 빛 어둠 속에서 피어나
고요한 향기 속에 숨겨진 희망
차가운 밤을 지나
새벽의 따스함을 기다리며

주치(主治) 김길춘

샌달우드는 4000여년의 오랜 시간동안 약재로 사용되었지만, 에센셜 오일로 알려지기 시작한건 1000여년 전 스리랑카에서 랍니다. 높이 9m까지 자라는 상록수로 잔가지가 많고, 분홍색을 띤 보라색의 꽃이 피며, 백단향 白檀香(나무줄기의 심재)라고도 합니다.

샌달우드는 인도 서남부 마이소르(Mysore) 지역이 원산지로, 1년 정도는 자생하며 자라지만, 그 이후에는 다른 식물에 기생하며 자랍니다. 호주 샌달우드는 서 호주에서 생산되며, 인도 샌달우드보다 작고 구성성분이 다릅니다. 호주 원주민들의 전통의학 약재로 사용합니다. 고대 이집트에서는 미라의 방부처리와 신을 숭배하는 종교의식에 사용했습니다. 최소 30년 이상 자란 나무의 심재에서 에센셜 오일을 추출해야 중요 성분인 알파- 산탈롤(alpha-Santalol)과 베타- 산탈롤(beta-santalol) 성분이 풍부하게 추출됩니다. 호주 샌달우드는 50년 이상 자란 나무의 심재와 뿌리를 건조해 가루를 만들어 수증기 증류법으로 에센셜 오일을 추출합니다.

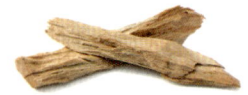

중약(中藥)

1) 중약명(中藥名) 호주 샌달우드 澳洲檀香 (Àozhōu tánxiāng 아오저우 탄샹)

2) 성질평(性質平) 성질은 평합니다. (음의성질 약 60~70%, 양의성질 약 30~40%)
- 백단 향유의 성질은 평하여서, 몸이 차가운 음 체질이거나 저혈압인 사람, 몸에 열이 있는 양 체질이거나 고혈압인 사람에 좋습니다.

3) 미감신(味甘辛) 맛은 달고 맵습니다.
- 단맛은 보기작용(補氣作用)으로 기운 나게 하고, 보혈작용(補血作用)으로 혈을 생기게 하며, 화중작용(和中作用)으로 위와 장을 편안하게 하고, 완급작용(緩急作用)으로 통증을 멎게 합니다.
- 매운 맛은 발산작용(發散作用)으로 인체 내의 열을 피부로 발산시키고 땀을 나게 하며, 행혈작용(行血作用)으로 혈액순환을 잘되게 합니다.

4) 귀경위심폐(歸經胃心肺) 위, 심, 폐의 경락으로 들어갑니다.
- 위장에 열이 있으면, 입안이 마르고 갈증이 나며 입술은 건조합니다. 음식을 먹어도 배가 고프고 속이 메슥거리고 구역질이 나며 배는 은은하게 아픕니다.
- 장에 열이 있으면, 가슴이 답답하고 잠을 잘 이루지 못합니다.
- 폐에 열이 있으면, 열이 나고, 마른기침을 하며 가래는 적고 끈적거리며 잘 뱉어지지 않습니다.

5) 효능(效能)
- **행기지통(行氣止痛)** 위장 기능을 좋게 해주고 통증을 멎게 해줍니다.
- **산한조중(散寒調中)** 차가운 기운을 없애주고 위장을 좋게 해줍니다.

6) 주치(主治)
- **한응기체(寒凝气滯)** 차가운 기운이 몸에 쌓여 정체되었습니다. 몸이 차갑거나, 통증이 있으며, 소화불량 등의 증상이 동반될 수 있습니다.
- **흉복냉통(胸腹冷痛)** 가슴과 배가 아픕니다. 차가운 기운이나, 스트레스, 소화문제 등 원인
- **위한작통(胃寒作痛)** 배가 차면서 아픕니다. 소화불량, 복부 통증, 식욕부진 등의 증상
- **구토식소(嘔吐食少)** 구토증으로 식사를 잘하지 못합니다.
- **흉비심통(胸痹心痛)** 가슴이 답답하면서 아픕니다. 심장병, 심근경색, 불안, 스트레스 등

샌달우드 에센셜 오일(Sandalwood Essential oil)

1) 특성

- **향기 노트** 하위 노트(Base Note) - 샌달우드는 깊고, 나무 같은, 따뜻하며 부드러운 향기를 가지고 있습니다. 이 향은 종종 안정감과 편안함을 주며, 다른 에센셜 오일과 조화를 이루어 향의 지속성을 높이는 역할을 합니다.
- **추출부위** 목재
- **추출방법** 수증기 증류법
- **한국어 원료 성분 명** 웨스트오스트레일리아산달우드목부오일
- **알레르기 유발 성분** 파네솔

2) 주요 구성성분과 효능

■ **Cis-알파 산탈롤 Cis-Alpha santalol 37%**

- **항염증 효과** 염증을 줄이는 데 도움을 줄 수 있습니다.
- **항균 작용** 여러 종류의 세균과 곰팡이에 대한 억제 효과가 있어, 감염 예방에 기여할 수 있습니다.
- **진정 효과** 스트레스를 줄이고 마음을 편안하게 해주는 데 도움을 줄 수 있습니다.
- **피부재생** 피부의 재생을 촉진하고, 노화 방지 효과가 있을 수 있습니다.

■ **Cis-베타 산탈롤 Cis-Beta santalol 19%**

- **항염증 효과** 염증을 줄이는 데 도움을 줄 수 있습니다.
- **항균 및 항진균 작용** 특정 세균과 곰팡이에 대한 억제 효과가 있습니다.
- **진정 작용** 심리적인 안정감을 제공하고 스트레스를 줄이는 데 기여할 수 있습니다.

3) 호주 샌달우드 에센셜 오일(Sandalwood Essential oil)의 효능

■ **피부**

- **성인 여드름** 샌달우드 오일은 항균 및 항염 작용을 통해 여드름을 완화하는 데 도움을 줄 수 있습니다.
- **염증성 피부** 염증을 줄이고 피부 진정을 도와줍니다.
- **지성 피부** 피지 분비를 조절하고 모공을 청결하게 유지하는 데 효과적입니다.
- **탈모** 두피의 혈액 순환을 개선하고 모발 성장에 도움을 줄 수 있는 성분이 포함되어 있습니다.

■ 호흡기
- **진정 효과** 진정 작용이 있어 마른기침이나 인후염으로 인한 불편함을 완화하는 데 도움을 줄 수 있습니다.
- **항염증 작용** 염증을 줄이는 데 도움을 줄 수 있어 비염이나 기침 감기에 효과적일 수 있습니다.
- **면역력 강화** 면역 체계를 지원하는 성분을 포함하고 있어 감기와 같은 호흡기 질환 예방에 도움을 줄 수 있습니다.
- **호흡기 이완** 샌달우드의 향은 호흡을 편안하게 해주어 콧물이나 비염으로 인한 호흡 곤란을 완화할 수 있습니다.

■ 바디
- **생식계 이상** 항염 및 항균 특성이 있어 생식계 건강에 도움을 줄 수 있습니다.
- **튼살** 피부 재생을 촉진하는 성분이 있어 튼살 완화에 도움을 줄 수 있습니다.
- **방광염** 항염작용으로 방광 건강을 지원할 수 있습니다.
- **고혈압** 스트레스 완화 및 이완 효과로 혈압 조절에 도움이 될 수 있습니다.

■ 마인드
- **우울증 완화** 기분을 좋게 하고 우울증 증상을 완화하는 데 도움을 줄 수 있습니다. 진정 효과가 있어 불안감을 줄이는 데 유용합니다.
- **여성 최음제** 성욕을 증진시키는 데 도움을 줄 수 있으며, 특히 여성에게 긍정적인 영향을 미치는 것으로 알려져 있습니다.
- **스트레스 감소** 샌달우드의 향은 스트레스를 줄이고 마음을 안정시켜 주는 데 효과적입니다.
- **정신 고양** 집중력을 높이고 정신을 맑게 하는 데 도움을 줄 수 있습니다. 명상이나 요가와 함께 사용하면 더욱 효과적입니다.

4) 주의사항
- 저혈압인 사람에게 사용 시 전문가와 상의 하시는 것이 좋습니다.

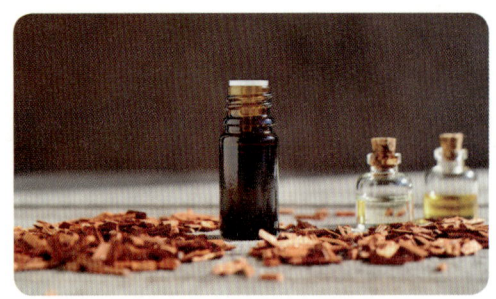

53. 히솝 Hyssop

영명 : Hyssop | 학명 : Hyssopus officinalis var. decumbens
과명 : 꿀풀과 | 원산지 : 이스라엘, 유럽

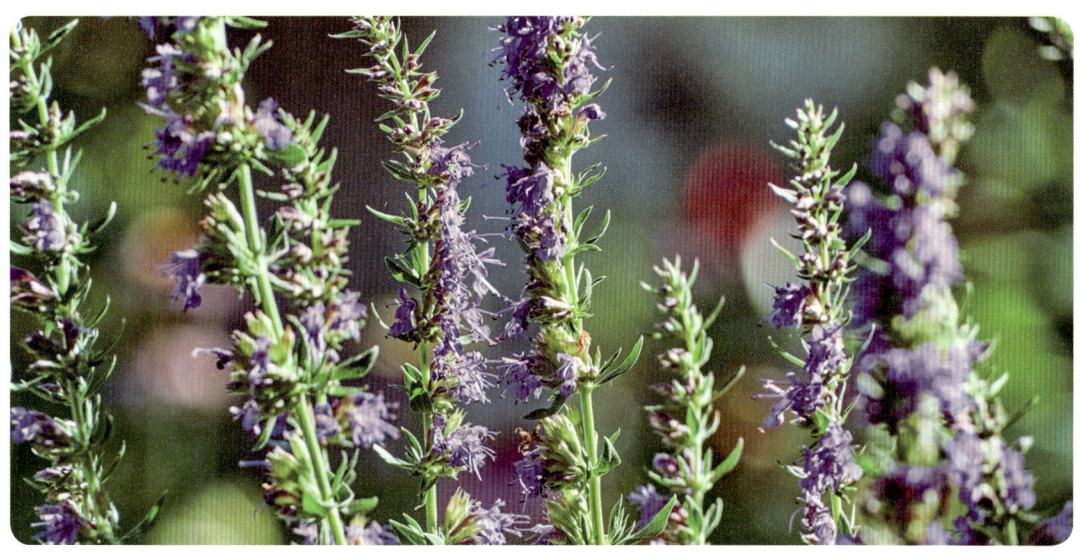

생리통, 관절염, 요로감염과 속삭임

가라앉지 않는 고통의 파동 속에서
쉼을 구하며
생리통의 깊은 울림과
관절 속의 비명을 달래고
요로의 흐름에서 길을 찾는 시간
고요한 약초의 속삭임
지친 몸과 마음을 품은 따뜻한 바람
수풀 사이로 걸어 나가는 작은 발걸음
희망은 향기처럼 숨결 속에 스며든다

주치(主治) 김길춘

온난화 지역인 남유럽과 아시아가 원산지이며, 유럽 전역, 러시아, 북아메리카 대륙에서 재배 되는 여러해살이 관목입니다. 높이 20~60센티미터까지 자라며, 보라색 꽃이 핍니다. 우리말 성경에 우슬초라고 번역된 식물은, 다발로 뭉쳐진 식물을 뜻하는 히브리어 'ezov'(에조프)라 합니다. 영어로는 마조람(marjoram)으로 'hyssop plant'와는 다른 식물이랍니다. 'hyssop plant'는 약용 및 향신료로 쓰이는 식물이며, 히포크라테스가 히솝이라는 이름을 붙였다고 전해지고 있습니다. 때문에 성경에서는 히솝(htssop)을 우슬초로 번역하고 있답니다. 성경에서 말하는 우슬초는 한방에서 말하는 우슬(쇠무릎)과도 다른 식물입니다. 히솝은 성경의 신약과 구약에 '귀신을 쫓는 향' 또는 '신성한 약초'로 기록되어 있습니다. 히포크라테스는 히솝을 늑막염과 기관지염에 처방했다고 합니다. 혈압을 정상적으로 올리는데 효능이 좋은 에센셜 오일입니다. 잎과 꽃, 줄기를 채취해 수증기 증류법으로 에센셜 오일을 추출합니다.

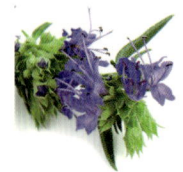

중약(中藥)

1) 중약명(中藥名) 히솝 香豌豆 (xiāng wān dòu 샹 완 두)

2) 성질평(性質平) 성질은 평합니다. (음의성질 약 60%, 양의성질 40%)
- 히솝의 성질은 평하여서 몸에 열이 있는 양 체질이나, 몸이 차가운 음 체질에게도 좋습니다.

3) 미고감산(味苦甘酸) 맛은 쓰고, 달고, 신맛입니다.
- 단맛은 보기작용(補氣作用)으로 기운을 나게 하고, 보혈작용(補血作用)으로 혈액을 생기게 하며 피부를 촉촉하게 해줍니다.
- 신 맛은 수렴작용(收斂作用)으로 상처를 아물게 하고 진물을 줄어들게 하며, 고삽작용(固澁作用)으로 몸이 허약하여 잠잘 때 땀이 나는 것을 멎게 합니다.

4) 귀경간신(歸經肝腎) 간, 신의 경락으로 들어갑니다.
- 간에 열이 있으면, 머리가 어지럽고 아프며, 얼굴과 눈이 붉고, 입이 쓰며 화를 잘 냅니다.
- 신장에 음액이 부족하면, 허리와 무릎이 시큰거리며, 머리가 어지럽고, 입과 목이 마르고 건조하며, 소변이 시원하게 잘 나오지 않습니다.

5) 효능(效能)
- 활혈통경(活血通经) 혈액순환을 좋게 하여 경락의 흐름을 원활하게 합니다.
- 이수통림(利水通琳) 소변을 잘 보게 합니다.
- 보간신(補肝腎) 간과 신장을 좋게 합니다.
- 강근골(强筋骨) 근육과 뼈를 강하게 합니다.

6) 주치(主治)
- 월경부조(月經不調) 월경 주기나 양, 기간 등이 정상적이지 않은 상태를 말합니다. 생리 불순, 생리통, 과다 출혈, 불규칙한 생리주기
- 풍습성관절통(风湿性关节痛) 관절에 통증과 염증을 유발하는 질환입니다. 류마티스 관절염이나 기타 자가 면역질환
- 골절(骨折) 뼈가 깨지거나 부러진 상태를 말합니다. 외상, 넘어짐, 교통사고 등이 있으며, 증상은 통증, 부종, 변형 등
- 수종뇨로감염(水肿尿路感染) 부종이 생기면서 요로에 감염이 생기는 상태를 말합니다.

히솝 에센셜 오일(Hyssop Essential oil)

1) 특성
- **향기 노트** 중간 노트 (Middle Note) - 히솝의 향기는 신선하고 약간 풀냄새가 나는 허브 향기를 가지고 있으며, 약간의 달콤함과 쓴맛이 혼합되어 있습니다.
- **추출부위** 꽃, 잎, 줄기
- **추출방법** 수증기 증류법
- **한국어 원료 성분 명** 히솝잎오일
- **알레르기 유발 성분** 리모넨, 리날룰

2) 주요 구성성분과 효능

■ **피노캠폰 Pinocamphone 42.66%**
- **항염 효과** 염증을 줄여 호흡기 질환의 증상을 완화하는 데 도움을 줄 수 있습니다.
- **진정 효과** 기침이나 호흡 곤란을 완화하는 데 도움을 줄 수 있는 진정 효과가 있습니다.
- **면역력 증진** 면역 체계를 지원하여 감염에 대한 저항력을 높일 수 있습니다.

■ **이소피노캄펜 isopinocamphene 30.88%**
- **위식도 역류 질환 치료** 위산이 식도로 역류하는 것을 방지하고 증상을 완화합니다.
- **소화성 궤양 치료** 위나 십이지장 궤양의 치유를 촉진합니다.
- **헬리코박터 파일로리 감염 치료** 이 약물을 항생제와 함께 사용하여 헬리코박터 파일로리 감염을 치료할 수 있습니다.

3) 히솝 에센셜 오일(Hyssop Essential oil)의 효능

■ **피부**
- **항염증** 염증을 완화하는 데 도움을 줄 수 있어, 동상으로 인한 염증을 줄이는 데 효과적일 수 있습니다.
- **항균** 감염 예방에 도움을 줄 수 있습니다.
- **피부 재생** 피부 회복을 촉진하는데 기여할 수 있습니다.

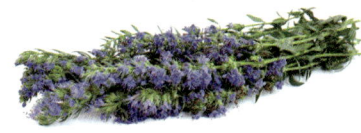

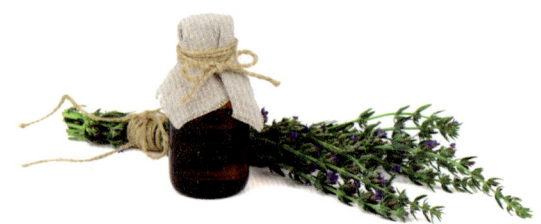

- ■ 바디
  - **항 박테리아 및 항염** 세균 감염과 염증을 줄이는 데 도움을 주며, 피부 질환 예방에 효과적입니다.
  - **방부제 역할** 상처 치유와 감염 예방에 유용합니다.
  - **항경련** 경련이나 경직을 완화하는 데 도움을 줄 수 있습니다.
  - **충혈 완화** 호흡기계 문제를 완화하여 코막힘 해소에 효과적입니다.
  - **호흡기계 건강** 가래 제거, 천식 완화에 도움을 줄 수 있습니다.
  - **소화기계** 소화 불량 및 냉 대하 증상 완화에 도움을 줄 수 있습니다.
  - **류머티즘** 관절염 및 류머티즘 관련 통증 완화에 효과적입니다.
  - **구풍 작용** 장내 가스 완화에 도움을 줄 수 있습니다.

- ■ 마인드
  - **가위눌림 완화** 정신적 긴장을 완화하고 안정감을 주어 가위눌림을 줄이는 데 도움을 줄 수 있습니다.
  - **불면증 개선** 몸과 마음을 이완시키는 효과가 있어 수면의 질을 높이고, 불면증을 완화하는 데 기여할 수 있습니다.
  - **스트레스 감소** 스트레스를 줄이고 기분을 좋게 하는 데 도움을 줍니다.

- ■ 호흡기
  - **항염 효과** 염증을 줄이는 데 도움을 줄 수 있어 인후염이나 기침 감기에 효과적입니다.
  - **호흡기 완화** 기침이나 가래를 완화하고, 목소리를 회복하는 데 도움을 줄 수 있습니다.
  - **면역력 증진** 면역 체계를 강화하는 성질이 있어, 감기에 걸렸을 때 유용합니다.

4) 주의사항

- 에센셜 오일을 사용할 때는 반드시 희석하여 사용해야 하며, 피부에 직접 바르는 경우 알레르기 반응이 있을 수 있으므로 패치 테스트를 권장합니다.
- 임신 중이거나 특정 질환이 있는 경우, 사용 전 전문가와 상담하는 것이 좋습니다.

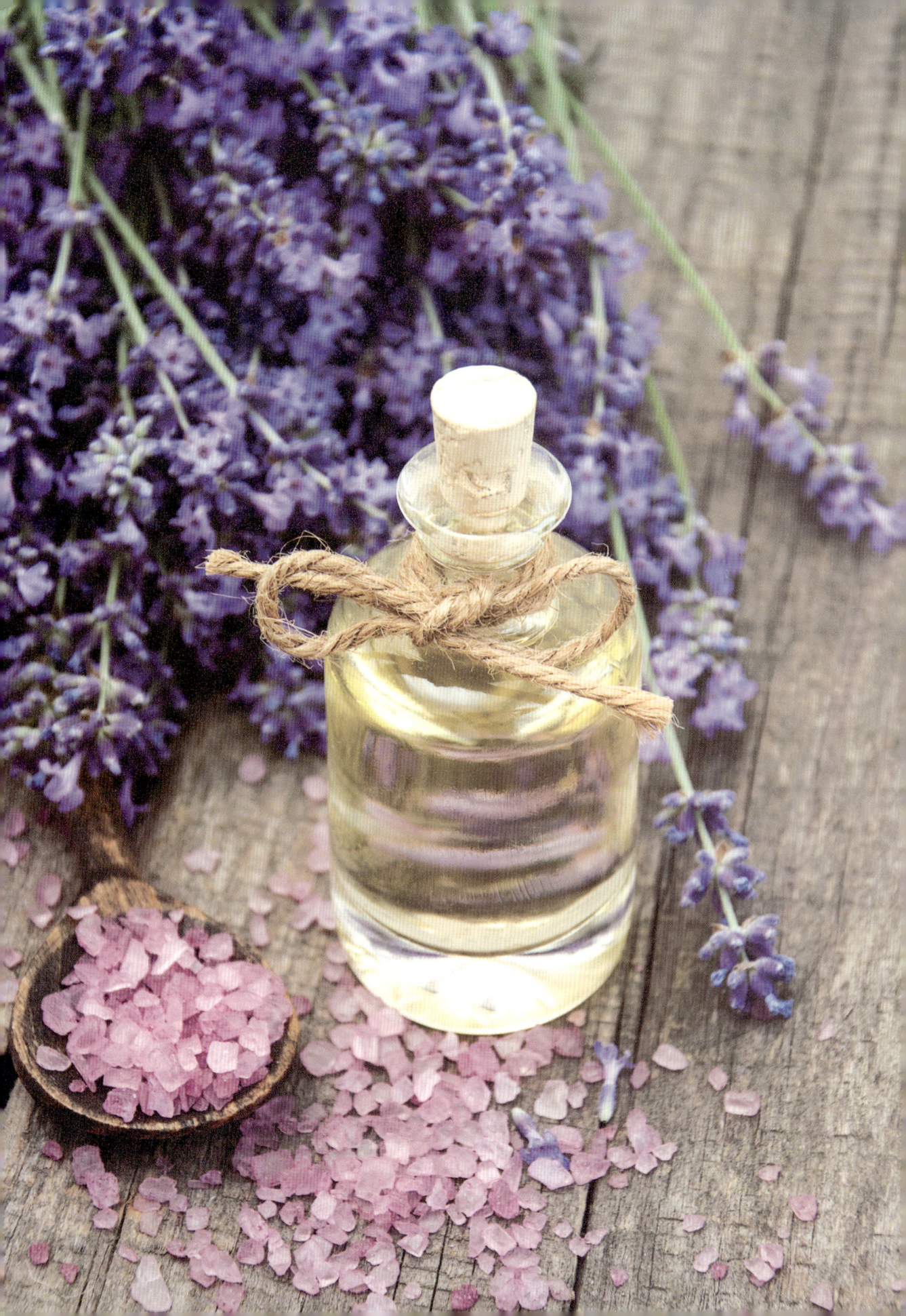

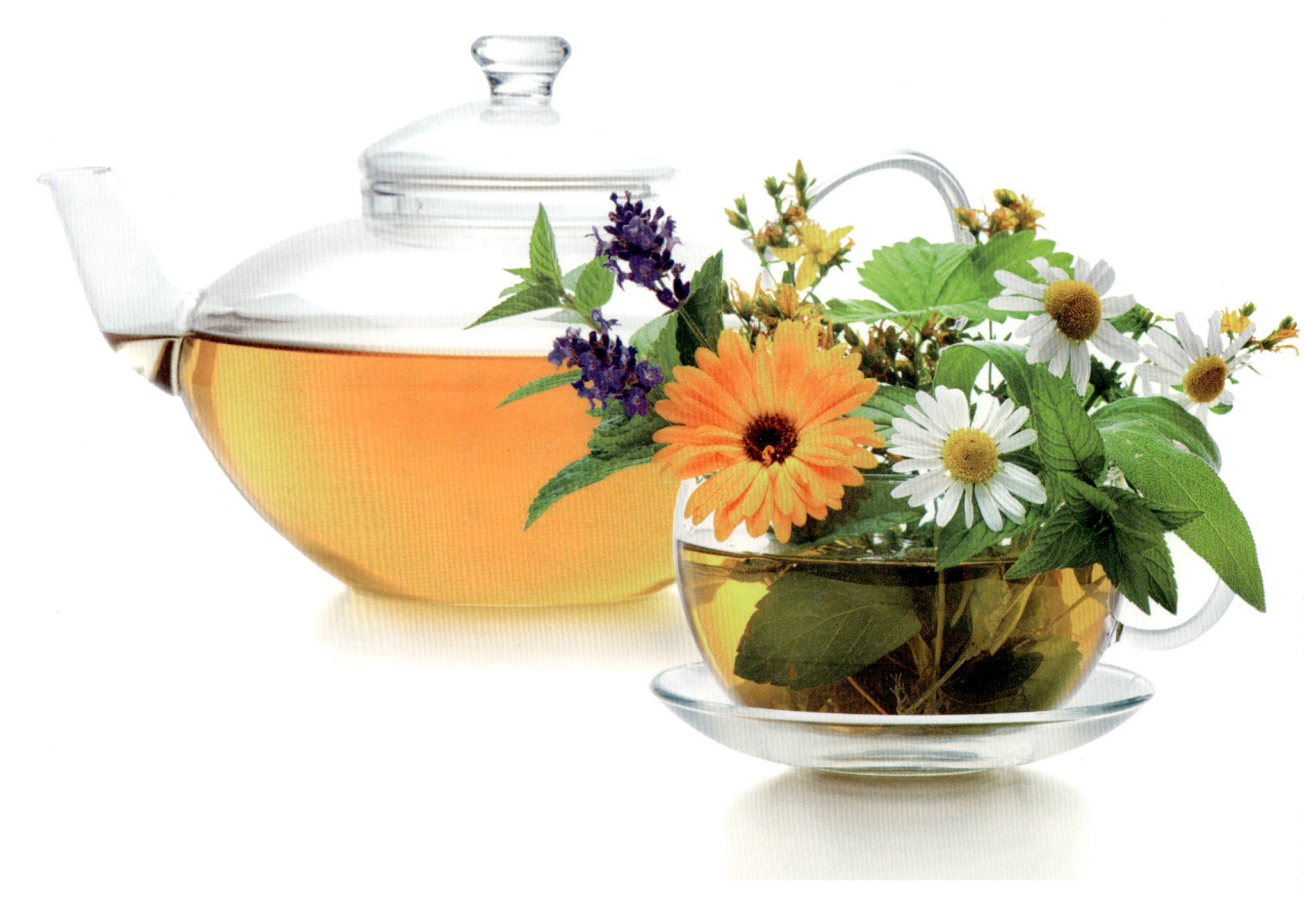

Lesson 05

증상별 에센셜 오일의 적용과 경혈

경혈(經穴) 자리를 바로 잡습니다.
자세한 혈 자리 위치는 Lesson 6 참조

- **합곡(合谷)** 손등의 엄지와 검지 사이 움푹 들어간 곳
- **신문(神門)** 손목 안쪽 주름에서 새끼손가락 쪽으로 1cm
- **중부(中府)** 흉외선상에서 오구돌기 중앙
- **비수(脾兪)** 배내선상에서 제11, 12흉추극돌기 사이
- **열결(列缺)** 완관절 횡문 끝에서 1.5寸 위
- **천종(天宗)** 견갑골 하각의 사이에서 상방으로부터 1/3지점
- **태충(太衝)** 발등 쪽 엄지와 검지 발가락 사이 접합부에서 1cm 위쪽
- **심수(心兪)** 배내선상에서 제5, 6흉추극돌기 사이
- **간수(肝兪)** 배내선상에서 제 9, 10흉추극돌기 사이
- **풍륭(豊隆)** 바깥 복사뼈로부터 8寸 올라가서 굵은 정강이뼈의 앞기슭으로부터 옆으로 2寸
- **상완(上脘)** 배꼽과 오목가슴(거궐) 사이를 4등분 하고, 배꼽으로부터 3/4 되는 부위
- **천돌(天突)** 목 앞부분에 있는 목젖의 바로 밑 흉골 두절흔으로부터 위로 5분되는 오목한 곳
- **기해(氣海)** 배꼽 아래 1.5寸되는 곳
- **중완(中脘)** 명치끝과 배꼽사이 중간
- **관원(關元)** 배꼽 밑으로 3寸되는 곳
- **내관(內關)** 곡택과 대릉 사이, 대릉 방향에서 1/6
- **천추(天樞)** 배꼽 양옆 수평으로 약 2寸 떨어진 곳
- 311쪽 1) 잇몸염증에 좋은 경혈
  아문(亞問) → 이문(耳門)
- **극천(極泉)** 겨드랑이 중심

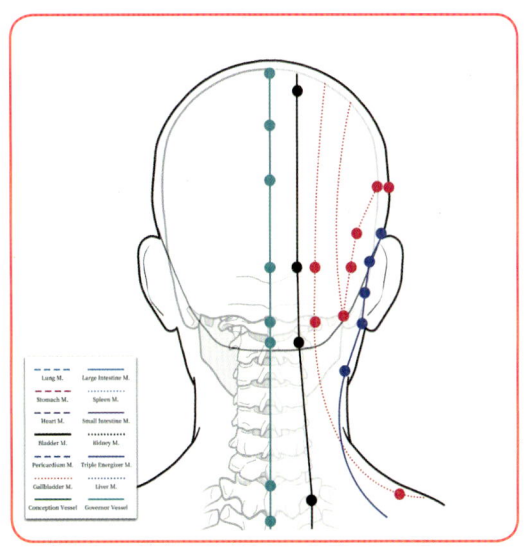

제1장 근골격계

근골격계는 인체의 근육과 뼈, 관절, 힘줄, 인대, 연골로 구성된 결합조직을 의미합니다. 이 시스템은 신체의 움직임과 자세 유지, 그리고 내부 장기의 보호에 중요한 역할을 합니다. 주요 구성 성분은 콜라겐과 탄력 섬유입니다.

- **뼈** 신체의 구조를 형성하고, 내장 기관을 보호하며, 혈액 세포를 생성하는 역할을 합니다.
- **근육** 뼈에 부착되어 움직임을 생성하며, 신체를 지탱하고 운동을 가능하게 합니다.
- **관절** 뼈와 뼈가 만나는 곳으로, 움직임을 가능하게 하는 연결 부위입니다.
- **인대와 힘줄** 인대는 뼈와 뼈를 연결하고, 힘줄은 근육과 뼈를 연결하여 운동을 지원합니다.

1. 근육통

근육통은 우리 몸 어디에나 생길 수 있는 흔한 증상이며, 해당 근육의 과도한 사용이 주요 원인이지만, 이런 저런 여러 가지 질환에 의해서도 발생할 수 있습니다. 원인에 따라 짧고 가볍게 지나 갈수도, 심각하게 오랜 시간 지속될 수도 있습니다.

1) 근육통에 따른 증상별 아로마 에센셜 오일의 적용

● 통증 완화

페퍼민트 맛은 맵고, 성질은 서늘합니다. 폐·간경으로 들어가 통증을 완화하는 데 도움을 줍니다. 진통 효과가 있어 근육 통증을 완화하는 데 도움을 줍니다.

유칼립투스 스미티아이 맛은 쓰고 매우며, 성질은 평합니다. 심·간장의 경락으로 들어가며, 항염증 작용이 있어 근육 통증 완화에 효과적입니다.

● 염증 감소

진저(생강) 맛은 맵고, 성질은 따뜻합니다. 폐·비·위장의 경락으로 들어가며, 항염증 효과가 있어 염증으로 인한 통증을 완화하는 데 도움을 줍니다.

로즈마리 맛은 맵고 성질은 따뜻합니다. 간·비·위장의 경락으로 들어가며, 혈액 순환을 촉진하고 염증을 완화하는 데 효과적입니다.

● **근육 이완**

> **불가리안 라벤더** 맛은 맵고 달며, 성질은 평합니다. 폐·위장의 경락으로 들어가며, 열독의 열을 내려주고, 진정 효과가 뛰어나며, 근육 이완에 도움을 줍니다.
>
> **카모마일 저먼블루** 맛은 달고 쓰며, 성질은 약간 찹니다. 간 심장의 경락으로 들어가며, 근육 이완 효과가 있어 긴장을 풀어줍니다.

2) 근육통에 좋은 경혈

- **합곡**(合谷) 손의 첫 번째와 두 번째 손가락 사이에 위치하며, 통증 완화에 효과적입니다.
- **족삼리**(足三里) 무릎 아래, 정강이뼈의 바깥쪽에 위치해 있으며, 전신의 피로를 풀고 통증을 완화하는 데 도움이 됩니다.
- **풍지**(風池) 목 뒤 헤어라인 쪽 움푹 파인 곳에 위치하며, 눈, 귀, 뇌로 통하는 혈 자리로 두통과 경직을 완화하는 데 효과적입니다.
- **태충**(太衝) 발등의 첫 번째 발가락과 두 번째 발가락 사이에 위치하며, 스트레스를 줄이고 근육 긴장을 완화하는 데 도움을 줍니다.

3) 근육통에 좋은 에센셜 오일

에센셜 오일	성질 및 적용	효능
불가리안 라벤더	성질평(性質平) 음의성질 약 60~70%, 양의성질 약 30~40% 음체질(저혈압), 양체질(고혈압)에 적용	진정 효과가 있어 스트레스 완화와 근육 이완에 도움을 줍니다.
유칼립투스 스미티아이	성질온(性質溫) 음의 성질 약 30%,, 양의 성질 약 70% 음 체질(저혈압)에 적용	진통 및 항염증 효과가 있어 근육 통증 완화에 유용합니다.
로즈마리	성질온(性質溫) 양의 성질 약 70~80%, 음의 성질 약 20~30% 음 체질(저혈압)에 적용	혈액 순환을 촉진하고 통증 완화에 도움을 줄 수 있습니다.

에센셜 오일	성질 및 적용	효능
진저(생강)	성질온(性質溫) 양의 성질 약 70~80%, 음의 성질 약 20~30% 음 체질(저혈압)에 적용	따뜻한 느낌이 있어 근육 이완에 효과적입니다.
페퍼민트	성질량(性質凉) 음의 성질 약 70~80%, 양의 성질 약 20~30% 양 체질에 적용	시원한 느낌을 주며 통증 완화에 도움을 줄 수 있습니다.
주니퍼 베리	성질평(性質平) 음의 성질 약 60%, 양의 성질 약 40% 양체질, 음체질에 적용	테르펜 50% 피를 잘 돌게 하고 통증을 진정시킵니다.
세이지	성질온(性質溫) 음의 성질 약 30%, 양의 성질 약 70% 음 체질(저혈압)에 적용	근육 이완에 효과적이며, 근육 피로와 경련 및 관절의 통증을 감소시키는 데 도움이 됩니다.
캄포 화이트	성질평(性質平) 음의 성질 약 50%, 양의 성질 약 50% 음체질(저혈압), 양체질(고혈압)에 적용	리날롤(Linalool) 93.14%은 향균, 진정 효과가 있어서 통증에 좋습니다. 캄포(camphor) 0.46% 통증 즉 진통제로 좋습니다.
블랙페퍼 (후추)	성질열(性質熱) 음의 성질 약 40%, 양의 성질 약 60% 음 체질(저혈압)에 적용	후추의 따뜻한 성질은 정체된 피부의 혈액 순환을 도와주어 근육통, 관절염, 타박상, 동상으로 인한 통증에 도움을 받을 수 있습니다.

2. 관절염

관절염은 관절 연골이 파괴되고 관절에 염증성 변화가 일어나는 질환을 의미합니다. 부종, 통증, 관절이 뻣뻣한 증상 등을 동반하며, 주로 몸무게가 많이 실리는 무릎, 엉덩이, 척추 관절에서 발생합니다.

1) 관절염에 따른 증상별 아로마 에센셜 오일의 적용

● 통증 완화

불가리안라벤더 맛은 맵고 달며, 성질은 평합니다. 폐·위장의 경락으로 들어가며, 진정 효과가 있어 스트레스 완화와 근육 이완에 도움을 줍니다.

유칼립투스 스미티아이 맛은 맵고, 성질은 따뜻합니다. 심·간장의 경락으로 들어가며, 항염 효과가 있어 염증 완화에 도움을 줄 수 있습니다.

● 염증 감소

티트리 맛은 쓰고 달며, 성질은 평합니다. 심·폐·위장의 경락으로 들어가며, 염증을 줄여 줍니다.

페퍼민트 맛은 맵고, 성질은 시원합니다. 폐·간의 경락으로 들어가며, 통증을 완화하는 데 도움을 줍니다.

● 피로 회복

레몬 맛은 시며, 성질은 서늘합니다. 담·비장의 경락으로 들어가며, 피로감을 느낄 때 좋습니다.

로즈마리 맛은 맵고, 성질은 따뜻합니다. 간·비·위장의 경락으로 들어가며, 에너지를 북돋아 줄 수 있습니다.

● 혈액순환 개선

진저(생강) 맛은 맵고, 성질은 따뜻합니다. 폐·비·위의 경락으로 들어가며, 혈액순환을 좋게 해줍니다.

시나몬리프 맛은 맵고 달며, 성질은 따뜻합니다. 간 심 비장의 경락으로 들어가며, 혈액 순환을 좋게 해 줍니다.

2) 관절염에 좋은 경혈

- **합곡(合谷)** 손등의 첫 번째와 두 번째 손가락 사이의 움푹 들어간 곳에 위치합니다. 통증 완화와 염증 감소에 효과적입니다.
- **곡지(曲池)** 팔꿈치 바깥쪽에 위치하며, 팔꿈치를 구부렸을 때 생기는 주름의 끝 부분에 있습니다. 염증과 통증 완화에 도움을 줍니다.
- **태충(太沖)**: 발등에서 엄지발가락과 둘째 발가락 사이에 위치합니다. 간의 기운을 조절하여 통증을 완화하는 데 효과적입니다.
- **족삼리(足三里)**: 무릎 아래, 정강이뼈 바깥쪽에 위치합니다. 전신의 기운을 강화하고, 관절의 염증을 줄이는 데 도움을 줍니다.
- **신맥(申脈)** 발목 바깥 복사뼈 위치하며, 신장 기능을 강화하고 전반적인 건강을 증진시키는 데 좋습니다.

3) 관절염에 좋은 에센셜 오일

에센셜 오일	성질	효능
불가리안 라벤더	성질평(性質平) 음의 성질 약 60~70%, 양의 성질 약 30~40% 음체질(저혈압), 양체질(고혈압)에 적용	진정 효과가 있어 스트레스 완화와 근육 이완에 도움을 줍니다.
유칼립투스 스미티아이	성질온(性質溫) 음의 성질 약 30%, 양의 성질 약 70% 음 체질(저혈압)에 적용	항염 효과가 있어 관절 통증 완화에 도움을 줄 수 있습니다.
로즈마리	성질온(性質溫) 양의 성질 약 70~80%, 음의 성질 약 20~30% 음 체질(저혈압)에 적용	혈액 순환을 촉진하고 통증 완화에 도움을 줄 수 있습니다.
진저(생강)	성질온(性質溫) 양의 성질 약 70~80%, 음의 성질 약 20~30% 음 체질(저혈압)에 적용	혈액 순환을 촉진하고 염증을 줄이는 데 도움을 줄 수 있습니다.
페퍼민트	성질량(性質凉) 음의 성질 약 70~80%, 양의 성질 약 20~30% 양체질에 적용	시원한 느낌을 주며 통증 완화에 도움을 줄 수 있습니다.

에센셜 오일	성질	효능
블랙페퍼 (후추)	성질열(性質熱) 음의 성질 약 40%, 양의 성질 약 60% 음 체질(저혈압)에 적용	따뜻한 성질이 정체된 피부의 혈액 순환을 도와주어 근육통, 관절염, 타박상, 동상으로 인한 통증에 도움을 줄 수 있습니다.
레몬	성질량(性質凉) 음의 성질 약 70%, 양의 성질 약 30% 양 체질(고혈압)에 적용	천연 진통제 역할을 할 수 있어, 통증감소에 도움을 줄 수 있습니다.
사이프레스	성질평(性質平) 음의 성질 약 60%, 양의 성질 40% 음체질(저혈압), 양체질(고혈압)에 적용	경련 방지 특성으로 인해 근육 경련 및 근육 당김과 같은 경련과 관련된 문제를 예방합니다.

3. 요통(腰痛)

요통은 허리 부위에서 생기는 통증을 말합니다. 엄밀히 말하자면 단독으로는 질병이라고 볼 수 없고, 척추 관련 질환이나 부인과 및 비뇨기계통 등에서 나타나는 여러 가지 질병에 대한 증상이라고 말할 수 있습니다. 증상이 4주 이하로 나타나는 급성요통과 12주 이상 지속되는 만성요통이 있습니다.

1) 요통에 따른 증상별 아로마 에센셜 오일의 적용

● 근육 긴장

불가리안라벤더 맛은 맵고 달며, 성질은 평합니다. 폐·위장의 경락으로 들어가며, 진정 효과가 있어 근육 긴장을 완화하는 데 도움을 줍니다.

페퍼민트 맛은 맵고, 성질은 시원합니다. 폐·간의 경락으로 들어가며, 근육 이완에 도움을 줍니다. 시원한 성질이 긴장을 풀어주고 통증을 완화합니다.

● 염증

유칼립투스 스미티아이 맛은 맵고 쓰며, 성질은 평합니다. 심·간장의 경락으로 들어가며, 항염 효과가 있어 염증 완화에 도움을 줄 수 있습니다.

티트리 맛은 달고 쓰며, 성질은 평합니다. 심·폐·위장의 경락으로 들어가며, 염증을 줄여 줍니다.

◉ **스트레스 해소**

로즈마리 맛은 맵고, 성질은 따뜻합니다. 간·비·위장의 경락으로 들어가며, 정신적 피로를 줄이는 데 효과적입니다.

베르가모트 맛은 시고 달며, 성질은 평합니다. 간·비·위장 경락으로 들어가며, 스트레스를 완화하고 마음을 안정시킵니다.

◉ **혈액 순환**

로즈마리 맛은 맵고, 성질은 따뜻합니다. 간·비·위장의 경락으로 들어가며, 혈액 순환을 촉진하고 통증 완화에 도움을 줄 수 있습니다.

2) 요통에 좋은 경혈

- **신수(腎兪)** 허리 양쪽, 척추에서 약 2.5cm 떨어진 곳에 위치합니다. 신장 기능을 돕고 요통을 완화합니다.
- **대장수(大腸兪)** 엉덩이 근처, 척추에서 약 3cm 떨어진 곳에 위치합니다. 대장과 관련된 통증 완화에 좋습니다.
- **족삼리(足三里)** 무릎 아래쪽, 정강이뼈 바깥쪽에 위치합니다. 전신의 기혈 순환을 개선하고 요통에도 도움을 줄 수 있습니다.
- **요양관(腰陽關)** 허리와 무릎을 강하게 합니다.
- **위중(委中)** 경락을 소통시키고 근육이 뭉친 것을 풀어 줍니다.

3) 요통에 좋은 에센셜 오일

에센셜 오일	성질	효능
불가리안 라벤더	성질평(性質平) 음의 성질 약 60~70%, 양의 성질 약 30~40% 음 체질(저혈압), 양 체질(고혈압)에 적용	진정 효과가 있어 스트레스 완화와 근육 이완에 도움을 줍니다.
유칼립투스 스미티아이	성질온(性質溫) 음의 성질 약 30%, 양의 성질 약 70% 음 체질(저혈압)에 적용	항염 효과가 있어 통증 완화에 도움을 줄 수 있습니다.

에센셜 오일	성질	효능
로즈마리	성질온(性質溫)양의 성질 약 70~80%, 음의 성질 약 20~30% 음 체질(저혈압)에 적용	혈액 순환을 촉진하고 통증 완화에 도움을 줄 수 있습니다.
진저(생강)	성질온(性質溫) 양의 성질 약 70~80%, 음의 성질 약 20~30% 음 체질(저혈압)에 적용	혈액 순환을 촉진하고 염증을 줄이는 데 도움을 줄 수 있습니다.
페퍼민트	성질량(性質凉) 음의 성질 약 70~80%, 양의 성질 약 20~30% 양 체질(고혈압)에 적용	시원한 느낌을 주며 통증 완화에 도움을 줄 수 있습니다.
카제풋	성질한(性質寒) 음의 성질 약 70%, 양의 성질 약 30% 양체질에 적용	항 통증 효과로 관절염, 류머티즘, 신경통, 통풍, 좌골신경통, 요통, 스포츠 부상, 근육 경직, 일반적인 통증에 유용한 효능을 가지고 있습니다.

4. 류마티즘

자가 면역 질환중 하나로 원인 불명의 만성 염증성 질환입니다. 관절을 싸고 있는 활막에 염증이 발생해 점차적으로 관절의 변형까지 초래하며, 관절 외에도 빈혈, 폐섬유화증, 혈관 염, 피부 궤양 등의 증상을 일으키는 질환입니다.

1) 류마티즘에 따른 증상별 아로마 에센셜 오일의 적용

● 통증 완화

페퍼민트 맛은 맵고, 성질은 서늘합니다. 폐·간의 경락으로 들어가며, 근육 이완에 도움을 줍니다. 진통 효과가 있어 관절 통증 완화에 도움을 줍니다.

불가리안라벤더 맛은 맵고 달며, 성질은 평합니다. 폐·위장의 경락으로 들어가며, 진정 효과와 함께 통증을 완화하는 데 유용합니다.

● 염증

유칼립투스 스미티아이 맛은 맵고 쓰며, 성질은 평합니다. 심·간장의 경락으로 들어가며, 항염 효과가 있어 염증을 줄이는 데 도움을 줄 수 있습니다.

진저(생강) 맛은 맵고, 성질은 따뜻합니다. 폐·비·위의 경락으로 들어가며, 항염 및 진통 효과가 있어 류마티즘으로 인한 염증에 유용합니다.

● **스트레스 완화**

로즈마리 맛은 맵고, 성질은 따뜻합니다. 간·비·위장의 경락으로 들어가며, 정신적 스트레스를 완화하고 기분을 개선하는 데 도움을 줍니다.

베르가모트 맛은 시고 달며, 성질은 평합니다. 간·비·위장 경락으로 들어가며, 스트레스를 줄이고 기분을 전환하는 데 효과적입니다.

2) 류마티즘에 좋은 경혈

- **합곡(合谷)** 손등과 손가락 사이에 위치하며, 통증 완화와 면역력 증진에 도움을 줄 수 있습니다.
- **족삼리(足三里)** 무릎 아래, 정강이뼈 바깥쪽에 위치하며, 소화와 면역 체계 강화에 좋습니다.
- **천종(天宗)** 팔꿈치 위쪽, 팔의 바깥쪽에 위치하며, 통증과 염증을 줄이는 데 도움을 줄 수 있습니다.
- **신맥(申脈)** 발목 위쪽, 내측에 위치하며, 전반적인 건강과 면역력 증진에 도움을 줄 수 있습니다.

3) 류마티즘에 좋은 에센셜 오일

에센셜 오일	성질	효능
불가리안 라벤더	성질평(性質平) 음의 성질 약 60~70%, 양의 성질 약 30~40% 음 체질(저혈압), 양 체질(고혈압)에 적용	진정 효과가 있어 스트레스 완화와 근육 이완에 도움을 줍니다.
유칼립투스 스미티아이	성질온(性質溫) 음의 성질 약 30%, 양의 성질 약 70% 음 체질(저혈압)에 적용	항염 효과가 있어 관절 통증 완화에 도움을 줄 수 있습니다.
로즈마리	성질온(性質溫) 양의 성질 약 70~80%, 음의 성질 약 20~30% 음 체질(저혈압)에 적용	혈액 순환을 촉진하고 통증 완화에 도움을 줄 수 있습니다.

에센셜 오일	성질	효능
진저(생강)	성질온(性質溫) 양의 성질 약 70~80%, 음의 성질 약 20~30% 음 체질(저혈압)에 적용	따뜻한 느낌이 있어 근육 이완에 효과적입니다.
페퍼민트	성질량(性質凉) 음의 성질 약 70~80%, 양의 성질 약 20~30% 양체질에 적용	시원한 느낌을 주며 통증 완화에 도움을 줄 수 있습니다.
블랙페퍼 (후추)	성질열(性質熱) 음의 성질 약 40%, 양의 성질 약 60% 음 체질(저혈압)에 적용	후추의 따뜻한 성질은 정체된 피부의 혈액 순환을 도와주어 근육통, 관절염, 타박상, 동상으로 인한 통증에 도움을 받을 수 있습니다.
바질	성질온(性質溫) 음의 성질 약 30%, 양의 성질 약 70% 음 체질(저혈압)에 적용	근육 이완과 통증 완화에 도움이 됩니다.
프랑킨센스 (유향)	성질한(性質寒) 음의 성질 약 70%, 양의 성질 약 30% 양체질(고혈압)에 적용	통증 완화에 좋습니다.

5. 골다공증

골다공증이란 뼈조직의 밀도가 감소되는 질환으로, 골절과 같은 뼈 손상을 일으키기 쉬운 상태를 만들어냅니다.

1) 골다공증에 따른 증상별 아로마 에센셜 오일의 적용

● **통증 완화**

불가리안라벤더 맛은 맵고 달며, 성질은 평합니다. 폐·위장의 경락으로 들어가며, 골다공증으로 인한 통증이 있을 경우, 진통 효과가 있습니다.

페퍼민트 맛은 맵고, 성질은 시원합니다. 폐·간 경락으로 들어가며, 골다공증으로 인한 통증이 있을 경우, 진통 효과가 있습니다.

● **염증 감소**

유칼립투스 스미티아이 맛은 맵고 쓰며, 성질은 따뜻합니다. 심·간장의 경락으로 들어가며, 골다공증으로 염증이 있을 때 염증에 효과가 있습니다.

티트리 맛은 달고 쓰며, 성질은 평합니다. 심·폐·위장의 경락으로 들어가며, 염증이 있을 때 염증을 줄여 줍니다.

● **스트레스 해소**

불가리안라벤더 맛은 맵고 달며, 성질은 평합니다. 폐·위장의 경락으로 들어가며, 골다공증으로 인한 심리적 스트레스를 완화해 줍니다.

카모마일 저먼블루 맛은 달고 쓰며, 성질은 차갑습니다. 간 심장의 경락으로 들어가며, 골다공증으로 인한 심리적 스트레스를 완화해 줍니다.

● **순환 개선**

로즈마리 맛은 맵고, 성질은 따뜻합니다. 간·비·위의 경락으로 들어가며, 혈액순환을 좋게 해줍니다.

시나몬리프 맛은 맵고 달며, 성질은 따뜻합니다. 간 심 비장의 경락으로 들어가며, 혈액순환을 좋게 해줍니다.

● **면역력 강화**

레몬그라스 맛은 달고 시며, 성질은 서늘합니다. 폐·위·간 경락으로 들어가며, 면역력을 높이는 데 도움을 줍니다.

2) 골다공증에 좋은 경혈

- **풍부(風府)** 머리와 목의 혈액 순환을 촉진하고 통증을 완화하는 데 도움을 줍니다.
- **양릉천(陽陵泉)** 간과 담의 기능을 개선하고, 뼈와 관절의 건강을 지원합니다.
- **신문(神門)** 비장과 신장을 강화하여 전반적인 뼈 건강에 기여합니다.
- **관원(關元)** 생식 기능과 신장을 강화하여 뼈를 튼튼하게 하는 데 도움을 줄 수 있습니다.

3) 근육, 신경, 관절 등의 통증에 좋은 양약과 한약제제

(1) 통증에 좋은 비스테로이드성 소염진통제

- Aceclofenac 아세클로페낙
- Ibuprofen 이부프로펜
- Dexibuprofen 덱시부프로펜
- Loxoprofen Sodium 록소프로펜나트륨
- Chlorzoxazone 클로르족사존

(2) 통증에 좋은 한약제제

소경활혈탕(疏經活血湯)

몸이 찬 사람의 만성류마티스관절염, 신경통

당귀(當歸) 4g, 작약(芍藥) 6g, 천궁(川芎) 4g, 숙지황(熟地黃) 4g, 도인(桃仁) 4g, 복령(茯苓) 3g, 창출(蒼朮) 4g, 진피(陳皮) 4g, 강활(羌活) 4g, 백지(白芷) 4g, 용담(龍膽) 4g, 방풍(防風) 4g, 방기(防己) 4g, 우슬(牛膝) 4g, 위령선(威靈仙) 4g, 감초(甘草) 2g, 생강(生薑) 3g

영선제통음(靈仙除痛飲)

건강한 사람이 차고 습으로 인한 통풍, 관절염, 신경통

마황(麻黃), 적작약(赤芍藥) 4g, 형개(荊芥), 방풍(防風), 강활(羌活), 독활(獨活), 위령선(威靈仙), 백지(白芷), 창출(蒼朮), 편금(片芩)(주초), 지실(枳實), 길경(桔梗), 건강(乾薑), 천궁(川芎) 각2g, 당귀(當歸), 승마(升麻), 감초(甘草) 각 1.2g

거창만령단(巨創萬靈丹)

몸이 찬 사람이 찬바람과 습한 기운으로 만성관절염

창출(蒼朮) 300g, 마황(麻黃), 강활(羌活), 형개(荊芥), 방풍(防風), 세신(細辛), 초오(草烏), 천오(川烏), 천궁(川芎), 석곡(石斛), 전갈(全蝎), 당귀(當歸), 구감초(灸甘草), 천마(天麻), 백하수오(白何首烏) 각 37.5g, 석웅황(石雄黃) 22.5g

4) 골다공증에 좋은 에센셜 오일

아로마 오일	성질	효능
불가리안 라벤더	성질평(性質平) 음의 성질 약 60~70%, 양의 성질 약 30~40% 음 체질(저혈압), 양 체질(고혈압)에 적용	뭉친 근육을 풀어주고, 쓰라림과 통증을 완화시켜 줍니다.
세이지	성질온(性質溫) 음의 성질 약 30%, 양의 성질 약 70% 음 체질(저혈압)에 적용	면역 체계를 지원하여 감염에 대한 저항력을 높이는 데 기여할 수 있습니다.
로즈마리	성질온(性質溫) 양의 성질 약 70~80%, 음의 성질 약 20~30% 음 체질(저혈압)에 적용	항산화 효과가 있어 뼈 건강을 지원할 수 있습니다.
진저(생강)	성질온(性質溫) 양의 성질 약 70~80%, 음의 성질 약 20~30% 음 체질(저혈압)에 적용	천연 항염증제로 알려져 있어 근육통, 관절염, 두통 등 통증을 완화에 도움을 줍니다.
유칼립투스 스미티아이	성질온(性質溫) 음의 성질 약 30%, 양의 성질 약 70% 음 체질(저혈압)에 적용	항염 효과가 있어 근육통과 관절통 완화에 효과적입니다.
시나몬리프	성질대열(性質大熱) 음의 성질 약 20~30%, 양의 성질 약 70~80% 몹시 찬 음 체질에 적용	혈액 순환을 촉진하고 뼈 건강에 긍정적인 영향을 줄 수 있습니다.
레몬	성질량(性質凉) 음의 성질 약 70%, 양의 성질 약 30% 양 체질(고혈압)에 적용	통증을 감소시켜 천연 진통제 역할을 할 수 있습니다.
레몬그라스	성질량(性質凉) 음의 성질 약 30%, 양의 성질 약 70% 양 체질(고혈압)에 적용	통증을 감소시켜 천연 진통제 역할을 할 수 있습니다.

제2장 두피(頭皮)

두피의 국어 사전적 의미는 "머리뼈를 덮는 부분. 피부·피부 밑 조직·모상 널 힘줄이 서로 결합한 것으로, 혈관과 신경이 안으로 지나간다."이며, 해부학적으로는 두개골을 감싸는 부위입니다. 머리카락이 자라는 곳으로 비듬을 생성하는 주된 부위이기도 합니다.

1. 탈모(脫毛)

탈모란 두발(頭髮)의 탈모증(脫毛症)을 말합니다. 정상적으로 털이 존재해야 할 부분에 일시적 또는 영구적으로 털이 많이 빠진 상태를 말합니다. 우리나라 사람은 약 10만 개 정도의 머리카락을 가지고 있으며, 하루에 50~100개의 머리카락이 빠집니다. 하지만 자고 일어났을 때, 샤워 후 100개 이상의 머리카락이 빠진다면 탈모를 의심해 봐야 합니다. 일반적으로 두피의 모발이 빠지는 것을 뜻하지만, 수염이나 눈썹 겨드랑이 털, 음모 등이 비정상적으로 빠지는 경우도 해당됩니다.

1) 탈모에 좋은 경혈

- **백회(百會)** 머리 꼭대기에 위치하며, 스트레스 완화와 혈액 순환에 도움을 줍니다.
- **신문(神門)** 손목 안쪽에 위치하며, 스트레스와 불안 해소에 좋습니다.
- **풍지(風池)** 뒷목의 두 개의 큰 근육 사이에 위치하며, 두통과 긴장 완화에 기여합니다.
- **합곡(合谷)** 손등과 손목 사이에 위치하며, 전신의 혈액 순환을 개선합니다.

2) 탈모에 좋은 양약과 한약제제

● **탈모에 좋은 약물요법**

Minoxidil 미녹시딜 남성 탈모증

● **탈모증에 좋은 한약제제**

[혈허(血虛)에 의한 탈모]
머리는 인체에서 뜨거운 양기가 모이는 곳으로 정신적 스트레스를 받으면 양기 즉 열이 두피에 쌓이게 되면 모근이 약해지고 탈모현상이 일어납니다.

오발환(烏髮丸) → 당귀(當歸) 90g, 흑지마(黑芝麻) 90g, 여정자(女貞子) 60g, 조연초(旱蓮草), 상침자(桑椹子) 오디), 측백엽(側柏葉), 생지황(生地黃), 목단피(牧丹皮) 각 60g에 소량의 생지황(生地黃), 목단피(牧丹皮) 등을 가해 탕제로 사용합니다.

[음혈휴허(陰血虧虛)에 의한 탈모]

간신음허(肝腎陰虛)로 음혈(陰血)이 부족하고, 혈허(血虛)로 인해 모발(毛髮)이 영양(營養)을 받지 못해 탈모가 됩니다.

신응양진단(神應養眞丹) → 숙지황(熟地黃), 당귀(當歸), 백작약(白芍藥), 천궁(川芎), 강활(羌活), 목과(木瓜), 천마(天麻) 각 37.5g

[기혈양허(氣血兩虛)에 의한 탈모]

만성병, 산후에 기혈이 부족하여 머리카락에 영양공급을 원활하게 하지 못하면 머리카락이 가늘고, 거칠고, 윤기가 없으며, 모근이 힘이 없어 쉽게 빠집니다.

생모탕(生毛湯) → 하수오 20g, 숙지황, 당귀, 작약, 천궁, 인삼, 백출, 복령, 감초 각 6g, 향부자, 속단, 황금, 황련 각 2g

3) 탈모에 좋은 에센셜 오일

에센셜 오일	성질	효능
불가리안 라벤더	성질평(性質平) 음의 성질 약 60~70%, 양의 성질 약 30~40% 음체질(저혈압), 양체질(고혈압)에 적용	스트레스를 완화하고 두피의 건강을 향상시키는 데 도움을 줄 수 있습니다.
세이지	성질온(性質溫) 음의 성질 약 30%, 양의 성질 약 70% 음 체질(저혈압)에 적용	호르몬 균형을 맞추고 모발 성장을 촉진하는 데 도움을 줄 수 있습니다.
로즈마리	성질온(性質溫) 양의 성질 약 70~80%, 음의 성질 약 20~30% 음 체질(저혈압)에 적용	혈액 순환을 촉진하여 모발 성장에 도움을 줄 수 있습니다.
주니퍼 베리	성질평(性質平) 음의 성질 약 60%, 양의 성질 약 40% 양체질과 음체질에 적용	신장 기능을 좋게 하여 탈모 예방에 좋습니다.
페퍼민트	성질량(性質凉) 음의 성질 약 70~80%, 양의 성질 약 20~30% 양체질에 적용	시원한 느낌을 주며 두피의 혈액 순환을 개선하는 데 효과적입니다.

에센셜 오일	성질	효능
세다우드	성질한(性質寒) 음의 성질 약 70%, 양의 성질 약 30% 양 체질(고혈압)에 적용	항균, 항염, 항산화 작용으로 탈모와 피부 질환 예방 및 치료에 효과적입니다.
일랑일랑	성질평(性質平) 음의 성질 약 60%, 양의 성질 약 40% 양체질과 음체질에 적용	피지 분비를 조절하는 작용을 하여 지성이나 건성피부 모두 적정한 피부 상태를 유지시켜 줍니다.
나드	성질평(性質平) 음의 성질 약 60%, 양의 성질 40% 음체질(저혈압), 양체질(고혈압)에 적용	두피의 비듬과 탈모에 좋습니다.

2. 지루성 비듬

비듬 (지루성 피부염의 일종)은 일반적으로 만성적인 두피 질환으로 두피에서 피부가 벗겨지는 각질을 형성합니다. 죽은 세포로 구성되어 있는 각질이 벗겨지는 것은 정상이지만, 비듬과 함께 많은 수의 세포가 정상보다 빠른 속도로 벗겨져 머리카락과 옷에 보여지게 됩니다.

1) 지루성비듬에 좋은 경혈

- **백회(百會)** 머리 정중선에서, 두 귀를 연결한 선의 중앙에 위치합니다. 스트레스 해소와 두피 건강에 좋습니다.
- **신문(神門)** 손목 안쪽의 팔꿈치와 손목을 연결하는 선에서 약 1.5cm 정도 위쪽에 위치합니다. 긴장을 완화하고 스트레스를 줄이는 데 도움이 됩니다.
- **풍지(風池)** 두 귀 뒤쪽, 목덜미와 머리의 경계 부분에 위치합니다. 두피의 혈액 순환을 촉진합니다.
- **합곡(合谷)** 손등과 손목 사이의 움푹 들어간 부분에 위치합니다. 스트레스와 긴장을 완화하는 데 효과적입니다.

2) 지루성비듬에 좋은 한약제제

용담사간탕(龍膽瀉肝湯)

간의 열을 내려주고, 피부의 염증을 완화하는 데 도움을 줄 수 있습니다.

용담초주초 6g(君), 황금초 9g((臣), 치자주초 9g(臣), 차전자 9g(臣), 택사 12g(臣), 목통 6g(臣), 생지황 6g(佐), 당귀 3g(佐), 시호 6g(佐), 감초 6g(使)

가미소요산

스트레스로 인한 두피 문제를 완화하고, 혈액 순환을 개선하는 데 도움을 줍니다.

시호, 작약, 당귀, 백출, 복령 각 15g, 감초 10g, 생강, 박하 각 5g, 목단피, 치자 각 3g

3) 지루성 비듬에 좋은 에센셜 오일

에센셜 오일	성질	효능
불가리안 라벤더	성질평(性質平) 음의 성질 약 60~70%, 양의 성질 약 30~40% 음 체질(저혈압), 양 체질(고혈압)에 적용	진정 효과가 있어 두피의 염증을 완화하는 데 도움을 줄 수 있습니다.
티트리	성질평(性質平) 음의 성질 약 60%, 양의 성질 약 40% 음 체질(저혈압), 양 체질(고혈압)에 적용	항균 및 항진균 작용으로 비듬 원인균을 억제하는 데 도움을 줄 수 있습니다.
로즈마리	성질온(性質溫) 양의 성질 약 70~80%, 음의 성질 약 20~30% 음 체질(저혈압)에 적용	두피의 혈액 순환을 촉진하고 비듬 완화에 효과적입니다.
라벤사라	성질한(性質寒) 음의 성질 약 70%, 양의 성질 약 30% 양 체질(고혈압)에 적용	스트레스로 신경이 예민하고 불면증이 있으면서 지루성 비듬이 있는 사람에게 좋습니다.
페퍼민트	성질량(性質凉) 음의 성질 약 70~80%, 양의 성질 약 20~30% 양체질에 적용	상쾌한 느낌을 주며, 두피의 건강을 개선하는 데 도움을 줄 수 있습니다.
레몬그라스	성질량(性質凉) 음의 성질 약 30%, 양의 성질 약 70% 양 체질(고혈압)에 적용	모공 및 각질 관리 기능으로 비듬 완화에 도움을 줍니다. (기름진 모발에는 소량만 사용)

제3장 면역계(免疫系, immune system)

면역계는 신체의 방어 작용으로, 질병과 같은 외부 침입자로부터 자신을 보호하기 위한 자기 방어 능력을 가지는 기관 및 세포입니다. 작동하는 방식에 따라 선천적 면역과 후천적 면역으로 나누며, 면역 반응이 일어나는 방식을 기준으로 체액 면역과 세포 매개 면역으로 구분합니다. 주로 백혈구, 림프계, 항체 등 다양한 화학 물질로 구성되어 있습니다.

■ 대상포진(帶狀疱疹)

대상포진바이러스는 수두 바이러스와 동일한 바이러스입니다. 소아기에 수두를 일으키고, 신경세포가 집중되어 있는 신경 절에 잠복상태로 있다가, 신체의 면역력이 떨어지면 신경을 타고 피부로 나와 물집 형태의 염증과 극심한 통증을 일으키며, 줄무늬 모양으로 나타나는 것이 특징입니다.

젊은 층에서는 드물게 나타나고, 주로 면역력이 떨어지기 쉬운 60세 이상에서 발병합니다. 면역력이 크게 떨어진 환자에게 발병 시 사망에 이를 수 있습니다.

1) 대상포진 증상에 따른 아로마 에센셜 오일의 적용

● 통증 완화

불가리안라벤더 맛은 맵고 달며, 성질은 평합니다. 폐·위장의 경락으로 들어가며, 통증을 줄이는 데 도움을 줄 수 있습니다.

페퍼민트 맛은 맵고, 성질은 시원합니다. 폐·간 경락으로 들어가며, 통증을 줄이는 데 도움을 줄 수 있습니다.

카모마일 저먼블루 맛은 달고 쓰며, 성질은 차갑습니다. 간·심장 경락으로 들어가며, 통증을 줄이는 데 도움을 줄 수 있습니다.

● 염증 감소

티트리 맛은 쓰고 달며, 성질은 평합니다. 심·폐·위장의 경락으로 들어가며, 염증을 줄여 줍니다.

유칼립투스 스미티아이 맛은 맵고 쓰며, 성질은 따뜻합니다. 심·간장의 경락으로 들어가며, 항염 효과가 있어 염증 완화에 도움을 줄 수 있습니다.

● 면역력 증진

레몬그라스 맛은 달고 시며, 성질은 서늘합니다. 폐·위·간 경락으로 들어가며, 면역력을 높이는 데 도움을 줍니다.

● **피부 진정**

로즈마리 맛은 맵고, 성질은 따뜻합니다. 간·비·위의 경락으로 들어가며, 피부를 진정시키고 재생을 촉진하는 데 유용할 수 있습니다.

제라늄 버번 맛은 맵고 쓰며, 성질은 차갑습니다. 폐·간·신장 경락으로 들어가며, 피부를 진정시키고 재생을 촉진하는 데 유용할 수 있습니다.

● **스트레스 감소**

불가리안라벤더 맛은 맵고 달며, 성질은 평합니다. 폐·위장의 경락으로 들어가며, 스트레스를 완화하고 마음을 안정시킵니다.

베르가모트 맛은 시고 달며, 성질은 평합니다. 간·비·위장 경락으로 들어가며, 스트레스를 완화하고 마음을 안정시킵니다.

2) 대상포진에 좋은 경혈

- **합곡(合谷)** 손등과 손목 사이의 부위에 위치하며, 통증 완화에 효과적입니다.
- **풍지(風池)** 목 뒤쪽에 위치한 경혈로, 두통과 긴장 완화에 도움이 됩니다.
- **신문(神門)** 발목 위쪽에 위치하며, 면역력 강화와 통증 완화에 좋습니다.
- **관원(關元)** 배꼽 아래쪽에 위치한 경혈로, 기력 회복에 도움을 줄 수 있습니다.

3) 대상포진에 좋은 한약제제

용담사간탕 (龍膽瀉肝湯)

주로 간의 열을 내리고 해독하는 데 사용됩니다. 대상포진으로 인한 통증 완화에 도움을 줄 수 있습니다.

용담초주초 6g(君), 황금초 9g((臣), 치자주초 9g(臣), 차전자 9g(臣), 택사 12g(臣), 목통 6g(臣), 생지황 6g(佐), 당귀 3g(佐), 시호 6g(佐), 감초 6g(使)

4) 대상포진에 좋은 에센셜 오일

에센셜 오일	성질	효능
불가리안 라벤더	성질평(性質平) 음의 성질 약 60~70%, 양의 성질 약 30~40% 음 체질(저혈압), 양 체질(고혈압)에 적용	진정 효과가 있어 통증 완화에 도움을 줍니다.
티트리	성질량(性質凉) 음의 성질 약 60%, 양의 성질 약 40% 양 체질(고혈압)에 적용	항바이러스 및 항염 효과가 있어 도움이 될 수 있습니다.
로즈마리	성질온(性質溫) 양의 성질 약 70~80%, 음의 성질 약 20~30% 음 체질(저혈압)에 적용	대상포진 부위에 바르면 통증을 완화할 수 있습니다.
미르(몰약)	성질한(性質寒) 음의 성질 약 70~80%, 양의 성질 약 20~30% 음 체질(저혈압)에 적용	몰약(미르)의 향기는 마음의 편안함을 주며, 피부의 염증과 몸의 면역력이 떨어졌을 때 사용하면 좋습니다.
페퍼민트	성질량(性質凉) 음의 성질 약 70~80%, 양의 성질 약 20~30% 양체질에 적용	시원한 느낌을 주어 통증을 완화하는 데 도움을 줄 수 있습니다.
라벤사라	성질한(性質寒) 음의 성질 약 70%, 양의 성질 약 30% 양 체질(고혈압)에 적용	라벤사라 에센셜 오일의 1.8-cineole 성분이 항 바이러스 특성을 가지고 있습니다.

제4장 신경계(神經系, nervous system)

신경계는 신경 세포(뉴런-神經細胞, nerve cell)들이 모여 있는 장소이며, 중추신경계(central nervous system, CNS)와 말초신경계(peripheral nervous system, PNS)로 나뉩니다. 말초신경계가 몸의 감각기관으로부터 받은 정보를 중추신경계에 전달하고, 뇌와 척수로 구성된 중추신경계가 그 정보를 토대로 판단 기능을 수행하게 됩니다. 판단이 끝난 후 중추신경계가 명령을 내리면 다시 말초신경계가 각각의 감각기관에 명령을 전달합니다. 이 과정은 아주 찰나에 진행됩니다.

1. 공황(恐慌)장애

공황장애는 갑자기 특별한 이유 없이 극심한 공포와 불안감으로 발작을 일으키는 질환입니다. 보편적으로 혈압이 높아지고, 심장박동이 빨라지며 가슴이 두근거립니다. 잘 놀라고 화를 잘 냅니다.

- **공(恐)** 두려워할 공 → 두려워하다. 무서워하다.
- **황(慌)** 허겁지겁할 황 → 당황하다.
- **좌와불안(坐臥不安)** 앉거나 누워도 불안 합니다.
- **소면다몽(少眠多夢)** 잠을 깊이 못자고 꿈을 많이 꿉니다.

1) 공황장애 증상에 따른 아로마 에센셜 오일의 적용

● 불안 및 긴장

불가리안라벤더 맛은 맵고 달며, 성질은 평합니다. 폐·위장의 경락으로 들어가며, 진정 효과가 있어 불안을 줄이는 데 도움을 줄 수 있습니다.

● 우울감

베르가모트 맛은 시고 달며, 성질은 평합니다. 간·비·위장 경락으로 들어가며, 기분을 개선하는 데 효과적일 수 있습니다.

● 불면증

카모마일 저먼블루 맛은 달고 쓰며, 성질은 차갑습니다. 간·심장 경락으로 들어가며, 마음을 편안하게 하고 숙면에 도움을 줍니다.

◉ **심박수 증가**

세다우드 맛은 달고 쓰며, 성질은 차갑습니다. 간·심장·경락으로 들어가며, 마음을 안정감을 주어 심박수를 낮추는 데 도움을 줄 수 있습니다.

◉ **집중력 저하**

로즈마리 맛은 맵고, 성질은 따뜻합니다. 간·비·위의 경락으로 들어가며, 정신적 상쾌함을 제공하여 집중력 향상에 도움을 줄 수 있습니다.

2) 공황장애에 좋은 경혈

- **백회혈(百會穴)** 몸의 가장 높은 곳의 정중앙에 위치하며, 스트레스로 생긴 두통, 어지러운 증상을 완화시키며, 몸의 열을 내리고 정신을 안정시킵니다.
- **단중혈(膻中穴)** 가슴의두 젖꼭지 사이의 가운데 오목한 곳에 위치하고, 가슴을 편안하게 해줍니다.
- **신문혈(神門穴)** 손목 주름에서 새끼손가락 쪽으로 1촌에 위치하고, 마음과 정신을 인정시키며, 심장의 열을 없내줍니다.
- **심수(心腧)** 허리 부근에 위치하며, 마음의 안정과 관련이 있습니다.
- **태충(太衝)** 발 등 쪽에 위치하며, 스트레스를 완화하는 데 도움이 됩니다.
- **내관(內關)** 손목 안쪽에 위치하며, 불안감과 긴장을 줄이는 데 효과적입니다.
- **대추(大椎)** 목덜미 아래에 위치하며, 긴장을 풀고 심신을 안정시키는 데 도움을 줍니다.

3) 공황장애에 좋은 양약과 한약제제

◉ **공황장애에 좋은 약물요법** Alprazolam 알프라졸람 250㎍, 500㎍

◉ **공황장애에 좋은 한약제제**

천왕보심단(天王補心丹)

≪몸에 열이 있는 사람, 혈압이 높고, 가슴이 두근거리며, 잘 놀라고, 불면·건망증≫

생지황(生地黃) 120g(君), 맥문동(麥門冬) 30g(臣), 천문동(天門冬) 30g(臣), 산조인초(酸棗仁炒) 30g(臣), 백자인(柏子仁) 30g(臣), 당귀주침(當歸酒浸) 30g(臣), 현삼(玄蔘) 15g(使), 인삼(人蔘) 15g(佐), 복령(茯苓) 15g(佐), 단삼(丹蔘) 15g(佐), 원지(遠志) 15g(佐), 오미자(五味子) 30g(佐), 길경(桔梗) 15g(使)

4) 공황장애에 좋은 에센셜 오일

에센셜 오일	성질	효능
불가리안 라벤더	성질평(性質平) 음의 성질 약 60~70%, 양의 성질 약 30~40% 음체질(저혈압), 양체질(고혈압)에 적용	고혈압인 사람의 세로토닌 수치를 증가시켜 기분을 안정시키고, 신경계를 진정시켜 불안감을 완화합니다.
일랑일랑	성질평(性質平) 음의 성질 약 60%, 양의 성질 약 40% 양체질(고혈압), 음체질(저혈압)에 적용	스트레스와 불안감을 줄여주는 효과가 있습니다.
프랑킨센스 (유향)	성질한(性質寒) 음의 성질 약 70%, 양의 성질 약 30% 음 체질(저혈압)에 적용	마음을 안정시키고 집중력을 높이는 데 도움을 줄 수 있습니다.
베르가모트	성질평(性質平) 음의 성질 약 30~40%, 양의 성질 약 60~70% 음체질(저혈압), 양체질(고혈압)에 적용	기분을 좋게 하고 불안을 완화하는 데 도움을 줄 수 있습니다.
페퍼민트	성질량(性質凉) 음의 성질 약 70~80%, 양의 성질 약 20~30% 양체질에 적용	시원한 느낌을 주어 통증을 완화하는 데 도움을 줄 수 있습니다.
제라늄 버번	성질한(性質寒) 음의 성질 약 70%, 양의 성질 약 30% 양 체질(고혈압)에 적용	부신이나 시상하부에 작용하여 호르몬 분비와 자율신경 기능을 조절하며, 몸과 마음을 다스려 줍니다. 정서가 불안한 갱년기증상, 공황장애, 우울증, 스트레스성 증상이 있을 때 사용합니다.
세이지	성질온(性質溫) 음의 성질 약 30%, 양의 성질 약 70% 음 체질(저혈압)에 적용	자율신경의 긴장을 완화하고, 마음을 진정시키는 효과가 있으며, 고혈압과 심박수가 높은 사람 등에 좋습니다.
마조람 스윗	성질한(性質寒) 음의 성질 약 70%, 양의 성질 약 30% 양 체질(고혈압)에 적용	고혈압인 사람이 과민성 공황장애를 진정시키고 잠을 잘 자게 합니다.
유자	성질한(性質寒) 음의 성질 약 70~80%, 양의 성질 약 20~30% 양 체질(고혈압)에 적용	신경이 예민하고, 스트레스로 근심걱정이 많은 사람의 신경을 안정시킵니다.
티트리	성질평(性質平) 음의 성질 약 60%, 양의 성질 약 40% 음 체질(저혈압), 양 체질(고혈압)에 적용	항바이러스 및 항염 효과가 있어 도움이 될 수 있습니다.
카모마일 로만	성질평(性質平) 음의 성질 약 60%, 양의 성질 약 40% 음체질(저혈압), 양체질(고혈압)에 적용	진정 효과가 뛰어나며, 마음을 편안하게 해주는 데 도움이 됩니다.

2. 우울(憂鬱)장애

우울증(憂鬱症) 즉, 우울장애는 삶에 대한 의욕(意欲)을 상실하여 만사(萬事)가 귀찮아지고, 괜한 우울감과 피로감으로 무기력증을 일으켜 정상적인 생활에 장애를 주는 질환입니다. 일시적인 우울감과는 다르며 개인의 의지로 쉽게 없앨 수 있는 것은 아닙니다. 그러나 전문가의 도움을 받아 적절한 치료를 받는다면 상당한 호전을 기대할 수 있습니다. 주변인들의 격려와 우울증에서 벗어나고자 하는 본인의 의지가 가장 중요합니다.

- **우(憂)** 근심 우는 근심하다. 걱정하다.
- **울(鬱)** 우거질 우는 근심스럽고 답답하며 우울(울적)하다.
- 평소에 혈압이 낮습니다.
- 심장이 평상시보다 빨리 뛰고 두근거립니다.
- 의욕이 없고 우울하고 슬퍼합니다.
- 갑자기 울거나 울고 싶을 때가 있습니다.
- 잠을 잘 자지 못합니다.

1) 우울장애 증상에 따른 아로마 에센셜 오일

● **불안감**

불가리안라벤더 맛은 맵고 달며, 성질은 평합니다. 위장의 경락으로 들어가며, 진정 효과가 있어 불안을 줄이는 데 도움을 줄 수 있습니다.

● **집중력 저하**

페퍼민트 맛은 맵고, 성질은 시원합니다. 폐·간 경락으로 들어가며, 집중력이 떨어질 때 사용하면 도움이 됩니다.

로즈마리 맛은 맵고, 성질은 따뜻합니다. 간·비·위의 경락으로 들어가며, 집중력이 떨어질 때 사용하면 도움이 됩니다.

◉ **피로감**

레몬 맛은 시고, 성질은 서늘합니다. 담·비장의 경락으로 들어가며, 에너지가 부족할 때 사용하면 좋습니다.

오렌지 스윗 맛은 시고, 성질은 평합니다. 폐·위장의 경락으로 들어가며, 에너지가 부족할 때 사용하면 좋습니다.

◉ **우울한 기분**

자스민익스트렉 맛은 맵고 달며, 성질은 평합니다. 비·위·간의 경락으로 들어가며, 쟈스민 향은 우울 감을 개선하는 데 도움을 줄 수 있습니다.

일랑일랑 맛은 맵고 약간 쓰며, 성질은 평합니다. 폐·간의 경락으로 들어가며, 일랑일랑의 향은 우울감을 개선하는 데 도움을 줄 수 있습니다.

◉ **수면 문제**

불가리안라벤더 맛은 맵고 달며, 성질은 평합니다. 폐·위장의 경락으로 들어가며, 불면증에 좋습니다.

카모마일 저먼블루 맛은 달고 쓰며, 성질은 차갑습니다. 간 심장의 경락으로 들어가며, 불면증에 좋습니다.

2) 우울장애에 좋은 경혈

- **태충(太衝)** 발등과 발목 사이, 첫 번째와 두 번째 발가락 사이에 위치합니다. 스트레스와 감정을 안정시키는 데 도움을 줄 수 있습니다.
- **합곡(合谷)** 손등의 첫 번째와 두 번째 손가락 사이에 위치합니다. 전반적인 스트레스 감소와 기분 개선에 효과적입니다.
- **신문(神門)** 손목의 안쪽, 자뼈의 끝에서 약 1.5cm 떨어진 곳에 위치합니다. 불안과 우울함을 완화하는 데 도움을 줄 수 있습니다.
- **중완(中脘)** 배 중앙에 위치하며, 소화기와 감정적인 안정에 도움을 줍니다.
- **단중(膻中)** 가슴의 두 젖꼭지 중간, 가슴에 뭉친 것을 풀어 줍니다.
- **간수(肝腧)** 팔꿈치 닿는 부위, 간기가 울체된 것을 흩어지게 합니다.

※우울증에 좋은 안면혈(安眠穴), 단중혈(膻中穴), 거궐혈(巨闕穴)

- **안면혈**(安眠穴)은 불면증을 치료해줍니다.
- **단중혈**(膻中穴)은 가슴의 두근거림을 완화시켜 줍니다.
- **거궐혈**(巨闕穴)은 가슴의 답답함과 두근거림을 완화시켜주고, 정신을 편안하게 해줍니다.

3) 우울장애에 좋은 양약과 한약제제

◉ 우울장애에 좋은 약물요법 Alprazolam 알프라졸람 250㎍, 500㎍

◉ 우울장애에 좋은 한방제제

가미귀비탕(加味歸脾湯)

≪저혈압인 사람, 몸이 차고 허약한 사람의 심장신경증으로 불면증, 빈혈증≫

황기(黃芪), 백출(白朮), 당귀(當歸), 복령(茯苓), 원지(遠志), 용안육(龍眼肉), 산조인(酸棗仁) 각 3g, 인삼(人蔘) 6g, 목향(木香) 1.5g, 감초구(甘草灸) 1g. 생강(生薑), 대조(大棗)

4) 우울(憂鬱)장애에 좋은 에센셜 오일

에센셜 오일	성질	효능
불가리안 라벤더	성질평(性質平) 음의 성질 약 60~70%, 양의 성질 약 30~40% 음체질(저혈압), 양체질(고혈압)에 적용	스트레스와 불안을 줄여주고, 차분한 기분을 유지하는 데 도움을 줍니다.
로즈마리	성질온(性質溫) 양의 성질 약 70~80%, 음의 성질 약 20~30% 음 체질(저혈압)에 적용	집중력을 높이고 에너지를 증진시켜 우울감 완화에 도움이 됩니다.
일랑일랑	성질평(性質平) 음의 성질 약 60%, 양의 성질 약 40% 양체질, 음체질에 적용	감정적인 안정감을 주고 스트레스를 줄이는 데 도움을 줄 수 있습니다.
오렌지 스윗	성질평(性質平) 음의성질 약 60%, 양의성질 약 40% 음 체질, 양 체질에 적용	기분을 좋게 하고 행복감을 느끼게 해주는 효과가 있습니다.

에센셜 오일	성질	효능
페퍼민트	성질량(性質凉) 음의 성질 약 70~80%, 양의 성질 약 20~30% 양체질에 적용	정신을 맑게 하고 피로를 덜어주는 효과가 있습니다.
세이지	성질온(性質溫) 음의 성질 약 30%, 양의 성질 약 70% 음 체질(저혈압)에 적용	가슴 두근거림이나 불면증, 스트레스, 복부 팽만감, 생리통이 있는 사람에게 좋습니다.
제라늄 버번	성질한(性質寒) 음의 성질 약 70%, 양의 성질 약 30% 양 체질(고혈압)에 적용	고혈압, 저혈압인 사람, 신경이 예민하고 우울증이 있는 사람에게 좋습니다.
히솝	성질평(性質平) 음의 성질 약 60%, 양의 성질 40% 양체질, 음체질에 적용	저혈압인 사람, 우울증이 있는 사람에게 좋습니다.
바질	성질온(性質溫) 음의 성질 약 30%, 양의 성질 약 70% 음 체질(저혈압)에 적용	저혈압인 사람이 우울증, 불면증, 두통이 있는 사람에게 좋습니다.
시나몬 리프	성질대열(性質大熱) 음의 성질 약 20~30%, 양의 성질 약 70~80% 음 체질에 적용	우울증 있는 사람에게 좋습니다.
레몬	성질량(性質凉) 음의 성질 약 70%, 양의 성질 약 30% 양 체질(고혈압)에 적용	항 우울 효과로 스트레스 해소와 기분을 좋아지게 합니다.
베르가모트	성질평(性質平) 음의 성질 약 30~40%, 양의 성질 약 60~70% 양체질(고혈압), 음체질(저혈압)에 적용	혈압과 불안을 줄이는 데 도움이 되는 리날룰 성분의 효능으로 우울증 증상을 개선하고, 혈압과 심박수를 낮추며, 스트레스 해소에 좋습니다.

3. 수면장애 (불면증 不眠症)

수면 장애는 말 그대로 잠을 제대로 잘 수 없는 상태를 의미합니다. 불면증, 과다수면, 기면증, 수면 무호흡증과 같은 비 기질적 수면장애와 악몽, 야경증, 몽유병 과 같은 기질적 수면장애로 구분되어지며, 이중 불면증은 대표적인 수면장애입니다.

제대로 숙면을 취하지 못하면 활동하는데 필요한 에너지를 충분하게 충전하지 못해 일에 대한 능률이 떨어지고, 사회적으로나 정신적으로 장애를 일으킬 수 있습니다. 심하면 우울증과 같은 정신적 질환으로까지 이어질 수 있으므로 조기 치료가 중요합니다. 매일 규칙적인 운동을 하고, 저녁 7시 이후에는 카페인이 들어 있는 음식물은 먹지 않는 것이 좋습니다.

1) 불면증 증상에 따른 아로마 에센셜 오일

● 스트레스 및 불안 완화

불가리안라벤더 맛은 맵고 달며, 성질은 평합니다. 폐·위장의 경락으로 들어가며, 진정 효과가 뛰어나고, 불안 감소에 도움을 줍니다.

베르가모트 맛은 시고 달며, 성질은 평합니다. 간·비·위장 경락으로 들어가며, 기분을 좋게 하고 스트레스를 줄이는 데 효과적입니다.

● 신경 안정

카모마일 저먼블루 맛은 달고 쓰며, 성질은 약간 차갑습니다. 간·심장 경락으로 들어가며, 마음을 차분하게 하고 수면을 유도하는 데 도움을 줍니다.

일랑일랑 맛은 맵고 약간 쓰며, 성질은 평합니다. 폐·간장의 경락으로 들어가며, 신경을 안정시키고 편안한 기분을 제공합니다.

● 수면 유도

샌달우드(백단향) 맛은 쓰고 달며, 성질은 평합니다. 위·심·폐의 경락으로 들어가며, 깊은 수면을 유도하고 마음을 진정시킵니다.

제라늄 버번 맛은 맵고 쓰며, 성질은 차갑습니다. 폐·간·신장의 경락으로 들어가며, 스트레스와 불안을 줄이고 수면을 촉진합니다.

● **호흡기 문제**

페퍼민트 맛은 맵고, 성질은 시원합니다. 폐·간경으로 들어가며, 상쾌한 느낌을 주고 호흡을 원활하게 해줍니다.

유칼립투스 스미티아이 맛은 맵고 쓰며, 성질은 따뜻합니다. 심·간장의 경락으로 들어가며, 호흡기를 깨끗하게 하고 편안함을 제공합니다.

2) 불면증에 좋은 경혈

- **신문(神門)** 손목 안쪽, 팔꿈치에서 손목으로 내려오면서 가장 안쪽에 위치한 경혈입니다. 긴장을 풀고 편안한 기분을 느끼게 해줍니다.
- **태계(太谿)** 발목 안쪽, 뼈 아래쪽에 위치합니다. 장 기능을 돕고, 불면증 개선에 효과적입니다.
- **안면(安眠)** 귀 뒤쪽, 목과 연결된 부위에 위치해 있습니다. 이곳을 자극하면 불안감이나 긴장을 완화하는 데 좋습니다.
- **백회(百會)** 머리 정수리 중앙에 위치합니다. 정신적인 긴장을 풀고, 숙면에 도움이 됩니다.
- **단중혈** 가슴의 두 젖꼭지 중간, 마음을 편안하게 해줍니다.

3) 불면증에 좋은 양약과 한약제제

● **불면증에 좋은 약물요법 - zolpidem 졸피뎀 10mg** (스틸녹스정 104 한독)

● **불면증에 좋은 한약제제**

귀비온담탕(歸脾溫膽湯)

향부자(香附子), 산조인(酸棗仁)초 각 9g, 진피(陳皮) 4.5g, 당귀(當歸), 용안육(龍眼肉), 산약(山藥), 산약(山藥), 백출(白朮), 복신(茯神) 각 3.75g, 원지(遠志), 반하(半夏), 지실(枳實), 죽여(竹茹) 각 3g, 석창포(石菖浦) 2.65g, 시호(柴胡), 맥문동(麥門冬), 길경(桔梗), 감초(甘草) 각 2.25g, 생강(生薑) 3.75g, 대조(大棗) 2g

4) 불면증에 좋은 에센셜 오일

에센셜 오일	성질	효능
불가리안 라벤더	성질평(性質平) 음의 성질 약 60~70%, 양의 성질 약 30~40% 음체질(저혈압), 양체질(고혈압)에 적용	스트레스를 줄이고, 이완을 촉진하여 수면을 개선하는 데 도움을 줍니다.
일랑일랑	성질평(性質平) 음의 성질 약 60%, 양의 성질 약 40% 양체질, 음체질에 적용	지나치게 빠른 호흡과 심장 박동, 쇼크, 불안을 안정시켜 우울증 치료에도 도움을 줍니다.
프랑킨센스 (유향)	성질한(性質寒) 음의 성질 약 70%, 양의 성질 약 30% 양 체질(고혈압)에 적용	진정 효과로 마음을 안정시키고 숙면을 제공하는 동시에 심장을 보호합니다.
카모마일 로만	성질평(性質平) 음의 성질 약 60%, 양의 성질 약 40% 양체질(고혈압), 음체질(저혈압)에 적용	진정 효과가 있어 불안감을 줄이고, 수면을 유도하는 데 유용합니다.
베르가모트	성질평(性質平) 음의 성질 약 30~40%, 양의 성질 약 60~70% 양체질(고혈압), 음체질(저혈압)에 적용	기분을 좋게 하고 스트레스를 완화하는 데 도움을 줄 수 있습니다.
제라늄 버번	성질한(性質寒) 음의 성질 약 70%, 양의 성질 약 30% 양체질(고혈압)에 적용	감정의 균형을 맞추고 스트레스를 덜어주는 데 도움이 됩니다.
세이지	성질온(性質溫) 음의 성질 약 30%, 양의 성질 약 70% 음 체질(저혈압)에 적용	스트레스에 시달려 지친 마음을 편안하게 해 불면증에 도움을 줍니다.
주니퍼 베리	성질평(性質平) 음의 성질 약 60%, 양의 성질 약 40% 양체질, 음체질에 적용	신경의 피로 및 불면증, 지적 작용의 피로에 권장됩니다.
마조람	성질한(性質寒) 음의 성질 약 70%, 양의 성질 약 30% 양 체질(고혈압)에 적용	신경 진정효과가 있어 불안하거나 초조할 때 차로 마시면 마음을 안정시켜주며, 스트레스를 덜어줍니다. 또한 불면증에 효과가 있어 아로마 테라피에 자주 사용됩니다.

에센셜 오일	성질	효능
바질	성질온(性質溫) 음의 성질 약 30%, 양의 성질 약 70% 음 체질(저혈압)에 적용	리나롤, 유게놀 등의 성분이 함유되어 있어 스트레스 완화, 불안감 해소, 숙면 유도 등에 도움을 주며 불면증, 우울증, 피로감 등의 증상 완화에 효과적입니다.
네롤리	성질평(性質平) 음의 성질 약 60~70%), 양의 성질 약 30~40% 양체질(고혈압), 음체질(저혈압)에 적용	저혈압인 사람이 불면증이 있으면 네롤리 오일, 고혈압인 사람이 불면증이 있으면 라벤더 오일이 좋습니다.
레몬그라스	성질량(性質凉) 음의 성질 약 30%, 양의 성질 약 70% 양 체질(고혈압)에 적용	레몬그라스 차는 숙면에 도움을 줍니다.
오렌지 스윗	성질온(性質溫) 음의 성질 약 30%, 양의 성질 약 70% 음 체질(저혈압)에 적용	불면증에 도움을 줍니다.

4. 기억력(記憶力) 장애

기억력은 이런저런 학습에 의해 저장되어진 기억을 필요할 때 꺼내어 사용하는 능력입니다. 나이가 들수록 점점 뇌의 신경세포가 감소하면서 기억력은 떨어지기 시작하는데, 정신적인 스트레스와 신체적인 피로, 불면증, 치매 등의 원인으로 뇌신경세포가 파괴되어 건망증이 심해지고 기억력 장애가 올 수도 있습니다.

또한, 기름진 음식을 많이 먹고 지나친 음주와 흡연을 하게 되면, 뇌신경세포를 죽이는 베타-아밀로이드단백질(β-amyloid protein)이라는 독성 물질이 뇌에 쌓이면서 뇌혈관을 좁아지게 하여, 기억력이 떨어지고 건망증이 생깁니다.

1) 기억력 장애 증상에 따른 아로마 에센셜 오일

● 집중력 부족

로즈마리 맛은 맵고, 성질은 따뜻합니다. 간·비·위의 경락으로 들어가며, 정신을 맑게 하고 집중력을 높이는 데 효과적입니다.

페퍼민트 맛은 맵고, 성질은 시원합니다. 폐·간경으로 들어가며, 정신을 맑게 하고 집중력을 높이는 데 효과적입니다.

● **스트레스 및 불안**

불가리안라벤더 맛은 맵고 달며, 성질은 평합니다. 폐·위장의 경락으로 들어가며, 스트레스를 완화시켜 기억력 향상에 기여합니다.

베르가모트 맛은 시고 달며, 성질은 평합니다. 간·비·위장 경락으로 들어가며, 스트레스를 완화시켜 기억력 향상에 기여합니다.

● **피로감**

레몬 맛은 시고, 성질은 서늘합니다. 담·비장 경락으로 들어가며, 에너지를 북돋아 주고 피로를 덜어주는 데 좋습니다. 에너지를 북돋아 주고 피로를 덜어주는 데 좋습니다.

● **기억력 저하**

세이지 맛은 맵고 쓰며, 성질은 따뜻합니다. 간·비·폐의 경락으로 들어가며, 기억력 증진에 도움을 줄 수 있습니다.

바질 맛은 맵고 달며, 성질은 따뜻합니다. 간·비·위장의 경락으로 들어가며, 기억력 증진에 도움을 줄 수 있습니다.

2) 기억력과 건망증예방에 좋은 경혈

- **백회(百會)** 머리 정중앙에 위치하며, 집중력과 기억력 향상에 도움을 줍니다.
- **신문(神門)** 손목 안쪽, 자혜선 위에 위치해 있으며, 스트레스 해소와 정신적인 안정에 효과적입니다.
- **풍지(風池)** 목 뒤쪽, 두개골과 척추가 만나는 부위에 위치해 있으며, 두통과 정신적 피로를 감소시킵니다.
- **합곡(合谷)** 손등과 손목 사이에 위치하며, 전신의 기를 조절하고 집중력을 높이는 데 도움을 줍니다.

3) 기억력과 건망증 예방에 좋은 한약제제

육미지황환(六味地黃丸)

숙지황(熟地黃) 24g, 산수유(山茱萸) 12g, 산약(山藥) 12g, 목단피(牧丹皮) 9g, 택사(澤瀉) 9g, 복령(茯苓) 9g

총명탕(聰明湯)

원지(遠志), 석창포(石菖蒲), 복신(茯神) 각 8g, 생강 3쪽, 대추 2개

공자대성침중방(孔子大聖枕中方)

원지(遠志)는 생강즙으로 법제한 것, 석창포(石菖蒲) 온), 귀판(龜板), 용골(龍骨), 같은 양으로 가루를 만들어 한 번에 8g을 술에 타서 하루 세 번 복용합니다.

청뇌탕(淸腦湯)

청뇌탕의 처방은 복신(茯神) 12g, 천마(天麻) 3g, 인삼(人蔘) 4g, 백출(白朮) 4g, 복령(茯苓) 6g, 황기(黃芪) 4g, 창출(蒼朮) 6g, 산사(山査) 6g, 신곡(神曲) 4g, 맥아(麥芽) 3g, 반하(半夏) 8g, 건강(乾薑) 2g, 산사(山査) 1g, 귀판(龜板) 8g

4) 기억력에 좋은 아로마 에센셜 오일

에센셜 오일	성질	효능
불가리안 라벤더	성질평(性質平) 음의 성질 약 60~70%, 양의 성질 약 30~40% 음체질(저혈압), 양체질(고혈압)에 적용	뇌신경에 직접적인 영향을 미쳐 숙면에 도움을 주어 기억력을 좋게 합니다.
세이지	성질온(性質溫) 음의 성질 약 30%, 양의 성질 약 70% 음 체질(저혈압)에 적용	기억력과 인지 기능을 향상시키는 데 도움을 줄 수 있습니다.
로즈마리	성질온(性質溫) 양의 성질 약 70~80%, 음의 성질 약 20~30% 음 체질(저혈압)에 적용	집중력과 기억력을 향상시키는 데 도움을 줄 수 있습니다.
바질	성질온(性質溫) 음의 성질 약 30%, 양의 성질 약 70% 음 체질(저혈압)에 적용	스트레스를 줄이고, 정신을 맑게 하여 집중력을 높이는 데 도움을 줍니다.
레몬	성질량(性質凉) 음의성질 약 70%, 양의성질 약 30% 양체질(고혈압)에 적용	상쾌한 향이 기분을 좋게 하고 정신을 맑게 해줍니다.
페퍼민트	성질량(性質凉) 음의 성질 약 70~80%, 양의 성질 약 20~30% 양체질에 적용	정신을 맑게 하고 피로를 줄여 집중력을 향상시킵니다.

에센셜 오일	성질	효능
시나몬 리프	성질대열(性質大熱) 음의 성질 약 20~30%, 양의 성질 약 70~80% 음 체질에 적용	뇌의 기능과 기억력 향상에 도움을 줍니다.
프랑킨센스 (유향)	성질한(性質寒) 음의 성질 약 70%, 양의 성질 약 30% 양 체질(고혈압)에 적용	입자가 작은 세스퀴테르펜 성분이 뇌 세포를 건강하게 만들어 기억력을 좋게 해줍니다.
패출리	성질평(性質平) 음의 성질 약 60~70%, 양의 성질 약 30~40% 음 체질(저혈압), 양 체질(고혈압)에 적용	불면증으로 기억력이 떨어진 사람에게 좋습니다.
유칼립투스 스미티아이	성질온(性質溫) 음의 성질 약 30%, 양의 성질 약 70% 음 체질(저혈압)에 적용	두통을 진정시키고 정신을 맑게 하여 기억력을 향상시킵니다. 숙면을 방해하는 코골이에도 효과적입니다.
제라늄 버번	성질한(性質寒) 음의 성질 약 70%, 양의 성질 약 30% 양 체질(고혈압)에 적용	제라늄에 함유된 테르펜, 플라보노이드 등의 성분은 심신을 안정시키고, 스트레스, 진정 효과가 있으며, 세포의 재생을 촉진하기 때문에 기억력에 좋습니다.
페티그레인	성질한(性質寒) 음의 성질 약 70%, 양의 성질 약 30% 양 체질(고혈압)에 적용	진정, 숙면, 면역력 활성, 항우울증 작용으로 기억력을 좋게 합니다.

제5장 호흡기계

호흡계의 주기능은 산소가 포함된 혈액을 온 몸으로 공급하여 산소를 전달하는 것입니다. 이것은 숨쉬기(breathing)를 통해 이루어집니다. 우리가 숨을 쉴 때, 산소를 들이마시고 이산화탄소를 내쉽니다. 이런 기체의 교환과정에서 혈액에 산소가 결합하여 각 세포로 전달됩니다.

1. 감기(感氣)

감기(급성비인두염, Common cold)는 상부 호흡기 감염이라고도 말하는 호흡기 질환입니다. 코, 목구멍, 귀 혹은 공통적으로 영향을 미칠 수 있는 감염질환입니다. 대부분의 건강한 사람들에게 감기는 심각한 질환은 아니며 특별한 치료 없이 치유됩니다. 감기 증상은 처음 3~5일 가장 심하고 대부분 환자들은 7~15일 내에 증상이 완화됩니다. 기침은 2~3주 지속될 수 있습니다.

1) 감기에 좋은 양약과 한약제제

◉ 열감기에 좋은 양약

① Acetaminophen 아세트아미노펜
감기로 인한 발열 및 동통(통증), 두통, 신경통, 근육통, 월경통, 염좌통(삔 통증)

② Ibuprofen 이부프로펜
류마티스 관절염, 골관절염(퇴행성 관절질환), 감기로 인한 발열 및 동통, 요통, 월경곤란증, 수술후 동통, 강직성 척추염, 두통, 치통, 근육통, 신경통, 급성통풍, 연조직 손상(염좌, 좌상) 등의 질환에 사용합니다.

◉ 감기(오한발열)에 좋은 한약제제

① 패독산(敗毒散)
≪몸이 약간 찬 사람이 감기몸살로 두통, 오한, 발열, 복통≫
강활(羌活)(君), 독활(獨活)(君), 천궁(川芎)(臣), 시호(柴胡)(臣), 전호(前胡)(佐), 지각(枳殼)(佐), 복령(茯苓)(佐), 길경(桔梗)(佐), 인삼(人蔘)(佐), 감초(甘草)(使) 각 900g

② 갈근탕(葛根湯)
≪몸에 열이 많은 사람이 열감기, 코감기, 뒷목이 뻐근할 때≫
갈근(葛根) 9g(군), 계지(桂枝) 6g, 마황(麻黃) 6g, 작약(芍藥) 5g, 감초(甘草) 5g, 생강(生薑) 6g, 대조(大棗) 5g

③ 은교산(銀翹散)

《천연항생제로 화농증의 초기에 편도선염, 급성기관지염》

금은화(金銀花) 30g(君), 연교(連翹) 30g(君), 형개수(荊芥穗) 12g(臣), 담두시(淡豆豉) 15g(臣), 박하(薄荷) 18g(臣), 우방자(牛蒡子) 18g(臣), 죽엽(竹葉) 12g(佐), 길경(桔梗) 18g(佐), 감초(甘草) 15g(使)

2) 어린이 감기, 기관지염, 천식에 좋은 에센셜 오일

불가리안라벤더, 유칼립투스 스미티아이, 페퍼민트, 티트리, 세다우드, 프랑킨센스(유향), 레몬

에센셜 오일	성질	효능
불가리안 라벤더	성질평(性質平) 음의 성질 약 60~70%, 양의 성질 약 30~40% 음체질(저혈압), 양체질(고혈압)에 적용	진정 작용이 있어 호흡을 편안하게 해줄 수 있습니다. 이는 기관지염이나 천식으로 인한 불편함을 줄이는 데 도움이 될 수 있습니다.
유칼립투스 스미티아이	성질온(性質溫) 음의 성질 약 30%, 양의 성질 약 70% 음 체질(저혈압)에 적용	기관지 확장을 도와주고 호흡을 원활하게 해줍니다.
페퍼민트	성질량(性質凉) 음의 성질 약 70~80%, 양의 성질 약 20~30% 양체질에 적용	상쾌한 향으로 기도를 열어주는 효과가 있습니다.
티트리	성질평(性質平) 음의 성질 약 60%, 양의 성질 약 40% 음 체질(저혈압), 양 체질(고혈압)에 적용	항염증 및 항균 효과가 있어 호흡기 건강에 도움을 줄 수 있습니다.
세다우드	성질한(性質寒) 음의 성질 약 70%, 양의 성질 약 30% 양 체질(고혈압)에 적용	기침을 감소시키기 위한 진경제로 이용할 수 있습니다.
프랑킨센스 (유향)	성질한(性質寒) 음의 성질 약 70%, 양의 성질 약 30% 양 체질(고혈압)에 적용	스트레스를 줄이고, 호흡을 편안하게 해주는 효과가 있어 천식 증상 완화에 도움을 줄 수 있습니다.
레몬	성질량(性質凉) 음의 성질 약 70%, 양의 성질 약 30% 양 체질(고혈압)에 적용	천식 및 기관지염과 같은 호흡기 문제를 완화하는 데 도움이 됩니다.

3) 기관지에 좋은 경혈

- **태연(太淵)** 손목 안쪽, 엄지손가락 옆에 위치합니다. 기관지와 폐 기능을 개선하는 데 도움을 줍니다.
- **소해(少海)** 팔꿈치 안쪽, 팔꿈치 주름의 중간 지점입니다. 호흡기와 심장 기능을 조절하는 데 유용합니다.
- **풍문(風門)** 등 부위, 3번째 등뼈의 가시돌기 아래쪽에 위치합니다. 폐와 기관지의 건강을 증진시킵니다.
- **중부(中府)** 배 중앙, 갈비뼈 아래쪽에 위치합니다. 소화기와 호흡기 기능을 조화롭게 해줍니다.

4) 콧물감기에 좋은 에센셜 오일

에센셜 오일	성질	효능
불가리안 라벤더	성질평(性質平) 음의 성질 약 60~70%, 양의 성질 약 30~40% 음체질(저혈압), 양체질(고혈압)에 적용	스트레스를 줄이고 코막힘을 완화하는 데 도움을 주며, 수면을 편안하게 도와줍니다.
유칼립투스 스미티아이	성질온(性質溫) 음의 성질 약 30%, 양의 성질 약 70% 음 체질(저혈압)에 적용	호흡기를 시원하게 하고, 막힌 코를 뚫어주는 효과가 있습니다.
티트리	성질평(性質平) 음의 성질 약 60%, 양의 성질 약 40% 음체질(저혈압), 양체질(고혈압)에 적용	항균 및 항염 작용이 있어 감기 증상 완화에 도움을 줄 수 있습니다.
페퍼민트	성질량(性質凉) 음의 성질 약 70~80%, 양의 성질 약 20~30% 양체질에 적용	항균성질로 인해 감기증상에 도움을 줍니다.
호주 샌달우드 (백단향)	성질평(性質平) 음의 성질 약 60~70%, 양의성질 약 30~40% 음체질(저혈압), 양체질(고혈압)에 적용	폐질환과 방부 작용에도 좋은 효과가 있는데 특히 지속적인 마른기침을 진정시키는 효과가 있고 만성기관지염에 좋습니다.
레몬	성질량(性質凉) 음의 성질 약 70%, 양의 성질 약 30% 양 체질(고혈압)에 적용	면역력을 높이고, 상쾌한 기분을 줍니다.
벤조인 올레오레진	성질평(性質平) 음의 성질 60%, 양의 성질 40% 음체질(저혈압), 양체질(고혈압)에 적용	콧물, 가래, 기침, 천식, 기관지염, 복통에 좋습니다.
히솝	성질평(性質平) 음의 성질 약 60%, 양의 성질 40% 양체질, 음체질에 적용	기침, 감기와 같은 호흡기 문제를 완화하는데 도움을 줍니다.

5) 코감기에 좋은 경혈

- **합곡**(合谷) 손등, 엄지와 검지 사이의 움푹 들어간 곳에 위치합니다. 면역력 증진과 통증 완화에 도움을 줍니다.
- **비수**(脾兪) 발목 안쪽, 복숭아뼈에서 위쪽으로 약 4 폭의 위치에 있습니다. 소화기능과 면역을 강화하는 데 유용합니다.
- **풍지**(風池) 목과 머리의 경계, 두개골 아래쪽에 위치합니다. 두통 완화와 감기 증상 완화에 효과적입니다.
- **열결**(列缺) 손바닥 중앙에 위치합니다. 체온 조절과 면역력 증진에 도움을 줍니다.
- **영향**(迎香) 코볼이 얼굴면에 닿는 코볼 밑 오목한 곳, 코 막힌 것을 뚫어 줍니다.

6) 코감기에 좋은 양약과 한약제제

● 코감기에 좋은 양약

항히스타민제(Antihistamine)

Chlorpheniramine Maleate 클로르페니라민말레산염

Triprolidine HCl 염산트리프롤리딘/Pseudoephedrine HCl 슈도에페드린염산염

Triprolidine HCl 알러지 질환 (비염, 가려움증 등 포함)>항히스타민제>제1세대>Alkyl

Pseudoephedrine HCl 호흡기계질환>비강 질환 치료제>비충혈 제거제

제2세대 항히스타민제

Pseudoephedrine HCl 호흡기계질환>비강 질환 치료제>비충혈 제거제

● 코감기에 좋은 한약제제

소청룡탕(小青龍湯)

≪몸이 찬 사람의 오한, 두통, 맑은 콧물, 묽은 가래, 기침≫

마황(麻黃) 9g(君), 계지(桂枝) 9g(君), 건강(乾薑) 6g(臣), 세신(細辛) 6g(臣), 오미자(五味子) 6g(佐), 작약(芍藥) 9g(佐), 반하(半夏) 9g(佐), 자감초(炙甘草) 6g(使)

갈근탕가천궁신이(葛根湯加川芎辛夷)

≪몸에 열이 있는 사람의 코막힘, 축농증, 만성비염, 알레르기성 비염≫

갈근(葛根) 9g, 계지(桂枝) 6g, 마황(麻黃) 6g, 작약(芍藥) 5g, 감초(甘草) 5g, 생강(生薑) 6g, 대조(大棗) 5g, 천궁(川芎) 4g, 신이(辛夷) 4g

7) 감기(기침, 가래, 기관지염)에 좋은 아로마 에센셜 오일

에센셜 오일	성질	효능
불가리안 라벤더	성질평(性質平) 음의 성질 약 60~70%, 양의 성질 약 30~40% 음체질(저혈압), 양체질(고혈압)에 적용	스트레스를 줄이고, 숙면을 도와 면역력 향상에 기여합니다. 진정 효과가 있어 기침으로 인한 불안감을 줄여줍니다.
유칼립투스 스미티아이	성질온(性質溫) 음의 성질 약 30%, 양의 성질 약 70% 음체질(저혈압)에 적용	호흡기 건강에 도움을 주고, 코막힘을 완화해 주며, 가래를 줄이는 데 도움을 줍니다.
티트리	성질평(性質平) 음의 성질 약 60%, 양의 성질 약 40% 음체질(저혈압), 양체질(고혈압)에 적용	항균 효과가 있어 면역력을 높이고, 호흡기 감염 예방에 도움이 됩니다.
페퍼민트	성질량(性質凉) 음의 성질 약 70~80%, 양의 성질 약 20~30% 양체질에 적용	시원한 향이 기도를 열어주고, 두통과 기침 완화에 효과적입니다.
레몬	성질량(性質凉) 음의 성질 약 70%, 양의 성질 약 30% 양체질(고혈압)에 적용	상쾌한 향이 기분을 좋게 하고, 면역력 증진에 도움을 줍니다.
세다우드	성질한(性質寒) 음의 성질 약 70%, 양의 성질 약 30% 양체질(고혈압)에 적용	감기, 천식 등의 호흡기 질환을 예방해 주고 완화해 주는 데 도움이 됩니다.
블랙페퍼 (후추)	성질열(性質熱) 음의 성질 약 40%, 양의 성질 약 60% 음체질(저혈압)에 적용	사포닌과 솔라닌 성분이 함유되어 있어 기관지점막을 보호해 주고 기침을 완화해 주며 가래를 제거해 주는 데 도움이 됩니다.

에센셜 오일	성질	효능
주니퍼 베리	성질평(性質平) 음의 성질 약 60%, 양의 성질 약 40% 양체질, 음체질에 적용	감기 예방, 면역력 강화에 도움을 줍니다. 감기, 몸살, 근육통증 등에 효과적입니다.
세이지	성질온(性質溫) 음의 성질 약 30%, 양의 성질 약 70% 음체질(저혈압)에 적용	열나고, 목이 아픈 목감기에 가글하면 좋습니다.
히솝	성질평(性質平) 음의 성질 약 60%, 양의 성질 40% 양체질, 음체질에 적용	열나고, 콧물, 기침, 편도선염 등 겨울철 감기 예방에 좋습니다.
프렌치 사이프러스	성질평(性質平) 음의 성질 약 60%, 양의 성질 40% 양체질(고혈압), 음체질(저혈압)에 적용	알파 피넨(alpha-pinene)성분은 감기, 기관지염, 천식 예방에 좋습니다.
로즈마리	성질온(性質溫) 음의 성질 약 20~30%, 양의 성질 약 70~80% 음체질(저혈압)에 적용	천식, 기관지염, 축농증, 인후 통 등, 호흡기 질환에 좋고, 가래를 줄이는 데 효과적입니다.
프랑킨센스 (유향)	성질한(性質寒) 음의 성질 약 70%, 양의 성질 약 30% 양체질(고혈압)에 적용	유향에 존재하는 활성 성분은 호흡 기관의 근육이 천식을 수축시키는 류코트리엔의 생성을 예방하는 데 도움이 됩니다. 류코트리엔 조절제는 천식이나 알레르기성 비염 관리에 사용되는 약물 중의 하나입니다.

2. 천식(喘息)

천식은 알레르기 염증에 의해 기관지가 반복적으로 좁아지는 만성 호흡기 질환입니다. 기관지가 좁아져서 숨이 차고, 기침이 나며, 가슴에서 색색거리는 소리가 들리고, 가슴이 답답해지는 증상이 반복적으로 되풀이됩니다. 우리나라 성인 인구의 5% 정도가 천식을 앓는 것으로 알려져 있습니다. 최근 전 세계적으로 천식 환자 수가 증가하고 있습니다.

1) 천식에 좋은 경혈

- **정천(定喘)** 대추혈 양방향 각 5분에 있습니다. 기관지 천식에 좋습니다.
- **중완(中脘)** 배 중앙에 위치하고, 소화와 호흡에 도움을 줄 수 있습니다.
- **백회(百會)** 머리 정수리에 위치하며, 전신의 기운을 조절하는 데 도움을 줍니다.
- **합곡(合谷)** 손등의 엄지와 검지 사이에 위치하며, 염증 완화와 통증 경감에 효과적입니다.
- **척택(尺澤)** 팔꿈치를 안쪽으로 약간 구부리면 가로무늬 주름의 중앙, 폐열에 의해서 생긴 가래를 없애 주고 기침을 멎게 해 줍니다.
- **풍륭(豊隆)** 무릎 뼈의 아래쪽 모서리에서 약 3촌(약 4.5cm) 아래쪽에 있으며, 정강이뼈의 바깥쪽, 비장을 튼튼하게 하고 가래를 삭입니다.

2) 천식에 좋은 에센셜 오일

에센셜 오일	성질	효능
불가리안 라벤더	성질평(性質平) 음의 성질 약 60~70%, 양의 성질 약 30~40% 음체질(저혈압), 양체질(고혈압)에 적용	스트레스와 불안을 줄여주고, 진정 효과가 있어 호흡을 편안하게 해줄 수 있습니다.
유칼립투스 스미티아이	성질온(性質溫) 음의 성질 약 30%, 양의 성질 약 70% 음 체질(저혈압)에 적용	호흡기를 열어주고 기침을 완화하는 데 도움을 줄 수 있습니다.
티트리	성질평(性質平) 음의 성질 약 60%, 양의 성질 약 40% 음체질(저혈압), 양체질(고혈압)에 적용	항염증 및 항균 효과가 있어 호흡기 건강에 도움을 줄 수 있습니다.

에센셜 오일	성질	효능
페퍼민트	성질량(性質凉) 음의 성질 약 70~80%, 양의 성질 약 20~30% 양체질에 적용	시원한 느낌을 주어 기도를 확장하고 호흡을 쉽게 할 수 있게 도와줍니다.
마조람 스윗	성질한(性質寒) 음의 성질 약 70%, 양의 성질 약 30% 양 체질(고혈압)에 적용	콧물, 기침, 일반적인 감기, 다른 감염 등에 사용합니다.
호주 샌달우드 (백단향)	성질평(性質平) 음의 성질 약 60~70%, 양의 성질 약 30~40% 음체질(저혈압), 양체질(고혈압)에 적용	폐질환과 방부 작용에 좋으며 특히, 지속적인 마른기침을 진정시키는 효과가 있어 만성기관지염, 천식에 좋습니다.
카제풋	성질한(性質寒) 음의 성질 약 70%, 양의 성질 약 30% 양 체질(고혈압)에 적용	시네올 성분이 호흡기 점막의 점액선과 섬모 운동 활동을 자극해 점액의 분비와 흐름을 촉진해 주며, 코와 기관지의 점액을 배출시키는데 데 도움이 됩니다.
레몬	성질량(性質凉) 음의 성질 약 70%, 양의 성질 약 30% 양 체질(고혈압)에 적용	감기, 천식 증상 완화의 효능이 있습니다. 따뜻한 물에 레몬과 꿀을 섞어 마시면 목을 진정시켜 기침을 줄이고, 수면의 질을 높이는데 도움을 줍니다.
프렌치 사이프레스	성질평(性質平) 음의 성질 약 60%, 양의 성질 40% 음 체질(저혈압), 양 체질(고혈압)에 적용	코막힘과 폐에 쌓이는 가래를 없애주고, 천식과 기관지염 등 호흡기 질환에 도움이 될 수 있습니다.

3. 축농증(蓄膿症)

콧속에 이어져 주위의 뼈 속으로 뻗쳐 있는 부비강에 고름이 괴는 병입니다. 부비동염 (副鼻洞炎)·부비강염 (副鼻腔炎)이라고도 합니다. 급성과 만성이 있으며, 대개는 만성 질환입니다.

1) 축농에 좋은 경혈

- **풍지(風池)** 목 뒤쪽, 두개골과 척추가 만나는 부분에서 약간 바깥쪽에 위치합니다. 두통 및 감기 증상 완화에 효과적입니다.
- **태연(太淵)** 손목의 안쪽, 엄지와 팔꿈치 사이에 위치합니다. 호흡기 건강에 도움을 줄 수 있습니다.
- **상완(上脘)** 배꼽에서 약 4촌 위쪽에 위치합니다. 소화기 및 호흡기 기능을 조절하는 데 유용합니다.
- **영향(迎香)** 코볼이 얼굴면에 닿는 코볼 밑 오목한 곳, 코 막힌 것을 뚫어 줍니다.
- **비통(鼻通)** 코의 양쪽, 즉 콧구멍의 외측 끝에서 약 0.5촌 떨어진 지점, 코의 열을 내려 주고, 콧구멍을 통하게 합니다.
- **인당(印堂)** 이마 중앙에 위치한 부위한 두 눈썹 사이 중앙에 위치한 부위로, 콧구멍을 통하게 하고 코의 열을 내려 줍니다.

2) 축농증에 좋은 한약제제

● **형개연교탕(荊芥連翹湯)**

≪몸에 열이 많은 사람의 염증성 코감기≫

형개(荊芥) 3g 연교(連翹) 3g 방풍(防風) 3g 당귀(當歸) 3g 작약(芍藥) 3g 천궁(川芎) 3g 숙지황(熟地黃) 3g 황련(黃連) 3g 황금(黃芩) 3g 황백(黃柏) 3g 산치자(山梔子) 3g 시호(柴胡) 4g 박하엽(薄荷葉) 3g 감초(甘草) 3g 지각(枳殼) 3g 백지(白芷) 5g 길경(桔梗) 5g

● **십미패독산(十味敗毒散)**

≪몸에 열이 약간 있는 사람의 축농증, 피부발진, 염증≫

형방패독산 처방 강활(羌活), 시호(柴胡), 전호(前胡), 독활(獨活), 지각(枳殼), 복령(茯苓), 형개(荊芥), 방풍(防風), 길경(桔梗), 천궁(川芎) 각 4.5g에서 강활(羌活), 전호(前胡), 지각(枳角)을 빼고 앵피(櫻皮), 연교(連翹)를 가한 처방

- **청폐탕(淸肺湯)+신이(辛夷)**

  복령(茯苓), 당귀(當歸), 맥문동(麥門冬) 각 6g, 황금(黃芩), 길경(桔梗), 진피(陳皮), 상백피(桑白皮), 패모(貝母), 행인(杏仁), 치자(梔子), 천문동(天門冬), 대조(大棗) 각 4g, 오미자(五味子), 생강(生薑), 감초(甘草) 각 2g+신이(辛夷)

3) 축농증에 좋은 에센셜 오일

에센셜 오일	성질	효능
불가리안 라벤더	성질평(性質平) 음의 성질 약 60~70%, 양의 성질 약 30~40% 음체질(저혈압), 양체질(고혈압)에 적용	진정 효과가 있어 스트레스 완화와 수면 개선에 좋습니다.
유칼립투스 스미티아이	성질온(性質溫) 음의 성질 약 30%, 양의 성질 약 70% 음 체질(저혈압)에 적용	항염 효과가 있어 호흡기 건강에 도움을 줄 수 있습니다.
티트리	성질평(性質平) 음의 성질 약 60%, 양의 성질 약 40% 음체질(저혈압), 양체질(고혈압)에 적용	항균 성질이 있어 감염 예방에 효과적입니다.
페퍼민트	성질량(性質凉) 음의 성질 약 70~80%, 양의 성질 약 20~30% 양체질에 적용	천식, 기관지염, 인후통, 축농증, 변비와 같은 호흡기 질환에 탁월하며, 상부 호흡기 질환의 정화 및 점액 퇴치에 효과적입니다.
로즈마리	성 질온(性質溫) 양의 성질 약 70~80%, 음의 성질 약 20~30% 음 체질(저혈압)에 적용	혈액 순환을 촉진하고 통증 완화에 도움을 줄 수 있습니다.
호주 샌달우드 (백단향)	성질평(性質平) 음의 성질 약 60~70%, 양의 성질 약 30~40% 음체질(저혈압), 양체질(고혈압)에 적용	폐질환과 방부작용에도 좋으며, 특히 지속적인 마른기침을 진정시키는 효과가 있고 축농증 및 만성 기관지염에 좋습니다.
레몬	성질량(性質凉) 음의 성질 약 70%, 양의 성질 약 30% 양 체질(고혈압)에 적용	천식 및 기관지염, 편도선, 축농증과 같은 호흡기 문제를 완화하는 데 도움이 됩니다.

4. 목 염증(인후, 편도선)

편도염은 날씨가 갑자기 추워지거나 일교차가 커지면 쉽게 발생하는 환절기 질환으로, 염증과 함께 목 통증, 고열, 오한 등의 증상이 동반됩니다.

1) 목 염증(인후, 편도선)에 좋은 경혈

- **합곡(合谷)** 손등과 검지 사이에 위치하며, 면역력 증진에 도움을 줄 수 있습니다.
- **풍지(風池)** 목 뒤쪽, 두개골의 기저부에서 약간 아래쪽에 위치하며, 목의 긴장 완화와 통증 경감에 효과적입니다.
- **내관(內關)** 팔 안쪽, 손목 주위에 위치하며, 전반적인 통증 완화에 도움이 됩니다.
- **천돌(天突)** 팔꿈치 위쪽, 외측에 위치하며, 목과 관련된 통증을 완화하는 데 유용합니다.
- **소상(少商))** 엄지손가락 끝에 위치하며, 호흡기 질환에 좋습니다.

2) 목 염증(인후, 편도선)에 좋은 에센셜 오일

에센셜 오일	성질	효능
불가리안 라벤더	성질평(性質平) 음의 성질 약 60~70%, 양의 성질 약 30~40% 음체질(저혈압), 양체질(고혈압)에 적용	진정 효과가 있어 목의 불편함을 줄이는 데 유용합니다.
유칼립투스 스미티아이	성질온(性質溫) 음의 성질 약 30%, 양의 성질 약 70% 음 체질(저혈압)에 적용	호흡기 건강에 좋고, 염증을 줄이는 데 도움을 줄 수 있습니다.
레몬	성질량(性質凉) 음의 성질 약 70%, 양의 성질 약 30% 양 체질(고혈압)에 적용	비타민 C가 풍부하고, 면역력을 높이는 데 도움을 줄 수 있습니다.
티트리	성질평(性質平) 음의 성질 약 60%, 양의 성질 약 40% 음체질(저혈압), 양체질(고혈압)에 적용	항균 및 항염 효과가 있어 목 염증 완화에 도움을 줄 수 있습니다.
페퍼민트	성질량(性質凉) 음의 성질 약 70~80%, 양의 성질 약 20~30% 양체질에 적용	진정 효과가 있으며, 목의 불편함을 완화하는 데 도움이 됩니다.

에센셜 오일	성질	효능
마조람 스윗	성질한(性質寒) 음의 성질 약 70%, 양의 성질 약 30% 양 체질(고혈압)에 적용	가래 제거에 효과가 좋으며 천식, 기침 및 기관지 질환을 억제시켜주며 두통, 편도선을 줄여주는 진통 효과도 있습니다.
세다우드	성질한(性質寒) 음의 성질 약 70%, 양의 성질 약 30% 양 체질(고혈압)에 적용	항균 효과를 지니고 있어 각종 세균, 바이러스에 대해 저항 효과가 있어 감기, 기침, 독감 등의 호흡기 질환을 예방해 주고 완화해 주는 데 도움이 됩니다.
호주 샌달우드 (백단향)	성질평(性質平) 음의 성질 약 60~70%, 양의 성질 약 30~40% 음체질(저혈압), 양체질(고혈압)에 적용	목이 아플 때 통증을 가라앉히는 효과가 있어 증기 흡입법을 쓰거나 목, 데콜테 부분에 마사지를 해주면 좋습니다.
카라웨이	성질온(性質溫) 음의 성질 약 30%, 양의 성질 약 70% 음 체질(저혈압)에 적용	기관지 및 폐의 염증과 편도선염 등을 완화하는 데 도움을 주며, 천식, 기침 및 기타 호흡계 질환의 증상을 완화시킬 수 있습니다.
카제풋	성질한(性質寒) 음의 성질 약 70%, 양의 성질 약 30% 양 체질(고혈압)에 적용	시네올 성분이 풍부해 호흡기 점막의 점액선과 섬모 운동 활동을 자극해 점액의 분비와 흐름을 촉진해 주며 코, 기관지에서 점액의 배출을 촉진해 주는 데 도움이 됩니다.
제라늄 버번	성질한(性質寒) 음의 성질 약 70%, 양의 성질 약 30% 양 체질(고혈압)에 적용	제라늄 에센셜 오일은 감기, 독감, 기침, 기염과 같은 호흡기 질환에 대한 치료 및 예방에 효과적일 수 있습니다.
히솝	성질평(性質平) 음의 성질 약 60%, 양의 성질 40% 양체질, 음체질에 적용	히솝 에센셜 오일의 증기를 흡입하면, 코막힘, 호흡곤란, 감기와 기침, 편도선을 완화할 수 있습니다.

제6장 생식기(生殖器)

1. 갱년기

갱년기 (更年期), 혹은 폐경기 (閉經期)는 노화에 따라 생식 기능이 저하되고 성호르몬의 분비가 갑자기 줄어들며 신체와 정신에 변화를 겪는 시기를 뜻합니다. 대부분 40~65세 사이에 나타나며, 45~55세 사이에 나타나는 경우가 가장 많습니다.

1) 갱년기에 좋은 경혈

- **기해**(氣海) 배꼽 아래 약 2촌 위치에 있습니다. 이 경혈은 신체의 에너지를 보충하고 면역력을 강화하는 데 도움이 됩니다.
- **관원**(關元) 배꼽 아래 3촌 위치에 있습니다. 여성의 생식 건강에 좋고, 갱년기 증상을 완화하는 데 효과적입니다.
- **대돈**(大敦) 발가락의 첫 번째 관절 안쪽에 위치합니다. 이 경혈은 혈액 순환을 촉진하고, 스트레스를 줄이는 데 도움이 됩니다.
- **태충**(太衝) 발등에서 엄지발가락과 둘째발가락 사이에 위치합니다. 간의 기능을 돕고, 정서를 안정시키는 데 효과적입니다.

2) 갱년기에 좋은 아로마 에센셜 오일

에센셜 오일	성질	효능
불가리안 라벤더	성질평(性質平) 음의 성질 약 60~70%, 양의 성질 약 30~40% 음체질(저혈압), 양체질(고혈압)에 적용	스트레스를 줄이고 수면을 개선하는 데 도움을 줍니다.
세이지	성질온(性質溫) 음의 성질 약 30%, 양의 성질 약 70% 음 체질(저혈압)에 적용	호르몬 균형을 돕고, 불안감을 줄이는 데 효과적입니다.
로즈마리	성질온(性質溫) 음의 성질 약 20~30%, 양의 성질 약 70~80% 음 체질(저혈압)에 적용	정신을 맑게 하고 피로를 덜어줍니다.

에센셜 오일	성질	효능
페퍼민트	성질량(性質凉) 음의 성질 약 70~80%, 양의 성질 약 20~30% 양체질에 적용	에너지를 주고, 두통 완화에 도움이 될 수 있습니다.
마조람 스윗	성질한(性質寒) 음의 성질 약 70%, 양의 성질 약 30% 양 체질(고혈압)에 적용	근육통, 항우울작용, 호르몬 조절 등 갱년기에 좋습니다.
바질	성질온(性質溫) 음의 성질 약 30%, 양의 성질 약 70% 음 체질(저혈압)에 적용	방광염, 근육경련, 간기능저하로 나타나는 근육통, 소화복통에 좋습니다.
일랑일랑	성질평(性質平) 음의 성질 약 60%, 양의 성질 약 40% 양체질, 음체질에 적용	생리불순, 생리증후군, 피지 조절에 좋습니다.
미르(몰약)	성질한(性質寒) 음의 성질 약 70~80%, 양의 성질 약 20~30% 양 체질(고혈압)에 적용	자궁 강화제로 생리를 촉진함으로써 생리기간의 통증을 해소하고 Holmes는 몰약이 자궁을 자극해서 생리와 출산을 촉진합니다.
제라늄 버번	성질한(性質寒) 음의 성질 약 70%, 양의 성질 약 30% 양 체질(고혈압)에 적용	호르몬의 밸런스를 맞추는 기능이 있어 여성의 폐경과 생리통, 생리불순, 갱년기, 최음제 등에 좋습니다.
네롤리	성질미량(性質微凉) 음의 성질 약60~70%, 양의 성질 약 30~40% 양 체질(고혈압)에 적용	내분비계에 직접 작용하여 호르몬 균형을 촉진하기 때문에 갱년기 증상 및 기타 질환에 도움이 될 수 있다고 합니다.
오렌지 스윗	성질평(性質平) 음의성질 약 60%, 양의성질 약 40% 양체질, 음체질에 적용	전신 혈액순환, 림프순환 촉진에 좋습니다.
카모마일 로만	성질평(性質平) 음의 성질 약 60%, 양의 성질 약 40% 양 체질(고혈압), 음 체질(저혈압)에 적용	근육통, 생리주기 정상화, 항염증에 좋습니다.

2. 생리통(生理痛)

가임기 여성의 몸은 매달 임신을 준비합니다. 난자를 성숙시켜 정자와 만날 수 있도록 적절한 시기에 내보내고, 아이가 잘 자랄 수 있게 자궁벽을 튼튼히 만듭니다. 이 때 임신이 되지 않으면 두터워진 자궁벽이 허물어지며 몸 밖으로 배출되는 "생리"가 시작됩니다. 생리통은 생리혈의 배출을 돕기 위해 자궁이 수축할 때 나타나며, 일차성 생리통과 이차성 생리통으로 분류합니다.

1) 생리통에 좋은 경혈

- **중완(中脘)** 배꼽에서 약 4촌 위쪽에 위치합니다. 소화기와 관련된 통증을 완화하는 데 도움이 됩니다.
- **합곡(合谷)** 손등에서 엄지와 검지 사이의 움푹한 곳에 위치합니다. 전신 통증 완화에 효과적입니다.
- **족삼리(足三里)** 무릎 아래, 정강이 뼈 바깥쪽에 위치합니다. 전반적인 건강과 기력 회복에 도움을 줍니다.
- **신문(神門)** 발목 위쪽, 내측 복숭아뼈에서 약 3촌 위쪽에 위치합니다. 생리와 관련된 여러 증상을 완화하는 데 효과적입니다.
- **태충(太衝)** 발등의 제1,2지의 발가락 사이 접합부, 경락을 소통시켜 혈액순환을 원활하게 하고 생리통을 멎게 합니다.
- **혈해(血海)** 무릎의 안쪽, 약간 위쪽에 위치, 혈액순환을 원활하게 하고 월경을 순조롭게 합니다.

2) 생리통, 생리불순에 좋은 아로마오 에센셜 오일

에센셜 오일	성질	효능
불가리안 라벤더	성질평(性質平) 음의 성질 약 60~70%, 양의 성질 약 30~40% 음 체질(저혈압), 양 체질(고혈압)에 적용	진정 효과가 있어 긴장을 완화하고 통증을 줄이는 데 도움을 줄 수 있습니다.
세이지	성질온(性質溫) 음의 성질 약 30%, 양의 성질 약 70% 음 체질(저혈압)에 적용	천연 여성 호르몬으로 월경통과 생리불순을 완화하는 데 사용됐습니다. 생리 주기를 조절하는 데 도움이 될 수 있습니다.
제라늄 버번	성질한(性質寒) 음의 성질 약 70~80%, 양의 성질 약 20~30% 양체질(고혈압)에 적용	호르몬 균형을 맞추는 데 도움을 줄 수 있습니다.
로즈오또	성질온(性質溫) 양의 성질 70%, 음의 성질 30% 음 체질(저혈압)에 적용	자궁기능, 생리불순, 생리통, 갱년기 증상 호전, 단유에 도움이 되며 여성 탈모 완화와 머리카락에 윤기를 나게 합니다.

페퍼민트	성질량(性質凉) 음의 성질 약 70~80%, 양의 성질 약 20~30% 양체질에 적용	진통 효과가 있으며, 상쾌한 향이 기분을 좋게 해줍니다.
카모마일 로만	성질평(性質平) 음의 성질 약 60%, 양의 성질 약 40% 양 체질(고혈압), 음 체질(저혈압)에 적용	항염증 효과가 있어 통증 완화에 도움이 됩니다.

3. 질염

여성들이 산부인과를 가장 많이 찾는 이유가 질염이라고 합니다. 질염은 여성 감기라고 일컬어질 정도로 관리에 소홀하면 몇 번이나 재발할 가능성이 있는 질병입니다.

1) 질염에 좋은 경혈

- **중완(中脘)** 배 중앙에 위치합니다. 소화와 관련된 기능을 돕습니다.
- **관원(關元)** 아랫배에 위치합니다. 생식기와 관련된 기능을 강화합니다.
- **생식(腎兪)** 배꼽의 반대편, 허리 부근, 신장과 관련이 깊어 성 기능을 향상시킬 수 있습니다.
- **태충(太衝)** 발등의 첫 번째와 두 번째 발가락 사이에 위치, 간의 기능을 도와줍니다.

2) 질염, 질 헤르페스에 좋은 아로마 에센셜 오일

에센셜 오일	성질	효능
불가리안 라벤더	성질평(性質平) 음의 성질 약 60~70%, 양의 성질 약 30~40% 음 체질(저혈압), 양 체질(고혈압)에 적용	라벤더 오일은 진정 효과가 있으며, 감염 및 요도염 등 염증 완화에 도움이 될 수 있습니다.
제라늄버번	성질한(性質寒) 음의 성질 약 70%, 양의 성질 약 30% 양 체질(고혈압)에 적용	제라늄에는 호르몬의 밸런스를 맞추는 기능이 있어 여성의 폐경과 생리통, 생리불순, 갱년기, 최음제 등에 좋습니다.
티트리	성질평(性質平) 음의 성질 약 60%, 양의 성질 약 40% 음 체질(저혈압), 양 체질(고혈압)에 적용	항균 및 항염 효과가 있어 감염 예방에 도움을 주며, 칸디다 알비칸스라 불리는 곰팡이에 의해서 생긴 질 염증에 효과적입니다.
레몬그라스	성질량(性質凉) 음의 성질 약 70%, 양의 성질 약 30% 양 체질(고혈압)에 적용	살균 작용이 뛰어나 체내에 침투한 세균, 질염을 막아주기도 합니다.

제7장 비뇨기계

비뇨기계는 신장과 요관, 방광, 요도로 구성되어 있으며, 소변을 만들고, 저장하고, 배설시키는 기관입니다. 남성은 전립선이 있고, 여성은 자궁이 있는 것이 차이입니다. 비뇨기계는 이러한 기관들이 협력하여 체내의 노폐물을 제거하고 체액의 균형을 조절하는 역할을 하고 있습니다. 비뇨기계 질환에는 요로감염증, 신장결석, 요실금, 전립샘 문제 등이 포함됩니다.

1. 요로감염증

신장, 요관, 방광, 요도로 구성된 비뇨기계의 한 부분에 세균이 감염된 것을 요로감염이라고 합니다.

1) 방광염 증상에 따른 아로마 에센셜 오일

- **티트리** 맛은 쓰고 달며, 성질은 평합니다. 심·폐·위장의 경락으로 들어가며, 항균 작용이 뛰어나 방광염의 원인균 제거에 도움을 줄 수 있습니다.
- **불가리안라벤더** 맛은 맵고 달며, 성질은 평합니다. 폐·위장의 경락으로 들어가며, 진정 효과가 있으며 통증 완화에 도움을 줄 수 있습니다.
- **카모마일 로만** 맛은 달고 쓰며, 성질은 평합니다. 간, 심장의 경락으로 들어가며, 항염 및 진통 효과가 있어 불편한 증상을 완화하는 데 유용합니다.
- **유칼립투스 스미티아이** 맛은 맵고 쓰며, 성질은 따뜻합니다. 심·간장의 경락으로 들어가며, 항균 및 소염 작용이 있어 방광 건강에 좋습니다.
- **레몬** 맛은 시고 성질은 서늘합니다. 담·비장의 경락으로 들어가며, 자연적인 이뇨제 역할을 하여 소변의 흐름을 촉진할 수 있습니다.

2) 방광염, 요로감염에 좋은 에센셜 오일

에센셜 오일	성질	효능
불가리안 라벤더	성질평(性質平) 음의 성질 약 60~70%, 양의 성질 약 30~40% 음체질(저혈압), 양체질(고혈압)에 적용	진정 효과가 있어 통증 완화에 도움을 줄 수 있습니다.
유칼립투스 스미티아이	성질온(性質溫) 음의 성질 약 30%, 양의 성질 약 70% 음 체질(저혈압)에 적용	항염 작용이 있어 염증 감소에 기여할 수 있습니다.

에센셜 오일	성질	효능
로즈마리	성질온(性質溫) 음의 성질 약 20~30%, 양의 성질 약 70~80% 음 체질(저혈압)에 적용	방광염, 요로염에 좋습니다.
티트리	성질평(性質平) 음의 성질 약 60%, 양의 성질 약 40% 음체질(저혈압), 양체질(고혈압)에 적용	항균 및 항염 효과가 있어 감염 예방에 도움이 됩니다.
호주 샌달우드 (백단향)	성질평(性質平) 음의 성질 약 60~70%, 양의 성질 약 30~40% 음 체질(저혈압), 양 체질(고혈압)에 적용	성기를 깨끗이 정화하는 작용이 있어 병을 호전시키는 데 사용됐고 질 내 분비물의 촉진에도 도움이 됩니다.
프랑킨센스 (유향)	성질한(性質寒) 음의 성질 약 70%, 양의 성질 약 30% 양 체질(고혈압)에 적용	비뇨기 계통에 유익한 작용을 하므로 방광염 등의 고통을 덜어주며 수렴성이 있기에 자궁 출혈과 과다월경을 호전하게 합니다.
카제풋	성질한(性質寒) 음의 성질 약 70%, 양의 성질 약 30% 양 체질(고혈압)에 적용	카제풋 에센셜 오일은 우수한 항 바이러스 및 항균성 인 1,8-cineole을 함유하고 있으며, 모노 테르펜 알코올(알파 테르피네올)의 존재로 인해 그 작용이 향상됩니다. 또한 살균 특성으로 알려진 리모넨도 포함되어 있습니다.
제라늄 버번	성질한(性質寒) 음의 성질 약 70%, 양의 성질 약 30% 양 체질(고혈압)에 적용	신진대사를 촉진하고 노폐물이 체내에 쌓이는 것을 방지하는 데 도움을 줄 수 있습니다.
주니퍼 베리	성질평(性質平) 음의 성질 약 60%, 양의 성질 약 40% 양체질, 음체질에 적용	방광염, 신우염, 비뇨 결석 치료용으로 선택하는 최고의 오일로 여겨집니다. 그러나 소변에 혈액 또는 고름이 있거나 열이 날 경우엔 지체 없이 의료적 도움을 받아야 합니다.
베르가모트	성질평(性質平) 음의 성질 약 30~40%, 양의 성질 약 60~70% 양 체질(고혈압), 음 체질(저혈압)에 적용	항감염·항염증 특징이 있어서 방광염과 요로 감염의 예방과 치료에 효과적입니다. 특히 여성 관련 염증과 외음부나 질 가려움증을 완화 할 수 있습니다.
카모마일 로만	성질평(性質平) 음의 성질 약 60%, 양의 성질 약 40% 양 체질(고혈압), 음 체질(저혈압)에 적용	항염증 효과가 뛰어나므로 방광 염의 염증 증상을 완화하는 데 효과적입니다. 또한 안정감을 느끼는 기분을 주고, 불안감을 방지하는 효과가 있습니다.

제8장 소화기계

사람의 몸은 뼈와 근육으로 내부 장기를 보호하고 있고 소화가 잘이루어 지도록 지켜줍니다. 이처럼 소화기계는 식도를 시작하여 위, 십이지장, 소장, 대장, 간, 담낭, 췌장, 비장을이룹니다.

1. 구토(嘔吐)

구토란 위장 속의 내용물이 강제적으로 입 밖으로 나오는 증상을 말합니다. 구토는 신체의 방어 반응 중 하나로, 위장관에 들어온 유해한 물질이나 자극을 제거하기 위해 발생합니다.

1) 구토증에 좋은 경혈

- **내관(內關)** 손목 안쪽, 팔꿈치에서 약 2~3cm 위쪽에 위치합니다. 구토와 메스꺼움을 완화하는 데 효과적입니다.
- **합곡(合谷)** 손등, 엄지와 검지 사이의 움푹 들어간 부분에 위치합니다. 전신의 통증 완화에도 좋으며, 소화기 문제에도 효과적입니다.
- **족삼리(足三里)** 무릎 아래, 정강이 뼈 바깥쪽에 위치합니다. 소화기 기능을 개선하고 면역력을 높이는 데 도움을 줍니다.
- **중완(中脘)** 명치끝에서 배꼽 사이의 중간, 위기가 위로 치밀어 오르는 것을 내려주고 편안하게 해 줍니다.

2) 구토증에 좋은 아로마 에센셜 오일

에센셜 오일	성질	효능
불가리안 라벤더	성질평(性質平) 음의 성질 약 60~70%, 양의 성질 약 30~40% 음 체질(저혈압), 양 체질(고혈압)에 적용	라벤더 오일의 향은 소화액의 분비를 촉진하여 구토 등 소화불량을 개선하는 효과를 나타낸다고 합니다. 스트레스를 줄이고 마음을 진정시키는데 도움을 줍니다.
진저(생강)	성질온(性質溫) 양의 성질 약 70~80%, 음의 성질 약 20~30% 음 체질(저혈압)에 적용	생강의 특성이 구토를 완화하고 소화를 촉진하는 데 기여합니다.

에센셜 오일	성질	효능
레몬	성질량(性質凉) 음의 성질 약 70%, 양의 성질 약 30% 양체질(고혈압)에 적용	상쾌한 향이 기분을 좋게 하고 메스꺼움을 줄이는 데 도움을 줄 수 있습니다.
페퍼민트	성질량(性質凉) 음의 성질 약 70~80%, 양의 성질 약 20~30% 양체질에 적용	소화를 돕고 메스꺼움을 완화하는 데 효과적입니다.
블랙페퍼 (후추)	성질열(性質熱) 음의 성질 약 40%, 양의 성질 약 60% 음 체질(저혈압)에 적용	위를 튼튼하게 보호해주며 항경련, 장내 가스 증상과 소화기계 질환에 효과적이기 때문에 소화불량, 변비, 복부팽만, 식용부진 등을 완화합니다. 그리고 위통, 구토, 설사, 이질 등의 증상을 개선할 목적으로 사용합니다.
나드	성질평(性質平) 음의 성질 약 60%, 양의 성질 약 40% 음체질(저혈압), 양체질(고혈압)에 적용	소화를 촉진하여 소화불량, 구토 및 소화기관 문제를 완화하는 데 도움을 줄 수 있습니다.
오렌지 스윗	성질평(性質平) 음의 성질 약 60%, 양의 성질 약 40% 음체질, 양체질에 적용	오렌지 스윗 오일은 위를 튼튼하게 하고 기를 순환하는 데 도움이 되며, 복부팽만, 소화불량, 헛배 부름, 구토 등에 진정 작용을 해 가스제거, 변비, 과민대장증후군 등을 완화하는 데 도움이 됩니다.
화이트 크레이프 프룻(자몽)	성질평(性質平) 음의 성질 약 30~40%, 양의 성질 약 60~70% 음체질(저혈압), 양체질(고혈압)에 적용	소화 기능을 도와주고, 복부 팽만감, 구토증을 완화하는 데 효과적일 수 있습니다.
카모마일 로만	성질평(性質平) 음의 성질 약 60%, 양의 성질 약 40% 음체질(저혈압), 양체질(고혈압)에 적용	카모마일 로만 오일은 신경성 소화불량, 식욕 부진, 구토, 변비, 설사 등 소화기 계통의 질환에도 유효합니다.

2. 설사(泄瀉)

의학적으로는 대변중량이 하루 200g 이상인 경우 혹은 대변이 비정상적으로 묽거나 배변 횟수가 많은 경우를 설사라고 정의합니다. 쉽게 말하면 묽은 대변입니다.

1) 설사에 좋은 경혈

- **천추(天樞)** 대장의 연동운동을 잘하게 함으로써 설사를 멎게 합니다.
- **족삼리(足三里)** 위와 장을 조화롭게 하고 막힌 것을 소통시킵니다.
- **중완(中脘)** 위장을 따뜻하게 하고 찬 기운을 없애 줍니다.
- **비수(脾兪)** 비장을 튼튼하게 하고 위장을 조화롭게 합니다.

2) 설사에 좋은 아로마 에센셜 오일

에센셜 오일	성질	효능
진저(생강)	성질온(性質溫) 음의 성질 약 20~30%, 양의 성질 약 70~80% 음 체질(저혈압)에 적용	구역질을 줄이고 소화 시스템을 안정시키는 데 효과적입니다.
레몬	성질량(性質涼) 음의 성질 약 70%, 양의 성질 약 30% 양 체질(고혈압)에 적용	레몬은 소화를 촉진하고 해독 작용을 도와주며, 메스꺼움, 설사를 완화하는 데 도움을 줄 수 있습니다.
카모마일 로만	성질평(性質平) 음의성질 약 60%, 양의성질 약 40% 음체질(저혈압), 양체질(고혈압)에 적용	항염 효과가 있어 장을 진정시키고 불편감을 완화하는 데 도움이 됩니다.
페퍼민트	성질량(性質涼) 음의성질 약 70~80%, 양의성질 약 20~30% 양체질에 적용	페퍼민트 차는 담즙 생성을 촉진하고 위장관을 자극하여 소화 기능을 활성화 시키는 데 도움을 주며, 속 쓰림, 소화불량, 복부 팽창, 설사 등 위장 장애 증상을 완화하는 데 좋습니다.

에센셜 오일	성질	효능
로즈마리	성질온(性質溫) 음의 성질 약 20~30%, 양의 성질 약 70~80% 음 체질(저혈압)에 적용	전통적으로 로즈마리는 많은 문화권에서 소화 문제를 완화하는 데 사용되었습니다.
호주 샌달우드 (백단향)	성질평(性質平) 음의 성질 약 60~70%, 양의 성질 약 30~40% 음체질(저혈압), 양체질(고혈압)에 적용	샌달우드 오일은 스트레스를 줄이고 불안을 완화시키는 진정 효과와 설사를 멈추는데 도움을 줍니다.
넛메그 (육두구)	성질평(性質平) 음의 성질 약 40%, 양의 성질 약 60% 음체질(저혈압), 양체질(고혈압)에 적용	육두구 오일은 소화 효소의 분비를 촉진하여 설사로 인한 소화 불량을 완화하는 데 도움을 줄 수 있습니다.
카제풋	성질한(性質寒) 음의성질 약 70%, 양의성질 약 30% 양 체질(고혈압)에 적용	소화 불량이나 복통, 설사 완화에도 효과적일 수 있습니다.
주니퍼 베리	성질평(性質平) 음의 성질 약 60%, 양의 성질 약 40% 양체질, 음체질에 적용	주니퍼베리 특유의 쓴맛이 소화액이나 소화 효소의 분비를 도와 소화불량, 성사, 변비 등의 기능을 개선합니다.

3. 변비(便祕)

변비는 대장의 연동운동이 저하되어 원활한 배변 운동을 하지 못하는 질환을 의미합니다. 배변이 1주일에 2회 미만이거나, 배변 시에 굳은 변이 나오거나, 출혈이 동반되는 경우를 변비로 진단합니다. 어린이는 보통 성장하면서 장의 운동이 변화합니다. 3~4세 정도가 되어야 성인처럼 1~2일에 1~2회 정도의 배변을 할 수 있습니다.

1) 변비에 좋은 경혈

- **대장경** 4점 (합곡(合谷) 손등의 엄지와 검지 사이의 움푹한 곳에 위치해 있습니다. 이 경혈은 대장을 자극하여 변비 완화에 도움을 줄 수 있습니다.
- **족삼리(足三里)** 무릎 아래쪽, 정강이 뼈의 바깥쪽에 위치해 있습니다. 이 경혈은 소화 기능을 개선하고 장의 운동을 촉진하는 데 도움을 줍니다.

- **천추(天樞)** 배꼽에서 아래쪽으로 약 2촌 떨어진 지점에 위치해 있습니다. 이 경혈은 장의 기능을 조절하는 데 효과적입니다.
- **기해(氣海)** 배꼽에서 아래쪽으로 약 1.5촌 위치해 있습니다. 소화와 배변에 도움을 줄 수 있습니다.

2) 변비에 좋은 아로마 에센셜 오일

에센셜 오일	성질	효능
불가리안 라벤더	성질평(性質平) 음의 성질 약 60~70%, 양의 성질 약 30~40% 음체질(저혈압), 양체질(고혈압)에 적용	스트레스를 줄여주고 장의 긴장을 완화하는 데 도움을 줍니다.
로즈마리	성질온(性質溫) 음의 성질 약 20~30%, 양의 성질 약 70~80% 음 체질(저혈압)에 적용	전통적으로 로즈마리는 많은 문화권에서 소화 문제를 완화하는 데 사용되었습니다.
레몬	성질량(性質凉) 음의 성질 약 70%, 양의 성질 약 30% 양 체질(고혈압)에 적용	소화 기능을 촉진하고 장의 운동성을 증가시키는 데 효과적입니다.
페퍼민트	성질량(性質凉) 음의성질 약 70~80%, 양의성질 약 20~30% 양체질에 적용	소화를 촉진하고 위장관의 경련을 완화하는 데 도움이 됩니다.
주니퍼 베리	성질평(性質平) 음의 성질 약 60%, 양의 성질 약 40% 양체질, 음체질에 적용	이뇨 작용을 도와 장의 건강을 개선할 수 있습니다.
블랙페퍼 (후추)	성질열(性質熱) 음의 성질 약 40%, 양의 성질 약 60% 음 체질(저혈압)에 적용	후추(블랙페퍼)의 매운맛은 장에 따뜻한 기운을 불어넣어 움직임을 원활하게 합니다.
진저(생강)	성질온(性質溫) 양의 성질 약 70~80%, 음의 성질 약 20~30% 음 체질(저혈압)에 적용	적절한 소화를 촉진해 주며 경련, 소화불량, 변비, 소화장애 및 헛배부름 완화에 도움이 됩니다.
캐롯시드	성질한(性質寒) 음의 성질 약 70~80%, 양의 성질 20~30% 양 체질(고혈압)에 적용	소화를 촉진하고 장의 운동성을 증가시키는 효과가 있어 변비 완화에 도움이 될 수 있습니다.
레몬그라스	성질량(性質凉) 음의 성질 약 70%, 양의 성질 약 30% 양 체질(고혈압)에 적용	위장을 자극해 소화를 촉진하고 식욕 부진이나 위장 기능, 변비 개선에 효과적입니다.
오렌지 스윗	성질평(性質平) 음의 성질 약 60%, 양의 성질 약 40% 양체질, 음체질에 적용	위장과 장의 운동을 촉진하여 소화 흡수를 돕고, 팽만감과 복통, 변비를 완화하는 데 도움을 줍니다.

4. 소화불량(消化不良)

일반적으로 소화불량이라 하면 중요한 검사상 이상 소견을 보이지 않는 기능성소화불량을 말하며, 식후만복감, 상복부 팽만감, 조기 만복감, 구역, 트림, 식후 상복부 통증 등 상복부 중심의 통증이나 불쾌감을 호소하게 됩니다.

1) 소화 불량에 좋은 경혈

- **중완(中脘)** 배꼽 위쪽에 위치합니다. 소화 기능을 개선하고 위장 통증을 완화하는 데 도움을 줍니다.
- **관원(關元)** 배꼽 아래쪽에 위치합니다. 소화와 관련된 기운을 조절하는 데 효과적입니다.
- **태충(太衝)** 발등의 큰 발가락과 둘째 발가락 사이에 위치합니다. 스트레스를 줄여 소화 기능을 개선하는 데 도움이 됩니다.
- **합곡(合谷)** 손등의 엄지와 검지 사이에 위치합니다. 전신의 기혈 순환을 도와 소화 불량을 완화할 수 있습니다.

2) 소화 불량에 좋은 아로마 에센셜 오일

에센셜 오일	성질	효능
진저(생강)	성질온(性質溫) 양의 성질 약 70~80%, 음의 성질 약 20~30% 음 체질(저혈압)에 적용	소화 촉진 및 메스꺼움 완화에 좋습니다.
레몬	성질량(性質凉) 음의 성질 약 70%, 양의 성질 약 30% 양 체질(고혈압)에 적용	소화 효소 분비를 촉진하고, 소화기 건강에 이롭습니다.
오렌지 스윗	성질평(性質平) 음의 성질 약 60%, 양의 성질 약 40% 양체질, 음체질에 적용	기분을 좋게 하고 소화에 도움을 줄 수 있습니다.
카모마일 로만	성질평(性質平) 음의성질 약 60%, 양의성질 약 40% 음체질(저혈압), 양체질(고혈압)에 적용	소화 불량과 복통을 완화하는 데 효과적입니다.
페퍼민트	성질량(性質凉) 음의 성질 약 70~80%, 양의 성질 약 20~30% 양체질에 적용	소화 개선에 효과적이며, 복통 완화에도 도움을 줄 수 있습니다.

에센셜 오일	성질	효능
블랙페퍼 (후추)	성질열(性質熱) 음의 성질 약 40%, 양의 성질 약 60% 음 체질(저혈압)에 적용	음식이 위에 얹힌 것 같은 느낌을 받은 적이 있거나 아니면 속이 더부룩하거나 가스가 차는 증상이 있을 때, 후추(블랙페퍼)의 매운맛이 장에 따뜻한 기운을 불어넣어 움직임을 원활하게 합니다.
로즈마리	성질온(性質溫) 음의 성질 약 20~30%, 양의 성질 약 70~80% 음 체질(저혈압)에 적용	소화 불량이나 위장 문제에 효과적이며, 복부 팽만감 완화에 도움을 줄 수 있습니다.
호주 샌달우드 (백단향)	성질평(性質平) 음의 성질 약 60~70%, 양의 성질 약 30~40% 음체질(저혈압), 양체질(고혈압)에 적용	몸이 찬 음 체질인 사람이 음식 먹고 소화 불량, 설사하는 사람에게 좋습니다.
주니퍼 베리	성질평(性質平) 음의 성질 약 60%, 양의 성질 약 40% 양체질, 음체질에 적용	타액 등 소화액의 분비를 도와 소화불량, 설사, 변비 등 기능을 개선합니다.
레몬그라스	성질량(性質凉) 음의 성질 약 70%, 양의 성질 약 30% 양 체질(고혈압)에 적용	위장을 자극해 소화를 촉진하고 식욕 부진이나 위장 기능, 변비 개선에 효과적입니다.
베르가모트	성질평(性質平) 음의성질 약 30~40%, 양의성질 약 60~70% 양체질(고혈압), 음체질(저혈압)에 적용	소화 촉진에 도움을 주어 소화불량이나 복부 불편을 완화하는 데 효과적입니다.
산국화	성질량(性質凉) 음의 성질 약 70%, 양의 성질 약 30% 양 체질(고혈압)에 적용	소화 불량이나 복통 완화에 도움을 줄 수 있는 효능이 있습니다.

5. 잇몸염증

잇몸 염증 (치은염)은 치아 주변의 잇몸에 발생하는 염증으로, 치주염의 초기 단계입니다. 주로 치태 (플라크)와 치석이 잇몸에 쌓이면서 발생합니다.

1) 잇몸염증에 좋은 경혈

- **합곡(合谷)** 손등, 엄지와 검지 사이의 움푹 들어간 부분에 위치합니다. 통증 완화와 염증 감소에 도움을 줄 수 있습니다.
- **아문(亞門)** 턱 근처, 입과 귀 사이에 위치합니다. 잇몸과 치아 문제에 효과적입니다.
- **족삼리(足三里)** 무릎 아래, 정강이 뼈 바깥쪽에 위치합니다. 면역력 증진과 염증 완화에 좋습니다.
- **풍지(風池)** 목 뒤쪽, 두개골과 경추가 만나는 부위에 위치합니다. 전신적인 염증 감소에 도움을 줄 수 있습니다.

2) 잇몸염증에 좋은 아로마 에센셜 오일

에센셜 오일	성질	효능
불가리안 라벤더	성질평(性質平) 음의 성질 약 60~70%, 양의 성질 약 30~40% 음체질(저혈압), 양체질(고혈압)에 적용	항염 효과가 있어 염증 완화에 도움이 됩니다.
제라늄 버번	성질한(性質寒) 음의 성질 약 70%, 양의 성질 약 30% 양 체질(고혈압)에 적용	항염 작용이 있어 염증을 줄이는 데 도움이 될 수 있습니다.
티트리	성질평(性質平) 음의 성질 약 60%, 양의 성질 약 40% 음체질(저혈압), 양체질(고혈압)에 적용	항균성과 항염 효과가 뛰어나 잇몸 건강에 도움이 됩니다.
페퍼민트	성질량(性質凉) 음의 성질 약 70~80%, 양의 성질 약 20~30% 양체질에 적용	항균 작용이 있어 구강 건강에 좋고, 상쾌한 느낌을 줍니다.

6. 구내염(口內炎)

구내염이란 주로 감염에 의하거나 또는 비감염성 원인에 의해 입안 점막에 염증이 생기는 질환을 말합니다. 입안 점막인 구강점막은 신체의 외부와 내부를 연결하는 위치에 있어, 신체 내부의 변화와 외부의 자극으로부터 모두 영향을 받습니다. 구강점막에 나타나는 구내염의 원인을 정확하게 알 수는 없습니다. 하지만 주로 스트레스, 피로, 호르몬 변화, 생리주기, 갑작스러운 체중 변화, 철분과 엽산 결핍, 그리고 면역력 저하 등이 구내염발병에 영향을 미칩니다.

1) 구내염에 좋은 경혈

- **합곡(合谷)** 손목과 손가락 사이에 위치하며, 면역력을 높이고 통증을 완화하는 데 도움을 줍니다.
- **내관(內關)** 팔꿈치 안쪽에 위치하며, 소화기계의 건강을 돕고 스트레스를 완화하는 데 효과적입니다.
- **풍부(風府)** 목 뒤쪽, 두개골과 연결된 부분에 위치하여 두통과 염증을 완화하는 데 도움을 줄 수 있습니다.
- **족삼리(足三里)** 무릎 아래에 위치하며, 소화기 건강과 면역력 강화를 지원합니다.

2) 구내염에 좋은 아로마에센셜 오일

이 오일들을 사용할 때는 희석하여 사용해야 하며, 구강 내에 직접 사용하는 것은 피하는 것이 좋습니다. 또한, 구내염이 심하거나 지속되는 경우에는 전문의와 상담하는 것이 중요합니다.

에센셜 오일	성질	효능
불가리안 라벤더	성질평(性質平) 음의 성질 약 60~70%, 양의 성질 약 30~40% 음 체질(저혈압), 양 체질(고혈압)에 적용	진정 효과가 있어 통증 완화와 염증 감소에 도움을 줄 수 있습니다.
유칼립투스 스미티아이	성질온(性質溫) 음의 성질 약 30%, 양의 성질 약 70% 음 체질(저혈압)에 적용	항균 작용이 있어 감염 예방에 도움이 될 수 있습니다.
티트리	성질평(性質平) 음의 성질 약 60%, 양의 성질 약 40% 음 체질(저혈압), 양 체질(고혈압)에 적용	항균 및 항염 효과가 있어 구내염의 염증을 줄이고 감염을 예방하는 데 도움이 됩니다.
페퍼민트	성질량(性質凉) 음의 성질 약 70~80%, 양의 성질 약 20~30% 양체질에 적용	통증을 완화하고 구강 내 청량감을 주는 효과가 있어 구내염에 좋습니다.
카모마일 저먼블루	성질한(性質寒) 음의 성질 약 70%, 양의 성질 30% 양 체질(고혈압)에 적용	항염 효과가 있어 구내염으로 인한 염증과 통증을 완화하는 데 유용합니다.

7. 복통(腹痛)

복통은 복부의 통증입니다. 내장 기능의 이상으로 생기는 통증이나 심리적인 이유로 생기는 통증등 요인은 다양하고 몸의 이상을 알리는 신호탄으로도 지목되고 있습니다.

1) 복통에 좋은 경혈

- **중완(中脘)** 배꼽에서 위쪽으로 4촌 위치합니다. 소화기 계통의 불편함과 관련된 통증 완화에 도움을 줍니다.
- **관원(關元)** 배꼽 아래쪽 3촌 위치합니다. 복부의 기운을 강화하고 통증을 줄이는 데 효과적입니다.
- **태충(太冲)** 발등에서 엄지발가락과 둘째 발가락 사이의 움푹 들어간 부분에 위치합니다. 간과 담의 기능을 조절해 복통 완화에 도움을 줍니다.
- **상완(上脘)** 배꼽에서 위쪽으로 2촌 위치합니다. 중완과 비슷하게 위장 문제에 효과적입니다.

2) 복통에 좋은 아로마 에센셜 오일

에센셜 오일	성질	효능
진저(생강)	성질온(性質溫) 양의 성질 약 70~80%, 음의 성질 약 20~30% 음 체질(저혈압)에 적용	소화 촉진과 메스꺼움 완화에 좋습니다.
불가리안 라벤더	성질평(性質平) 음의 성질 약 60~70%, 양의 성질 약 30~40% 음 체질(저혈압), 양 체질(고혈압)에 적용	긴장을 완화하고 통증을 줄이는 데 도움을 줄 수 있습니다.
카모마일 저먼블루	성질한(性質寒) 음의 성질 약 70%, 양의 성질 30% 양 체질(고혈압)에 적용	진정 효과가 있어 복통 완화에 도움을 줄 수 있습니다.
페퍼민트	성질량(性質凉) 음의 성질 약 70~80%, 양의 성질 약 20~30% 양체질에 적용	소화 개선과 통증 완화에 효과적입니다.
블랙페퍼 (후추)	성질열(性質熱) 음의 성질 약 40%, 양의 성질 약 60% 음 체질(저혈압)에 적용	소화 효소의 분비를 촉진하여 소화를 돕고 복부 불편감을 줄이는 데 도움을 줄 수 있습니다.

에센셜 오일	성질	효능
로즈마리	성질온(性質溫) 음의 성질 약 20~30%, 양의 성질 약 70~80% 음 체질(저혈압)에 적용	복통이나 소화 불량을 완화하는 데 유용합니다.
카제풋	성질한(性質寒) 음의 성질 약 70%, 양의 성질 약 30% 양 체질(고혈압)에 적용	소화 불량이나 복통, 설사 완화에도 효과적일 수 있습니다.
펜넬스윗 (회향)	성질평(性質平) 음의 성질 약 30~40%, 양의 성질 약 60~70% 음체질(저혈압), 양체질(고혈압)에 적용	소화 불량, 가스, 복통 등을 완화하는 데 도움을 줄 수 있습니다. 소화 시스템을 진정시키고 소화 효소의 분비를 촉진하는 효과가 있습니다.
페티그레인	성질한(性質寒) 음의 성질 약 70%, 양의 성질 약 30% 양 체질(고혈압)에 적용	소화를 돕고 복통, 소화 곤란을 완화하는 데 도움을 줄 수 있습니다.
나드	성질평(性質平) 음의 성질 약 60%, 양의 성질 약 40% 음체질(저혈압), 양체질(고혈압)에 적용	소화 기능을 개선하고 위장 문제를 완화하는 데 도움을 줄 수 있습니다.
오렌지 스윗	성질평(性質平) 음의 성질 약 60%, 양의 성질 약 40% 음체질, 양체질에 적용	위장과 장의 운동을 촉진하여 소화 흡수를 돕고, 팽만감과 복통, 변비를 완화하는 데 도움을 줍니다.

제9장 순환기계

순환계(循環系) 또는 심혈관계(心血管系)는 사람에서 혈액·림프액 등 체액의 흐름에 관여하는 기관계입니다. 생명 활동에 필요한 산소와 영양소를 몸 안의 각 기관에 공급하고, 그 결과로 생기는 이산화탄소와 노폐물을 호흡계통이나 비뇨계통으로 전달하여 몸 밖으로 배출하도록 합니다. 혈액의 순환은 심장의 운동으로 이루어집니다. 순환 중인 혈액은 산소의 운반, 영양분의 공급, 대사 과정에서 생긴 노폐물의 제거, 체온의 유지, 호르몬의 운반과 같은 역할을 합니다.

1. 통풍(痛風)

통풍이란 '요산'이라는 물질이 몸 밖으로 빠져나가지 못하고 체내에 과도하게 축적되어 발생하는 질환입니다. 다른 사람이 옆으로 지나가면서 일어나는 작은 바람에도 아플 정도로 고통스럽다고 하여 통풍이라고 합니다.

1) 통풍에 좋은 경혈

- **합곡(合谷)** 손등의 첫 번째와 두 번째 손가락 사이에 위치합니다. 통증 완화와 염증 감소에 효과적입니다.
- **태충(太沖)** 발등의 첫 번째와 두 번째 발가락 사이에 위치합니다. 간 기능을 강화하고 혈액 순환을 개선합니다.
- **신맥(腎脈)** 발목 안쪽 부위에 위치합니다. 신장 기능을 도와 통풍 예방에 도움이 됩니다.
- **족삼리(足三里)** 무릎 아래 약 4손가락 정도 아래에 위치합니다. 소화와 면역력 향상에 도움을 줍니다.

2) 통풍에 좋은 아로마 에센셜 오일

에센셜 오일	성질	효능
불가리안 라벤더	성질평(性質平) 음의 성질 약 60~70%, 양의 성질 약 30~40% 음체질(저혈압), 양체질(고혈압)에 적용	스트레스와 통증 완화에 도움을 줍니다. 관련 부위에 대고 마사지를 하면 됩니다.
유칼립투스 스미티아이	성질온(性質溫) 음의 성질 약 30%, 양의 성질 약 70% 음 체질(저혈압)에 적용	항염 효과가 있어 통풍 증상을 완화하는 데 도움이 될 수 있습니다.

에센셜 오일	성질	효능
주니퍼베리	성질평(性質平) 음의 성질 약 60%, 양의 성질 약 40% 양체질, 음체질에 적용	진통 효과가 있어 통풍으로 인한 통증을 줄이는 데 도움을 줍니다.
로즈마리	성질온(性質溫) 음의 성질 약 20~30%, 양의 성질 약 70~80% 음 체질(저혈압)에 적용	혈액 순환을 촉진시키며, 풍부하게 들어 있는 카르노산에는 진통 효능뿐만 아니라 강력한 소염 효능도 있습니다.
레드파인	성질한(性質寒) 음의 성질 약 70~80%, 양의 성질 약 20~30% 양 체질(고혈압)에 적용	염증을 줄이는 데 도움을 줄 수 있어, 통풍으로 인한 통증과 관절의 염증을 완화하는 데 도움을 줍니다.
페퍼민트	성질량(性質凉) 음의 성질 약 70~80%, 양의 성질 약 20~30% 양체질에 적용	진정 효과가 있으며, 통증 완화에 도움을 줄 수 있습니다.
나드	성질평(性質平) 음의 성질 약 60%, 양의 성질 약 40% 음체질(저혈압), 양체질(고혈압)에 적용	진통 효과가 있어 통풍으로 인한 통증을 완화하는 데 도움을 줍니다.
베르가모트	성질평(性質平) 음의 성질 약 30~40%, 양의 성질 약 60~70% 양체질(고혈압), 음체질(저혈압)에 적용	항염증 특성이 있어 통풍으로 인한 염증을 줄이는 데 도움을 줍니다.
티트리	성질평(性質平) 음의 성질 약 60%, 양의 성질 약 40% 음체질(저혈압), 양체질(고혈압)에 적용	항균 및 항염 효과가 있어 염증을 줄이는 데 유용합니다.

2. 열(熱)

열(熱)은 따뜻한 정도가 서로 다른 두 물체가 접촉했을 때 높은 온도의 물체에서 낮은 온도의 물체로 이동하는 에너지를 말합니다. 엄밀하게 말하면, 물리학에서는 열과 열에너지의 개념을 분명하게 구분되어 있습니다.

1) 열을 내리는데 좋은 경혈

- **합곡(合谷)** 손등의 첫 번째와 두 번째 손가락 사이에 위치합니다. 열을 내리는 데 효과적입니다.
- **내관(內關)** 팔 안쪽 중앙에 위치합니다. 스트레스와 열을 완화하는 데 도움을 줍니다.
- **풍부(風府)** 목 뒤쪽에 위치합니다. 열을 내리고 긴장을 완화하는 데 유용합니다.
- **태충(太衝)** 발등의 첫 번째와 두 번째 발가락 사이에 위치합니다. 간의 열을 내리는 데 효과적입니다.

2) 열을 내리는데 좋은 아로마 에센셜 오일

에센셜 오일	성질	효능
불가리안 라벤더	성질평(性質平) 음의 성질 약 60~70%, 양의 성질 약 30~40% 음체질(저혈압), 양체질(고혈압)에 적용	진정 효과가 있어 스트레스와 긴장을 완화시켜 주며, 열을 내리는 데 도움을 줍니다.
유칼립투스 스미티아이	성질온(性質溫) 음의 성질 약 30%, 양의 성질 약 70% 음 체질(저혈압)에 적용	발한 작용을 도와 체온을 조절하고 열을 내리는 데 이바지할 수 있습니다.
페퍼민트	성질량(性質涼) 음의 성질 약 70~80%, 양의 성질 약 20~30% 양체질에 적용	시원한 향이 특징이며, 열을 내리고 몸을 편안하게 해줍니다.
레몬	성질량(性質涼) 음의 성질 약 70%, 양의 성질 약 30% 양 체질(고혈압)에 적용	상쾌한 향으로 기분을 좋게 하고 체온 조절에 도움을 줍니다.
티트리	성질평(性質平) 음의 성질 약 60%, 양의 성질 약 40% 음체질(저혈압), 양체질(고혈압)에 적용	염증을 줄이는 효과가 있어, 열로 인한 여드름이나 피부 염증 상태를 개선하는 데 도움이 됩니다.

3. 협심증(狹心症)

협심증이란 심장의 혈액을 공급하는 관상동맥의 폐쇄나 협착, 혹은 경련으로 인해 심장근육에 충분한 혈액공급이 이루어지지 않아 생기는 흉부의 통증을 말합니다. 협심증이라는 이름은 마치 가슴이 좁아진 듯 조이고 뻐근한 통증이 발생하기 때문에 붙여진 이름입니다. 협심증의 증상은 때때로 소화불량처럼 느껴질 수도 있으며 통증이 어깨나 팔, 등, 목, 턱에서 느껴질 수도 있습니다.

1) 협심증에 좋은 경혈

- **신문(心門)** 팔꿈치 안쪽, 손목에서 1.5촌 정도 떨어진 곳에 위치합니다. 심장과 관련된 증상에 도움을 줄 수 있습니다.
- **극천(極泉)** 겨드랑이 아래쪽, 팔의 안쪽에 위치합니다. 심장 기능을 조절하는 데 도움을 줄 수 있습니다.
- **태연(太淵)** 손목의 안쪽, 엄지손가락과 검지손가락 사이에 위치합니다. 폐와 심장의 관계를 고려할 때 유용할 수 있습니다.
- **양곡(陽谷)** 손목 위쪽, 손바닥 쪽에 위치합니다. 스트레스 해소 및 혈액 순환에 도움을 줄 수 있습니다.

2) 협심증에 좋은 아로마 에센셜 오일

에센셜 오일	성질	효능
불가리안 라벤더	성질평(性質平) 음의 성질 약 60~70%, 양의 성질 약 30~40% 음체질(저혈압), 양체질(고혈압)에 적용	스트레스를 줄이고, 긴장을 완화시켜 심리적 안정감을 제공하여 우울증, 협심증 등 심장 건강, 정신적 안정을 유지하는 데 도움을 줍니다.
유칼립투스 스미티아이	성질온(性質溫) 음의 성질 약 30%, 양의 성질 약 70% 음 체질(저혈압)에 적용	호흡을 개선하고 혈액순환을 촉진하는 효과가 있어 심장 건강에 좋습니다.
로즈마리	성질온(性質溫) 음의 성질 약 20~30%, 양의 성질 약 70~80% 음 체질(저혈압)에 적용	혈액순환을 촉진하고 정신을 맑게 해주는 효능이 있어 심장 건강에 도움을 줍니다.
페퍼민트	성질량(性質涼) 음의 성질 약 70~80%, 양의 성질 약 20~30% 양체질에 적용	소화를 돕고 혈액순환을 개선하는 데 효과적이며, 에너지를 높이는 데 도움을 줍니다.

에센셜 오일	성질	효능
베르가모트	성질평(性質平) 음의 성질 약 30~40%, 양의 성질 약 60~70% 양체질(고혈압), 음체질(저혈압)에 적용	스트레스를 줄이고 기분을 좋게 만들어 심장 건강에 도움이 될 수 있습니다.
오렌지 스윗	성질평(性質平) 음의 성질 약 60%, 양의 성질 약 40% 음체질, 양체질에 적용	기분을 좋게 하고, 스트레스를 감소시켜 심장에 긍정적인 영향을 줍니다.

4. 심계항진(心悸亢進)

심계항진은 심장이 뛰는 것이 느껴져 불쾌한 기분이 드는 증상을 말합니다. 심계항진은 운동 후나 힘든 일을 한 후에 나타나는 느낌과는 달리 불안감이나 긴장감을 유발합니다. 심하면 가슴 부위의 통증과 호흡 곤란을 유발합니다.

1) 심계항진 증상에 따른 아로마 에센셜 오일

● **불안감**

불가리안라벤더 맛은 맵고 달며, 성질은 평합니다. 폐·위장의 경락으로 들어가며, 진정 효과가 있어 불안감을 줄여줍니다.

카모마일 로만 맛은 달고 쓰며, 성질은 평합니다. 간 심장의 경락으로 들어가며, 진정 효과가 있어 불안감을 줄여줍니다.

● **스트레스**

일랑일랑 맛은 맵고 약간 쓰며, 성질은 평합니다. 폐·간의 경락으로 들어가며, 스트레스 완화에 효과적입니다.

베르가모트 맛은 시고 달며, 성질은 평합니다. 간·비·위장 경락으로 들어가며, 스트레스 완화에 효과적입니다.

● **신경과민**

페퍼민트 맛은 맵고, 성질은 시원합니다. 폐·간경으로 들어가며, 신경을 진정시키고 집중력을 높이는 데 도움이 될 수 있습니다.

2) 심계항진에 좋은 경혈

- **신문(神門)** 손목 안쪽, 심장과 관련된 경혈로, 불안과 긴장을 완화하는 데 도움을 줍니다.
- **소해(小海)** 팔꿈치 안쪽, 심장과 관련된 경혈로, 기운을 안정시키고 심리적 안정을 도와줍니다.
- **태충(太衝)** 발등의 첫째와 둘째 발가락 사이의 중간, 간 경혈로, 스트레스와 긴장을 완화하는 데 효과적입니다.
- **삼음교(三陰交)** 정강이 뼈의 안쪽 모서리에서 약 1寸(약 3cm) 안쪽, 여성의 생리적 안정과 정서적 안정에 도움을 주는 경혈입니다.
- **내관(內關)** 손목 주름에서 약 2寸(약 6cm) 위쪽, 가슴의 불편함과 심장 관련 증상을 완화하는데 유용합니다.

3) 심계항진에 좋은 아로마 에센셜 오일

에센셜 오일	성질	효능
불가리안 라벤더	성질평(性質平) 음의 성질 약 60~70%, 양의 성질 약 30~40% 음체질(저혈압), 양체질(고혈압)에 적용	진정 효과가 뛰어나며, 스트레스와 불안을 완화하는 데 도움을 줄 수 있습니다.
로즈마리	성질온(性質溫) 음의 성질 약 20~30%, 양의 성질 약 70~80% 음 체질(저혈압)에 적용	집중력을 높이고 에너지를 증진시켜 줄 수 있습니다.
일랑일랑	성질평(性質平) 음의 성질 약 60%, 양의 성질 약 40% 음체질, 양체질에 적용	심신의 긴장을 완화하고, 감정적 안정을 도와주는 효과가 있습니다.
베르가모트	성질평(性質平) 음의 성질 약 30~40%, 양의 성질 약 60~70% 양체질(고혈압), 음체질(저혈압)에 적용	기분을 개선하고 긴장을 완화하는 데 도움을 줄 수 있습니다.
카모마일 로만	성질평(性質平) 음의 성질 약 60%, 양의 성질 약 40% 음체질(저혈압), 양체질(고혈압)에 적용	진정 효과가 있어 불안감을 줄이고, 편안한 수면을 유도하는 데 효과적입니다.
페퍼민트	성질량(性質涼) 음의 성질 약 70~80%, 양의 성질 약 20~30% 양체질에 적용	정신적 피로를 덜어주고, 집중력을 높이는 데 도움을 줄 수 있습니다.

제10장 피부

피부(皮膚) 또는 살갗은 동물해부학과 피부병학의 정의에 의하면, 체내의 근육들과 기관을 보호하는 다수의 상피 조직으로 이뤄진, 외피 체계에서 가장 큰 조직입니다. 피부 색소 형성은 (참고: 사람의 피부색 혹은 색상) 개체군(인종)에 따라 다양하고, 피부 타입은 건성 피부에서 지성 피부까지 분포해 있습니다.

외부 환경을 접할 때에, 피부는 병원균으로부터 신체를 보호하는 매우 중요한 역할을 수행합니다. 피부의 다른 주요 기능들은 단열과 체온 조절 기능, 감각 기능, 그리고 비타민 D의 합성과 비타민 B 엽산염의 보호 기능 등입니다.

1. 지루성 피부염

지루성 피부염은 장기 피부질환 증상으로는 피부가 불그스름하고, 비듬이 생기며 기름지고 가려우며 염증이 발생하는 것입니다. 두피, 얼굴, 가슴 등 피지를 분비하는샘이 많은 피부 영역이 잘 걸립니다.

지루 피부염에 좋은 아로마 에센셜 오일

에센셜 오일	성질	효능
불가리안 라벤더	성질평(性質平) 음의 성질 약 60~70%, 양의 성질 약 30~40% 음체질(저혈압), 양체질(고혈압)에 적용	진정 효과가 뛰어나며 피부를 진정시켜주고, 염증을 완화하는 데 도움을 줄 수 있습니다.
로즈마리	성질온(性質溫) 음의 성질 약 20~30%, 양의 성질 약 70~80% 음 체질(저혈압)에 적용	항염 및 항균 특성이 있어 피부의 건강을 촉진하고 자극을 줄이는 데 도움이 될 수 있습니다.
카모마일 로만	성질평(性質平) 음의 성질 약 60%, 양의 성질 약 40% 음체질(저혈압), 양체질(고혈압)에 적용	진정 효과가 뛰어나고 염증을 완화하는 데 도움이 되며, 민감한 피부에도 적합합니다.
티트리	성질평(性質平) 음의 성질 약 60%, 양의 성질 약 40% 음체질(저혈압), 양체질(고혈압)에 적용	항균 및 항염 효과가 있어 염증을 줄이고 세균 감염을 예방하는 데 도움을 줄 수 있습니다.
페퍼민트	성질량(性質凉) 음의 성질 약 70~80%, 양의 성질 약 20~30% 양체질에 적용	시원한 느낌을 주며 가려움을 완화하는 데 도움을 줄 수 있습니다.

2. 여드름

여드름은 주로 얼굴, 목, 가슴, 등, 어깨 부위에 면포, 구진, 고름물집, 결절, 거짓낭 등이 발생하는 염증성 피부질환입니다. 여드름은 대개 10대 초반에 발생하나, 20대 전후에 증상이 심해질 수도 있으며, 30대와 40대 성인에게도 발생할 수 있습니다.

1) 여드름 증상에 따른 아로마 에센셜 오일

● 항균 효과

티트리 맛은 쓰고 달며, 성질은 평합니다. 심·폐·위장의 경락으로 들어가며, 항균성과 항염 효과가 있어 여드름 원인균을 억제합니다.

● 염증 완화

불가리안 라벤더 맛은 맵고 달며 성질은 평합니다. 폐·위장의 경락으로 들어가며, 염증을 줄이고 피부 진정을 도와줍니다.\

● 피지 조절

로즈마리 맛은 맵고 성질은 따뜻합니다. 간·비·위장의 경락으로 들어가며, 피지 분비를 조절하여 여드름 발생을 줄이는 데 도움을 줍니다.

● 피부 재생

제라늄 버번 맛은 맵고 쓰며, 성질은 차갑습니다. 폐·간·신장의 경락으로 들어가며, 피부 재생을 촉진하고 흉터 개선에 효과적입니다.

2) 여드름에 좋은 아로마 에센셜 오일

에센셜 오일	성질	효능
불가리안 라벤더	성질평(性質平) 음의 성질 약 60~70%, 양의 성질 약 30~40% 음체질(저혈압), 양체질(고혈압)에 적용	진정 효과가 있어 피부 염증을 줄이고 치유를 촉진합니다.
주니퍼 베리	성질평(性質平) 음의 성질 약 60%, 양의 성질 약 40% 양 체질(고혈압)에 적용	항균 및 항염 효과가 있어 피지 조절에 도움을 주며, 여드름을 유발하는 박테리아를 억제하는 데 효과적입니다.

에센셜 오일	성질	효능
제라늄버번	성질한(性質寒) 음의 성질 약 70%, 양의 성질 약 30% 양 체질(고혈압)에 적용	항균 및 항염 효과가 있어 피부를 진정시키고 염증을 줄이는 데 도움이 될 수 있습니다.
로즈마리	성질온(性質溫) 음의 성질 약 20~30%, 양의 성질 약 70~80% 음 체질(저혈압)에 적용	항염과 항균 작용이 있어 여드름 개선에 기여합니다.
호주 샌달우드 (백단향)	성질평(性質平) 음의 성질 약 60~70%, 양의 성질 약 30~40% 음체질(저혈압), 양체질(고혈압)에 적용	항염 효과와 항균 성질 덕분에 여드름, 습진, 건선 등의 치료에 도움이 될 수 있습니다.
화이트 캄포	성질평(性質平) 음의 성질 약 50%, 양의 성질 약 50% 음체질(저혈압), 양체질(고혈압)에 적용	항균 효과와 염증 완화 작용이 있어 지성피부, 여드름, 타박상 등에 도움을 줄 수 있습니다.
티트리	성질평(性質平) 음의 성질 약 60%, 양의 성질 약 40% 음체질(저혈압), 양체질(고혈압)에 적용	항균성과 항염 작용이 있어 여드름 예방 및 치료에 효과적입니다.
페퍼민트	성질량(性質凉) 음의 성질 약 70~80%, 양의 성질 약 20~30% 양체질에 적용	시원한 느낌을 주며 가려움을 완화하는 데 도움을 줄 수 있습니다.

3. 기미

기미는 고사성어로, 직역하면 굴레와 고삐라는 뜻입니다. 이는 속박하거나 견제함을 비유적으로 이르는 말로, 물리적인 제약의 개념 외에도 사회, 경제, 정치 등 다양한 분야의 제약을 설명하는 데 사용됩니다. 또한 기미는 얼굴에 끼는 거뭇한 얼룩점을 의미하기도 합니다.

기미에 좋은 아로마 에센셜 오일

에센셜 오일	성질	효능
불가리안 라벤더	성질평(性質平) 음의 성질 약 60~70%, 양의 성질 약 30~40% 음체질(저혈압), 양체질(고혈압)에 적용	진정 효과가 있으며, 피부 재생을 도와 기미 예방에 좋습니다.

에센셜 오일	성질	효능
세이지	성질온(性質溫) 음의 성질 약 30%, 양의 성질 약 70% 음 체질(저혈압)에 적용	항균, 항염, 진정 효과가 있어 기미관리에 도움이 됩니다.
페티그레인	성질한(性質寒) 음의 성질 약 70%, 양의 성질 약 30% 양 체질(고혈압)에 적용	지성피부에 도움이 되며, 피부에 바를 경우 뾰루지, 여드름, 기미, 흉터, 잡티, 화이트헤드, 블랙헤드와 같은 일반적인 피부 문제에 도움이 됩니다.
로즈마리	성질온(性質溫) 음의 성질 약 20~30%, 양의 성질 약 70~80% 음 체질(저혈압)에 적용	기미와 같은 피부 문제에 사용될 경우, 혈액순환을 촉진하고 피부 톤을 고르게 하는 데 도움을 줄 수 있지만, 직접적인 효과는 개인차가 있을 수 있습니다.
프랑킨센스 (유향)	성질한(性質寒) 음의 성질 약 70%, 양의 성질 약 30% 양 체질(고혈압)에 적용	기미, 여드름을 줄이고 튼살, 수술 또는 임신 관련 흉터를 없애고 건조하거나 갈라진 피부를 완화할 수 있습니다.
카모마일 로만	성질평(性質平) 음의 성질 약 60%, 양의 성질 약 40% 음체질(저혈압), 양체질(고혈압)에 적용	진정 및 항염 효과가 있어 기미와 같은 피부 문제에 도움을 주어, 피부 톤을 고르게 하고 염증을 완화하는 데 유용할 수 있습니다.
티트리	성질평(性質平) 음의 성질 약 60%, 양의 성질 약 40% 음체질(저혈압), 양체질(고혈압)에 적용	항균 및 항염 효과가 있어 피부 트러블 완화에 도움을 줍니다.
레몬	성질량(性質凉) 음의 성질 70%, 양의 성질 약 30% 양 체질(고혈압)에 적용	피부 톤을 밝게 하고 기미를 완화하는 데 도움을 줍니다.

4. 알레르기

유전적 요인과 환경적 요인이 함께 작용하여 알레르기의 발생에 기여합니다. 알레르기가 있는 사람들에서 특정 돌연변이가 흔하며 알레르기는 유전되는 경향이 있기 때문에 유전자가 관련되어 있다고 생각됩니다. 대부분의 알레르기 반응은 대수롭지 않으며 눈물, 눈이 가려움, 콧물, 피부 가려움, 재채기 등이 발생합니다. 발진(두드러기 포함)이 많이 발생하고 가려울 때도 있습니다.

1) 알레르기 증상에 따른 아로마 에센셜 오일

◉ 재채기 및 코막힘

페퍼민트 맛은 매우며, 성질은 시원합니다. 폐·간의 경락으로 들어가며, 호흡기를 열어주는 효과가 있습니다.

유칼립투스 스미티아이 맛은 맵고 쓰며, 성질은 따뜻합니다. 심·간장의 경락으로 들어가며, 호흡기를 열어주는 효과가 있습니다.

◉ 피부 발진

불가리안라벤더 맛은 맵고 달며, 성질은 평합니다. 폐·위장의 경락으로 들어가며, 진정 효과가 있어 피부 발진 완화에 좋습니다.

카모마일 저먼블루 맛은 달고 쓰며, 성질은 차갑습니다. 간 심장의 경락으로 들어가며, 진정 효과가 있어 피부 발진 완화에 좋습니다.

◉ 눈 가려움증

로즈마리 맛은 맵고, 성질은 따뜻합니다. 간·비·위장의 경락으로 들어가며, 항염 효과가 있어 도움이 될 수 있습니다.

◉ 기타 일반적인 증상

티트리 맛은 쓰고 달며, 성질은 평합니다. 심·폐·위장의 경락으로 들어가며, 항균 및 항염 효과가 있어 전반적인 알레르기 증상 완화에 유용합니다.

2) 알레르기에 좋은 아로마 에센셜 오일

에센셜 오일	성질	효능
불가리안 라벤더	성질평(性質平) 음의 성질 약 60~70%, 양의 성질 약 30~40% 음체질(저혈압), 양체질(고혈압)에 적용	진정 효과가 있어 스트레스와 불안을 줄여주며, 알레르기 반응을 완화하는 데 도움을 줄 수 있습니다.
유칼립투스 스미티아이	성질온(性質溫) 음의 성질 약 30%, 양의 성질 약 70% 음 체질(저혈압)에 적용	호흡기를 열어주고, 상쾌한 향이 알레르기 증상을 완화하는 데 도움을 줄 수 있습니다.

에센셜 오일	성질	효능
라벤사라	성질한(性質寒) 음의 성질 약 70%, 양의 성질 약 30% 양 체질(고혈압)에 적용	항균 및 항염 특성이 있어 알레르기 증상을 완화하는 데 도움을 줍니다.
레몬	성질량(性質凉) 음의 성질 70%, 양의 성질 약 30% 양 체질(고혈압)에 적용	면역 체계 강화에 도움을 줄 수 있으며, 상쾌한 향이 기분을 좋게 해줍니다.
티트리	성질평(性質平) 음의 성질 약 60%, 양의 성질 약 40% 음체질(저혈압), 양체질(고혈압)에 적용	항균 및 항염 효과가 있어 알레르기 반응을 줄이는 데 도움이 될 수 있습니다.
페퍼민트	성질량(性質凉) 음의 성질 70%~80%, 양의성질 약 20~30% 양체질에 적용	호흡기 완화에 좋으며, 알레르기로 인한 코막힘이나 기침 완화에 도움을 줍니다.
카모마일 저먼블루	성질한(性質寒) 음의 성질 약 70%, 양의 성질 30% 양 체질(고혈압)에 적용	항염증 및 진정 효과가 있어 알레르기 증상을 완화하는 데 도움을 줍니다.

5. 피부 화상

화상은 불이나 뜨거운 물 등에 피부가 노출되어 생기는 피부 손상으로, 원인 및 노출 시간, 노출 면적에 따라 국소적인 화상부터 전신을 침범한 화상까지 다양한 임상 양상을 보일 수 있습니다. 화상은 불, 뜨거운 물이나 액체, 화학 물질, 전기 등에 의해 피부 및 연부조직(물렁조직)이 손상된 상태를 의미합니다.

1) 화상 증상에 따른 아로마 에센셜 오일은

● 통증 완화

불가리안라벤더 맛은 맵고 달며, 성질은 평합니다. 폐·위장의 경락으로 들어가며, 진정 효과가 뛰어나고 통증 완화에 도움을 줍니다.

페퍼민트 맛은 매우며, 성질은 시원합니다. 폐·간의 경락으로 들어가며, 쿨링 효과가 있어 통증을 줄이는 데 도움이 됩니다.

● 염증 감소

카모마일 로만 맛은 달고 쓰며, 성질은 평합니다. 간·심장의 경락으로 들어가며, 항염 효과가 있어 염증을 줄이는 데 좋습니다.

티트리 성맛은 쓰고 달며, 성질은 평합니다. 심·폐·위장의 경락으로 들어가며, 항균 작용이 있어 감염 예방에 효과적입니다.

● 치유 촉진

로즈마리 맛은 맵고, 성질은 따뜻합니다. 간·비·위장의 경락으로 들어가며, 혈액 순환을 촉진하여 치유 과정을 도와줍니다.

● 진정 효과

베르가모트 맛은 시고 달며, 성질은 평합니다. 간·비·위장 경락으로 들어가며, 스트레스와 불안을 줄이고, 기분을 진정시키는 데 도움을 줍니다.

2) 피부화상에 좋은 아로마 에센셜 오일

에센셜 오일	성질	효능
불가리안 라벤더	성질평(性質平) 음의 성질 약 60~70%, 양의 성질 약 30~40% 음체질(저혈압), 양체질(고혈압)에 적용	진정 효과가 뛰어나고 피부 회복을 도와줍니다.
카모마일 로만	성질평(性質平) 음의 성질 약 60%, 양의 성질 약 40% 음체질(저혈압), 양체질(고혈압)에 적용	염증을 줄이고 피부를 진정시키는 데 도움을 줍니다.
티트리	성질평(性質平) 음의 성질 약 60%, 양의 성질 약 40% 음체질(저혈압), 양체질(고혈압)에 적용	항균 및 항염 효과가 있어 감염 예방에 좋습니다.
페퍼민트	성질량(性質凉) 음의 성질 70%~80%, 양의성질 약 20~30% 양체질에 적용	시원한 느낌을 주어 화상 부위의 통증을 완화할 수 있습니다.

6. 타박상, 멍

타박상의 가장 흔한 원인은 신체에 대한 직접적인 충격이나 외상입니다. 충돌, 타격 또는 추락, 충돌 또는 사고로 인한 부상으로 인해 발생할 수 있습니다. 피부에 외력이 가해지면 기저 혈관이 파열되거나 조직에 혈액이 축적되어 멍이 들 수 있습니다.

1) 타박상, 멍의 증상에 따른 아로마 에센셜 오일

● **통증 완화**

페퍼민트 맛은 매우며, 성질은 시원합니다. 폐·간의 경락으로 들어가며, 진통 효과가 있어 타박상 부위의 통증을 줄이는 데 도움이 됩니다.

불가리안라벤더 맛은 맵고 달며, 성질은 평합니다. 폐·위장의 경락으로 들어가며, 진통 효과가 있어 타박상 부위의 통증을 줄이는 데 도움이 됩니다.

● **염증 감소**

유칼립투스 스미티아이 맛은 맵고 쓰며, 성질은 따뜻합니다. 심·간장의 경락으로 들어가며, 항염 효과가 있어 염증을 완화하는 데 유용합니다.

티트리 성맛은 쓰고 달며, 성질은 평합니다. 심·폐·위장의 경락으로 들어가며, 항염 효과가 있어 염증을 완화하는 데 유용합니다.

● **혈액 순환 촉진**

로즈마리 맛은 맵고, 성질은 따뜻합니다. 간·비·위장의 경락으로 들어가며, 혈액 순환을 촉진하여 회복을 도울 수 있습니다.

● **피부 재생**

카모마일 저먼블루 맛은 달고 쓰며, 성질은 차갑습니다. 간 심장의 경락으로 들어가며, 피부 재생을 촉진하여 회복을 돕는 데 효과적입니다

제라늄버번 맛은 맵고 쓰며, 성질은 차갑습니다. 폐·간·신장의 경락으로 들어가며, 피부 재생을 촉진하여 회복을 돕는 데 효과적입니다.

2) 타박상, 멍에 좋은 경혈

- **합곡(合谷)** 손등에서 엄지와 검지 사이의 움푹 들어간 곳에 위치합니다. 통증 완화에 효과적입니다.
- **족삼리(足三里)** 무릎 아래 3촌 정도의 위치에 있습니다. 전반적인 혈액 순환을 개선합니다.
- **양릉천(陽陵泉)** 무릎 바깥쪽에 위치합니다. 타박상으로 인한 통증 완화에 도움을 줍니다.
- **풍지(風池)** 목 뒤쪽, 두개골과 척추가 만나는 곳에 위치합니다. 염증 완화와 통증 경감에 효과적입니다.

3) 타박상, 멍에 좋은 아로마 에센셜 오일

에센셜 오일	성질	효능
불가리안 라벤더	성질평(性質平) 음의 성질 약 60~70%, 양의 성질 약 30~40% 음체질(저혈압), 양체질(고혈압)에 적용	항염 효과가 있어 통증 완화에 도움을 줄 수 있습니다.
유칼립투스 스미티아이	성질온(性質溫) 음의 성질 약 30%, 양의 성질 약 70% 음 체질(저혈압)에 적용	항염증 및 진통 효과가 있어 타박상이나 멍에 도움이 될 수 있습니다.
주니퍼 베리	성질평(性質平) 음의 성질 약 60%, 양의 성질 약 40% 양 체질(고혈압)에 적용	항염 및 진정 효과가 있어 타박상이나 멍에 도움이 될 수 있습니다.
로즈마리	성질온(性質溫) 음의 성질 약 20~30%, 양의 성질 약 70~80% 음 체질(저혈압)에 적용	로즈마리 오일은 근육 긴장을 완화하고 혈액 순환을 촉진하는 데 효과적입니다.
화이트 캄포	성질평(性質平) 음의 성질 약 50%, 양의 성질 약 50% 음체질(저혈압), 양체질(고혈압)에 적용	타박상이나 멍에 효과적인 천연 오일로 알려져 있으며, 염증을 줄이고 통증 완화에 도움을 줄 수 있습니다.
마조람 스윗	성질한(性質寒) 음의 성질 약 70%, 양의 성질 약 30% 양 체질(고혈압)에 적용	항염증 및 진통 효과가 있어 타박상이나 멍 부위에 바르면 통증 완화에 도움이 될 수 있습니다.
카모마일 로만	성질평(性質平) 음의 성질 약 60%, 양의 성질 약 40% 음체질(저혈압), 양체질(고혈압)에 적용	진정 효과가 있어 염증을 완화하는 데 도움을 줍니다.
페퍼민트	성질량(性質凉) 음의 성질 70%~80%, 양의성질 약 20~30% 양체질에 적용	시원한 느낌을 주고 혈액 순환을 개선해 통증을 줄이는 데 도움이 됩니다.

7. 비만(肥滿)

비만은 인체에 지방이 과도하게 축적된 질병입니다. 비만은 고지혈증, 고혈압, 동맥경화, 당뇨병, 지방간, 관절 이상 등의 발생비율을 현저하게 증가시키는 '만병의 근원'이라는 사실이 널리 알려져 있으며, 결과적으로 기대 수명의 저하를 불러옵니다.

1) 비만의 증상에 따른 아로마 에센셜 오일

◉ 스트레스와 불안

불가리안라벤더 맛은 맵고 달며, 성질은 평합니다. 폐·위장의 경락으로 들어가며, 스트레스를 줄이고 마음을 안정시키는 데 도움이 됩니다.

베르가모트 맛은 시고 달며, 성질은 평합니다. 간·비·위장 경락으로 들어가며, 스트레스를 줄이고 마음을 안정시키는 데 도움이 됩니다.

◉ 소화 문제

페퍼민트 맛은 매우며, 성질은 시원합니다. 폐·간의 경락으로 들어가며, 소화가 잘 되지 않으면 체중 관리에 어려움이 있습니다.

◉ 체내 순환 개선

로즈마리 맛은 맵고, 성질은 따뜻합니다. 간·비·위장의 경락으로 들어가며, 혈액 순환을 촉진하여 대사 활동을 높이는 데 도움이 됩니다.

페퍼민트 맛은 매우며, 성질은 시원합니다. 폐·간의 경락으로 들어가며, 혈액 순환을 촉진하여 대사 활동을 높이는 데 도움이 됩니다.

◉ 소화 개선

카모마일 저먼블루 맛은 달고 쓰며, 성질은 차갑습니다. 간 심장의 경락으로 들어가며, 소화 불량을 완화하는 데 도움이 됩니다.

진저(생강) 맛은 맵고, 성질은 따뜻합니다. 폐·비·위의 경락으로 들어가며, 소화 불량을 완화하는 데 도움이 됩니다.

◉ 지구력 향상

오렌지 스윗 맛은 시고, 성질은 평합니다. 폐·위장의 경락으로 들어가며, 운동 전후에 에너지를 증진시키고 회복을 돕는 데 도움이 됩니다.

레몬 맛은 시고, 성질은 서늘합니다. 담·비장의 경락으로 들어가며, 운동 전후에 에너지를 증진시키고 회복을 돕는 데 도움이 됩니다.

2) 비만에 좋은 경혈

- **태충(太衝)** 발등에 위치합니다. 간 기능을 돕고 스트레스를 줄이는 데 효과적입니다.
- **중완(中脘)** 배 중앙에 위치합니다. 소화기능을 개선하고 식욕 조절에 도움이 됩니다.
- **관원(關元)** 배 아래쪽에 위치합니다. 체내 에너지 순환을 돕고 비만을 예방하는 데 유용합니다.
- **비수(脾兪)** 갈비뼈 아래에 위치합니다. 비장과 위의 기능을 강화합니다.

3) 비만에 좋은 아로마 에센셜 오일

에센셜 오일	성질	효능
로즈마리	성질온(性質溫) 음의 성질 약 20~30%, 양의 성질 약 70~80% 음 체질(저혈압)에 적용	소화 개선과 피로 회복에 효과적입니다.
레몬	성질량(性質凉) 음의 성질 약 70%, 양의 성질 약 30% 양 체질(고혈압)에 적용	신진대사를 촉진하고, 소화를 도와주며, 디톡스 효과가 있어 체중 조절에 긍정적인 영향을 줄 수 있습니다. 또한, 레몬 오일의 상쾌한 향은 스트레스를 줄여주고 식욕을 억제하는 데 도움을 줄 수 있습니다.
화이트 그레이프 푸르트(자몽)	성질평(性質平) 음의 성질 약30~40%, 양의 성질 약60~70% 음 체질(저혈압), 양 체질(고혈압)에 적용	지방 분해를 촉진하고 신진대사를 활성화하는 데 도움이 됩니다.
페퍼민트	성질량(性質凉) 음의 성질 70%~80%, 양의성질 약 20~30% 양체질에 적용	식욕 억제 효과가 있어 다이어트에 도움을 줄 수 있습니다.
블랙페퍼 (후추)	성질열(性質熱) 음의 성질 약 40%, 양의 성질 약 60% 음 체질(저혈압)에 적용	후추에 포함된 피페린 성분이 신진대사를 촉진하고 지방 분해를 도와줄 수 있습니다.

8. 습진, 주부습진

주부습진은 손이나 피부에 가려움증, 붉어짐, 건조함 등을 유발하는 피부 질환으로, 주로 세제나 물에 자주 노출되는 경우 발생합니다. 흔히 주부들이 자주 걸린다고 해서 붙어진 이름입니다. 일반적으로 습진이라는 것은 염증성 피부 질환의 일종으로 가려움과 홍반을 동반하면서 진물을 발생하게 만듭니다.

1) 습진의 증상에 따른 아로마 에센셜 오일

● 염증 완화

불가리안라벤더 맛은 맵고 달며, 성질은 평합니다. 폐·위장의 경락으로 들어가며, 염증을 줄이고 진정 효과가 있어 피부 습진을 완화합니다.

카모마일 저먼블루 맛은 달고 쓰며, 성질은 차갑습니다. 간 심장의 경락으로 들어가며, 피부 재생을 촉진하여 회복을 돕는 데 효과적입니다

● 가려움증 완화

티트리 맛은 쓰고 달며, 성질은 평합니다. 심·폐·위장의 경락으로 들어가며, 항균, 항염 효과가 있어 습진을 완화시키는데 도움을 줍니다.

페퍼민트 맛은 매우며, 성질은 시원합니다. 폐·간의 경락으로 들어가며, 시원함이 가려움증을 완화시켜줍니다.

● 보습

유칼립투스 스미티아이 맛은 맵고 쓰며, 성질은 따뜻합니다. 심·간장의 경락으로 들어가며, 항염 효과가 있어 피부 회복에 도움을 줍니다.

● 균형 유지

제라늄버번 맛은 맵고 쓰며, 성질은 차갑습니다. 폐·간·신장의 경락으로 들어가며, 항염과 진정 효과가 있어 피부의 염증을 완화시킵니다.

베르가모트 맛은 시고 달며, 성질은 평합니다. 간·비·위장 경락으로 들어가며, 항염 효과가 있어 피부의 염증을 완화하는 데 도움을 줄 수 있습니다.

2) 주부습진에 좋은 아로마 에센셜 오일

에센셜 오일	성질	효능
불가리안 라벤더	성질평(性質平) 음의 성질 약 60~70%, 양의 성질 약 30~40% 음체질(저혈압), 양체질(고혈압)에 적용	주부습진과 같은 피부 질환에 도움을 줄 수 있는 특성을 가지고 있습니다.
유칼립투스 스미티아이	성질온(性質溫) 음의 성질 약 30%, 양의 성질 약 70% 음 체질(저혈압)에 적용	항염 효과가 있어 피부 건강에 도움을 줍니다.
미르(몰약)	성질한(性質寒) 음의 성질 약 70~80%, 양의 성질 약 20~30% 양 체질(고혈압)에 적용	항염증 및 항균 효과가 있어 주부습진 같은 피부 문제에 도움을 줄 수 있습니다.
라벤사라	성질한(性質寒) 음의 성질 약 70%, 양의 성질 약 30% 양 체질(고혈압)에 적용	항염증 및 항균 성질이 있어 피부 자극을 줄이고 치유를 촉진하는 데 유용할 수 있습니다.
카모마일 로만	성질평(性質平) 음의 성질 약 60%, 양의 성질 약 40% 음체질(저혈압), 양체질(고혈압)에 적용	염증을 줄이고 피부를 진정시키는 데 효과적입니다.
티트리	성질평(性質平) 음의 성질 약 60%, 양의 성질 약 40% 음체질(저혈압), 양체질(고혈압)에 적용	항균 및 항염 효과가 있어 감염 예방에 유용합니다.
제라늄 버번	성질한(性質寒) 음의 성질 약 70%, 양의 성질 약 30% 양 체질(고혈압)에 적용	항염과 진정 효과가 있어 피부의 염증을 완화하고 수분을 공급하는 데 유용할 수 있습니다.

9. 건선(乾癬)

건선의 증상은 사람마다 다르며 다음을 포함할 수 있습니다.

- 두껍고 은빛 비늘이 있는 붉은 색 패치는 몇 점에서 넓은 영역의 비늘 모양 패치까지 다양합니다.
- 어린이에게 흔히 나타나는 작은 스케일링 반점
- 출혈을 동반할 수 있는 건조하고 갈라진 피부
- 통증을 동반할 수 있는 가려움, 작열감 및 고통스러운 병변
- 두껍거나 움푹 들어간 손톱
- 뻣뻣한 관절 부종

1) 건선의 증상에 따른 아로마 에센셜 오일

● 염증 완화

불가리안라벤더 맛은 맵고 달며, 성질은 평합니다. 폐·위장의 경락으로 들어가며, 염증을 줄이고 진정 효과가 있어 피부 습진을 완화합니다.

카모마일 로만 맛은 달고 쓰며, 성질은 평합니다. 간·폐의 경락으로 들어가며, 항염 효과가 있어 피부 염증 완화에 도움을 줄 수 있습니다.

● 가려움증 완화

티트리 맛은 쓰고 달며, 성질은 평합니다. 심·폐·위장의 경락으로 들어가며, 항균 및 항염 효과가 있어 피부 건강에 도움을 줄 수 있습니다.

페퍼민트 맛은 매우며, 성질은 시원합니다. 폐·간의 경락으로 들어가며, 멘톨성분의 시원한 느낌이 가려움증을 완화시켜줍니다.

2) 건선에 좋은 아로마 에센셜 오일

에센셜 오일	성질	효능
불가리안 라벤더	성질평(性質平) 음의 성질 약 60~70%, 양의 성질 약 30~40% 음체질(저혈압), 양체질(고혈압)에 적용	항염증 성질이 있어 가려움증과 염증을 완화하는 데 도움을 줄 수 있습니다.
유칼립투스 스미티아이	성질온(性質溫) 음의 성질 약 30%, 양의 성질 약 70% 음 체질(저혈압)에 적용	항염 및 항균 효과가 있어 피부 건강, 피부 가려움증에 좋습니다.
라벤사라	성질한(性質寒) 음의 성질 약 70%, 양의 성질 약 30% 양 체질(고혈압)에 적용	항염 효과가 있어 건선과 같은 피부 상태에 사용하면 가려움증이나 염증을 완화하는 데 도움이 될 수 있습니다.
카모마일 로만	성질평(性質平) 음의 성질 약 60%, 양의 성질 약 40% 음체질(저혈압), 양체질(고혈압)에 적용	항염 효과가 있어 피부 염증 완화에 도움을 줄 수 있습니다.
티트리	성질평(性質平) 음의 성질 약 60%, 양의 성질 약 40% 음체질(저혈압), 양체질(고혈압)에 적용	항균 및 항염 효과가 있어 피부 건강에 도움을 줄 수 있습니다.

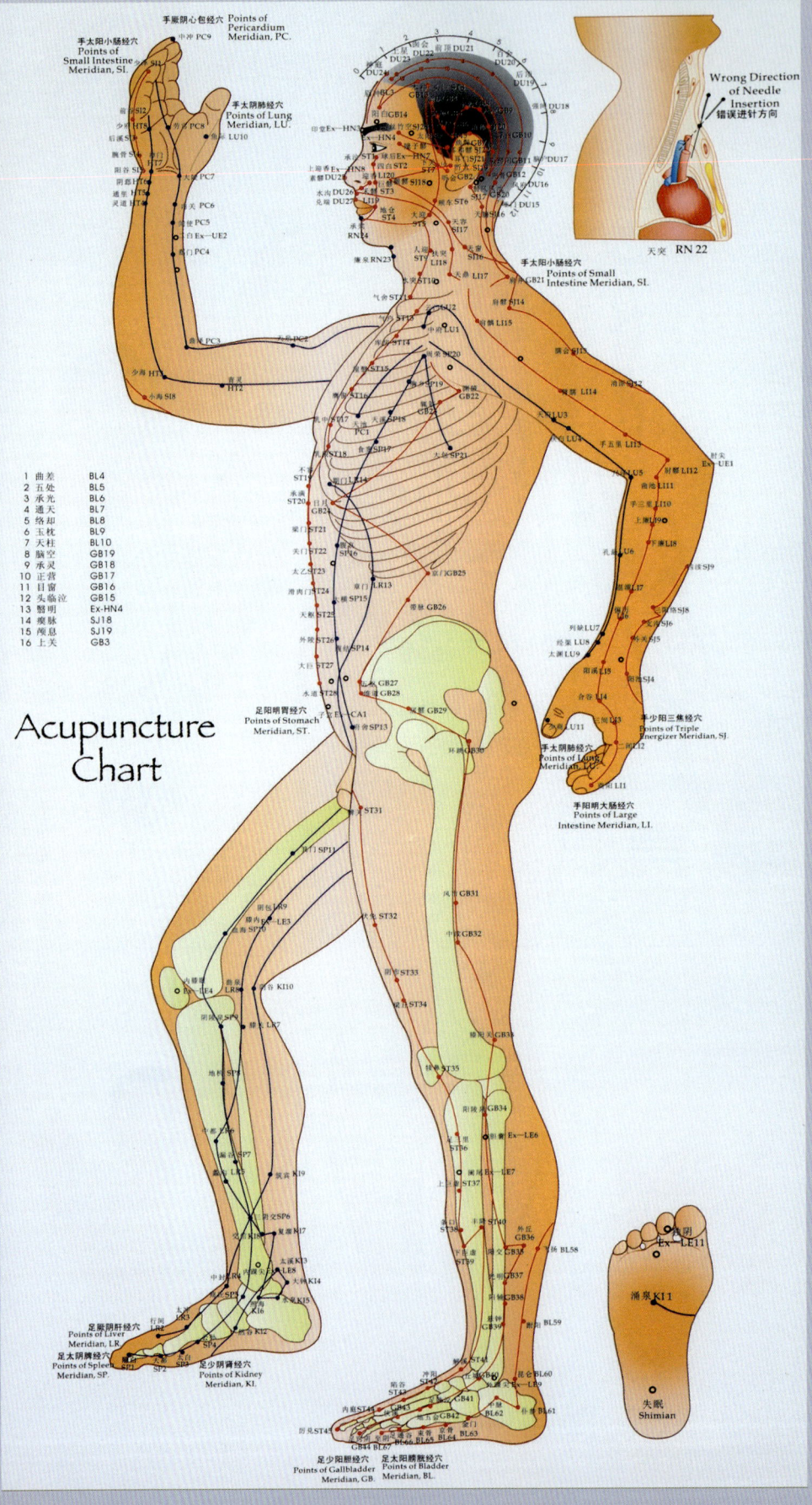

Lesson 06

아로마 에센셜 오일과 침구 경락

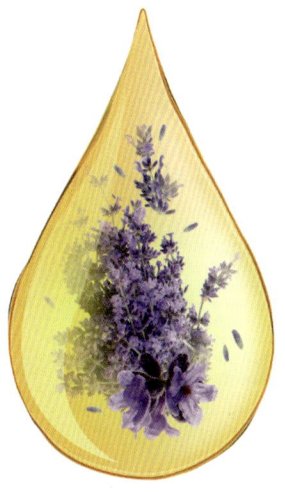

제1장 수태음폐경(手太陰肺經)

01. 중부(中府)

穴名의 해석

- **중(中)** 가운데 중은 중기(中氣) 곧 천지의 기를 가리킵니다.
- **부(府)** 곳집 부는 창고·장소을 가리킵니다.
- **본 穴**은 위장(中焦)의 기가 모이는 장소(府)이므로 중부(中府)라고 이름하였습니다.

위 치 가슴 바깥선 즉 흉외선상에서 오구돌기 중앙의 높이에 있습니다.
(흉외선이라는 것은 오구돌기의 안쪽을 지나는 수직선)

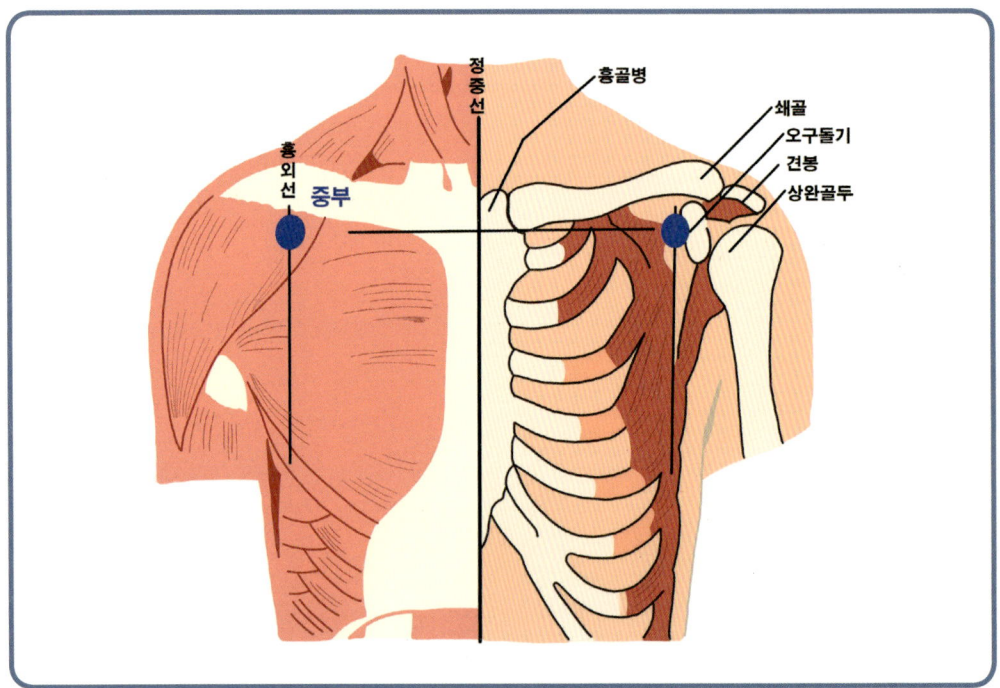

성 질 상초(上焦) 즉 폐를 좋게하고, 가슴과 위장의 열을 내립니다.
청선상초(淸宣上焦), 사흉중열(瀉胸中熱).

주 치 기침(咳嗽,해수), 천식(氣喘,기천), 가슴이 답답할 때(胸中脹悶,흉중창민), 가슴이 아플 때(胸痛), 어깨·등이 아플 때(肩背痛,견배통)등.

02. 척택(尺澤) 합혈(合穴)

穴名의 해석

- **척**(尺) 자 척은 길이의 단위입니다.
- **택**(澤) 못 택·윤 택은 연못을 의미합니다.
- 본 穴은 尺部를 가리키는 팔꿈치 앞쪽에 위치하고, 폐기가 흘러들어오는 곳으로 물이 늪지(澤)로 흘러드는 모양과 같다고 하여 척택(尺澤)이라 이름하였습니다.

위 치 팔꿈치를 안쪽으로 약간 구부리면 가로무늬 주름의 중앙, 상완이두근의 엄지손가락쪽에 있습니다.

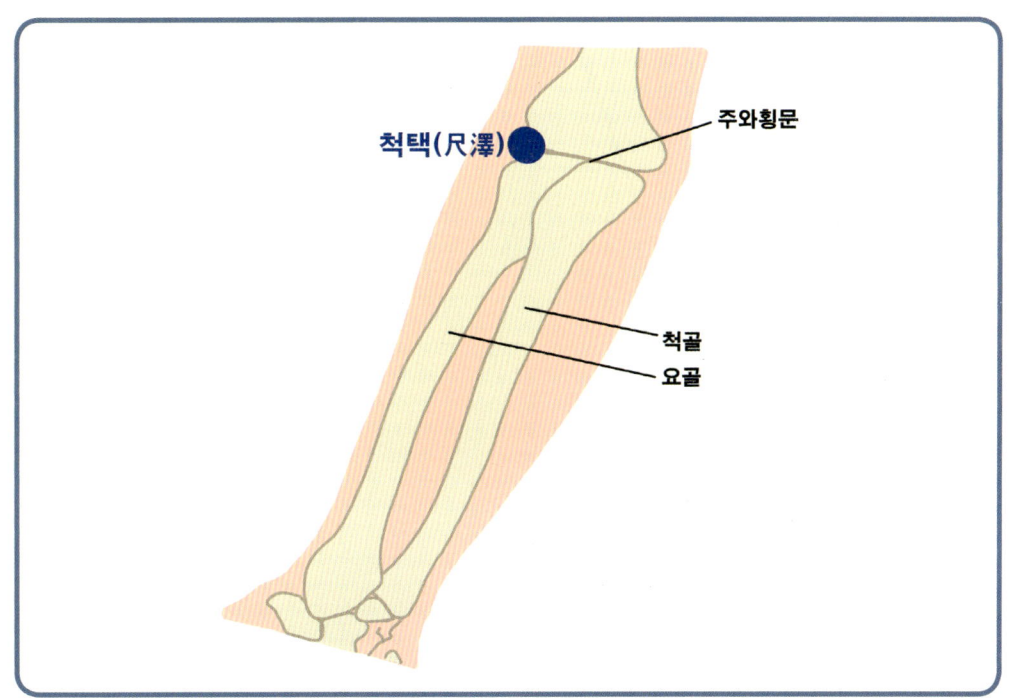

성 질 근육 뭉친 것을 풀어주어 통증을 멎게 하고, 열을 내려 폐를 깨끗하게 하고, 위장을 편안하게 합니다. 서근지통(舒筋止痛), 청폐사열(清肺瀉熱), 화위이기(和胃理氣).

주 치 기침(咳嗽), 천식(氣喘), 각혈(咯血), 습하고 더울 때(潮熱, 조열), 목아플 때(咽喉腫痛, 인후종통), 늑간신경통(胸部脹滿), 소아경기 할 때(小兒驚風, 소아경풍), 토하고 설사를 할 때(吐瀉, 토사), 팔이 저리고 아플 때(肘臂攣痛, 주비련통) 등.

03. 열결(列缺)

穴名의 해석

- **열(列)** 줄 렬은 배열·진열하는 것과 찢어 여는 것을 가리킵니다.
- **결(缺)** 모자랄 결은 요함(凹陷)의 뜻입니다.
- 본 穴은 옛사람들은 벼락을 가리켜 하늘이 갈라진다하여 열결(列缺)이라 하였고, 침을 놓을 때(刺鍼) 침이 내려갈 때의 기가 항상 번개와 같다고 해서 열결(列缺)이라 이름하였습니다.

위 치 ① 서로 손을 맞잡을 때 상대편 둘째 손가락이 닿는 곳이 열결입니다. 완관절 횡문 끝에서 1.5寸 위에서 취합니다.

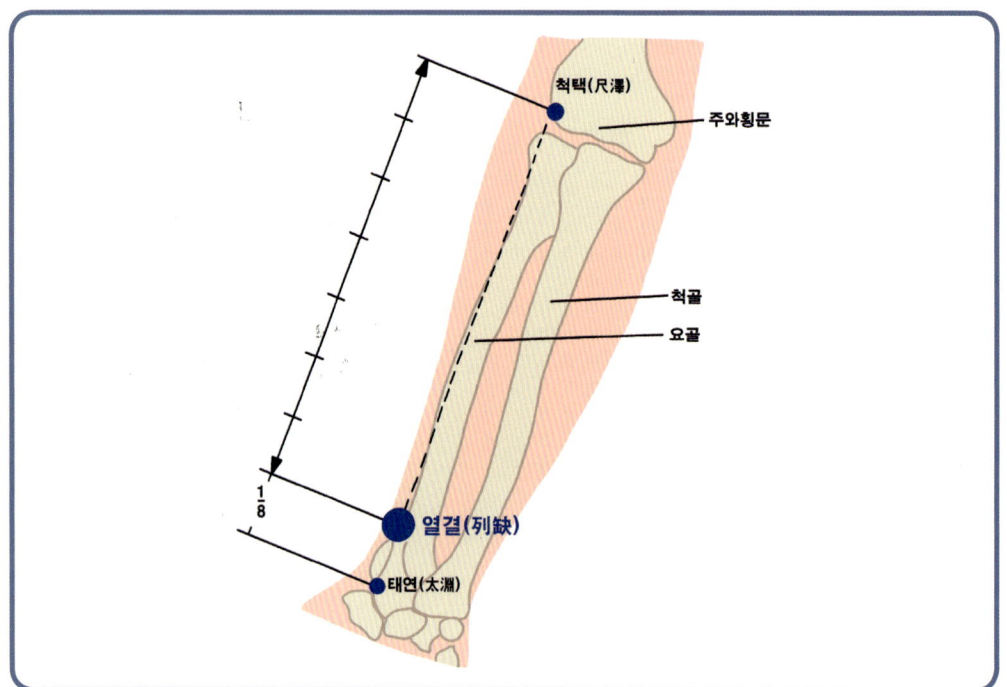

성 질 경락을 소통시켜 폐기능을 좋게 하고, 소변을 잘 보게 합니다. 편도선에 좋고 가슴의 기(気)를 통하게 합니다. 통경활락(通経活絡), 선폐이기(宣肺理気), 이수통림(利水通淋), 통리인후흉격(通利咽喉胸膈).

주 치 파상풍(破傷風), 두통(頭痛), 목이 뻣뻣할 때(頸項強直,경항강직), 기침(咳嗽), 허리통증(腰痛), 목아플 때(咽喉腫痛), 안면신경마비(口眼蝸斜,구안와사), 치통(齒痛) 등.

04. 어제(魚際)

穴名의 해석

- **어(魚)** 고기 어는 물고기의 배를 가리킵니다.
- **제(際)** 사이 제는 변제(邊際)인 가장자리 사이라는 뜻입니다.
- 본 穴이 위치한 엄지손가락 부분이 물고기의 배처럼 불룩하게 올라와 있고, 손바닥의 가장자리에 위치하여 어제(魚際)라고 이름하였습니다.

위 치   손바닥과 손등의 피부 경계보다 약간 손바닥 엄지측에 있습니다.

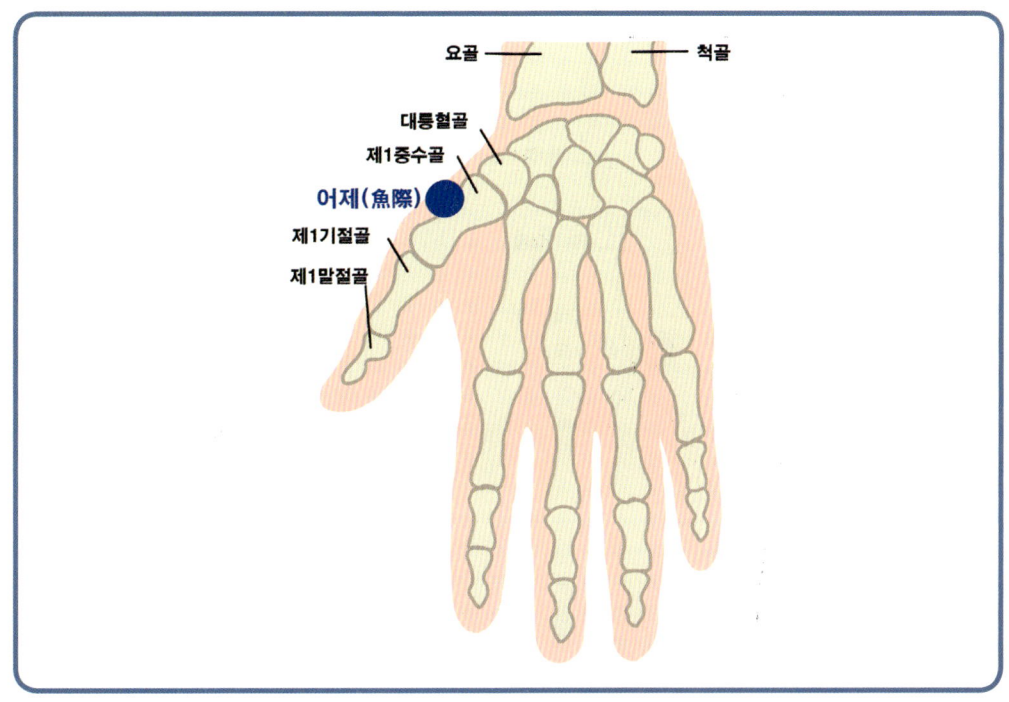

성 질   폐(肺)열을 내려 목아플 때을 다스리고, 폐기능을 좋게 하고 위장을 편안하게 합니다.
청폐열(清肺熱), 이인후(利咽喉), 소폐화위(疏肺和胃)

주 치   기침(咳嗽,해수), 해혈(咳血), 목아플 때(咽喉腫痛,인후종통), 목소리가 나오지 않을 때(失音,실음), 발열(發熱) 등.

05. 소상(少商)

穴名의 해석

- **소(少)** 적을 소·젊을 소는 어리다·작다를 의미합니다.
- **상(商)** 헤아릴 상은 오행에서 금에 속하는데 폐 역시 금에 속하므로 五音의 商을 뜻합니다.
- 본 穴은 폐경이 마지막 혈로 그 기가 매우 작고 부족하기에 소상(少商)이라 이름하였고, 폐경의 정혈(井穴)입니다.

위 치　엄지손가락 안쪽 손톱모서리로부터 1分(3mm) 되는 곳에 있습니다.

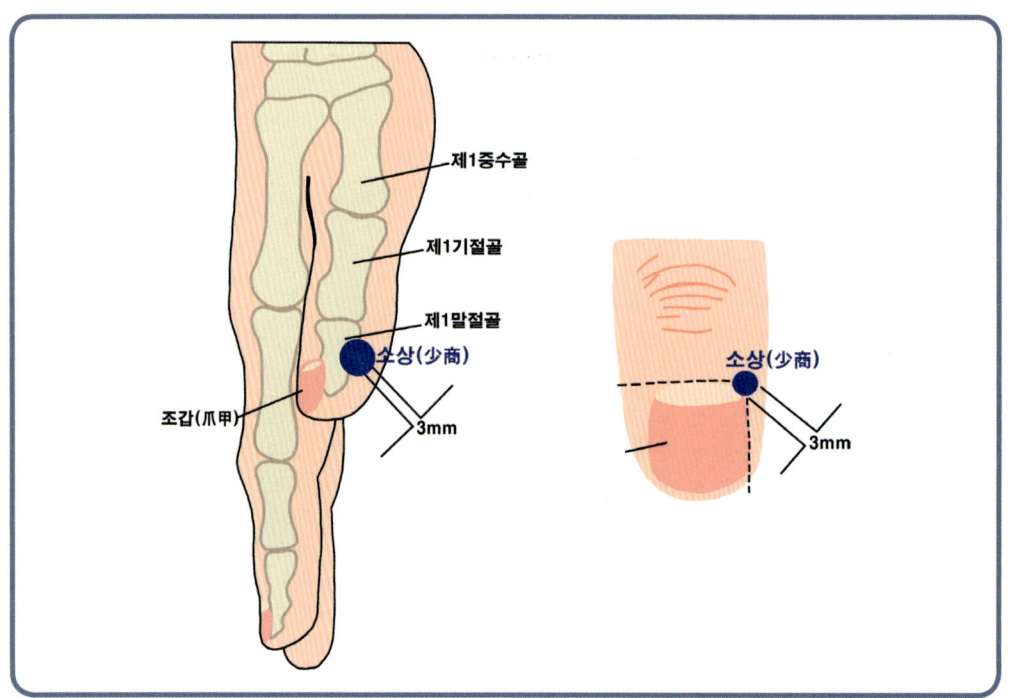

성 질　폐(肺)열을 내려 편도선을 다스리고, 경락을 소통시켜 양기를 회복하고 사경(死境)에서 구해냅니다. 청폐이인후(清肺利咽喉), 통경기(通経気), 회양구역(回陽救逆)

주 치　목아플 때(咽喉腫痛,인후종통), 기침(咳嗽,해수), 코피가 날 때(鼻衄,비뉵), 발열(發熱), 의식불명일 때(昏迷,혼미), 정신병(癲狂,전광) 등.

제2장 수양명대장경(手陽明大腸經)

01. 상양(商陽)

穴名의 해석

- **상(商)** 헤아릴 상은 오행에서 금에 속하는데 폐역시 금에 속하므로 五音의 商을 뜻합니다. (간장 각(角)·심장 치(徵)·비장 궁(宮)·폐 상(商)·신장 우(羽))
- **양(陽)** 양기 양은 양금(陽金)을 가리킵니다.
- 본 穴은 폐와 대장은 표리관계로 오음(五音)의 상(商)과 오행의 금(金)에 속합니다. 폐는 음금(陰金)이고 대장은 양금(陽金)입니다. 폐경은 이곳에서 대장경과 만나 음금(陰金)에서 양금(陽金)으로 전해져 들어가므로 상양(商陽)이라 이름하였습니다.

위 치 둘째 손가락 안쪽 손톱모서리로부터 3mm에 있습니다.

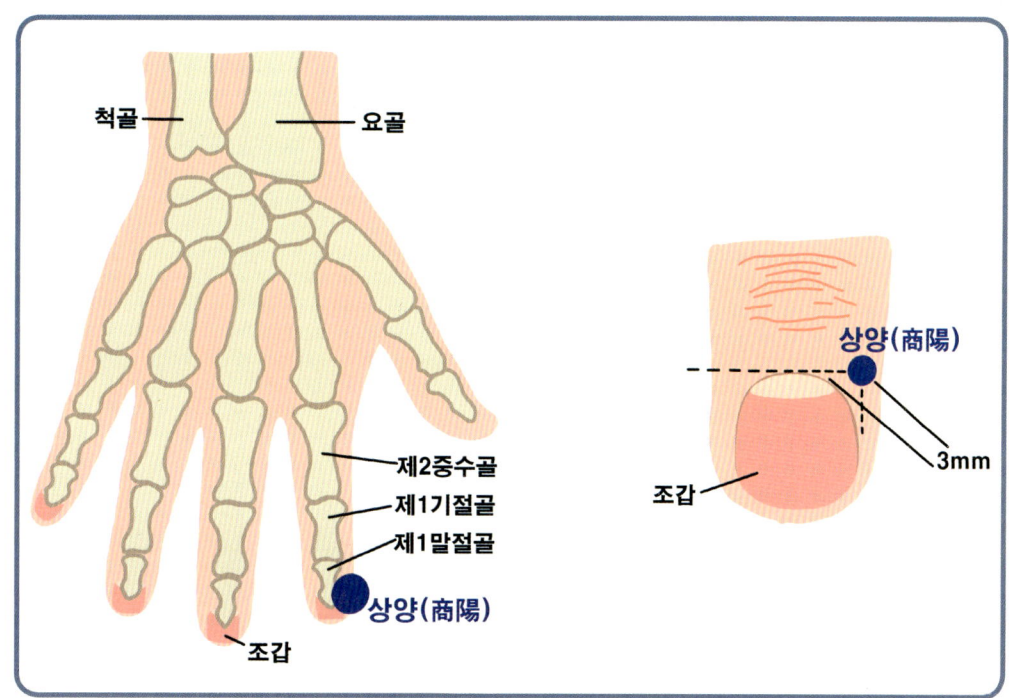

성 질 정신을 들게 하고 열을 내려 종기를 낫게 합니다. 개규성신(開竅醒神), 사열소종(瀉熱消腫)

주 치 귀가 잘 들리지 않을 때(耳聾,이롱), 치통(齒痛), 목아플 때(咽喉腫痛), 턱의 종기(頷腫,함종), 시신경위축염(靑盲,청맹), 손가락 마비될 때(手指麻木,수지마목), 열병(熱病), 의식불명일 때(昏迷,혼미) 등.

02. 합곡(合谷)

穴名의 해석

- **합(合)** 합할 합은 엄지·검지손가락이 갈라진 사이를 비유하였습니다.
- **곡(谷)** 골 곡은 곡물과 골짜기의 뜻입니다.
- 본 穴은 엄지와 검지 손가락이 갈라진 뼈사이에 위치하는데 이 양 뼈가 서로 合하여진 모양이 산골짜기의 모양과 같이 오목하게 들어갔다 하여 합곡(合谷)이라 이름하였고, 대장경의 원혈(原穴)입니다.

위 치 첫째 손가락(엄지)과 둘째 손가락(검지)이 갈라진 뼈사이의 중간에 있습니다.

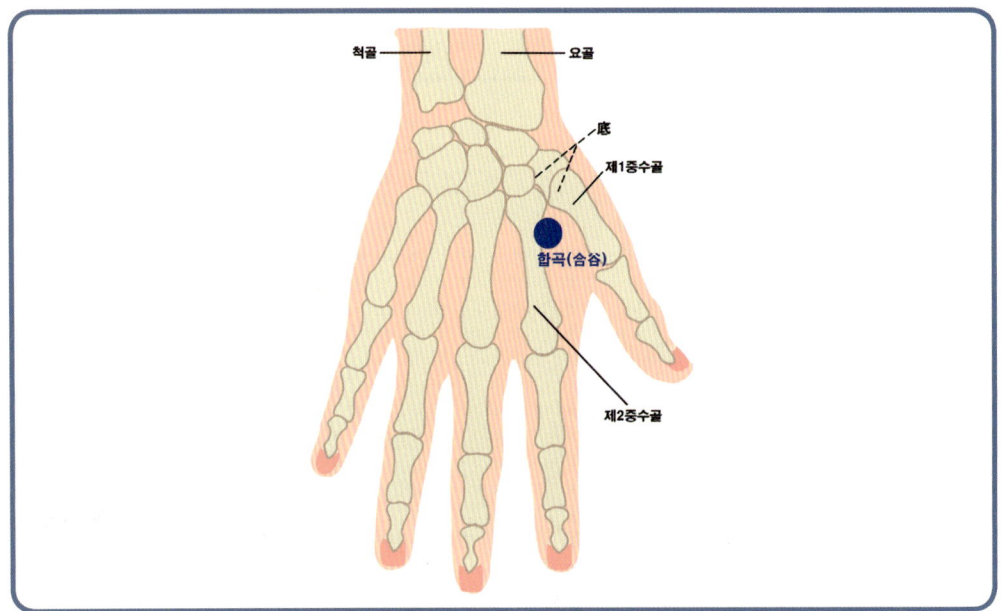

성 질 경락을 소통시켜 몸의 열을 내리고, 마음을 편안하게 하여 통증을 멎게 하며, 위장과 폐기능을 원활하게 합니다. 통경활락(通経活絡), 청열해표(清熱解表), 진통안신(鎮痛安神), 통강장위(通降腸胃), 청설폐기(清泄肺気).

주 치 두통(頭痛), 눈병(目赤腫痛,목적종통), 코피가 날 때(鼻衄,비뉵), 치통(齒痛), 입을 다물고 벌리지 못할 때(牙關緊閉,아관긴폐), 안면신경마비(口眼喎斜,구안와사), 소리가 잘 들리지 않을 때(耳聾,이롱), 이하선염(痄腮,자시), 목아플 때(咽喉腫痛,인후종통), 열병(熱病), 무한(無汗), 다한(多汗), 복통(腹痛,복통), 변비(便秘), 월경이 없을 때(經閉,경폐), 출산할 때 조기 파수(破水)(滯産,체산) 등.

03. 곡지(曲池)

穴名의 해석

- **곡(曲)** 굽을 곡은 굽는다·구불구불하다는 뜻입니다.
- **지(池)** 못 지는 연못으로 물이 머물러 모이는 곳입니다.
- 본 穴은 팔꿈치를 구부렸을(曲) 때 생기는 가로무늬(橫紋)의 외측끝 오목하게 들어간 곳에 위치하고, 그곳이 연못(池)의 모양과 같다 하여 곡지(曲池)라고 이름하였습니다.

위치
① 팔꿈치를 구부리고 손바닥을 반대편 젖가슴에 대고 팔꿈치 가로무늬 외측끝에 있습니다.
② 팔을 90°로 굽혀서 주먹을 가슴에 대고 팔꿈치 안주름에 따라 내방 1cm에 있습니다.

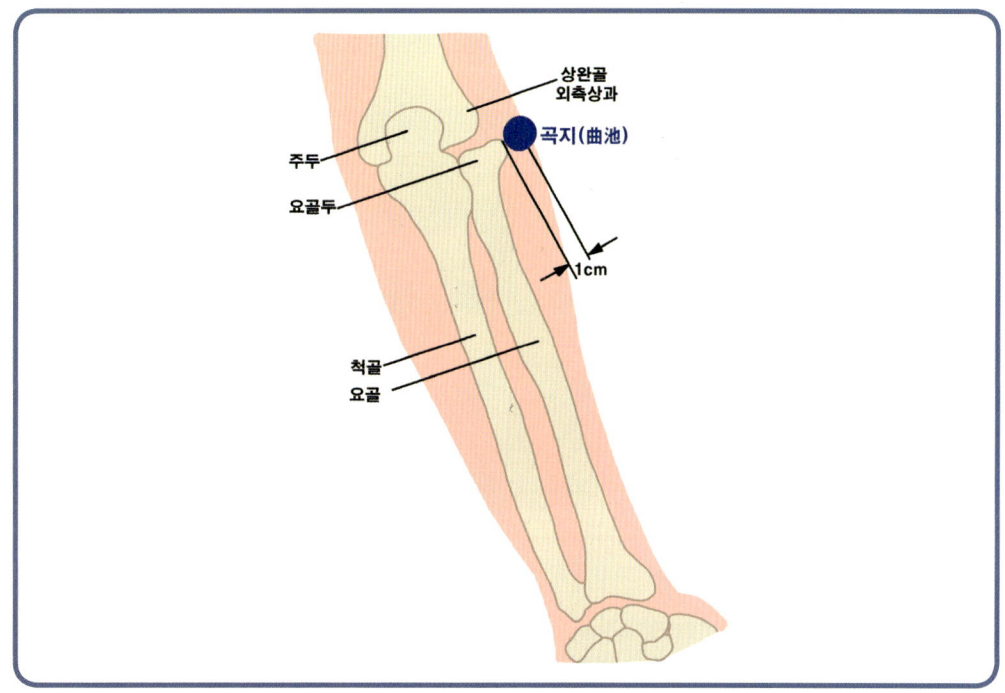

성질 열을 내리고 풍습을 없애며, 기와 혈을 조화롭게 하고, 관절을 좋게 합니다.
청열거풍습(淸熱祛風濕), 조화기혈(調和氣血), 이관절(利關節).

주치 목아플 때(咽喉腫痛,인후종통), 치통(齒痛), 결막염(目赤痛,목적통), 임파선종(瘰癧,나력), 피부병(癮疹,은진), 열병(熱病), 어깨가 아파서 들지를 못할 때(上肢不遂), 팔이 아플 때(手臂腫痛,수비종통), 복통·구토·설사할 때(腹痛吐瀉,복통토사), 고혈압(高血壓), 정신병(癲狂,전광) 등.

04. 영향(迎香)

穴名의 해석

- 본 穴은 코 옆에 위치하고 있어 향기(香)를 맞아들인다는(迎) 뜻으로 영향(迎香)이라 이름하였습니다.

위 치 코볼이 얼굴면에 닿는 코볼 밑 오목한 곳에(코볼의 양옆 밑) 있습니다.

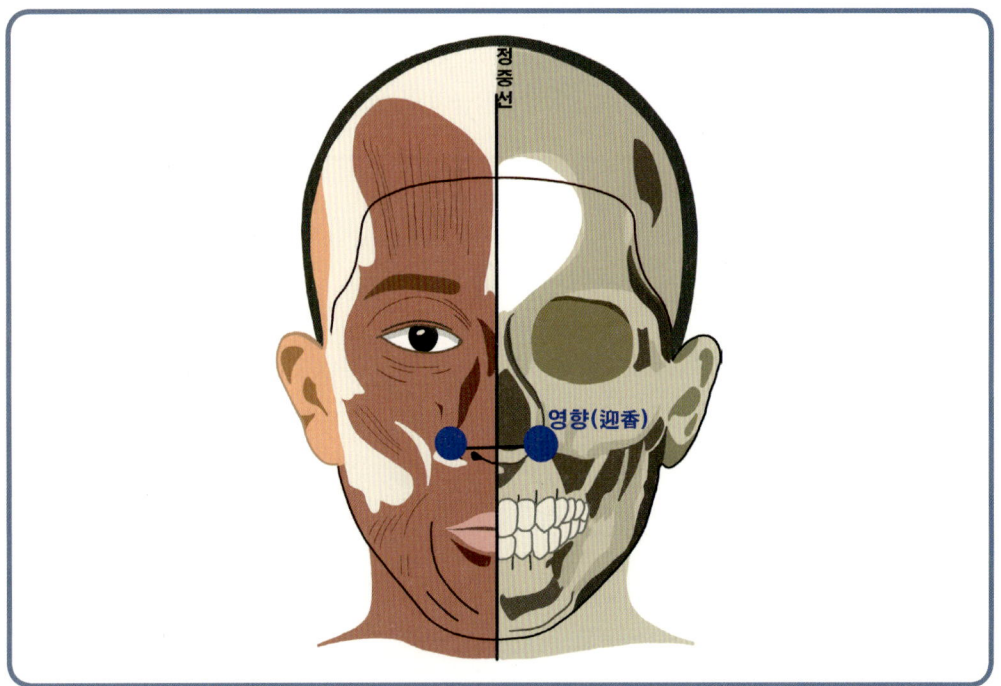

성 질 풍사(風邪)와 열을 제거하여 코가 막힌 것을 뚫어 주고, 코의 기(気)를 통하여 통증을 멎게 합니다. 거풍열(祛風熱), 통비규(通鼻竅), 이기지통(理気止痛).

주 치 감기로 코가 막힐 때(鼻塞,비색), 코피가 날 때(鼻衄,비뉵), 얼굴이 가려울 때(面痒,면양), 안면신경마비(口眼喎斜,구안와사), 담도회충병(膽道蛔蟲症,담도회충증).

제3장 족양명위경(足陽明胃經)

01. 승읍(承泣)

穴名의 해석

- **승(承)** 이을 승은 받는다는 의미입니다.
- **읍(泣)** 울 읍은 눈물이 날 때를 말한다.
- 본 穴이 위치한 장소가 눈물이 날 때(泣) 눈물을 받는 곳(承)이라 하여 승읍(承泣)이라 이름하였습니다.

위치 눈을 자연스럽게 떴을 때, 눈동자 중앙의 아래에서 눈구멍(안와) 위쪽에 있습니다.

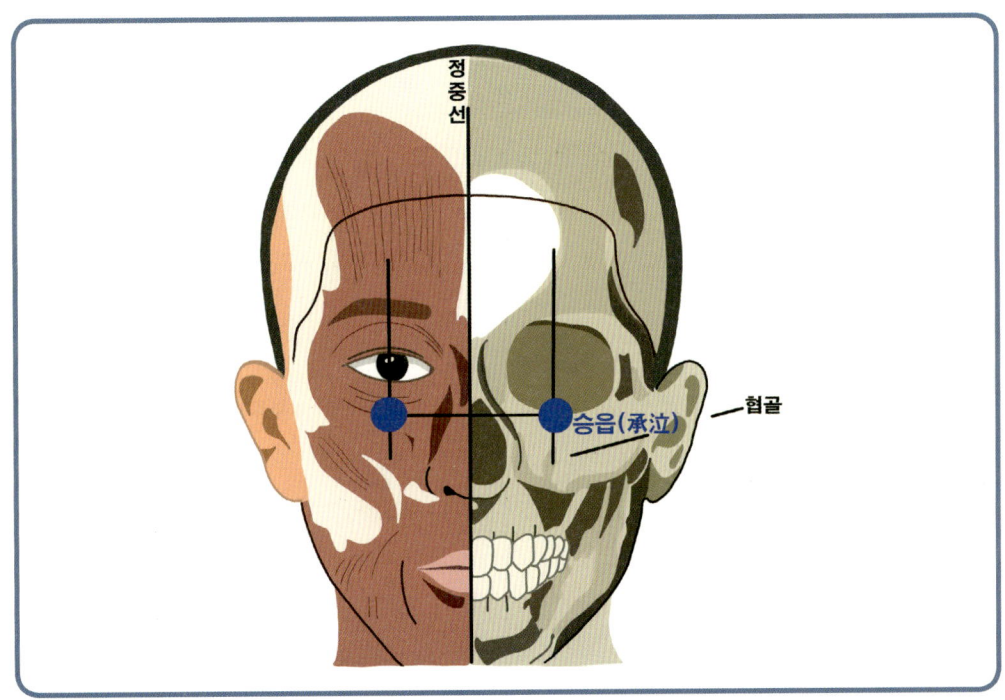

성질 눈의 풍사(風邪)와 열을 없애고, 눈구멍을 열어 눈을 밝게 합니다.
거풍산화(祛風散火), 개규명목(開竅明目)

주치 눈병(目赤腫痛,목적종통), 눈물이 날 때(流淚,유루), 야맹(夜盲,야맹),
눈꺼풀 이 떨릴 때(眼瞼瞤動,안검순동), 안면신경마비(口眼喎斜,구안와사) 등.

02. 인영(人迎)

穴名의 해석

- **인(人)** 사람 인은 사람을 가리킵니다.
- **영(迎)** 맞이할 영은 영접·맞이하다는 뜻입니다.
- 본 穴은 인영맥(人迎脈)에 위치하여 인영(人迎)이라 이름하였습니다.

위 치 후두융기(목의 중간에 툭 튀어나온 뼈)의 높이에서 양쪽으로 1.5촌 되는 총경동맥의 박동이 뛰는 중심에 있습니다.

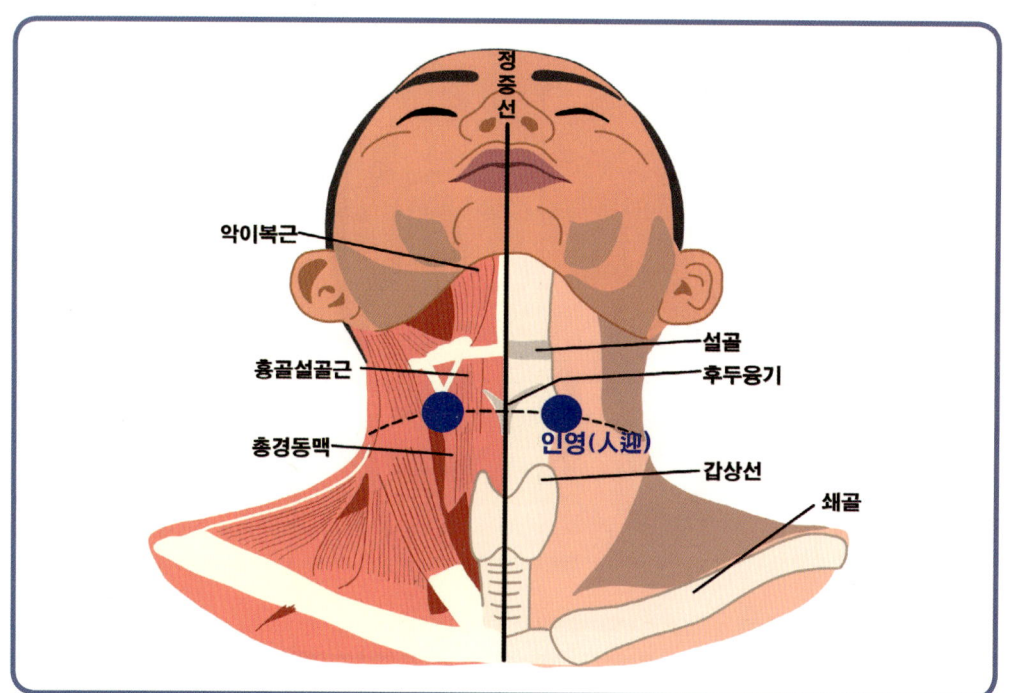

성 질 편도선에 좋고, 기관지의 열을 내려주고, 기침으로 숨찬 것을 편안하게 합니다.
이인후(利咽喉), 청열평천(淸熱平喘).

주 치 목아플 때(咽喉腫痛,인후종통), 고혈압(高血壓), 임파선종(瘰癧,나력), 갑상선종(瘿氣,영기), 천식(氣喘,기천) 등.

03. 유중(乳中)

穴名의 해석

- **유(乳)** 젖 유는 유두를 가리킵니다.
- **중(中)** 가운데 중은 중앙을 가리킵니다.
- 본 穴은 유두(乳頭)의 가운데에 위치하여 유중(乳中)이라 이름하였습니다.

위 치 유두의 정중앙에 있으며, 네 번째 다섯 번째 갈비뼈사이에 있습니다.

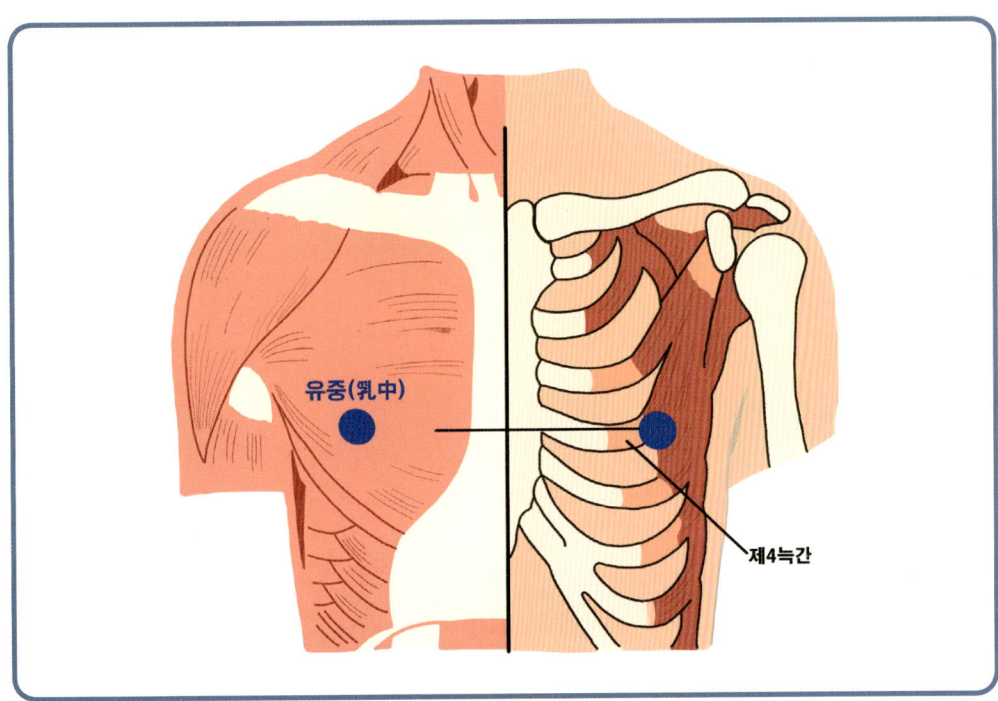

성 질 기(氣)를 조절하여 정신을 들게 합니다.
조기성신(調氣醒神)

04. 천추(天樞)

穴名의 해석

- **천(天)** 하늘 천·임금 천은 사람의 배꼽위 상반신과 하늘을 가리키고, 사람의 배꼽 바로 위는 하늘로써 陽에 속하고, 배꼽 바로 아래는 땅으로써 陰에 속합니다.

- 본 穴은 배꼽과 수평선상에 위치하고 있으며 상반신과 하반신을 구분하는 장소의 의미로 천추(天樞)라고 이름하였습니다.

위 치 정중선의 외측 2寸, 배꼽과 수평에 있습니다.

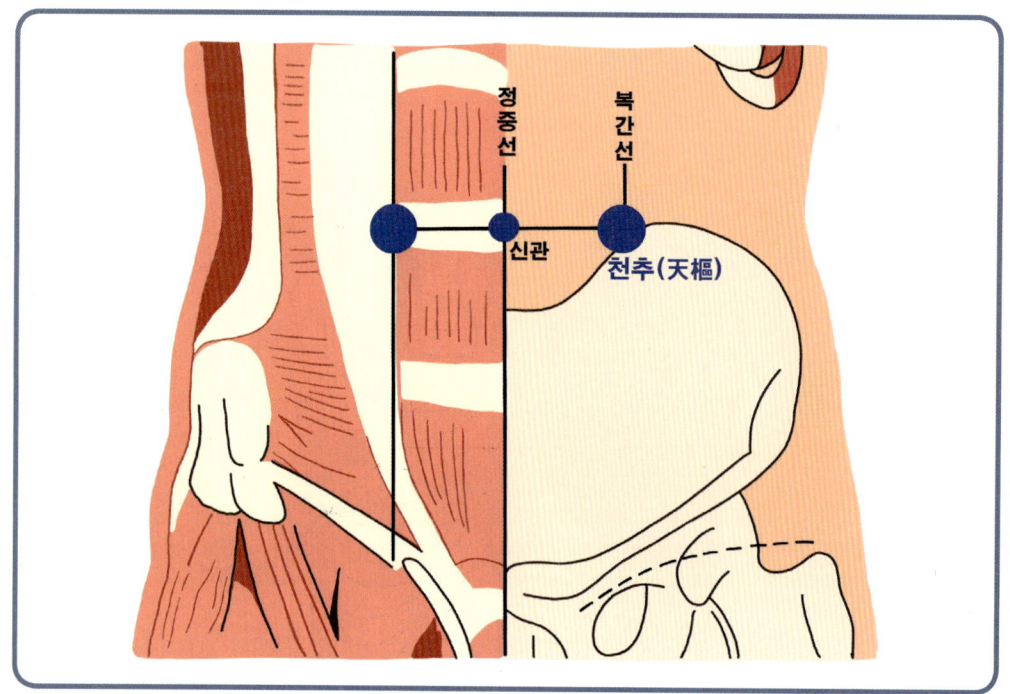

성 질 위장을 다스리고 편안하게 하며, 기(氣)를 다스려 비장을 튼튼하게 하고, 비장을 도와 습(濕)을 없애고, 경락을 조절하여 뭉친 것을 풀어주고, 대장의 기운을 소통시킵니다.
조중화위(調中和胃), 이기건비(理気健脾), 부토화습(扶土化湿), 조경소체(調経消滯), 소조대장(疏調大腸).

주 치 배에서 소리가 날 때(腹脹腸鳴,복창장명), 배꼽주위가 타는 듯한 아픔(臍灼熱痛,제작열통), 변비(便秘), 설사(泄瀉), 이질(痢疾), 월경불순(月經不順), 위장 종양(癥瘕,징가) 등.

05. 독비(犢鼻)

穴名의 해석

- **독(犢)** 송아지 독은 송아지를 가리킵니다.
- **비(鼻)** 코 비는 코를 가리킵니다.
- 본 穴은 무릎의 무릎뼈와 인대 양측이 오목하게 들어간 모양이 송아지의 콧구멍과 같아 외측을 독비(犢鼻)라고 이름하였고 내측은 슬안(膝眼,슬퇴)이라 이름하였습니다.

위 치 슬개골 아래쪽에서 골첨의 약 5mm 아래 높이에서 슬개인대의 바깥쪽에 있습니다. 독비는 내슬안과 외슬안으로 나눈다. 슬개골 전면 하단과 경골 상단이 접한 사이의 오목한 부위로 슬관절을 약간 구부려서 취합니다.

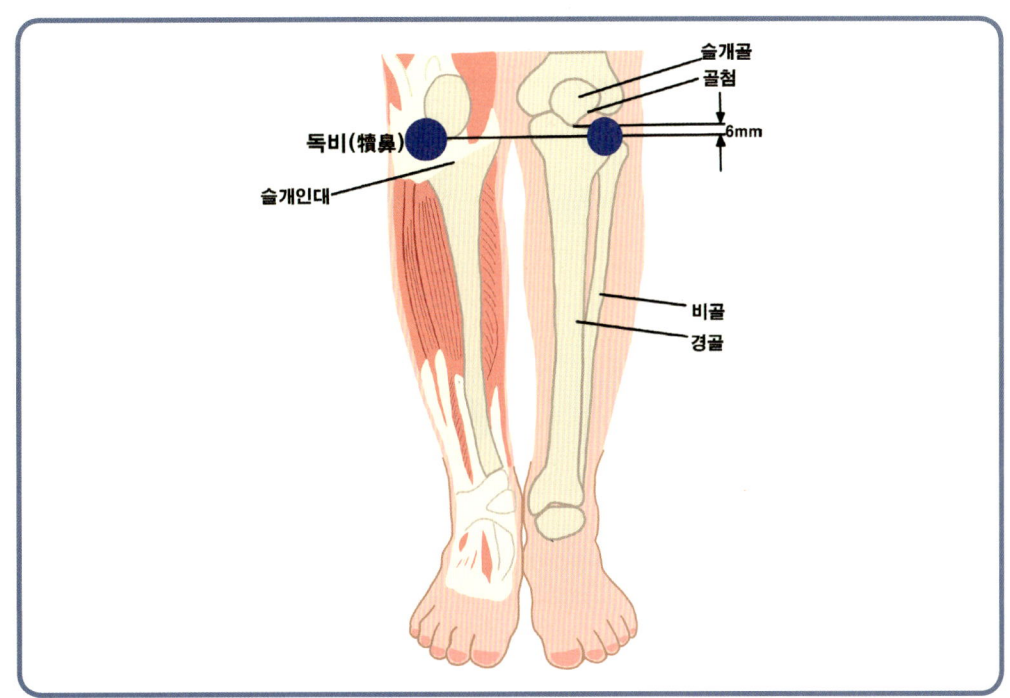

성 질 부종과 염증을 가라앉혀 통증을 멎게 하고, 경락을 소통시켜 풍사(風邪)와 한사(寒邪)를 제거합니다. 소종지통(消腫止痛), 통경활락(通経活絡), 소풍산한(疏風散寒).

주 치 무릎관절염(膝痛,슬통), 반신불수(下肢麻痺),
관절을 굽혔다 폈다 할 수 없을 때(關節屈伸不利,관절굴신불리), 각기(脚氣) 등.

06. 족삼리(足三里)

穴名의 해석

- **족(足)** 발 족은 발을 가리킵니다.
- **삼(三)** 석 삼은 크다는 뜻이고, 天, 地, 人을 가리킵니다.
- **리(里)** 이 리는 인체에서는 위장을 가리키고, 삼리(三里)는 몸의 상중하 3부분을 포함한 것입니다.
- 본 穴은 다리의 무릎밑 3寸에 위치하고, 위장과 깊은 관계를 갖는 중요한 혈이므로 족삼리(足三里)라고 이름하였습니다.

위치

경골조면의 2cm 아래에서 앞 굵은 정강이 뼈의 앞기슭으로부터 2cm 바깥쪽에 있습니다.
(무릎관절을 펴거나 조금 굽혀서 정강이 뼈를 손으로 문지르면서 위쪽으로 가면 경골의 위쪽에서 위로 불룩 나온 골융기가 있습니다. 이것을 경골조면이라 합니다).

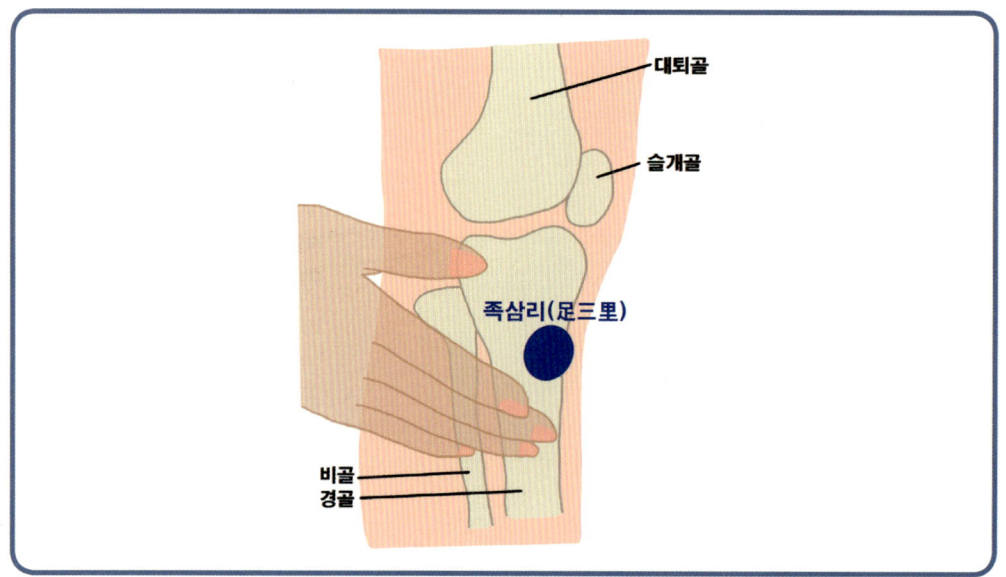

성질

비장을 튼튼하게 하고, 위장을 편안하게 하며, 풍사(風邪)와 습사(湿邪)를 없애주고, 기혈을 조절하여 막힌 것을 풀어주고, 장(腸)을 조화롭게 하여 막힌 것을 소통시키고, 사기(邪気)를 제거하여 모든 병을 예방합니다. 건비화위(健脾和胃), 조중기(調中気), 소풍화습(疏風化湿), 조화기혈(調和気血), 화장소체(和腸消滞), 거사방병(祛邪防病).

주치

배가 아플 때(胃痛), 구토(嘔吐,구토), 식도암(噎膈,열격), 헛배가 부를 때(腹脹,복창), 설사(泄瀉), 이질(痢疾), 변비(便秘), 유선염(乳癰,유옹), 맹장염(腸癰,장옹), 반신불수(下肢痺痛), 부종(水腫), 정신병(癲狂,전광), 각기(脚氣), 전신이 허약할 때(虚労羸痩,허로리수) 등.

07. 해계(解谿)

穴名의 해석

- **해(解)** 풀 해는 경감시키고 누그러지게 하거나 완화시킨다는 뜻입니다.
- **계(溪)** 시내 계는 체표의 오목하게 들어간 곳이란 뜻입니다.
- 본 穴은 하퇴와 발목이 나뉘는 경계상, 즉 복사뼈(內踝)의 오목하게 들어간 곳에 위치하여 해계(解溪)라고 이름하였습니다.

위치 발등의 바깥 복사뼈 정점의 높이에서 엄지발가락 신근건(장모지신근건)의 바깥쪽에 있습니다.

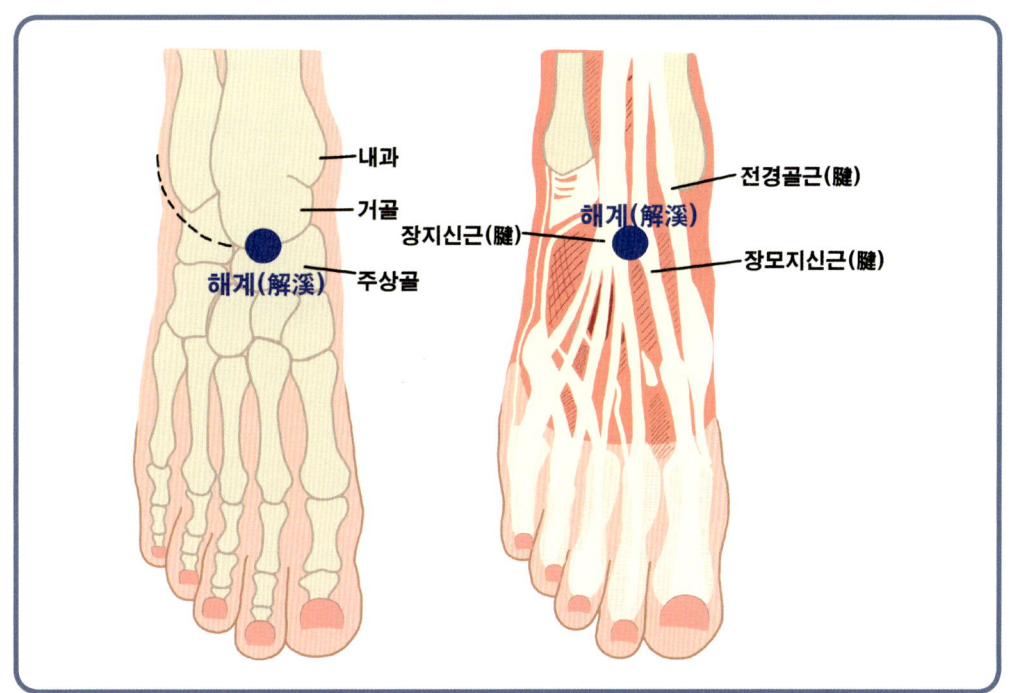

성질 위장의 열과 습체(湿滞)를 제거하고, 정신을 안정시키며 비기의 기능을 좋게 합니다.
청위열(清胃熱), 화습체(化湿滞), 령신지(寧神志), 부비기(扶脾気).

주치 두통(頭痛,두통), 어지러울 때(眩暈,현운), 정신병(癲狂,전광), 헛배가 부를 때(腹脹,복창), 변비(便秘), 반신불수(下肢痿痺,하지위비) 등.

배오 눈다래기 상- 해계(解谿) + 후계(後谿) + 은백(健側 寫) 하- 해계 寫, 지음.

참고 턱밑이 검은 사람은 신장과 자궁이 좋지 않습니다.

08. 함곡(陷谷)

穴名의 해석

- **함(陷)** 빠질 함은 함몰하다를 가리킵니다.
- **곡(谷)** 골 곡은 산골짜기로 체표의 크게 안쪽으로 들어간 곳을 뜻합니다.
- 본 穴은 발등의 두 번째와 세 번째 중족골 결합부 앞의 움푹 패인 곳에 위치하여 함곡(陷谷)이라 이름하였습니다.

위치 발등뼈가지 제2, 3중족골 사이의 오목한 부위, 내정에서 3cm위에 있습니다.

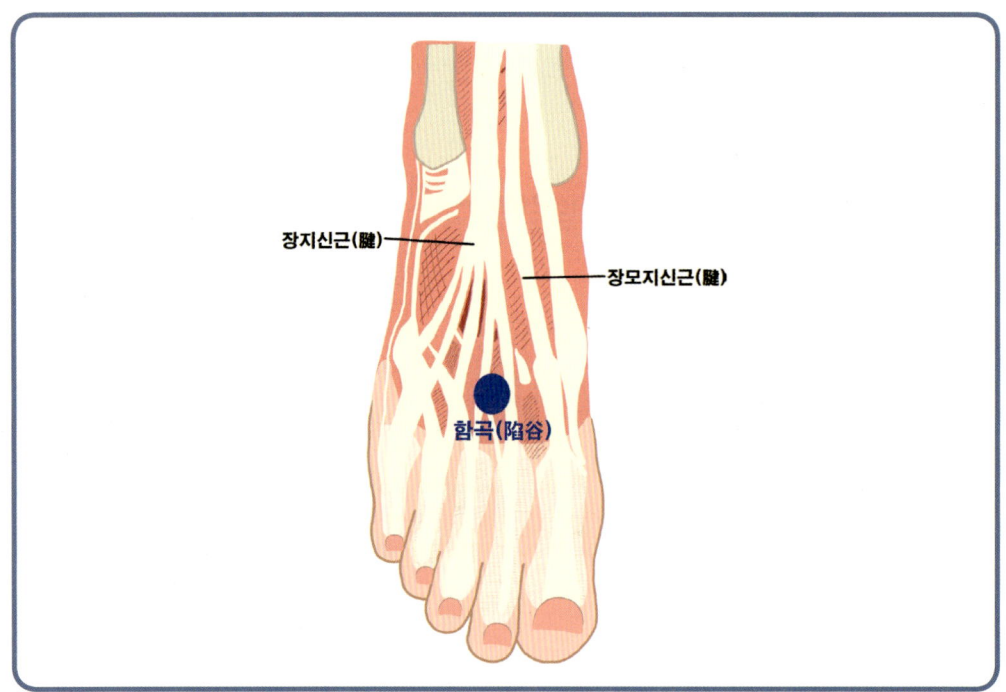

성질 위장을 편안하게 하여 수분대사를 잘 하게 하고, 위장의 기를 다스려 통증을 멎게 합니다.
화위행수(和胃行水), 이기지통(理気止痛).

주치 얼굴부종(面浮身腫,면부신종), 눈병(目赤腫痛,목적종통), 배에서 소리가 나면서 아플 때(腸鳴腹痛), 열병(熱病), 발등이 아플 때(足背腫痛,족배종통) 등.

제4장 족태음비경(足太陰脾經)

01. 은백(隱白)

穴名의 해석

- **은(隱)** 숨을 은·숨길 은은 숨는다는 것과 작다는 것입니다.
- **백(白)** 흰빛 백은 백색으로 금기(金氣)의 뜻입니다.
- 본 穴의 위치가 엄지발가락 안쪽으로 숨어있고, 그곳이 백색이기에 은백(隱白)이라 이름하였습니다.

위치   엄지발가락 안쪽 발톱모서리부터 뒤로 2mm에 있습니다.

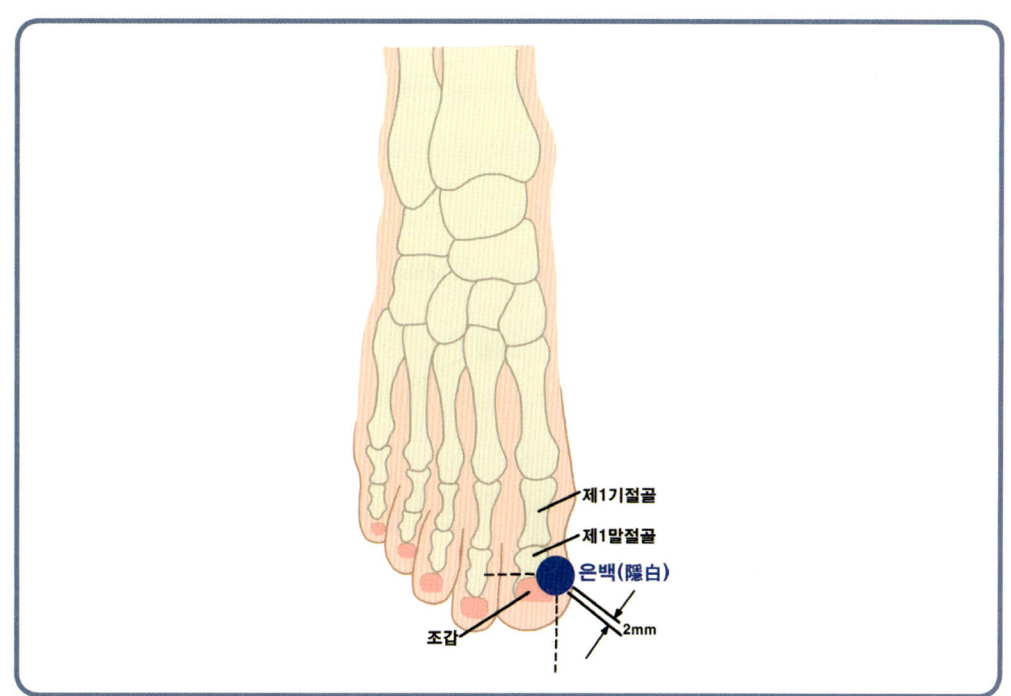

성질   기혈(気血)을 조절하여 위장을 튼튼하게 하고, 정신을 맑게 하여 마음을 편안하게 하고, 몸을 따뜻하게 해서 사경(死境)에서 구해냅니다. 기혈(調気血), 익비위(益脾胃), 청심령신(清心寧神), 온양회궐(溫陽回厥).

주치   헛배가 부를 때(腹脹,복창), 변혈(便血), 요혈(尿血), 자궁출혈(崩漏,붕루), 월경과다(月經過多), 정신병(癲狂,전광), 꿈이 많음(多夢), 소아 경기(驚風,경풍).

02. 공손(公孫)

穴名의 해석

- **공(公)** 공병될 공은 평등하게 나눈다는 뜻입니다.
- **손(孫)** 손자 손은 락맥(絡脈)을 가리킨다. 락(絡)은 인체 내의 혈액이나 기가 운행하는 그물 모양의 통로를 뜻합니다.
- 본 穴은 비경에서 나뉘고 갈라져 나온 락맥(絡脈)이 다른 맥(脈)으로 연결하므로 공손(公孫)이라 이름하였습니다.

위치 족부 내측에서 태백의 후방 2cm에 있습니다.

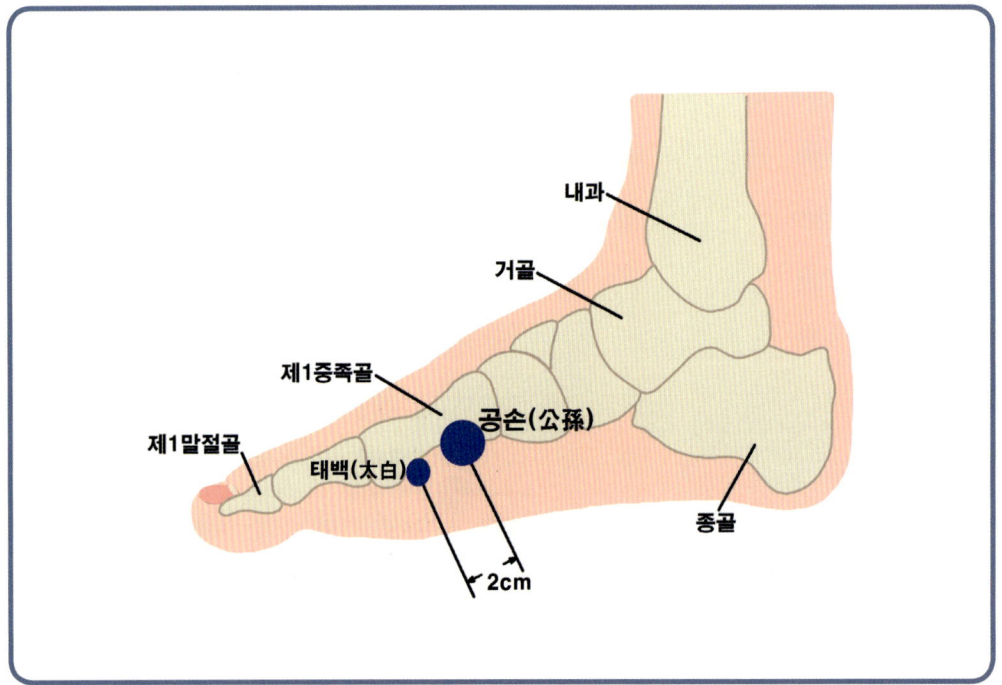

성질 위장을 튼튼하게 하고, 혈액을 조화롭게 합니다. 건비위(健脾胃), 조혈해(調血海).

주치 배가 아플 때(胃痛), 구토(嘔吐), 배가 아플 때(腹痛,복통), 설사(泄瀉), 이질(痢疾)등.

03. 음릉천(陰陵泉)

穴名의 해석

- **음(陰)** 음양의 음은 인체 안쪽의 높게 올라온 곳을 가리킵니다.
- **릉(陵)** 언덕 릉은 산등성을 가리킵니다.
- **천(泉)** 샘 천은 물이 구멍으로부터 솟아나는 것입니다.
- 본 穴은 무릎 부위 안쪽, 높고 크게 솟아오른 곳의 아래에 있는데, 경기(經氣)가 샘물이 밖으로 흐르는 모양과 같다하여 음릉천(陰陵泉)이라 이름하였습니다.

위치 무릎을 약간 구부리고 무릎 안쪽 아래에 있습니다.

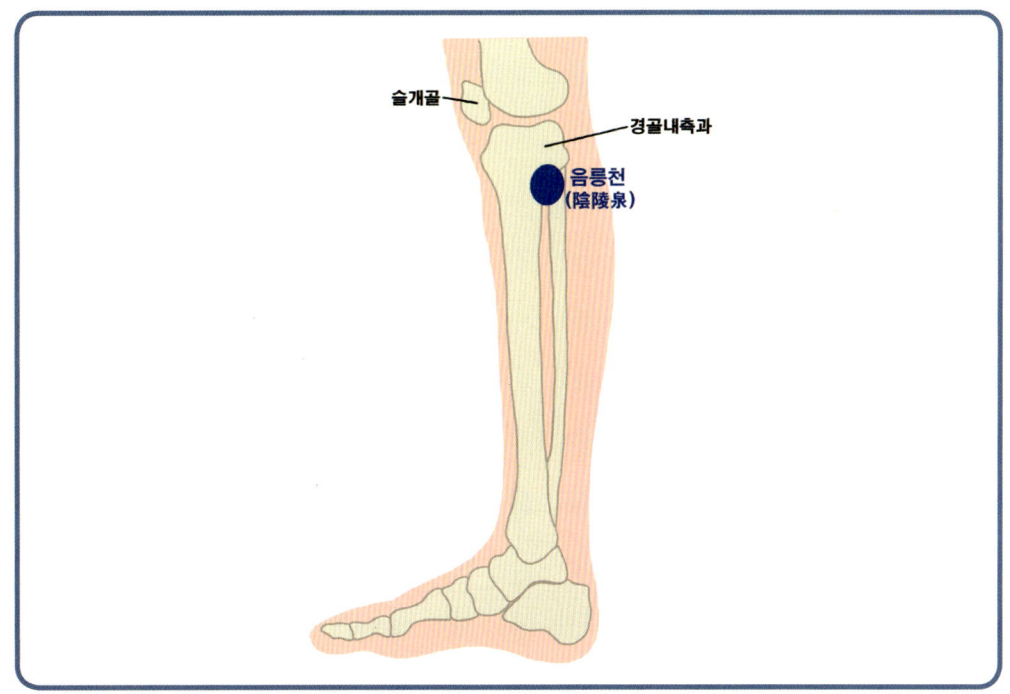

성질 방광을 다스려 소변을 잘 보게 하고, 습체(湿滯)로 엉킨 것을 풀어주며, 풍사(風邪), 습사(湿邪), 냉(冷)를 없앱니다. 조방광(調膀胱), 이소변(利小便), 화습체(化湿滯), 거풍습냉(祛風湿冷).

주치 헛배가 부를 때(腹脹,복창), 설사(泄瀉), 부종(水腫,수종), 황달(黃疸), 소변을 잘 보지 못할 때(排尿困難,배뇨곤란), 무릎 관절염(膝關節痛,슬관절통) 등.

04. 혈해(血海)

穴名의 해석

- **혈(血)** 피 혈은 기혈을 말합니다.
- **해(海)** 바다 해는 모든 강이 흘러서 모이는 곳입니다.
- 본 穴은 혈액에 관계되는 질병을 치료하고, 혈액이 흘러 모이는 곳이란 뜻으로 혈해(血海)라고 이름하였습니다.

위 치 환자가 앉아서 무릎을 구부리고 손으로 무릎을 감쌀 때 엄지손가락이 닿는 부분. 슬개골 내측 상연의 상방 2寸에 있습니다.

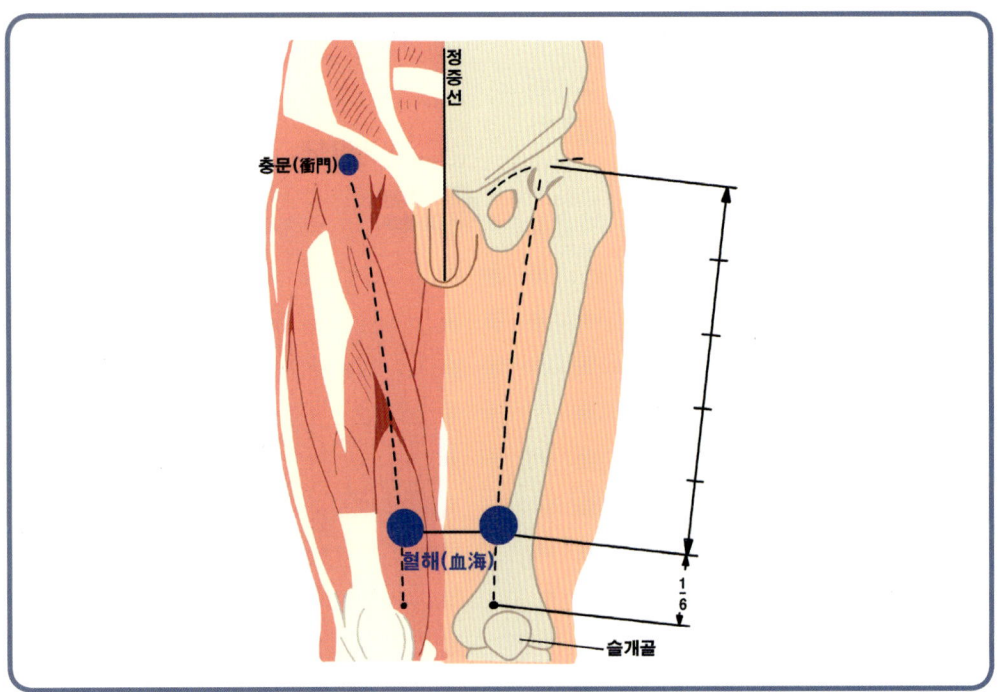

기 능 열을 내리고 혈을 조절하고, 습사와 풍사를 없애고, 하초를 잘 통하게 합니다.
조혈청열(調血淸熱), 산풍거습(散風祛濕), 선통하초(宣通下焦).

주 치 무릎 관절염(膝關節痛,슬관절통), 월경불순(月經不順), 자궁출혈(崩漏,붕루), 생리가 없을 때(經閉,경폐), 피부 가려움증(皮膚搔痒症,피부소양증) 등.

05. 대횡(大橫)

穴名의 해석

- **대(大)** 클 대는 중요하다를 뜻입니다.
- **횡(橫)** 가로 횡은 옆을 말합니다.
- 본 穴은 배꼽이 양 옆에 위치하여 대횡(大橫)이라 이름하였습니다.

위 치
① 복외선상에서 배꼽의 중심 높이에 있습니다.
② 누웠을 때 배꼽의 외측 약 9cm 즉 3寸에 있습니다.

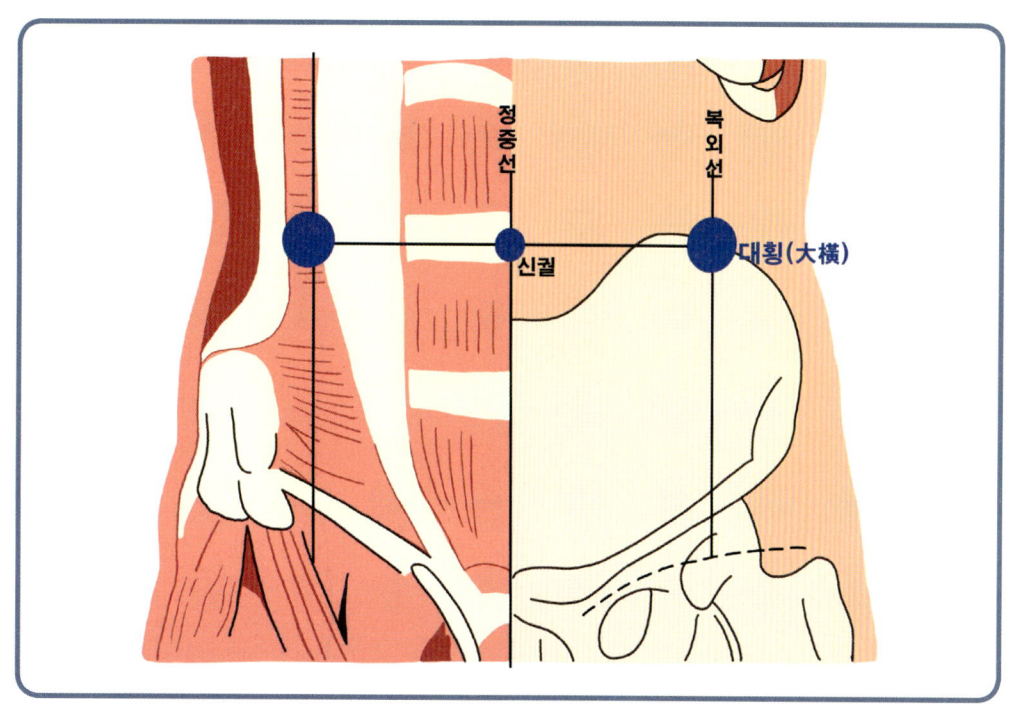

성 질 위장을 따뜻하게 하여 한사(寒邪)를 없애고, 위장기능을 좋게 합니다.
온중산한(溫中散寒), 조리장위(調理腸胃).

주 치 복통(腹痛), 설사(泄瀉), 변비(便秘) 등.

제5장 수소음심경 (手少陰心經)

01. 극천(極泉)

穴名의 해석

- **극(極)** 극 극은 매우 높다는 뜻입니다.
- **천(泉)** 샘 천은 수원지 즉 물이 구멍으로부터 솟아나는 것입니다.
- 본 穴은 겨드랑이 아래에 위치하고, 이 경맥(經脈)은 가장 높은 곳에서 낮은 곳으로 흐르는 모양이 샘과 같아 극천(極泉)이라 이름하였습니다.

위 치 겨드랑이 중심에 있다.(팔을 들고 팔꿈치를 구부려 손바닥을 뒷머리에 닿게함)

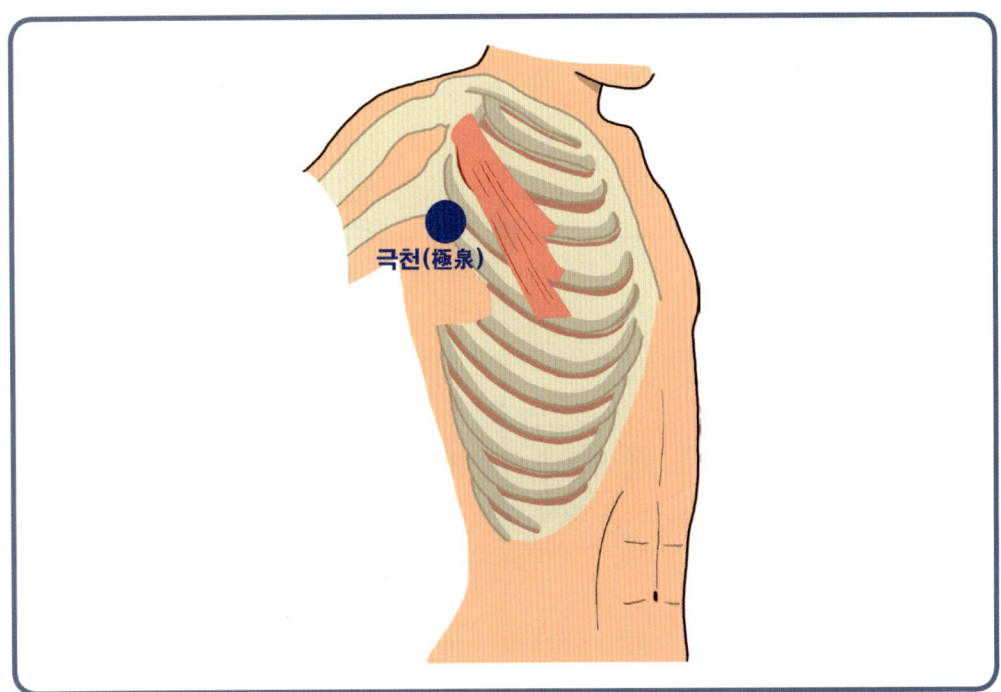

성 질 경락을 소통시켜 가슴을 편안하게 합니다. 이기활락(理気活絡), 관흉통락(寬胸通絡).

주 치 가슴이 아플 때(心痛), 목이 마르고 갈증이 날 때(咽乾煩渴), 늑간신경통(胸脇疼痛,흉협동통), 어깨와 등이 아플 때(肩臂疼痛,견비동통), 임파선종(瘰癧).

02. 소해(少海)

穴名의 해석

- **소(少)** 적을 소·젊을 소는 인체에서 소음심경을 가리킵니다.
- **해(海)** 바다 해는 바다의 뜻입니다.
- 본 穴은 기(氣)가 물이 흘러 바다로 흘러드는 것 같이 모이는 곳이라 하여 소해(少海)라고 이름 하였습니다.

위 치 팔목을 직각이 되게 굽혔을 때 팔오금 가로무늬 안쪽(橫紋頭)과 뼈(상완골)의 중앙에 있습니다.

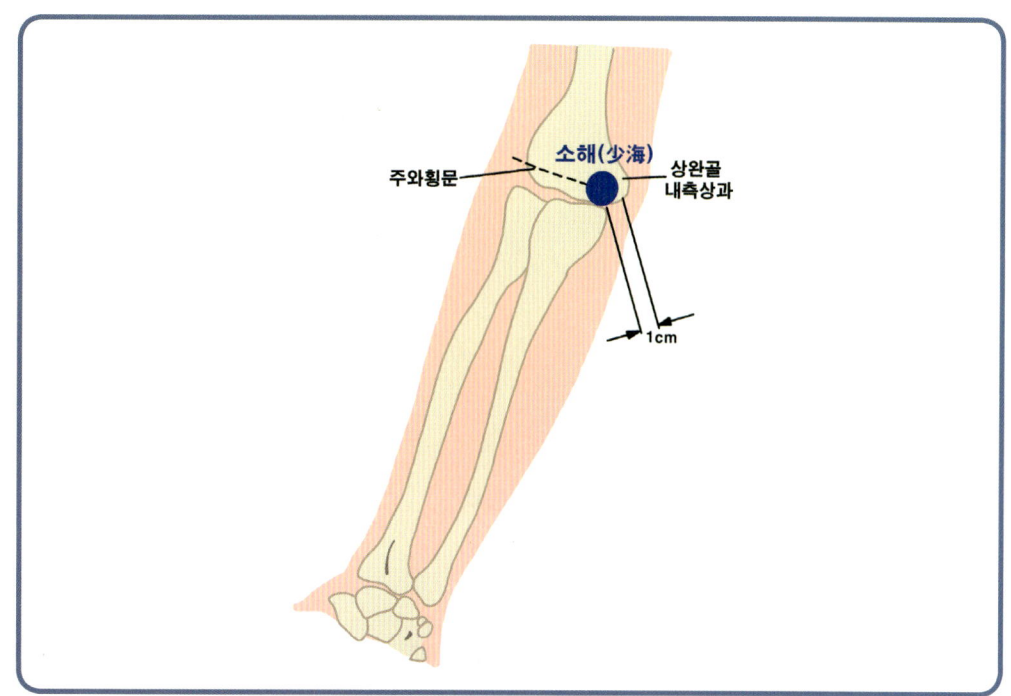

성 질 심장의 생리기능을 좋게 하여 마음을 편안하게 하고, 가래를 없앱니다.
소심기(疏心气), 령신지(寧神志), 화담연(化痰涎).

주 치 가슴이 아플 때(心痛), 어깨와 등쪽이 저리면서 아플 때(肩臂攣痛,견비련통), 임파선종(瘰癧,나력), 머리와 뒷목이 아플 때(頭項痛,두항통), 겨드랑이와 옆구리가 아플 때(腋脇痛,액협통) 등.

03. 신문(神門)

穴名의 해석

- **신(神)** 귀신 신·정기 신은 인체의 양기를 가리킵니다.
- **문(門)** 문 문은 질병의 출입구를 말합니다.
- 본 穴은 심장의 양기(陽氣)가 출입하는 문이기에 신문(神門)이라 이름하였습니다.

위 치 손목 주름에서 새끼손가락 쪽으로 1cm에 있습니다.

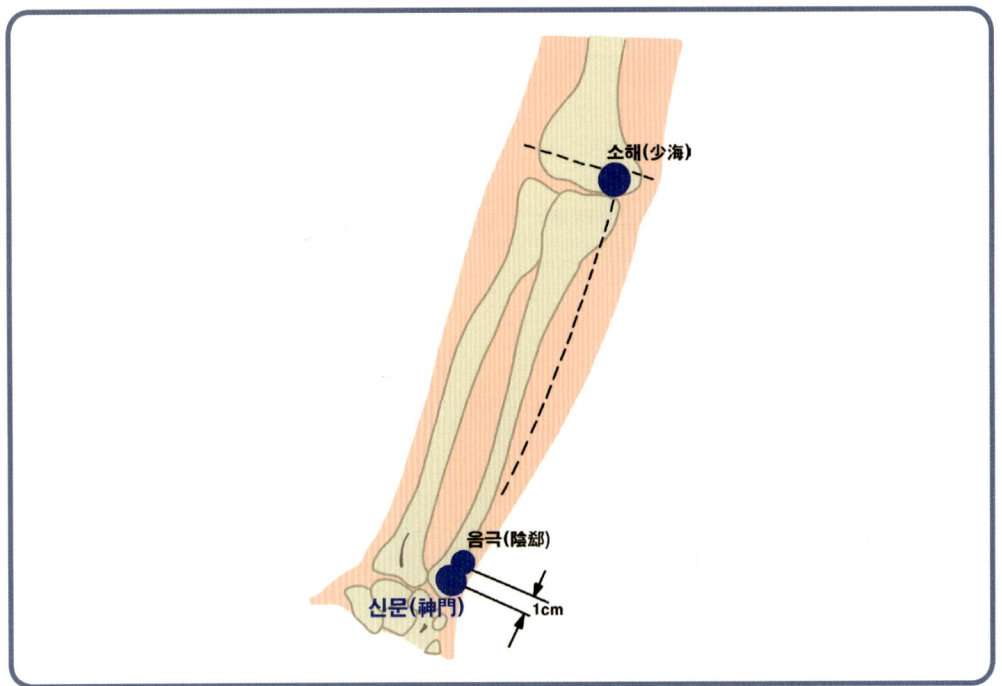

성 질 기(気)를 조절하여 경락을 소통시키고, 마음과 정신을 안정시켜 심기를 생기게 하고, 심장의 열을 없앱니다. 조기역(調気逆), 통경활락(通経活絡), 안신지(安神志), 익심기(益心気), 청심열(清心熱).

주 치 가슴이 아플 때(心痛), 가슴이 답답할 때(心煩,심번),
신경쇠약으로 잠을 잘 자지 못할 때(健忘失眠,건망실면),
놀라서 가슴이 두근거릴 때(驚悸怔沖,경계정충), 치매(痴呆,치매), 간질병(癲狂癇,전광간),
가슴과 옆구리가 아플 때(胸脇痛,흉협통) 등.

04. 소부(少府)

穴名의 해석

- **소(少)** 적을 소·젊을 소는 인체에 있어서 소음심경을 가리킵니다.
- **부(府)** 곳집 부는 장부의 뜻입니다.
- 본 穴은 심장의 氣가 머무르는 장소이기에 소부(少府)라고 이름하였습니다.

위 치   손을 가볍게 쥘 때 넷째와 새끼손가락 끝이 닿는 곳입니다.

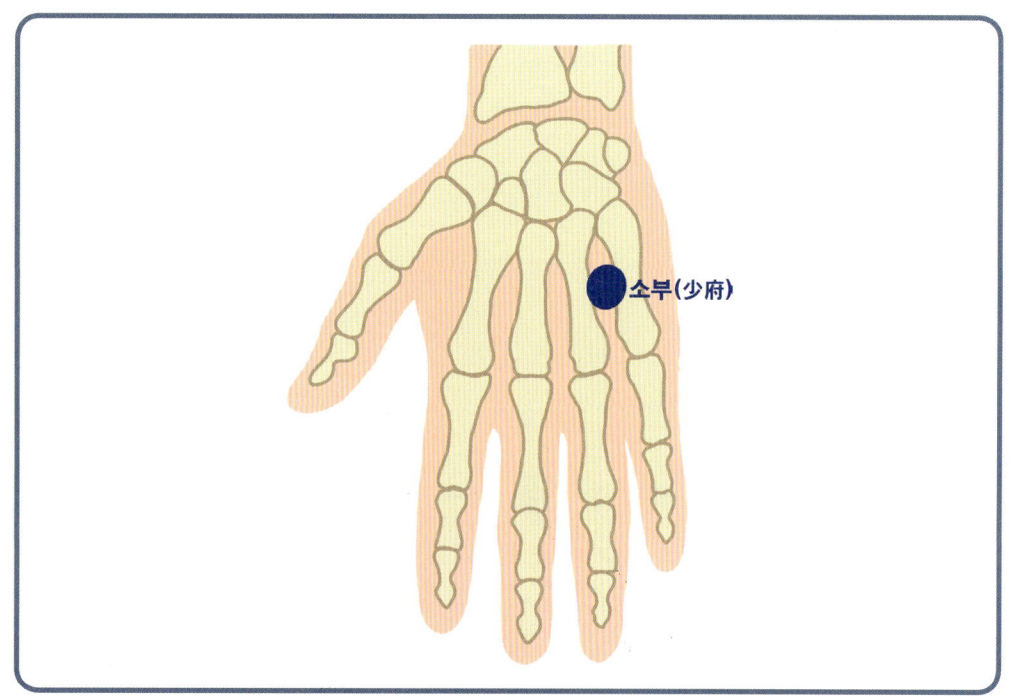

성 질   심장의 열을 내려 마음과 정신을 안정시키고, 심장을 좋게 합니다.
청심사화(淸心瀉火), 령신지(寧神志), 조심기(調心気).

주 치   가슴이 두근거릴 때(心悸,심계), 가슴이 아플 때(胸痛,흉통), 소변을 잘 보지 못할 때(小便不利), 야뇨증(遺尿,유뇨), 음부가 가렵고 아플 때(陰痒痛,음양통), 새끼 손가락이 저리면서 아플 때(小指攣痛,소지련통) 등

제6장 수태양소장경 (手太陽小腸經)

01. 소택(少澤)

穴名의 해석

- **소(少)** 적을 소·젊을 소는 어리다·작다는 것을 말합니다.
- **택(澤)** 못 택·윤 택은 연못·늪지 또는 광택한 것을 뜻합니다.
- 본 穴은 새끼 손가락(小指)의 옆에 위치하고, 맥기(脈氣)가 처음(少) 발생하는 장소로 소장경을 윤택(澤)하게 한다는 의미로 소택(少澤)이라 이름하였습니다.

위 치 새끼손가락의 손톱끝으로부터 2mm에 있습니다.

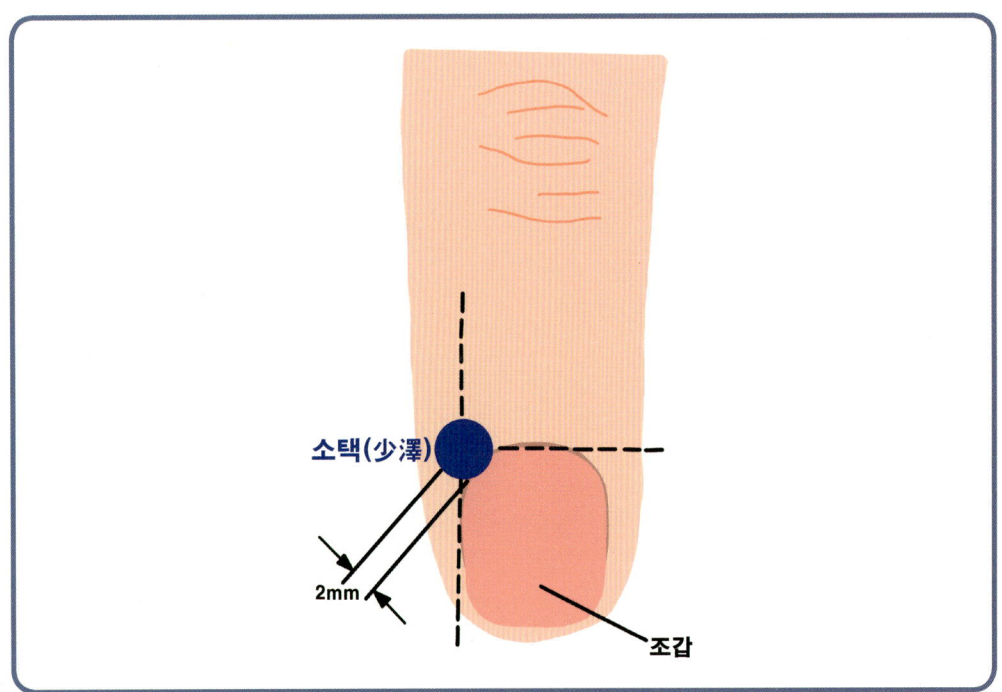

성 질 경락을 소통시켜 심장의 열을 내리고, 젖을 잘 나오게 합니다.
통경활락(通經活絡), 청심울열(淸心欝熱), 개규통유(開竅通乳).

주 치 두통(頭痛), 녹내장(目翳,목예), 목아플 때(咽喉腫痛,인후종통), 유선염(乳癰,유옹), 모유가 부족할 때(乳汁少,유즙소), 의식불명(昏迷,혼미), 열병(熱病) 등.

02. 후계(後谿)

穴名의 해석

- **후**(後) 뒤 후·뒤로 미룰 후는 서로 반대의 뜻입니다.
- **계**(谿) 시내 계는 개울·도랑·계곡의 뜻입니다.
- 본 穴은 새끼 손가락(小指) 중수골 뒤의 오목하게 들어간 곳에 위치하고, 그곳이 도랑 같은 모양을 하고 있어 후계(後谿)라고 이름하였습니다.

위치 손등에서 제5중수골두 손바닥과 손등면 피부의 경계에 있습니다.

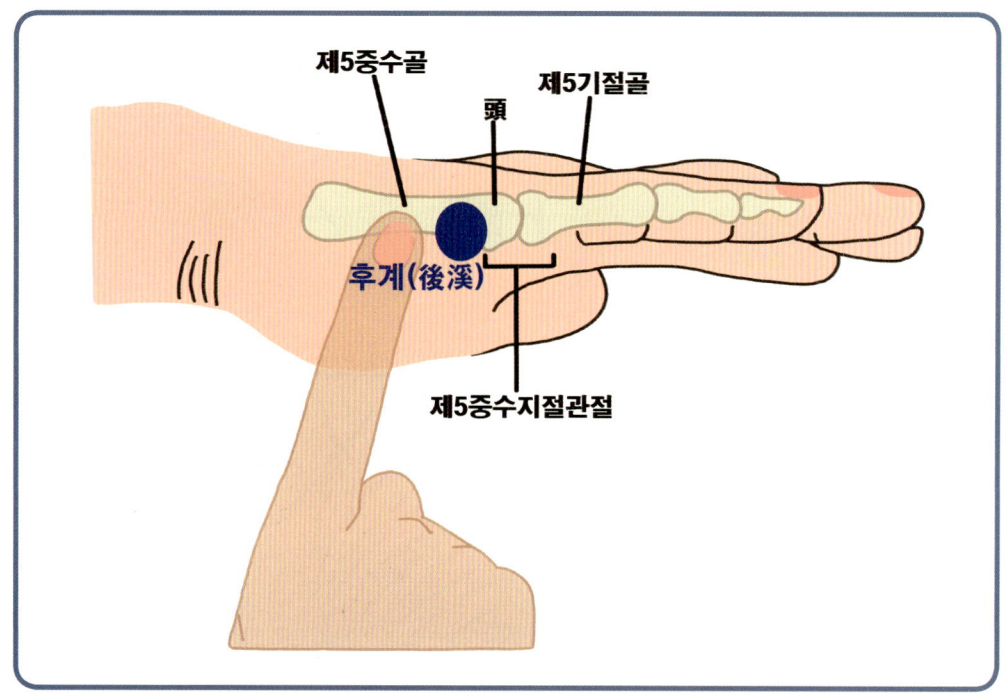

성질 몸의 습열(湿熱)를 내려 마음과 정신을 편안하게 합니다.
청열이습(淸熱利湿), 녕심안신(寧心安神).

주치 목이 뻣뻣할 때(頭項强痛,두항강통), 눈병(目赤,목적), 소리가 잘 들리지 않을 때(耳聾,이롱), 목아플 때(咽喉腫痛,인후종통), 좌골신경통(腰背痛,요배통), 간질병(癲狂癇,전광간), 학질(瘧疾), 손·팔꿈치·팔이 저리고 아플 때(手指及肘臂攣痛,수지)

03. 견정(肩貞)

穴名의 해석

- **견(肩)** 어깨 견은 어깨를 가리킵니다.
- **정(貞)** 곧을 정은 올바르고 곧다의 뜻입니다.
- 본 穴은 어깨로 들어가는 첫 번째 경혈이라는 의미로 견정(肩貞)이라 이름하였습니다.

위 치 팔을 늘어뜨리고 겨드랑이에 붙인 자세에서, 겨드랑이 가로무늬 끝에서 직 상방 1寸에 있습니다.

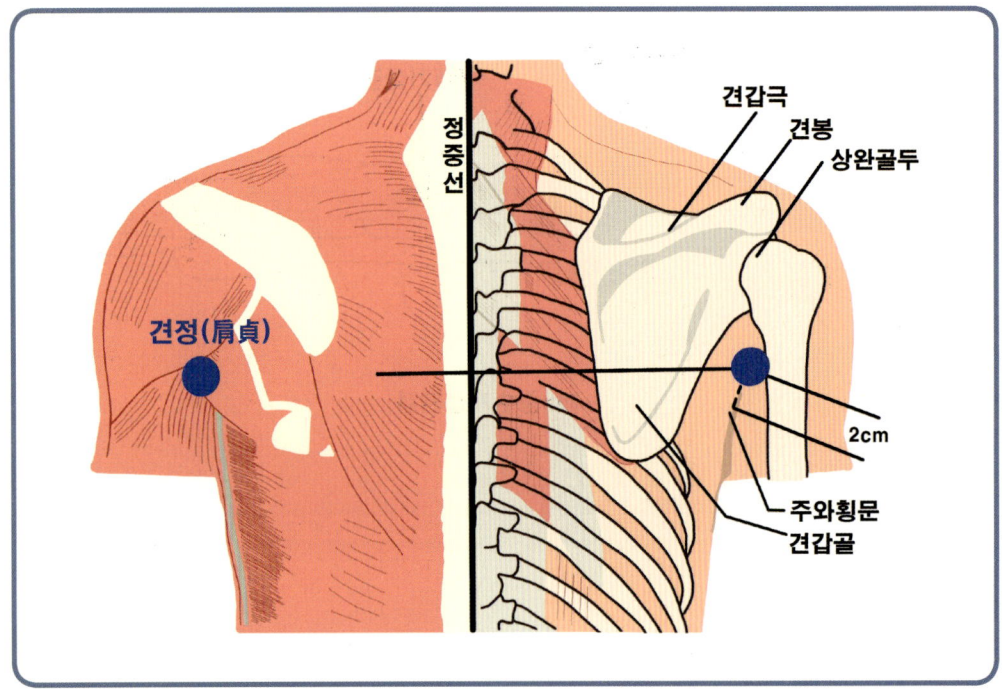

성 질 경락을 소통시켜 줍니다.
통경활락(通経活絡)

주 치 어깨와 팔이 아플 때(肩臂疼痛,견비동통), 귀에서 소리가 날 때(耳鳴,이명), 팔을 위로 들어 올리지 못할 때(上肢不擧,상지불거) 등.

04. 천종(天宗)

穴名의 해석

- **천(天)** 하늘 천·임금천은 인체의 상부를 가리킵니다.
- **종(宗)** 겨레 종·갈래 종·높일 종은 높이고 우러른다는 뜻입니다.
- 본 穴은 인체 상부의 중요한 혈이라는 의미로 천종(天宗)이라고 이름하였습니다.

위치 견갑골 삼각의 중앙에 있습니다. 견갑골삼각의 안쪽과 견봉의 중점을 정하여, 그 중점과 견갑골 하각의 사이에서 상방으로부터 1/3에 있습니다.

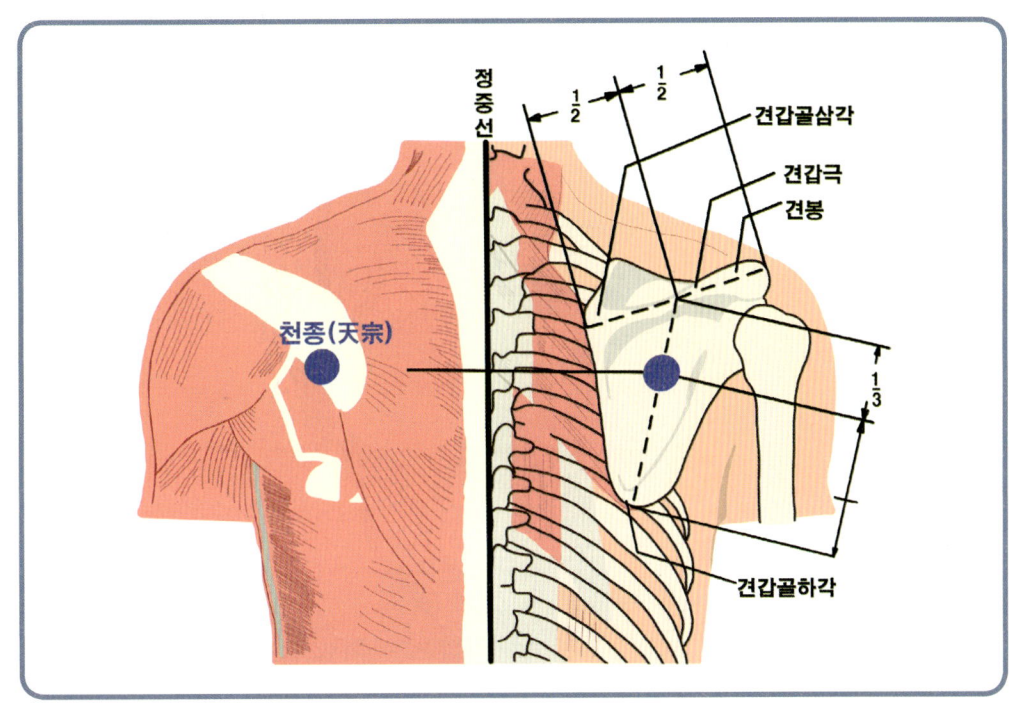

성질 기(気)를 다스려 단단하게 뭉친 종기를 가라앉히고, 가슴과 옆구리의 통증을 풀어줍니다. 이기소종(理気消腫), 선흉협기체(宣胸脇気滞).

주치 어깨와 어깨뼈가 아플 때(肩胛疼痛견갑동통), 천식(氣喘), 유선염(乳癰,유옹).

제7장 족태양방광경(足太陽膀胱經)

01. 찬죽(攢竹)

穴名의 해석

- **찬(攢)** 모일 찬은 모여있는 모양을 가리킵니다.
- **죽(竹)** 대나무 죽은 대나무 잎을 말합니다.
- 본 穴은 눈썹의 안쪽에 위치해 있고, 그곳에 눈썹이 자라있는 모양이 대나무가 모여있는 것 같아 찬죽(攢竹)이라 이름하였습니다.

위치 눈썹의 안쪽 끝에 있습니다.

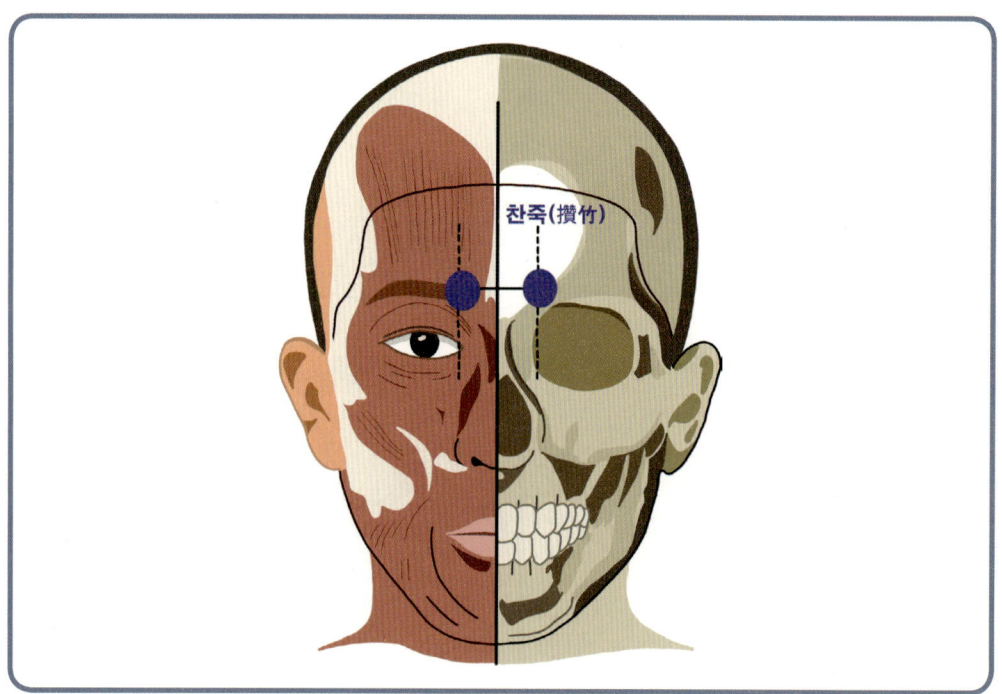

성질 풍사(風邪)를 없애고 열을 내리며, 눈을 밝게 합니다.
거풍청열(祛風淸熱), 명목(明目).

주치 두통(頭痛), 안면신경마비(口眼喎斜,구안와사),
눈앞에 물체가 잘 보이지 않을 때(目視不明,목시불명), 눈물이 날 때(流泪,류루),
눈병(目赤腫痛,목적동통), 눈꺼풀이 떨릴 때(眼瞼瞤動,안검순동),
눈두덩뼈가 아플 때(眉稜骨痛,미릉골통), 눈꺼풀이 밑으로 쳐질 때(眼瞼下垂,안검하수) 등.

02. 천주(天柱)

穴名의 해석

- **천(天)** 하늘 천·임금천은 머리를 가리킵니다.
- **주(柱)** 기둥 주는 머리(天)의 기둥이라는 뜻이다. 천주는 산의 이름이고, 별의 이름입니다.
- 본 穴은 머리에서 가장 중요하다는 뜻으로 천주(天柱)라고 이름하였습니다.

위 치   아문의 높이에서 바깥쪽 2cm에 있습니다. 경추 1번은 양 귀뿌리 닿는곳에 있습니다.

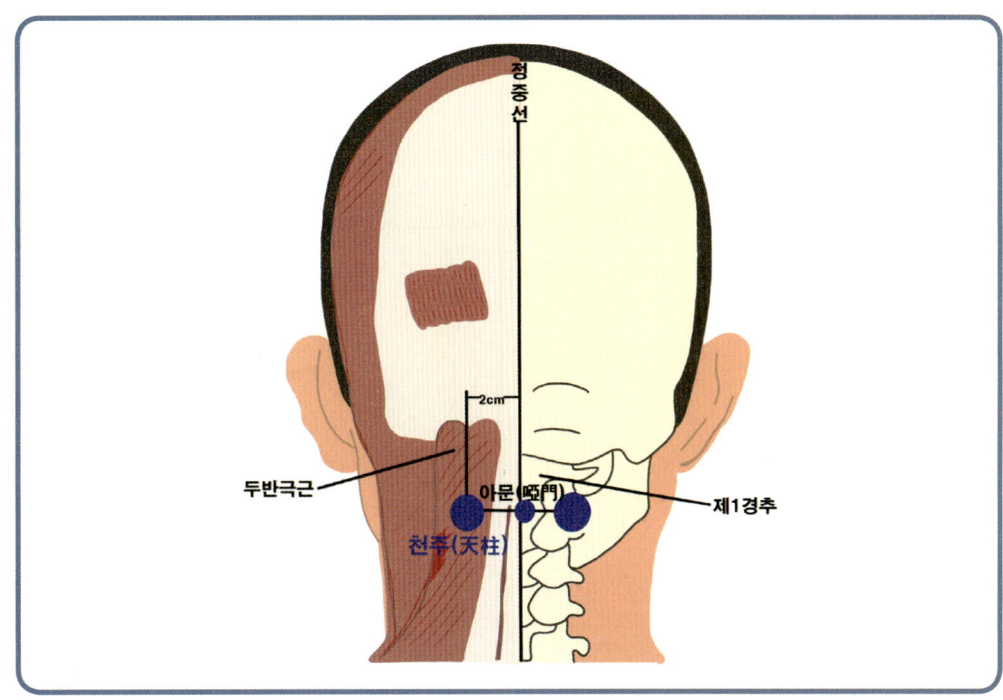

성 질   근육과 뼈를 튼튼하게 하고, 정신과 마음을 안정시켜 머리를 맑게 하고 눈을 밝게 합니다.
강근골(強筋骨), 안신지(安神志), 청두목(清頭目).

주 치   두통(頭痛,두통), 뒷 목이 뻣뻣할 때(項强,항강), 감기로 코가 막힐 때(鼻塞,비색),
간질병(癲狂癎,전광간), 어깨와 등이 아플 때(肩背痛,견배통), 열병(熱病) 등.

03. 풍문(風門)

穴名의 해석

- **풍(風)** 바람 풍은 질병을 일으키는 풍사(風邪)를 뜻합니다.
- **문(門)** 문 문은 질병의 출입구를 말합니다.
- 본 穴은 풍사(風邪)가 인체에 비교적 쉽게 침입하는 곳인 동시에 풍사(風邪)로 인한 병을 치료하고, 또 풍사(風邪)가 인체에 출입하는 장소로 인식되어 풍문(風門)이라 이름하였습니다.

위 치 배내선상에서 제2, 3흉추극돌기 사이의 높이에 있습니다.
(제2, 3흉추극돌기는 견갑골의 상단과 수평에 있습니다)

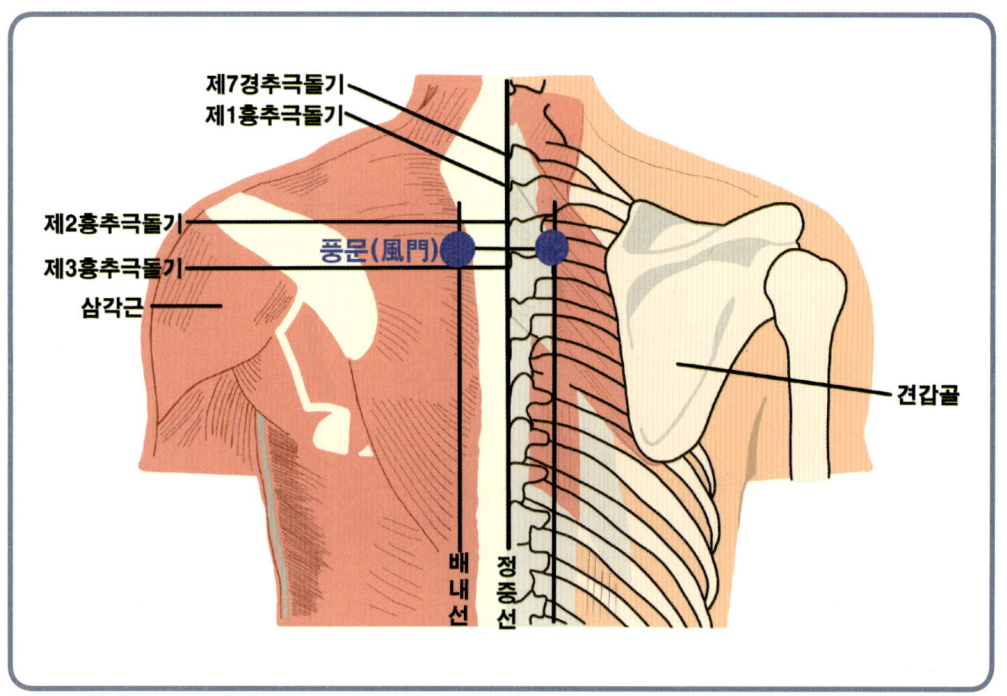

성 질 피부를 단단하게 하고, 풍사를 없애고 열을 내리며, 가슴과 위장의 열을 내립니다.
익기고표(益気固表), 거풍해열(祛風解熱), 설흉중열(泄胸中熱).

주 치 기침(咳嗽,해수), 발열두통(發熱頭痛), 뒷 목이 뻣뻣할 때(項强,항강), 가슴과 등이 아플 때(胸背痛,흉배통) 등.

04. 폐수(肺兪)

穴名의 해석

- **폐(肺)** 허파 폐·마음 폐는 폐를 가리킵니다.
- **수(兪)** 경혈 수는 사기(邪氣)가 주입한다는 뜻입니다.
- 본 穴은 폐기(肺氣)가 등(背部)의 체표로 흘러드는 장소여서 폐수(肺兪)라고 이름하였습니다.

위치 배내선상에서 제3, 4흉추극돌기 사이의 높이에 있습니다.
(배내선상이라는 것은 견갑골의 안쪽과 정중선과의 중앙을 지나는 수직선)

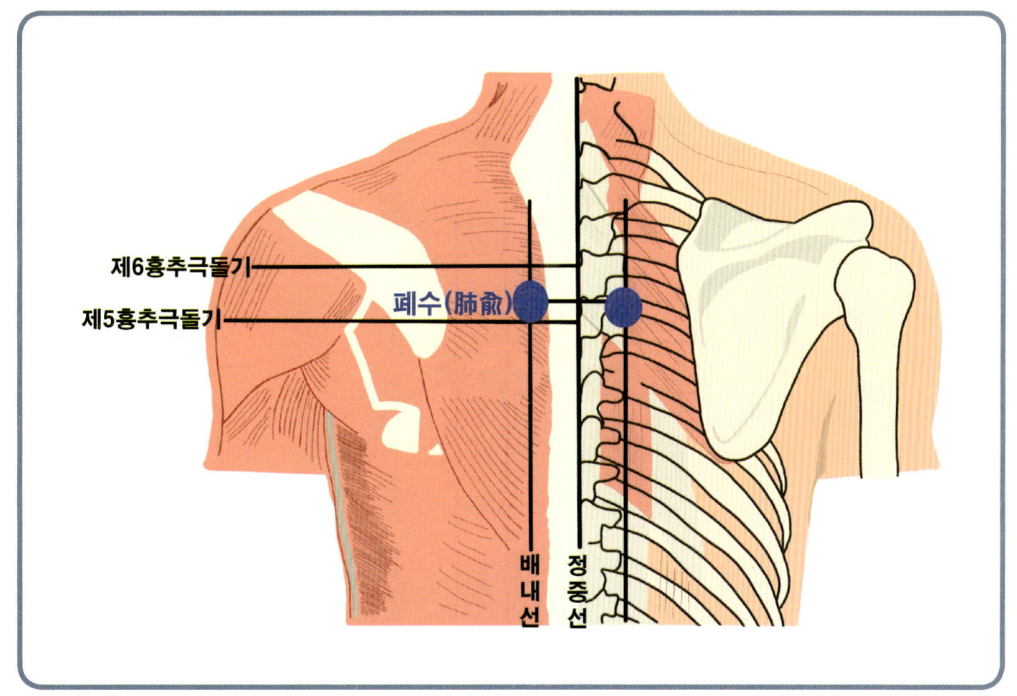

성질 몸이 허한 것을 보하고, 폐기를 조절하여 영혈(营血)을 조화롭게 합니다.
보허손(補虛損), 조폐기(調肺気), 화영혈(和営血).

주치 기침(咳嗽,해수), 천식(氣喘,기천), 각혈(吐血,토혈), 골증(骨蒸), 잠잘 때 식은 땀을 흘릴 때(盗汗,도한), 감기로 코가 막힐 때(鼻塞,비색) 등.

05. 심수(心兪)

穴名의 해석

- **심(心)** 마음 심은 심장을 가리킵니다.
- **수(兪)** 경혈 수는 사기(邪氣)가 주입한다는 뜻입니다.
- 본 穴은 심기가 등(背)의 체표로 흘러드는 장소여서 심수(心兪)라고 이름하였습니다.

위 치 배내선상에서 제5, 6흉추극돌기 사이의 높이에 있습니다.
(배내선상이라는 것은 견갑골의 안쪽과 정중선과의 중앙을 지나는 수직선)

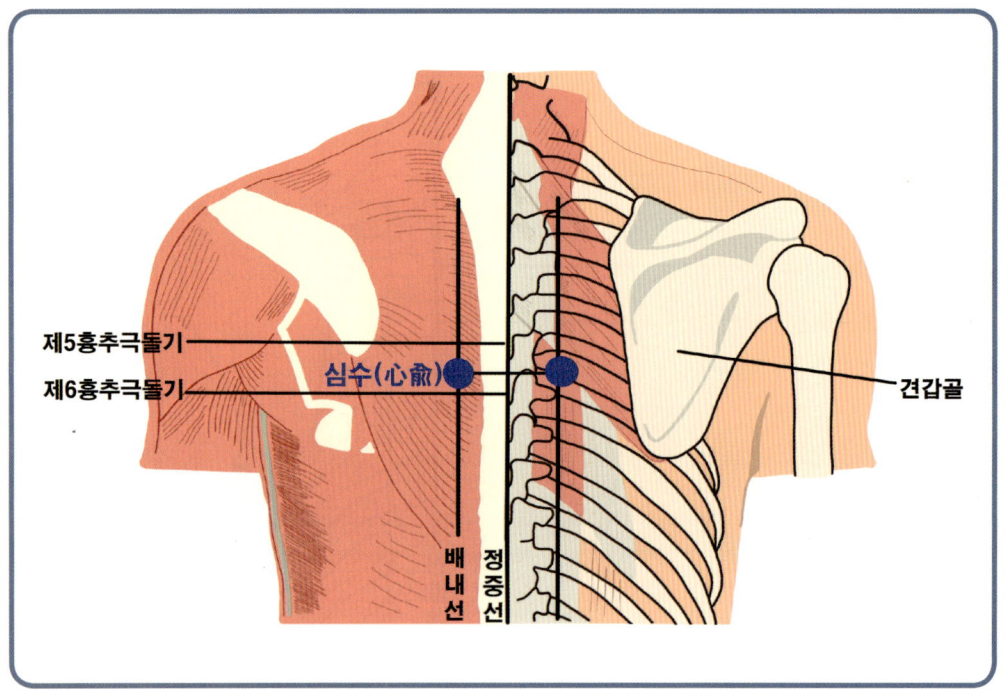

성 질 기혈 즉 혈액순환을 좋게 하여 마음을 편안하게 합니다.
조리기혈(調理気血), 양심안녕(養心安寧).

주 치 가슴이 아플 때(心痛,심통), 놀라서 가슴이 두근거릴 때(驚悸,경계), 기침(咳嗽,해수), 각혈(吐血), 불면증(失眠,실면), 신경쇠약(健忘,건망), 잠잘 때 식은 땀을 흘릴 때(盜汗,도한), 몽정(夢遺,몽유), 간질병(癲癇,전간) 등.

06. 간수(肝兪)

穴名의 해석

- **간(肝)** 간 간은 간장을 가리킵니다.
- 본 穴은 간장의 기가 등(背)의 체표로 흘러드는 장소여서 간수(肝兪)라고 이름하였습니다.

위 치   팔꿈치 닿는 부위. 배내선상에서 제9, 10흉추극돌기 사이의 높이에 있습니다.

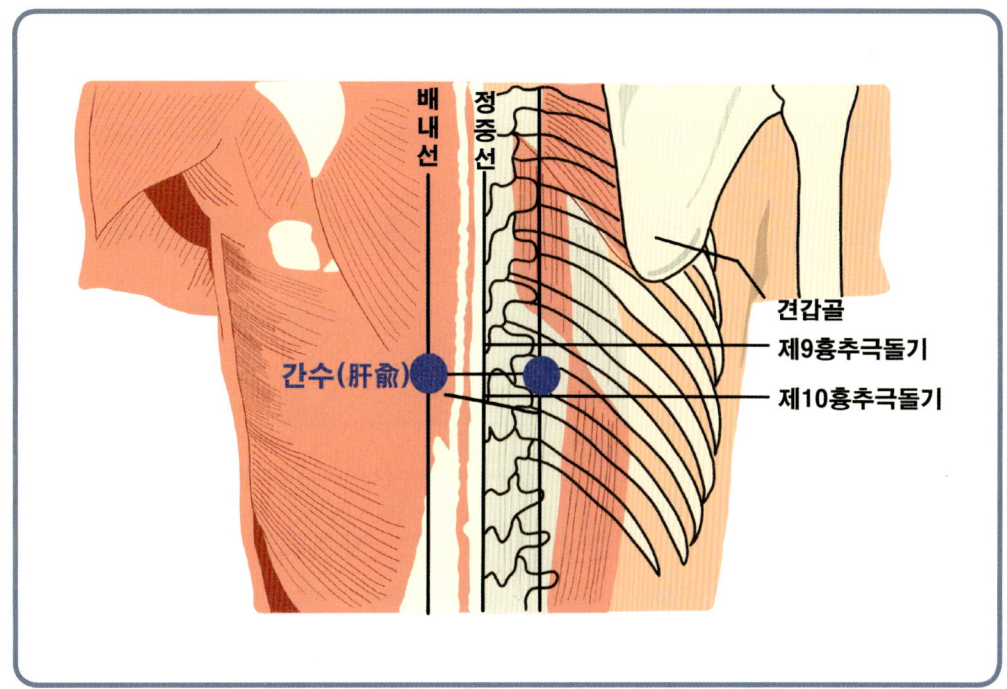

성 질   간을 소통시켜 담낭을 이롭게 하고, 머리를 맑게 하고, 눈을 밝게 하며, 영혈(营血)을 보합니다. 소간이담(疏肝利胆), 청두명목(清頭明目), 보영혈(補营血).

주 치   황달(黃疸), 옆구리가 아플 때(脇痛,협통), 각혈(吐血), 눈병(目赤,목적), 눈앞이 어지러울 때(目眩), 야맹증(雀目,작목), 간질병(癲狂癇,전광간), 척추가 아플 때(脊背痛,척배통) 등. 임상에서 사용하는경우가 많습니다.

07. 담수(膽兪)

穴名의 해석

- **담(膽)** 쓸개 담은 담낭을 가리킵니다.
- 본 穴은 담낭의 기가 등(背)의 체표로 흘러드는 장소여서 담수(膽兪)라고 이름하였습니다.

위 치 배내선상에서 제10, 11흉추극돌기 사이의 높이에 있습니다.
(제9, 10흉추극돌기부위 양 팔꿈치 닿는 부위에 있습니다) (브래지어 중간)

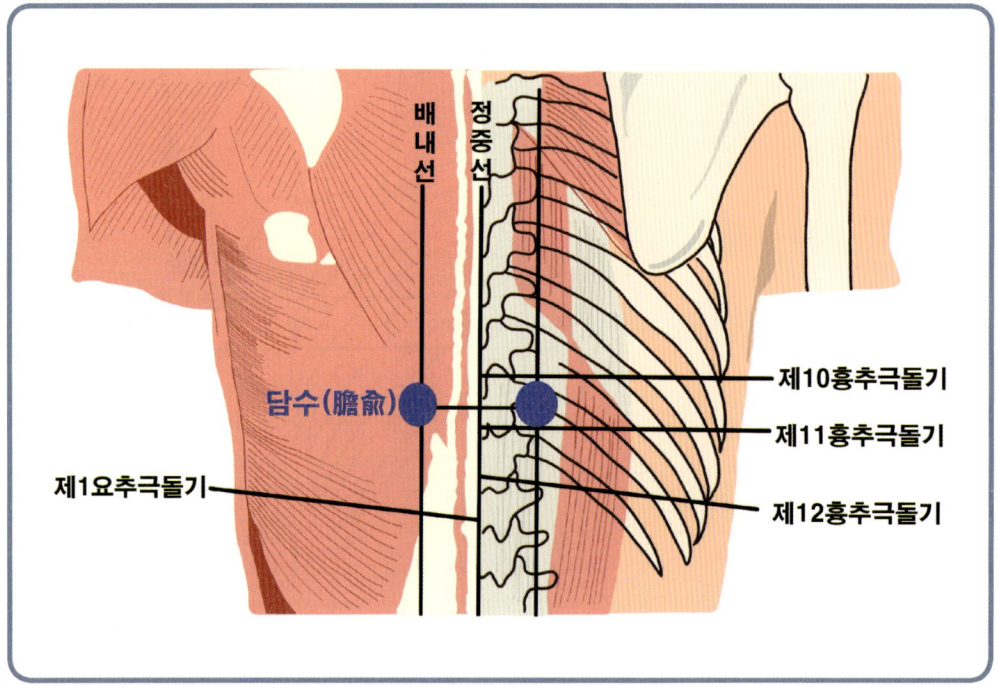

성 질 간의 울체를 소통시켜 담낭을 이롭게 하며, 눈을 밝게 하고, 간장과 담낭의 열을 내립니다.
소간이담(疏肝利胆), 명목(明目), 청설간담설열(清泄肝胆泄熱).

주 치 황달(黃疸), 입이 쓸 때(口苦,구고), 옆구리가 아플 때(脇痛,협통), 폐결핵(肺勞,페로), 소모열(潮熱,조열) 등.

08. 신수(腎兪)

穴名의 해석

- **신(腎)** 콩팥 신은 콩팥·신장을 가리킵니다.
- 본 穴은 신장의 기가 등(背)의 체표로 흘러드는 장소여서 신수(腎兪)라고 이름하였습니다.

위 치 배내선상에서 제2, 3요추극돌기 사이의 높이에 있습니다.
(제2, 3요추극돌기는 배꼽의 반대편에 있습니다)

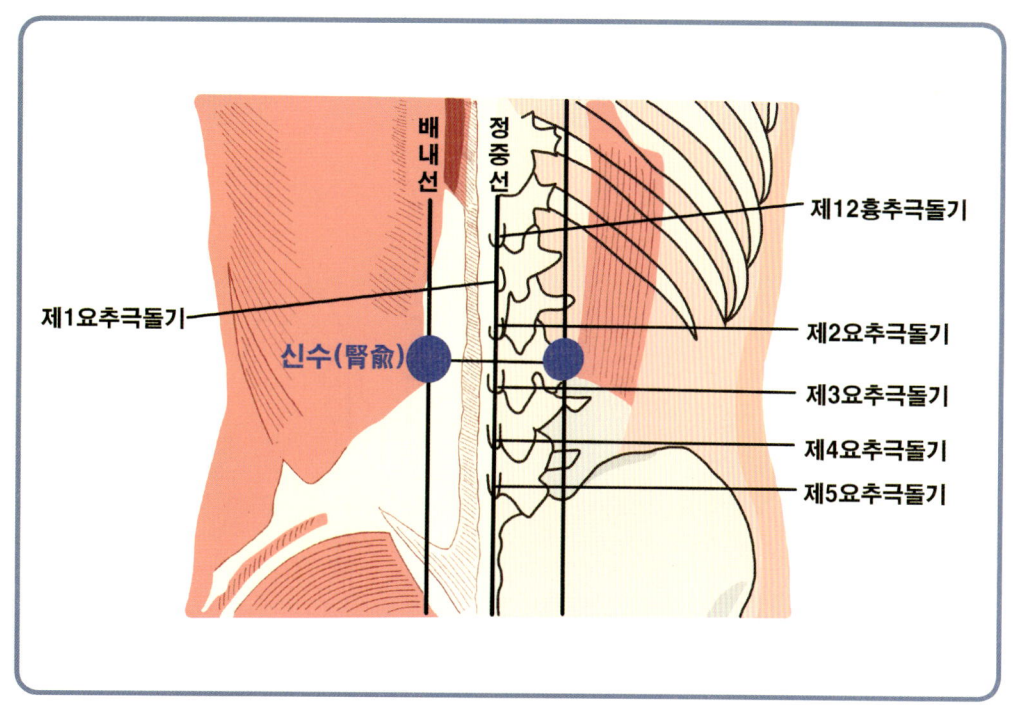

성 질 허리와 척추를 튼튼하게 하고, 신장의 음액을 보하며, 뇌와 골수를 충만하게 하고, 귀를 잘 들리게 하고 눈을 밝게 합니다.
강요척추(強腰脊推), 자보신음(滋補腎陰), 강건뇌수(強健腦髓), 익청명목(益聰明目).

주 치 야뇨증(遺尿,유뇨), 자기도 모르게 정액을 배설 할 때(遺精,유정), 발기불능(陽痿,양위), 월경불순(月經不順), 백색 대하증(白帶下,백대하), 부종(水腫,수종), 귀에서 소리가 날 때(耳鳴,이명), 허리가 아플 때(腰痛,요통) 등.

09. 승부(承扶)

穴名의 해석

- **승(承)** 이을 승은 받들다를 뜻합니다.
- **부(扶)** 도울 부는 돕다의 뜻입니다.
- 본 穴은 몸과 다리(下肢, 하지)를 나누는 경계인 대퇴상부의 중심에 위치하고, 머리와 몸통의 무게를 받치는 것을 돕는다는 뜻으로 승부(承扶)라고 이름하였습니다.

위 치 몸과 다리(下肢, 하지)를 나누는 경계인 대퇴상부의 중심에 있습니다.

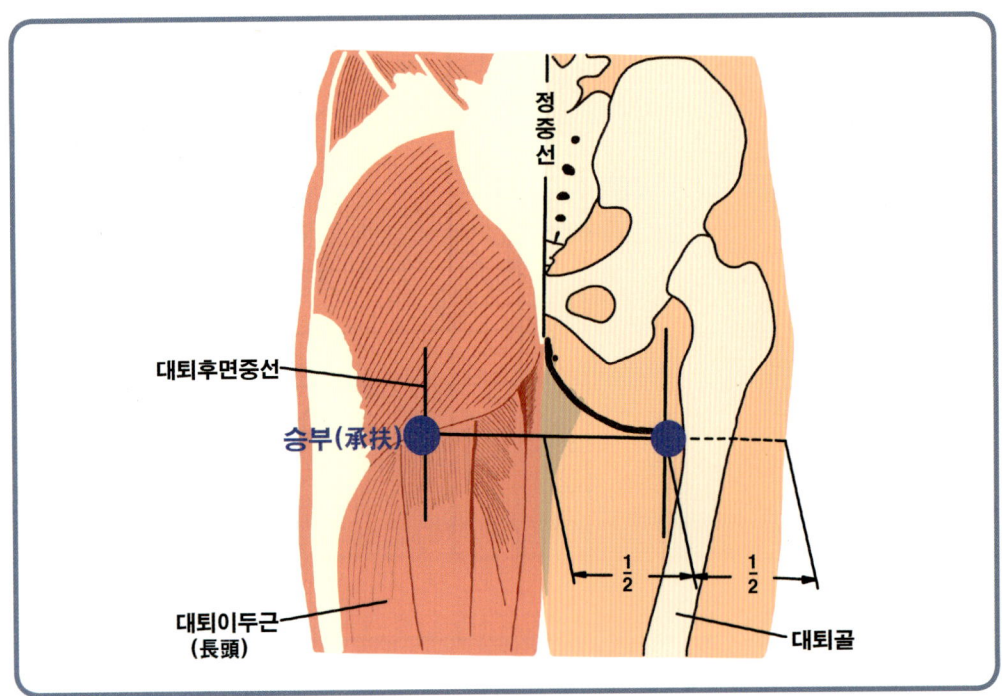

성 질 경락을 소통시켜 뭉친 근육을 풀어주고, 대소변을 잘 보게 합니다.
서근활락(舒筋活絡), 통조이변(通調二便).

주 치 허리와 엉덩이와 허벅지가 아플 때(腰骶臀股部疼痛, 요저둔고부동통), 치질(痔疾) 등.

10. 위양(委陽)

穴名의 해석

- **위(委)** 맡길 위는 맡기다·굽다·구불구불하다는 뜻입니다.
- **양(陽)** 양기 양은 바깥쪽을 가리킵니다.
- 본 穴은 오금(膕)의 주름 중앙에 위치하고, 위중(委中)의 바깥쪽(외측)에 위치하여 위양(委陽)이라 이름하였습니다.

위치 무릎 뒤쪽의 가로무늬상에서 대퇴이두근건의 안쪽에 있습니다.

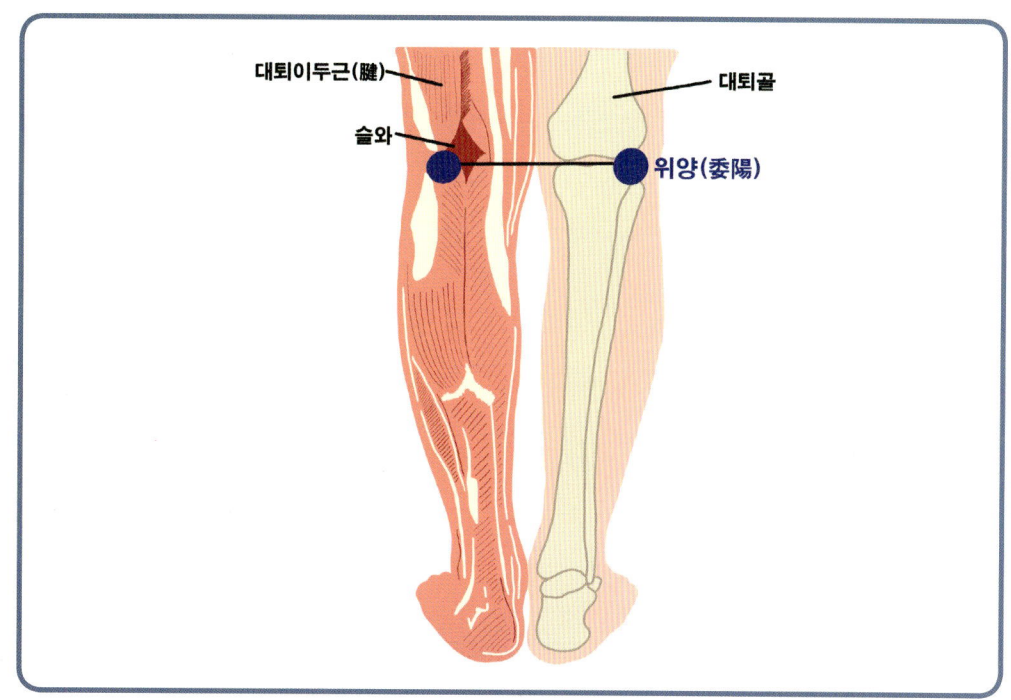

성질 경락을 소통시켜 근육이 뭉친 것을 풀어 주고, 상초·중초·하초를 통하게 하여 방광의 배뇨기능을 좋게 합니다. 서근통락(舒筋通絡), 통리삼초(通利三焦), 통리방광(通利膀胱).

주치 헛배가 부를 때(腹滿,복만), 소변을 시원하게 잘 보지 못할 때(小便不利), 좌골신경통(腰脊强痛,요척강통), 다리와 발이 저리고 아픔(腿足攣痛,퇴족련통) 등.

11. 위중(委中)

穴名의 해석

- **중(中)** 가운데 중은 중간을 가리킵니다.
- 본 穴은 오금(膕)의 중앙에 위치하고, 엎드려 누워서 무릎관절을 구부리고 취혈하기 때문에 위중(委中)이라 이름하였습니다.

위 치 무릎뒤 오금의 중앙에 있습니다.

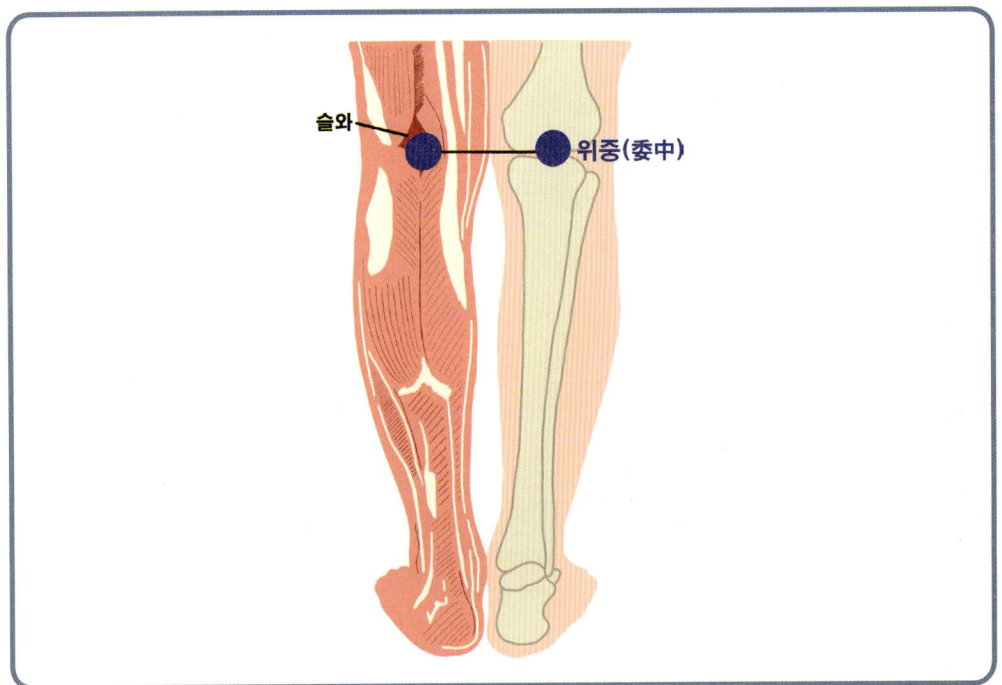

성 질 경락을 소통시켜 근육이 뭉친 것을 풀어주고, 풍사와 습(湿)과 열(熱)을 없애주고 허리와 다리를 강하게 합니다. 서근통락(舒筋通絡), 거풍습열(祛風湿熱), 강건요퇴(强健腰腿).

주 치 허리통증(腰痛,요통), 반신불수(下肢痿痹,하지위비), 복통(腹痛), 구토 설사(嘔吐泄瀉), 소변을 시원하게 잘 보지 못할 때(小便不利), 야뇨증(遺尿,유뇨), 피부병(丹毒,단독) 등.

12. 지실(志室)

穴名의 해석

- **지(志)** 뜻 지는 의향·지의(志意)를 가리키고, 또 신(腎)은 "腎藏志"라고 합니다.
- **실(室)** 집 실은 집의 뜻입니다.
- 본 穴은 신수의 외측에 자리하고, 신기가 모이는 집같다고 하여 지실(志室)이라 이름하였습니다.

위치 배외선상에서, 제2, 3요추 극돌기 사이의 높이에 있습니다.
(제2, 3요추 극돌기는 배꼽의 뒷편에 있습니다)

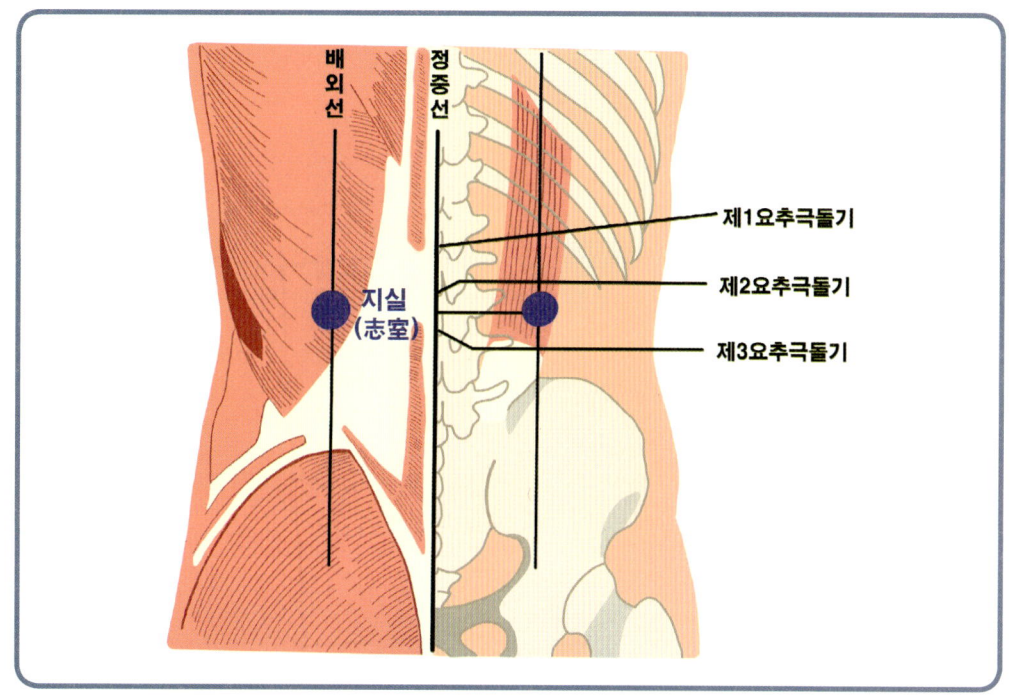

성질 신장에 음액을 보하고, 하초(下焦)의 습열을 없앱니다.
자음보신(滋陰補腎), 청리하초습열(淸利下焦濕熱).

주치 자기도 모르게 정액을 배설 할 때(遺精,유정), 발기부전(陽痿,양위), 소변을 시원하게 잘 보지 못할 때(小便不利), 부종(水腫), 좌골신경통(腰脊强痛,요척강통) 등.

13. 합양(合陽)

穴名의 해석

- **합(合)** 합할 합은 회합을 뜻합니다.
- 목 부위(項部)에서 두 개로 갈라진 방광경의 지맥(支脈)이 위중까지 와서 방광경과 합하여 아래로 흘러가기에 합양(合陽)이라 이름하였습니다.

위 치 위중과 아킬레스건의 후면중앙(바깥 복사뼈의 높이)과의 사이에서 위중으로부터 1/8에 있습니다.

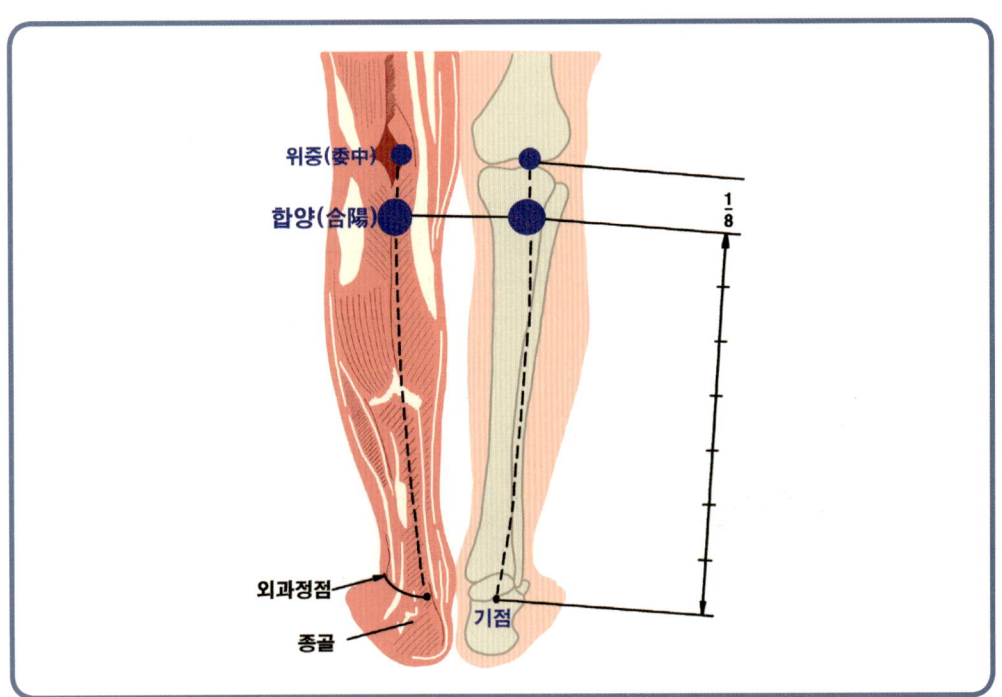

성 질 경락을 소통시켜 근육이 뭉친 것을 풀어주고, 허리와 무릎을 튼튼하게 하고, 혈액순환을 활발하게 하여 월경을 좋게 합니다.
서근통락(舒筋通絡). 강건요슬(強健腰膝), 활혈조경(活血調経).

주 치 좌골신경통(腰脊強痛, 요척강통), 다리가 저리면서 마비될 때(下肢痿痺, 하지위비), 탈장(疝氣, 산기), 자궁출혈(崩漏, 붕루) 등.

14. 승근(承筋)

穴名의 해석

- **승(承)** 이을 승은 담당하다·받치다를 가리킵니다.
- **근(筋)** 힘줄 근은 근육의 뜻입니다.
- 본 穴은 장딴지(腓腸筋)에 위치하고, 장딴지 근육은 무릎위의 무게를 받치고 있는 주요한 근육이어서 승근(承筋)이라 이름하였습니다.

위 치 위중과 아킬레스건의 후면중앙(바깥 복사뼈의 높이)과의 사이에서 위중으로부터 1/3에 있습니다.

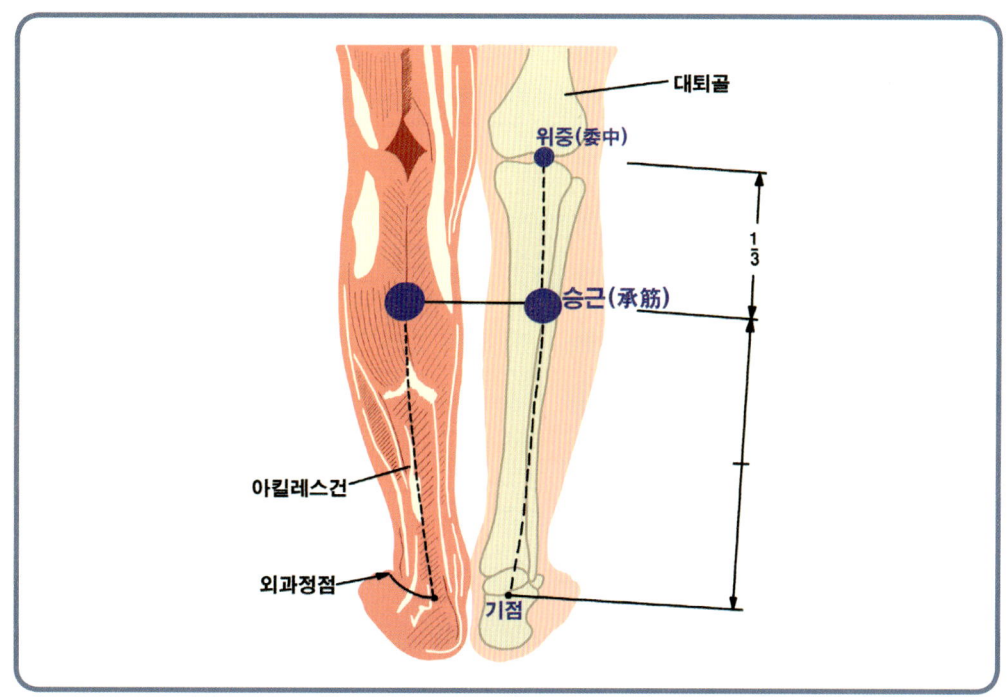

성 질 경락을 소통시켜 근육이 뭉친 것을 풀어주고, 허리와 무릎을 튼튼하게 합니다.
서근통락(舒筋通絡), 강건요슬(强健腰膝).

주 치 치질(痔疾), 좌골신경통(腰腿拘急疼痛, 요퇴구급동통) 등.

15. 승산(承山)

穴名의 해석

- **승(承)** 이을 승은 담당하다·바치다를 가리킵니다.
- **산(山)** 뫼 산은 몸체가 높고 무거운 것을 가리킨다. 인체가 높고 크고 무거운 것이 산과 같으나, 장딴지의 근육이 족히 감당할 수 있습니다.
- 장딴지(腓腸筋)의 두 근육이 솟아오른 것이 마치 산과 같고, 본 穴은 그 밑에 위치하여 마치 산을 바치고있는 형상이어서 승산(承山)이라 이름하였습니다.

위치 발 끝에 힘을 주고 다리를 들어올릴 때 위중혈과 곤륜혈의 중간에 나타나는 '인(人)' 자(字)형의 함몰부(陷沒)이고 즉 두 근육이 교차되는 점 '인(人)'자가 확실하게 나타나지 않으면 위중혈과 곤륜혈을 이은 선의 중점에서 취합니다.

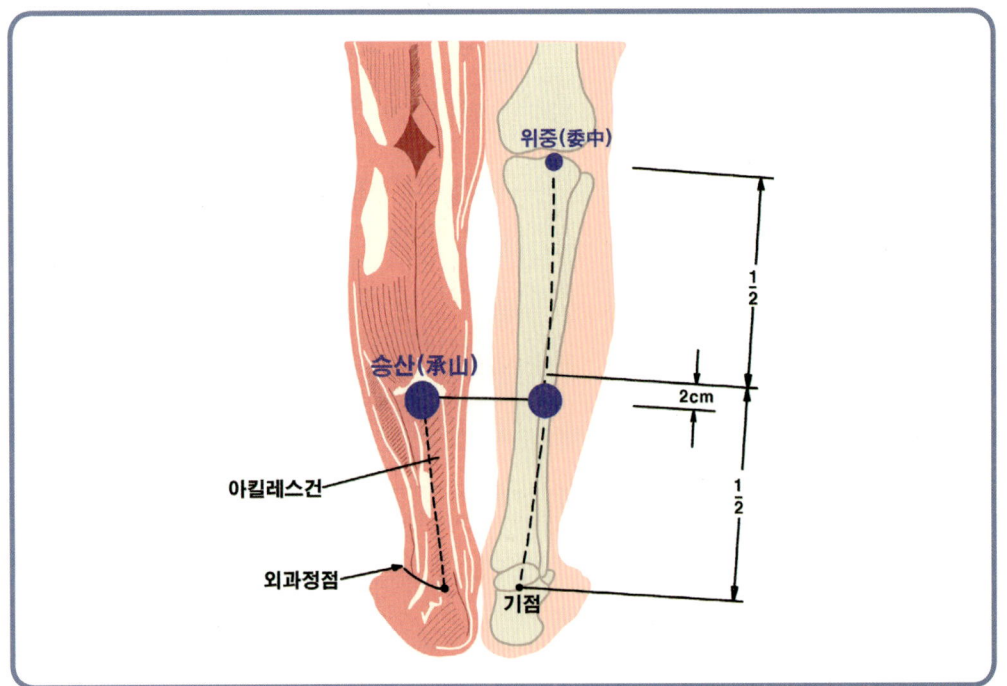

성질 경락을 소통시켜 근육이 뭉친 것을 풀어주고, 허리와 무릎을 튼튼하게 하며 장부기능을 조화롭게 합니다. 서근통락(舒筋通絡), 강건요슬(強健腰膝), 조리장부(調理臟腑).

주치 치질(痔疾), 각기(脚氣), 변비(便秘), 좌골신경통(腰腿拘急疼痛) 등.

16. 곤륜(崑崙)

穴名의 해석

- **곤륜(崑崙)** 산의 이름·지명을 가리킵니다.
- 본 穴이 위치한 곳은, 바깥쪽 복사뼈(外踝)가 산 같이 높이 솟아있는 산 같아, 그것을 곤륜산에 비교하여 곤륜(崑崙)이라고 이름하였습니다.

위 치   바깥 복사뼈 중심의 높이에서, 바깥 복사뼈와 아킬레스건의 중심에 있습니다.

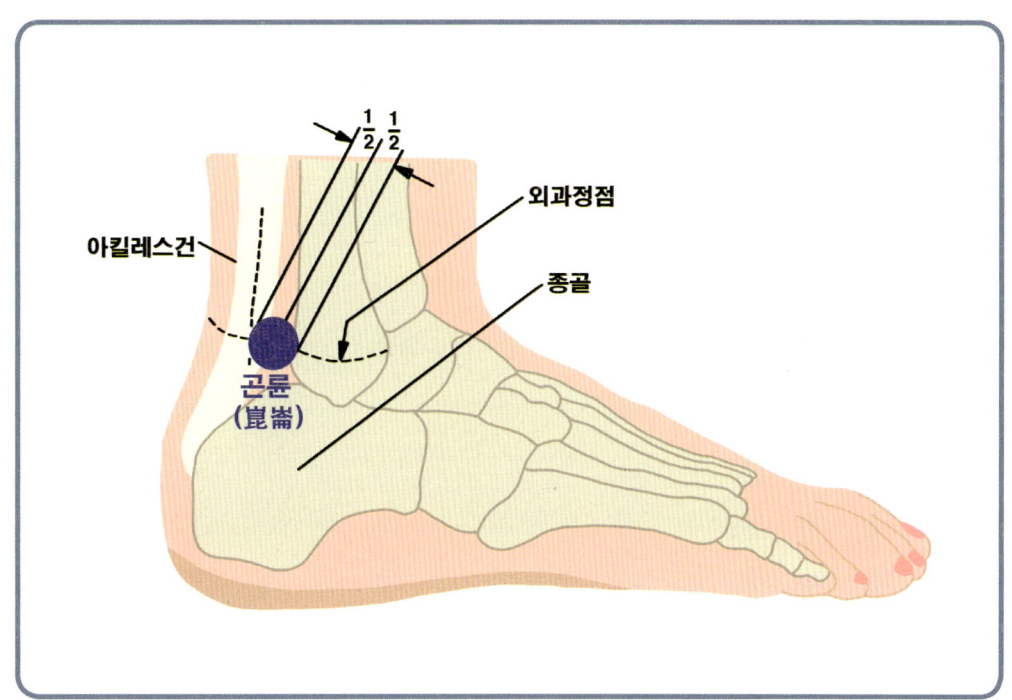

성 질   경락을 소통시키고, 근육에 습(湿)이 뭉친 것을 없애주고 근육을 풀어주며, 허리와 신장을 튼튼하게 하고, 머리를 맑게 하고 눈을 밝게 합니다. 소통경락(疏通経絡), 서근화습(舒筋化湿), 건요강신(健腰強腎), 청두목(清頭目).

주 치   두통(頭痛,두통), 뒷 목이 뻣뻣할 때(項强,항강), 눈앞이 어지러울 때(目眩), 코피가 날 때(鼻衄,비뉵), 간질병(癲癇,전간), 해산하기 어려움(難産,난산), 좌골신경통(腰骶疼痛,요저동통), 복사뼈 부종으로 아플 때(脚跟腫痛,각근종통) 등.

17. 복삼(僕參)

穴名의 해석

- **복(僕)** 종 복은 마부·시종을 가리킵니다.
- **삼(參)** 참여할 삼은 삼(三)·또는 참배한다는 뜻입니다.
- 본 穴은 발꿈치(足跟)의 외측에 위치하고, 참배 혹은 절을 할 때 이곳이 가장 쉽게 노출된다고 하여 복삼(僕參)이라 이름하였습니다.

위 치   곤륜의 바로 아래 3cm에 있습니다.

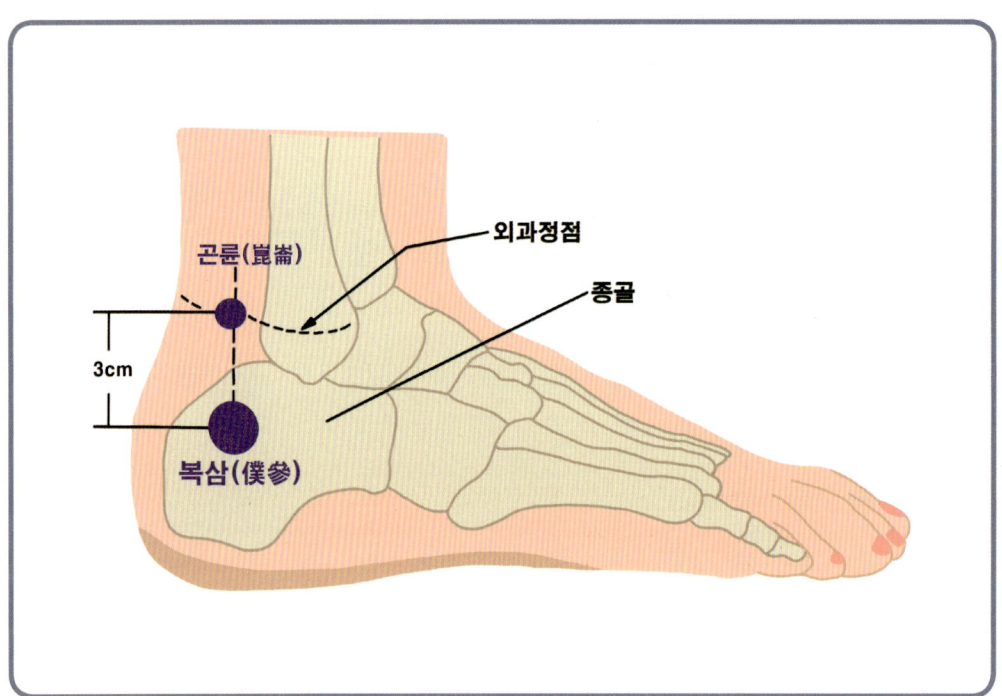

성 질   경락을 소통시키고, 종기를 가라 앉히고 통증을 멎게 합니다.
경활락(通経活絡), 소종지통(消腫止痛).

주 치   반신불수(下肢痿痺), 발꿈치 아픔(足跟痛,족근통), 간질병(癲癇,전간) 등.

제8장 족소음신경(足少陰腎經)

01. 용천(湧泉) 정혈(井穴)

穴名의 해석

- **용(湧)** 솟아날 용은 솟아나다의 뜻입니다.
- **천(泉)** 샘 천은 샘물의 뜻입니다.
- 본 穴은 발바닥(足心)의 오목하게 들어간 곳에 위치하고, 경기(經氣)가 그 밑으로부터 위로 올라옵니다. 그 모양이 물이 솟는 것 같다하여 용천(湧泉)이라고 이름하였습니다.

위치 발가락을 약간 꾸부릴 때 발가락을 빼고 발바닥(足心) 길이를 3등분하여 앞쪽으로 1/3지점 오목하게 들어간 중심점입니다.

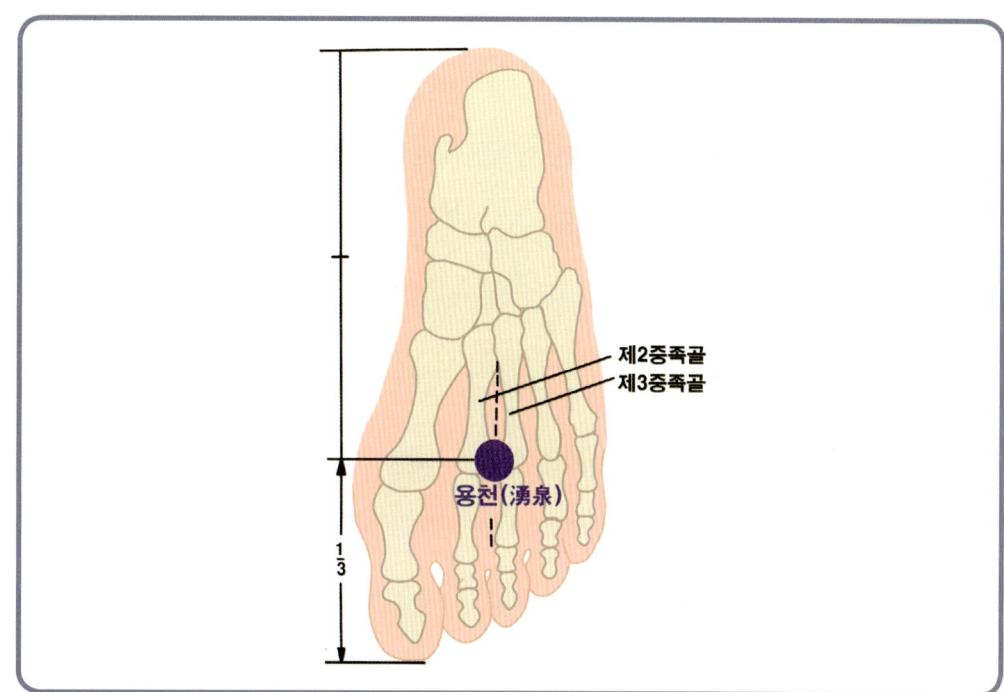

성질 몸에 열을 내리고, 구토증을 멎게 하고, 마음과 정신을 편안하게 하고, 신장의 음액을 보하여 열을 내려줍니다. 청열심신(淸熱心身), 강역지구(降逆止嘔), 녕심안신(寧心安神), 자음강화(滋陰降火).

주치 두통(頭痛), 머리가 어지러울 때(頭昏,두혼), 불면증(失眠,실면), 눈앞이 어지러울 때(目眩,목현), 목아플 때(咽喉腫痛,인후종통), 목이 쉬어서 목소리가 잘 나오지 않을 때(失音,실음), 변비(便秘), 소아경기 할 때(小兒驚風,소아경풍), 정신병(癲狂,전광), 의식불명(昏厥,혼궐) 등.

02. 연곡(然谷)

穴名의 해석

- **연(然)** 그럴 연은 연골(軟骨)을 가리킵니다.
- **곡(谷)** 골 곡은 골짜기의 뜻입니다.
- 본 穴은 연골 밑에 위치하고, 그 모양은 골짜기 같이 오목하게 들어 가 있어 연곡(然谷)이라고 이름하였습니다.

위 치 발 주상골의 뒤-아래쪽에 있습니다.
(주상골은 안쪽 복사뼈로부터 비스듬히 앞쪽 밑에서 약간 튀어나온 부분)

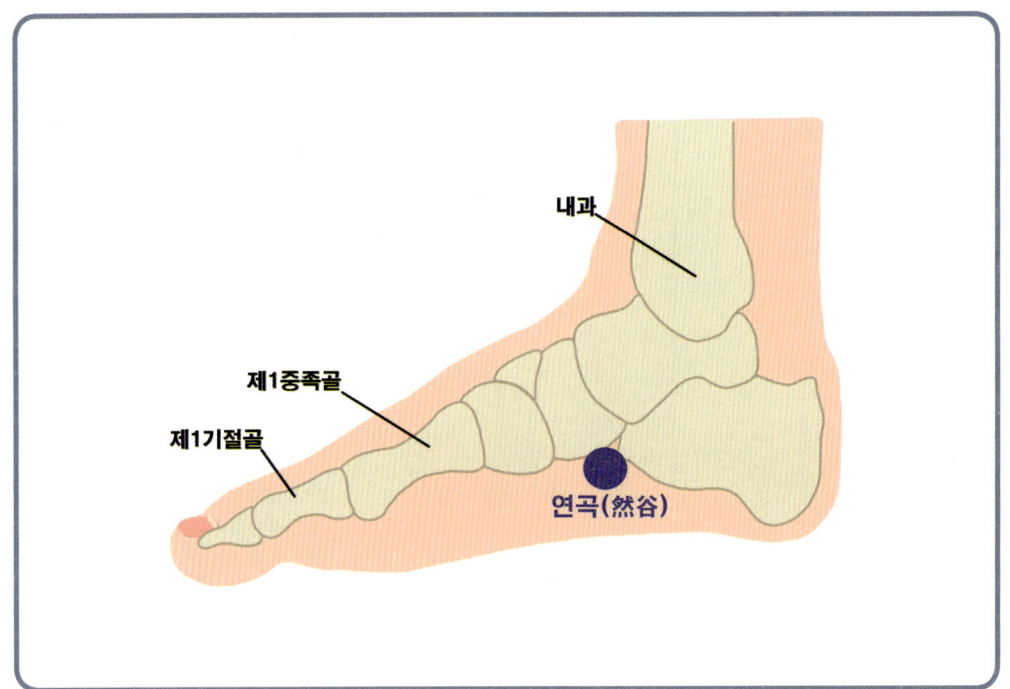

성 질 신장에 음액을 생기게 하여 열을 내려주고, 습열(湿熱)을 없애줍니다.
익신자음(益腎滋陰), 청신열(清腎熱), 이수습열(利水湿熱).

주 치 월경불순(月經不順), 대하증(帶下,대하), 자기도 모르게 정액을 배설 할 때(遺精,유정), 갈증(消渴,소갈), 설사(泄瀉), 기침할 때 각혈(咳血,해혈), 목아플 때(咽喉腫痛), 소변을 시원하게 잘 보지 못할 때(小便不利,소변불리), 소아경기 할 때(小兒驚風,소아경풍), 입을 다물고 벌리지 못할 때(口噤,구금) 등.

03. 태계(太谿)

穴名의 해석

- **태(太)** 클 태는 중요하다는 뜻입니다.
- **계(谿)** 시내 계는 개울로 크게 우묵한 곳이라는 뜻입니다.
- 본 穴은 발목 안쪽 복사뼈(內踝)와 아킬레스건(跟腱) 사이의 움푹 패인 곳에 위치하고, 그 모양이 큰 개울같다하여 태계(太溪)라고 이름하였습니다.

위치   안쪽 복사뼈 정점의 후방에서, 아킬레스건 사이에 있습니다.

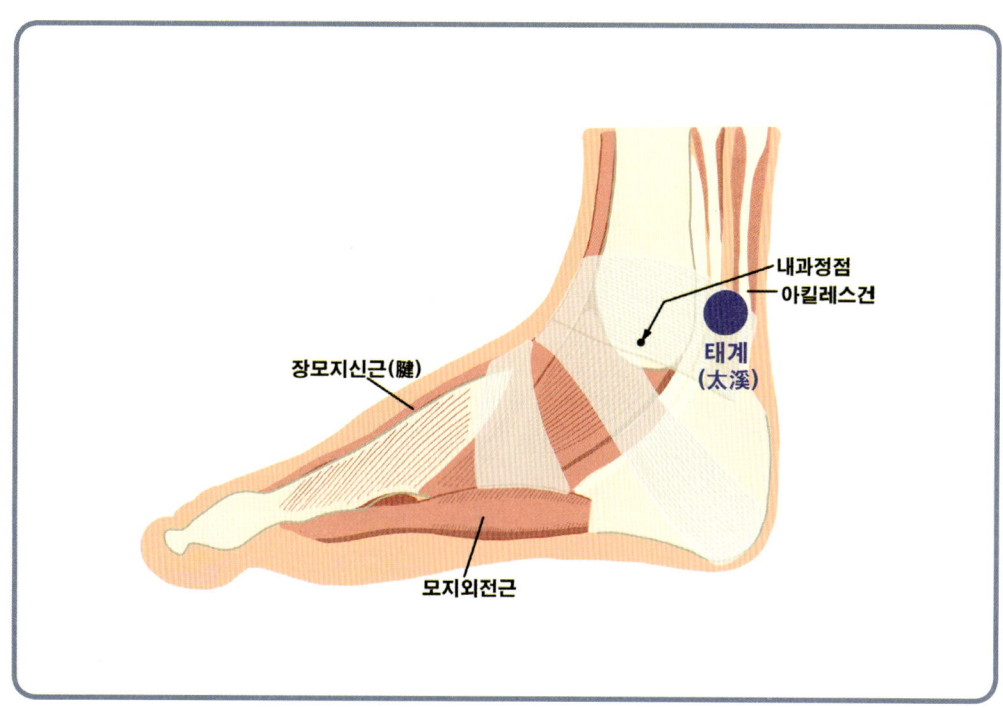

성질   신장에 음액을 보하여 허열을 없애주고, 자궁을 좋게 하며 허리와 무릎을 튼튼하게 합니다.
자음보신(滋陰補腎), 퇴허열(退虛熱), 이포궁(理胞宮), 강건요슬(强健腰膝).

주치   월경불순(月經不順), 자기도 모르게 정액을 배설 할 때(遺精,유정), 발기부전(陽痿,양위), 소변을 자주 볼 때(小便頻數,소변빈삭), 변비(便秘), 갈증(消渴,소갈), 기침할 때 각혈(咳血), 천식(氣喘,기천), 목아플 때(咽喉腫痛), 치통(齒痛), 불면증(失眠,불면), 허리가 아플 때(腰痛), 귀에 소리가 잘 들리지 않을 때(耳聾,이롱), 귀에서 소리가 날 때(耳鳴,이명) 등.

04. 수천(水泉)

穴名의 해석

- **수(水)** 물 수는 수액·소변을 가리킵니다.
- **천(泉)** 샘 천은 수원지의 뜻이다. 腎은 水를 주관하여 "腎主水"라고 하였습니다.
- 본 穴은 소변임리(小便淋漓)를 치료하는 혈위(穴位)여서 수천(水泉)이라고 이름 하였습니다.

위치 발꿈치의 태계 바로 아래 2cm에 있습니다.

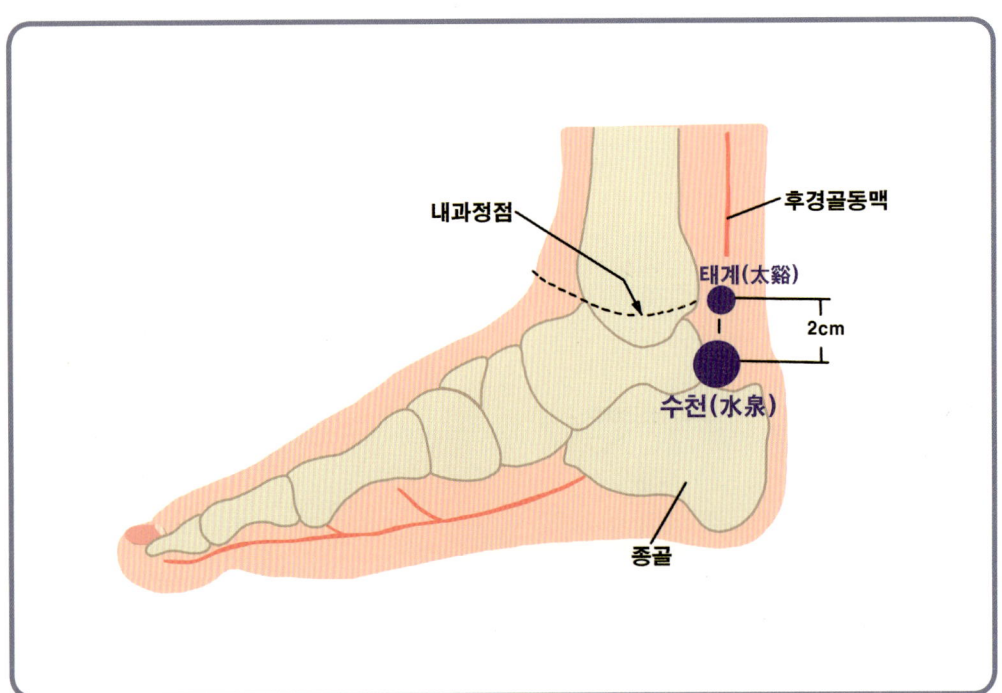

성질 혈액순환을 활발하게 하여 월경을 좋게 하고, 하초의 열을 내립니다.
조경활혈(調経活血), 소설하초(疏泄下焦).

주치 월경불순(月經不順), 생리통(痛經,통경), 월경이 없음(經閉,경폐), 자궁이 튀어나올 때(陰挺下脫,음정하탈), 소변을 시원하게 잘 보지 못할 때(小便不利,소변불리) 등.

05. 조해(照海)

穴名의 해석

- **조(照)** 비출 조는 빛나다·분명하다는 뜻입니다.
- **해(海)** 바다 해는 바다와 같이 넓고 깊은 뜻과 사물이 널리 모이는 곳을 뜻합니다.
- 본 穴은 발목 안쪽 복사뼈(內踝)의 오목하게 들어간 곳에 위치하고, 신경(腎經)의 기(氣)가 성함이 바다와 같이 전신을 밝게 비추고 아주 작은 것도 남기지 않고 전신에 두루 미친다는 뜻으로 조해(照海)라고 이름하였습니다.

위치 안쪽 복사뼈 정점의 바로밑 2cm에 있습니다.

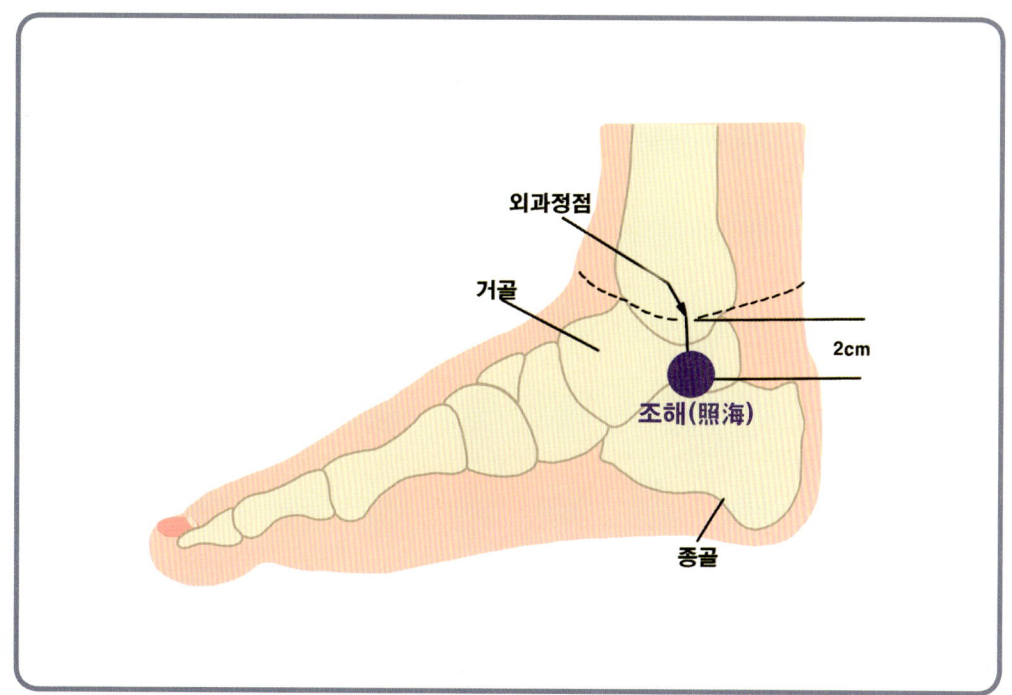

성질 자궁의 열을 내려 월경을 좋게 하고, 마음과 정신을 편안하게 하며 편도선에 좋고, 소변을 잘 보게 합니다. 통경화열(通經和熱), 심신안녕(心神安寧), 이인후(利咽喉), 이소변(利小便).

주치 월경불순(月經不順), 대하증(帶下,대하), 자궁이 튀어나올 때(陰挺下脫,음정하탈), 소변을 자주 볼 때(小便頻數,소변빈삭), 방광결석(癃閉,륭폐), 변비(便秘), 목아플 때(咽喉乾痛,인후건통), 간질(癲癎,전간), 불면증(失眠,실면) 등.

06. 음곡(陰谷)

穴名의 해석

- **음**(陰) 응달 음은 내측을 가리킵니다.
- **곡**(谷) 골 곡은 골짜기의 뜻입니다.
- 본 穴은 무릎관절 내측(膝關節)에 위치하고, 그 부위가 오목하게 들어간 모양이 골짜기 같다하여 음곡(陰谷)이라 이름하였습니다.

위 치 무릎을 굽혔을 때 무릎 안쪽 가로 주름상에서 반건양근건과 반막양근건 사이에 있다.
(무릎에서 손가락을 내측을 향해 미끄러뜨리면 강한 힘줄을 반건양근이라 합니다)

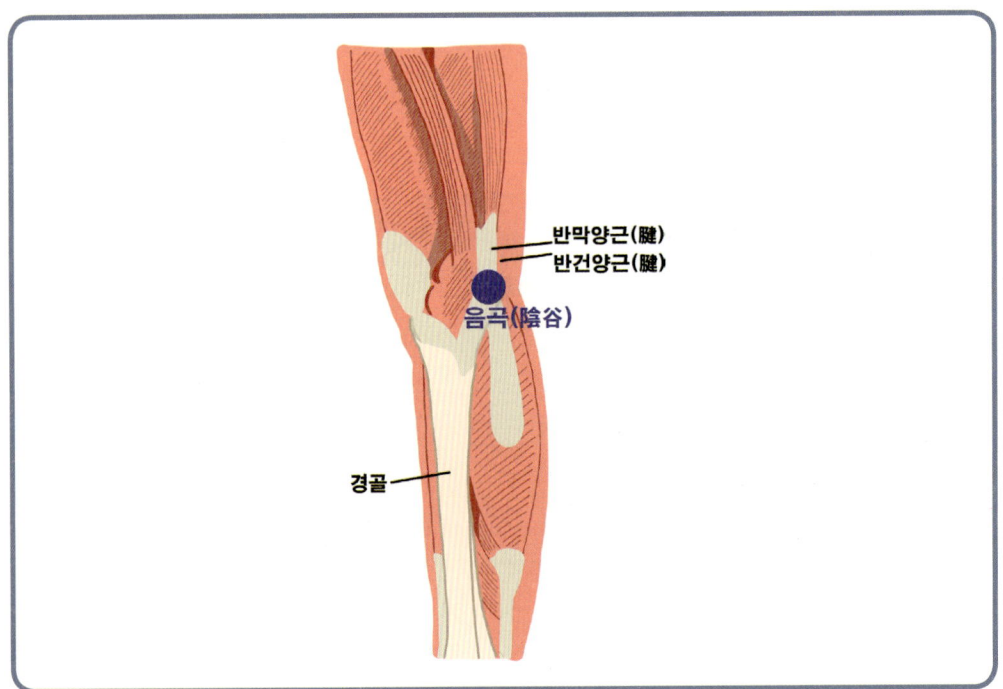

성 질 음액(陰液)을 생기게 하여 열을 내립니다.
자음청열(滋陰淸熱).

주 치 발기부전(陽痿,양위), 탈장(疝氣,산기), 자궁출혈(崩漏,붕루),
소변을 시원하게 잘 보지 못할 때(小便不利), 무릎관절염(膝膕痠痛,슬곡산통) 등.

제9장 수궐음심포경(手厥陰心包經)

01. 곡택(曲澤)

穴名의 해석

- **곡**(曲) 굽을 곡은 굽는다·구불구불하다는 뜻입니다.
- **택**(澤) 못 택·윤 택은 연못·광택이 있다는 뜻입니다.
- 본 穴은 팔꿈치를 구부렸을 때 팔꿈치 안쪽 주름(肘橫紋)의 오목하게 들어간 곳으로 굽이쳐서 흘러들어 곡택(曲澤)이라고 이름하였습니다.

위치 팔꿈치를 약간 굽혔을 때 안쪽 주름위에서, 상완이두근건의 안쪽 기슭 오목한 곳입니다.

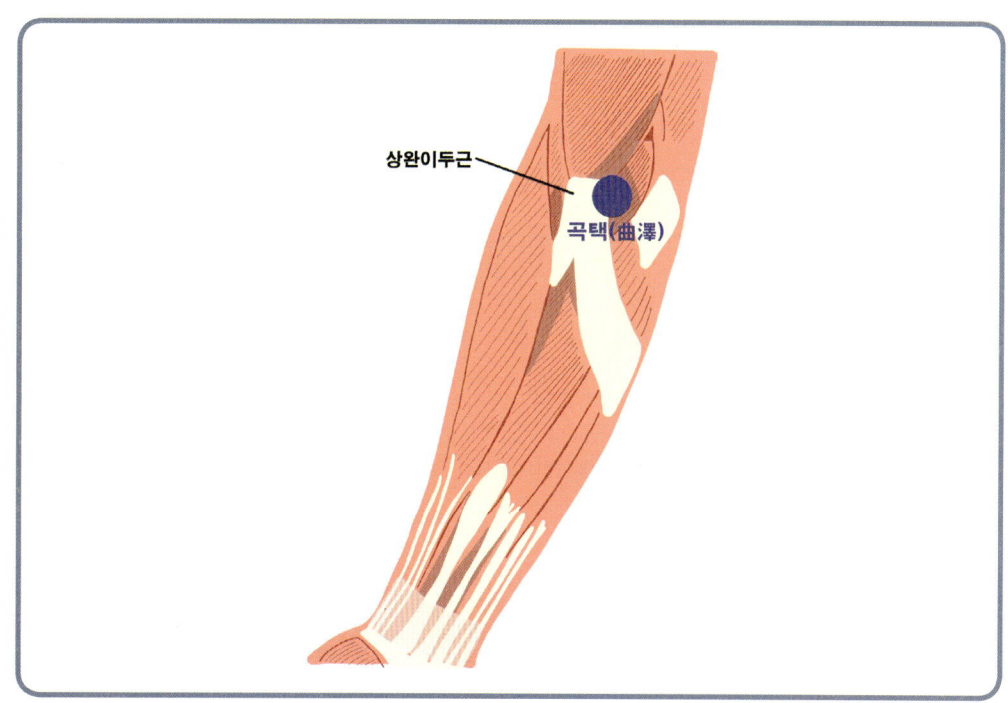

성질 심장의 열을 내리고, 위장과 근육의 경련을 진정시키며, 설사와 통증을 멎게 합니다.
청심화(淸心火), 청혈열(淸血熱), 진경련(鎭經攣), 지통지사(止痛止瀉).

주치 가슴이 아플 때(心痛), 가슴이 두근거릴 때(心悸,심계), 위장이 아플 때(胃痛), 구토(嘔吐), 설사(泄瀉), 열병(熱病), 팔꿈치와 팔이 저리고 아플 때(肘臂攣痛,주비련통) 등.

02. 내관(內關)

穴名의 해석

- **내(內)** 안 내는 안쪽과 가슴의 안쪽을 가리킵니다.
- **관(關)** 문빗장 관은 관문과 원기 또는 중요하다를 가리킵니다.
- 본 穴은 팔의 안쪽 가운데에 위치한 것이 요충지의 모습과 같다하여 내관(內關)이라 이름하였습니다.

위치 곡택과 대릉의 사이에서, 대릉으로부터 1/6에 있습니다.

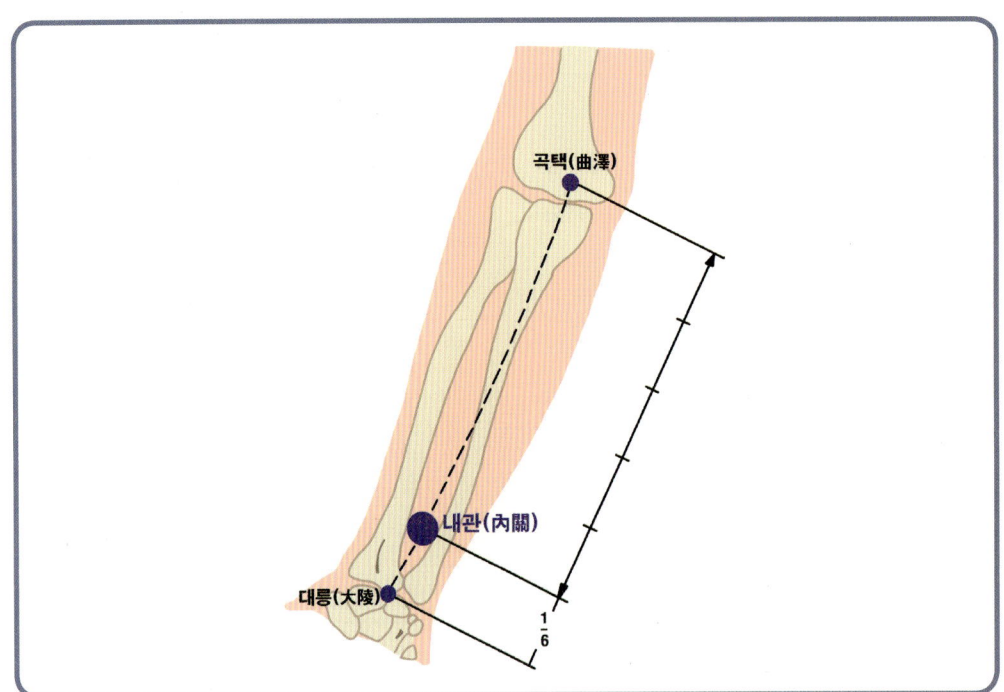

성질 정신과 마음이 위장을 편안하고 진정시키며, 통증을 멎게 하고, 가슴을 편안하게 합니다.
익심안신(益心安神), 화위강역(和胃降逆), 진정지통(鎭靜止痛), 관흉이기(寬胸理気).

주치 가슴이 아플 때(心痛), 가슴이 두근거릴 때(心悸,심계), 가슴이 답답할 때(胸悶,흉민), 가슴이 아플 때(胸痛,흉통), 구토(嘔吐), 딸꾹질(呃逆,애역), 간질(癲癇,전간), 열병(熱病), 팔이 저리고 아플 때(上肢痺痛,상지비통), 중풍으로 다리 마비될 때(偏癱,편탄), 불면증(失眠,불면), 어지러울 때(眩暈,현운), 편두통(偏頭痛,편두통) 등.

03. 노궁(勞宮)

穴名의 해석

- **노(勞)** 일할 노는 노동의 노와 과로의 노를 가리키고, 또 손은 노(勞)를 가리킵니다.
- **궁(宮)** 대궐 궁은 중앙의 뜻입니다.
- 본 穴은 손바닥의 중앙에 위치해있기에 노궁(勞宮)이라고 이름하였습니다.

위 치 손을 가볍게 쥘 때 셋째와 넷째손가락 끝이 닿는 사이점 입니다.

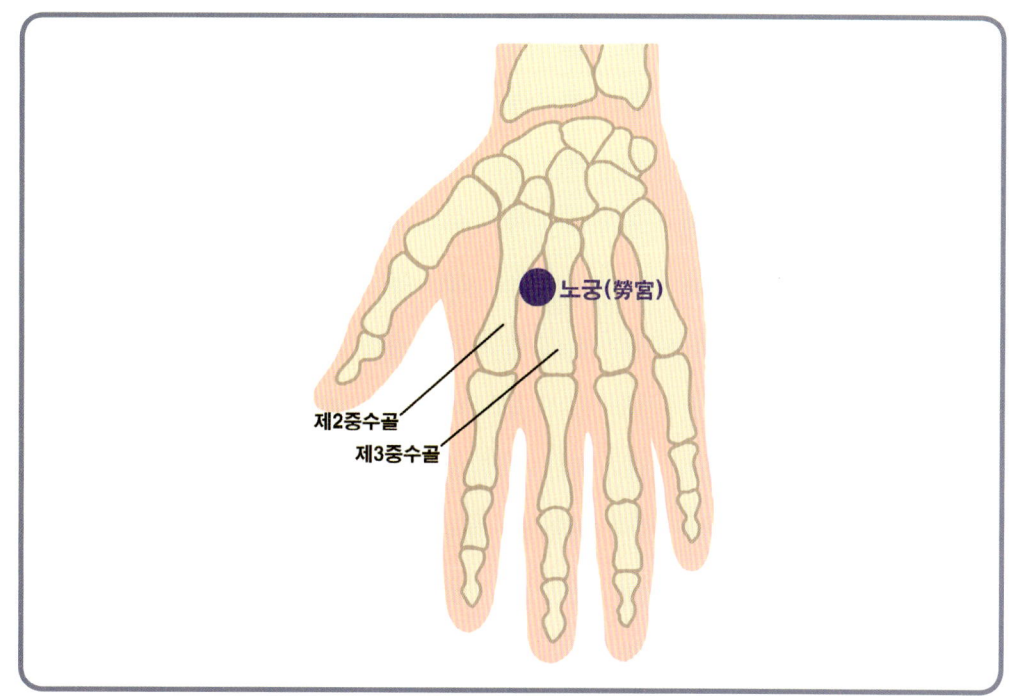

성 질 위장의 습열을 제거하여 구토증상을 없애주고, 심장의 열을 내려주며, 정신병과 간질 증세를 가라앉히고, 정신과 마음을 편안하게 합니다.
제습열(除湿熱), 화위진정(和胃鎮靜), 청심화(淸心火), 식풍양혈(熄風凉血), 개규회양(開竅回陽), 청심안신(淸心安神)

주 치 심장이 아플 때(心痛), 구토(嘔吐), 간질병(癲狂癎,전광간), 구내염(口瘡,구창), 입 냄새(口臭,구취) 등.

04. 중충(中衝)

穴名의 해석

- **중(中)** 가운데 중은 가운데 손가락을 가리킵니다.
- **충(衝)** 찌를 충·부딪칠 충은 나아가다의 뜻입니다.
- 본 穴은 가운데 손가락의 끝에 위치하고, 경맥(經脈)의 기는 가운데 손가락 끝으로 곧게 상행하기에 중충(中衝)이라고 이름하였습니다.

위치 가운데 손가락 끝의 중심점에 있다. 즉 손톱모서리각에서 약 2mm 뒤에 있습니다.

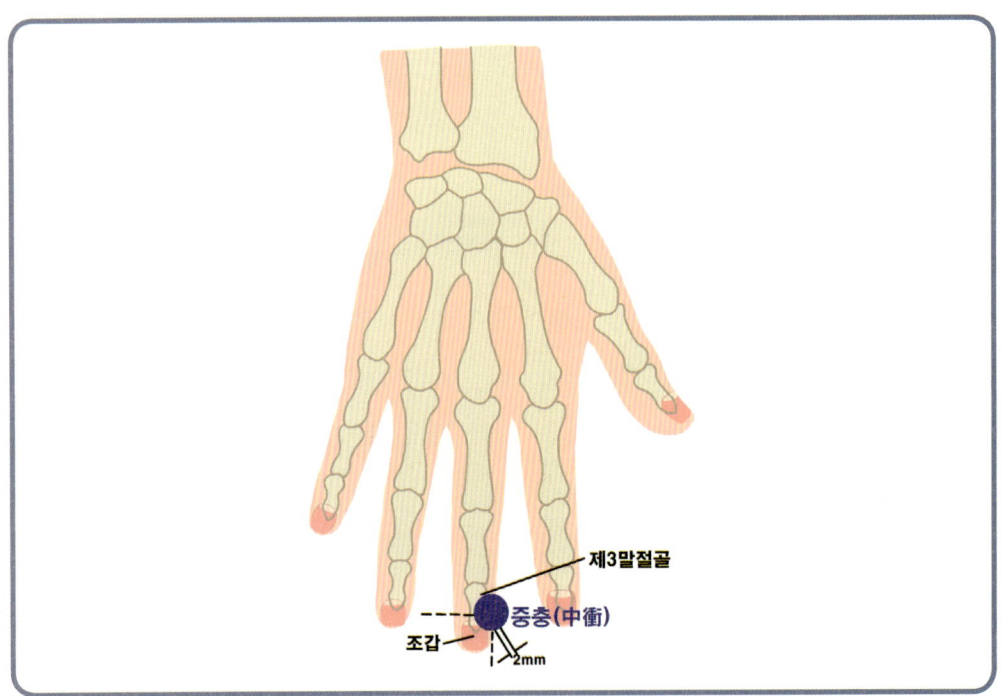

성질 열을 내려 마음을 안정시키고, 양기를 회복시켜 사경에서 구해냅니다.
청심설열(淸心泄熱), 회양구역(回陽救逆).

주치 심장이 아플 때(心痛), 의식불명(昏迷,혼미), 혀가 뻣뻣하면서 아플 때(舌强腫痛,설강종통), 열병(熱病), 밤에 우는 아이(小兒夜啼,소아야제), 졸도할 때(昏厥,혼궐) 등.

제10장 수소양삼초경(手少陽三焦經)

01. 관충(關衝)

穴名의 해석

- **관**(關) 문빗장 관은 관문·원기·만(彎)과 통합니다.
- **충**(衝) 찌를 충은 요충지의 뜻이다. 손의 사지(四指)를 무명지(無名指)라 합니다.
- 본 穴은 손의 4지(指) 즉 무명지의 끝에 자리하고, 소충과 중충의 사이에 있기에 관충(關衝)이라 이름하였습니다. 삼초경의 井穴 입니다.

위치 넷째손가락 손톱의 새끼손가락쪽 손톱 모서리로부터 2mm에 있습니다.

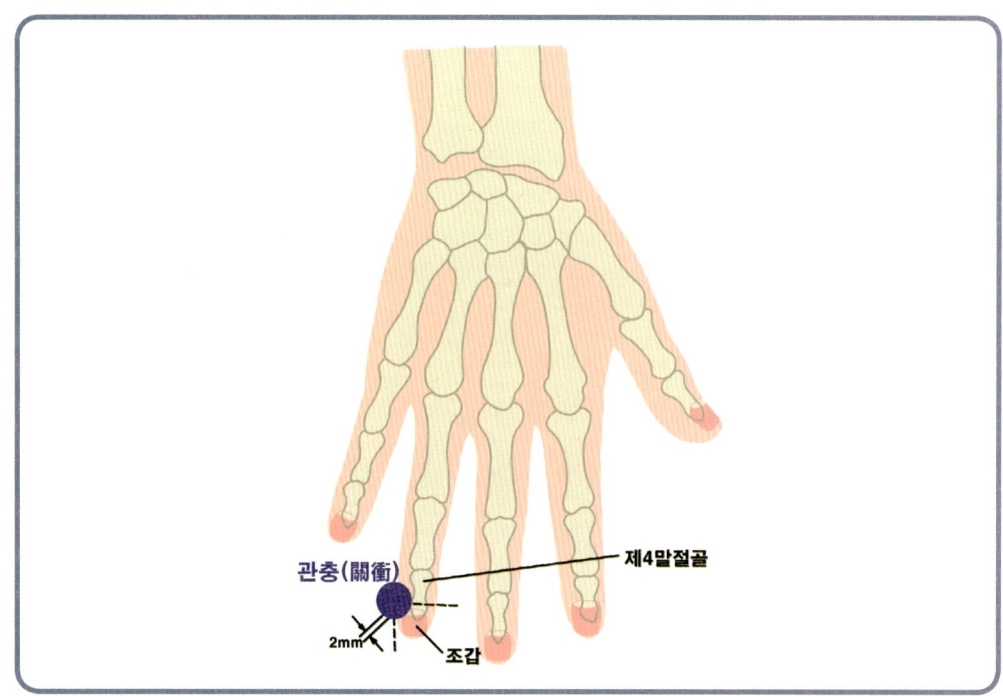

성질 경락을 소통시키고, 삼초에 뭉친 울열을 풀어줍니다.
소경락(疏経絡), 해삼초울열(解三焦鬱熱), 개규(開竅).

주치 두통(頭痛), 눈병(目赤,목적), 소리가 잘 들리지 않을 때(耳聾,이롱), 목아플 때(咽喉腫痛,인후종통), 열병(熱病), 쇼크로 졸도할 때(昏厥,혼궐) 등.

02. 양지(陽池)

穴名의 해석

- **양(陽)** 양기 양은 음양에서 양을 가리킵니다.
- **지(池)** 못 지는 연못, 또는 사기(邪氣)가 정체하는 장소를 나타내고 있습니다.
- 본 穴은 손등(腕背)의 오목하게 들어간 곳에 위치하고 있고, 이곳으로 경기가 물이 저수지(池)로 흘러드는 것 같이 흘러들어 양지(陽池)라고 이름하였습니다.

위치 손관절 등쪽 주름중에서, 총지신근과 소지신근 사이의 오목한 곳입니다.

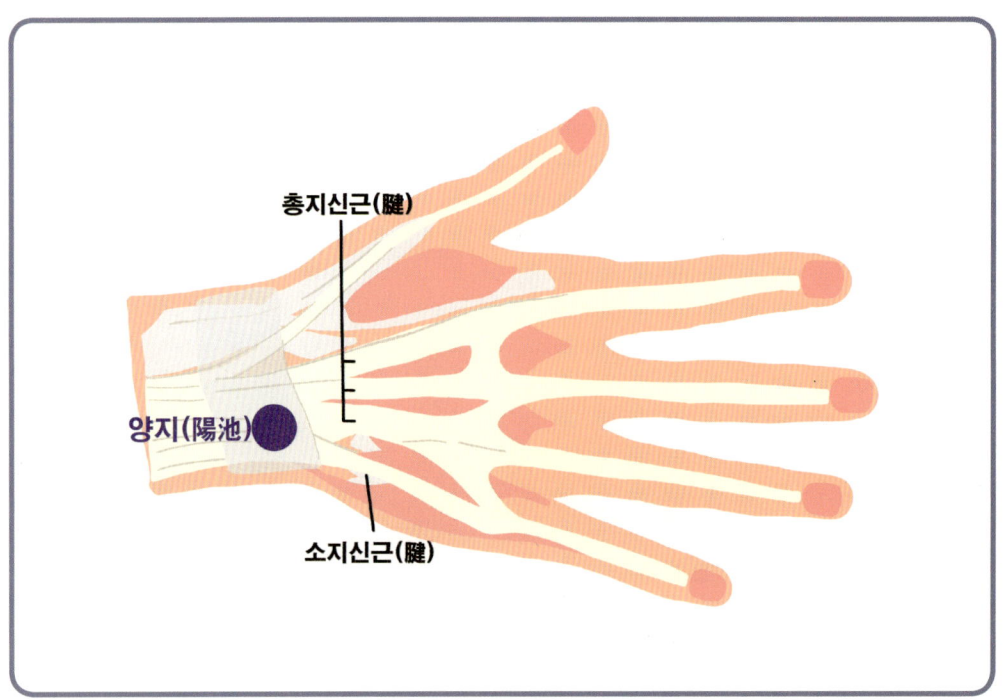

성질 경락을 소통시켜 열을 내리고, 경락을 통하여 근육이 뭉친 것을 풀어주고, 음액을 생기게 하여 갈증을 멎게 합니다. 청열통락(淸熱通絡), 서근통락(舒筋通絡), 증액소갈(增液消渴).

주치 눈병(目赤腫痛), 소리가 잘 들리지 않을 때(耳聾), 목아플 때(咽喉腫痛), 학질(瘧疾), 팔이 아픔(腕痛,완통), 갈증(消渴,소갈) 등.

03. 노회(臑會)

穴名의 해석

- **노(臑)** 팔 노는 윗팔(上臂)의 근육이 솟아오른 부분을 가리킵니다.
- **회(會)** 모을 회는 만나다의 뜻입니다.
- 본 穴은 윗팔의 근육이 솟아있는 곳(臑)에 위치하고, 삼초경과 양유맥이 만나는(會) 장소이기에 노회(臑會)라고 이름하였습니다.

위치 윗팔의 견료와 뒷팔꿈치 위쪽의 사이에서, 견료로부터 1/4에 있습니다.

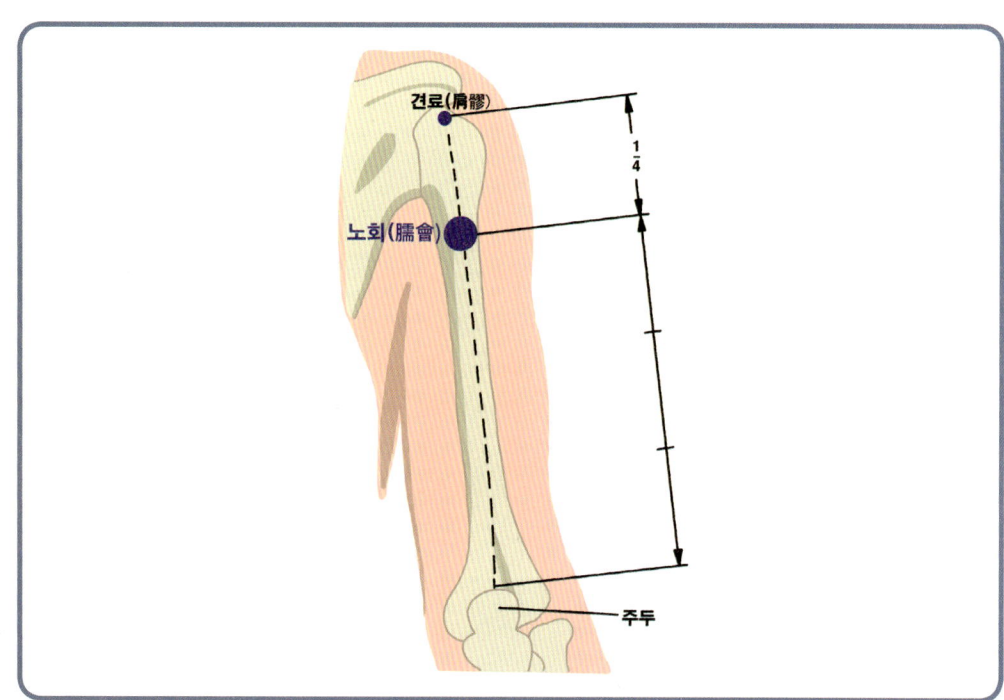

성질 경락을 소통시키고, 임파선 등 종양을 풀어주고, 통증을 멎게 합니다.
통락(通絡), 산결(散結), 지통(止痛)..

주치 갑상선종(瘿氣,영기), 임파선종(瘰癧), 팔 마비로 저릴 때(上肢痺痛) 등.

04. 견료(肩髎)

穴名의 해석

- **견(肩)** 어깨 견은 어깨를 가리킵니다.
- **료(髎)** 뼈사이 료는 모서리라는 뜻입니다.
- 본 穴은 어깨부분(肩部)의 움푹패여 함몰된 모서리에 위치하여 견료(肩髎)라고 이름하였습니다.

위 치   견갑골의 상부에 있는 견갑극을 뒤쪽 가운데에서 더듬어 견관절의 바깥쪽 중앙에 돌출한 견봉을 찾습니다. 견봉의 바깥끝 뒤쪽의 바로 아래에 있습니다.

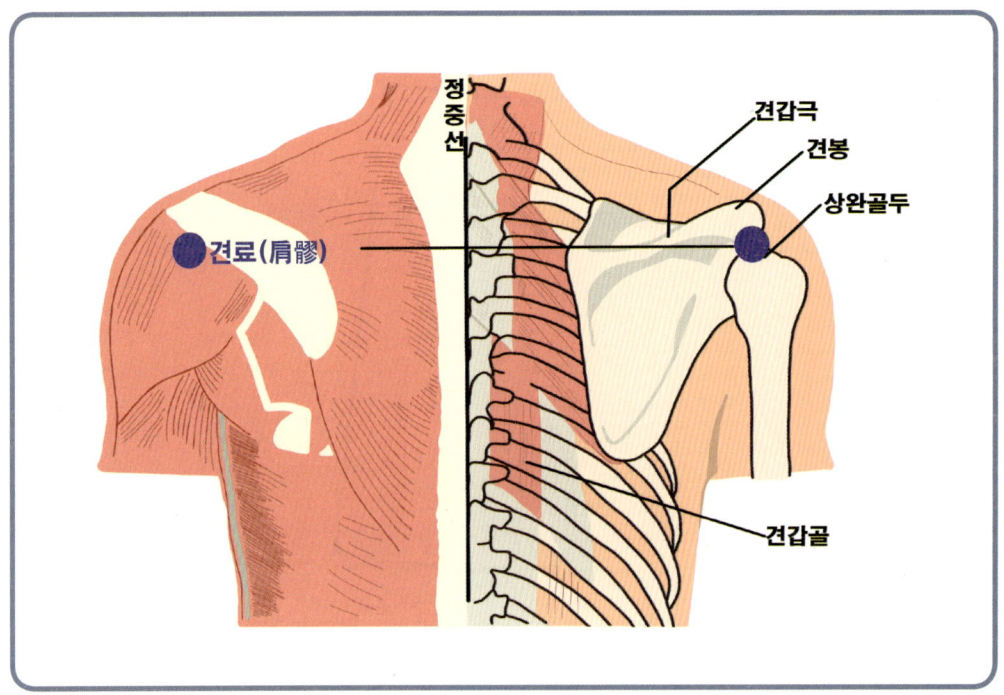

성 질   경락을 소통시켜 풍습(風湿)을 없애주고, 기혈이 막힌 곳을 풀어줍니다.
거경락풍습(祛経絡風湿), 조기혈조체(調気血阻滞).

주 치   어깨를 들어 올릴 수 없을 때(肩重不能擧, 견중불능거) 등.

05. 천료(天髎)

穴名의 해석

- **천(天)** 하늘 천·임금천은 인체의 상부를 가리킵니다.
- **료(髎)** 뼈사이 료는 모서리라는 뜻과 골관절의 사이에 움푹패여 함몰된 것을 가리킵니다
- 본 穴은 몸통 상부(天)의 견갑골과 쇄골의 사이(髎)에 위치하여 천료(天髎)라고 이름하였습니다.

위 치 견갑골 위끝의 가장 바깥쪽에 있습니다.

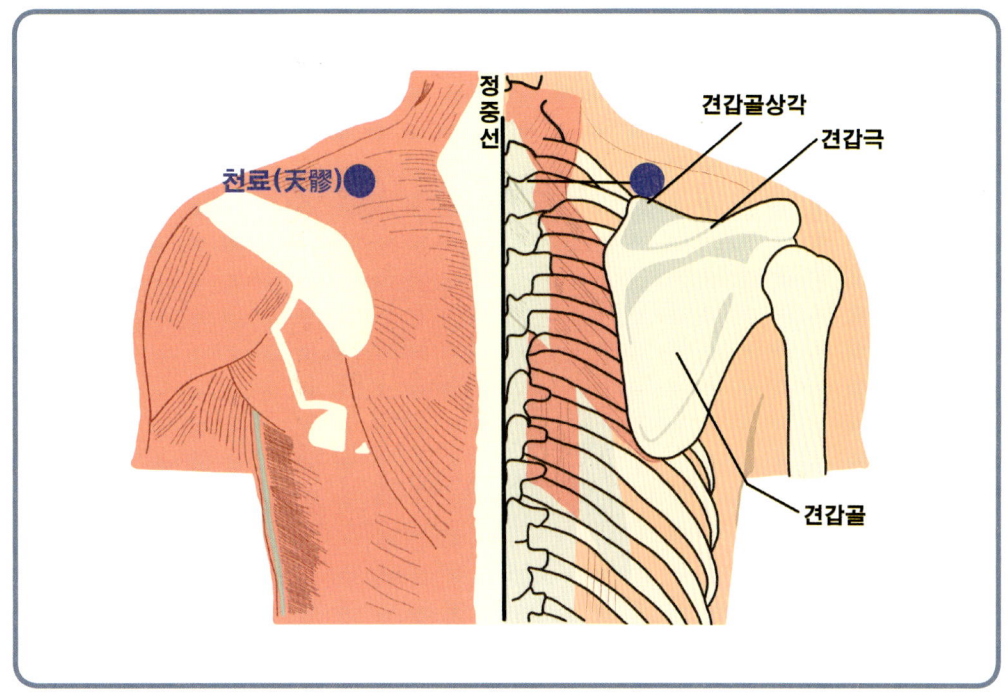

성 질 경락을 소통시켜 어깨와 목에 있는 풍습을 없애 줍니다.
통경락(通経絡), 거풍습(祛風湿).

주 치 어깨와 팔이 아플 때(肩臂痛,견비통), 뒷 목이 뻣뻣할 때(項强,항강) 등.

06. 예풍(翳風)

穴名의 해석

- **예(翳)** 깃일산 예는 가린다의 뜻입니다.
- **풍(風)** 바람 풍은 질병을 일으키는 풍사(風邪), 또는 중풍을 뜻합니다.
- 본 穴은 양 귀의 뒤쪽에 위치하고, 귀가 풍사(風)를 막아준다(翳)는 뜻으로 예풍(翳風)이라고 이름하였습니다.

위치 귓불의 밑에 손가락을 대고 아래턱 뒤쪽에서 유양돌기에 둘러싸인 움푹 패인곳에 있습니다.

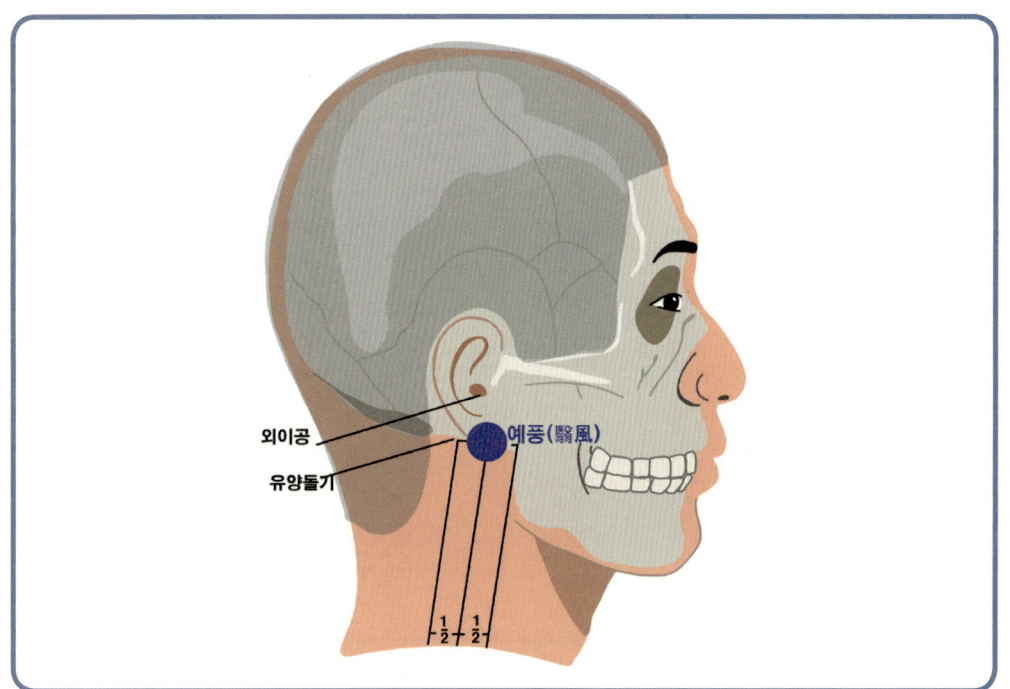

성질 경락을 소통시켜 풍사(風邪)를 없애고, 귀로 소리를 잘 들리게 하며, 풍열을 제거하여 통증을 멎게 합니다. 소풍통락(疏風通絡), 개규익청(開竅益聰), 거풍설열(祛風泄熱), 진통(鎭痛).

주치 귀에서 소리가 날 때(耳鳴,이명), 소리가 잘 들리지 않을 때(耳聾,이롱), 안면신경마비(口眼喎斜,구안와사). 입을 다물고 벌리지 못할 때(牙關緊閉,아관긴폐), 치통(齒痛), 이하선염(頰腫,협종), 임파선염(瘰癧,나력) 등.

07. 이문(耳門)

穴名의 해석

- **이(耳)** 귀 이는 귀를 가리킵니다.
- **문(門)** 문 문은 출입문을 뜻합니다.
- 본 穴은 귓구멍(耳) 앞에 위치하고, 그 모양이 귀의 문(門)같다하여 이문(耳門)이라고 이름하였습니다.

위 치 귀의 귓바퀴 위에 있는 패인 곳을 전절흔(前切痕)이라 하고, 그 전절흔 중앙부의 바로앞에 있습니다.

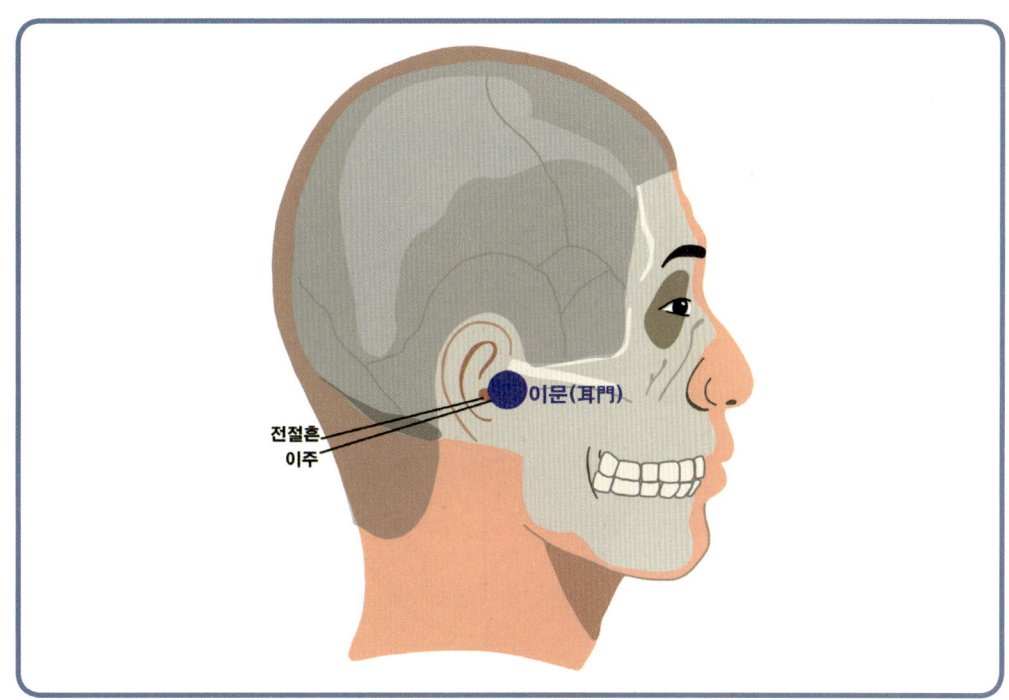

성 질 경락을 소통시켜 열을 내리고, 귀로 소리를 잘 듣게 합니다.
소통경락(疏通経絡), 설열(泄熱), 개규익청(開竅益聽).

주 치 귀에서 소리가 날 때(耳鳴,이명), 소리가 잘 들리지 않을 때(耳聾,이롱), 귀가 아플 때(聤耳,정이), 치통(齒痛) 등.

08. 사죽공(絲竹空)

穴名의 해석

- **사죽(絲)** 실 사, 대 죽, 사죽(絲竹)은 눈썹을 뜻합니다.
- **공(空)** 빌 공은 구멍이란 뜻입니다.
- 본 穴은 눈썹 외측의 오목하게 들어간 곳(空)에 위치하고, 눈썹의 털(絲)이 마치 대나무(竹)같아 사죽공(絲竹空)이라 이름하였습니다.

위치 눈 바깥 바로 위에서, 눈썹의 바깥 끝에 있습니다.

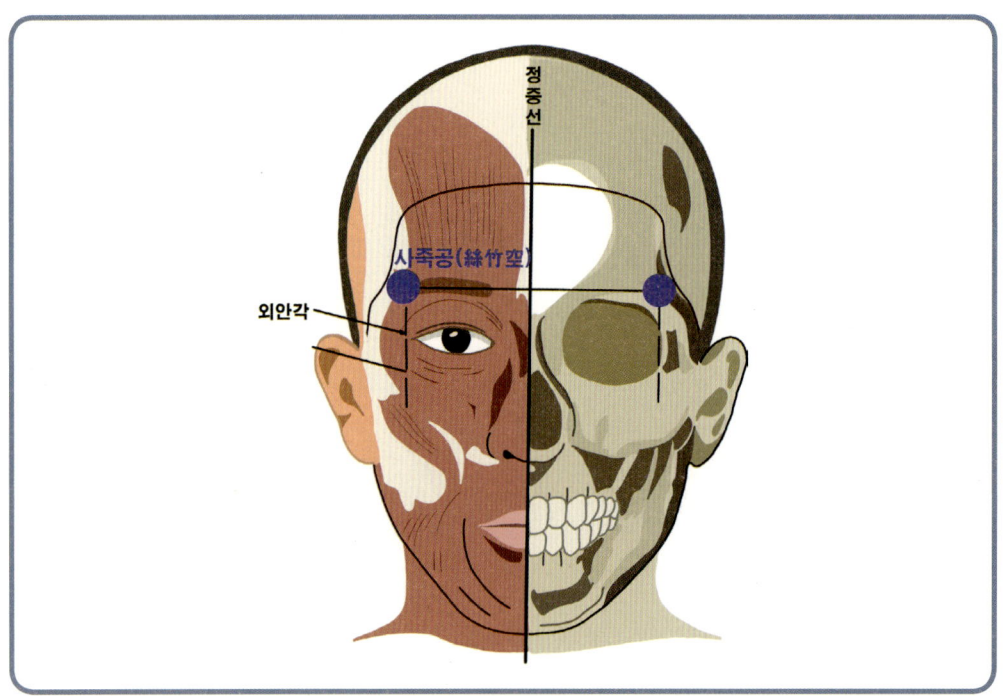

성질 열을 내려 떨림을 없애고, 눈을 밝게 하고 통증을 멎게 합니다.
청화설열(淸火泄熱), 평간식풍(平肝熄風), 명목진통(明目鎭痛).

주치 두통(頭痛), 눈병(目赤腫痛,목적종통), 눈꺼풀이 떨릴 때(眼瞼瞤動,안검순동). 치통(齒痛), 간질병(癲狂癇,전광간) 등.

제11장 족소양담경(足少陽膽經)

01. 동자료(瞳子髎)

穴名의 해석

- **동(瞳)** 해뜰 동은 동자(瞳子)즉 동공을 가리킵니다.
- **료(髎)** 뼈사이 료는 모서리라·구석진 곳·가장자리를 가리킵니다.
- 본 穴은 눈의 가장자리(目外眦)에 뼈가 불록하게 솟아오른 곳에 있는 움푹 들어간 공간(凹陷部)에 위치하고 있습니다. 전두골과 관골의 결합부위(髎)에 위치하고 눈동자(瞳子)와 마주하고 있어 동자료(瞳子髎)라고 이름하였습니다.

위 치 눈동자 꼬리 옆, 즉 눈의 가장자리(目外眦)에 뼈가 불록하게 솟아오른 곳에 있는 움푹 들어간 공간(凹陷部)에 위치하고 있습니다.

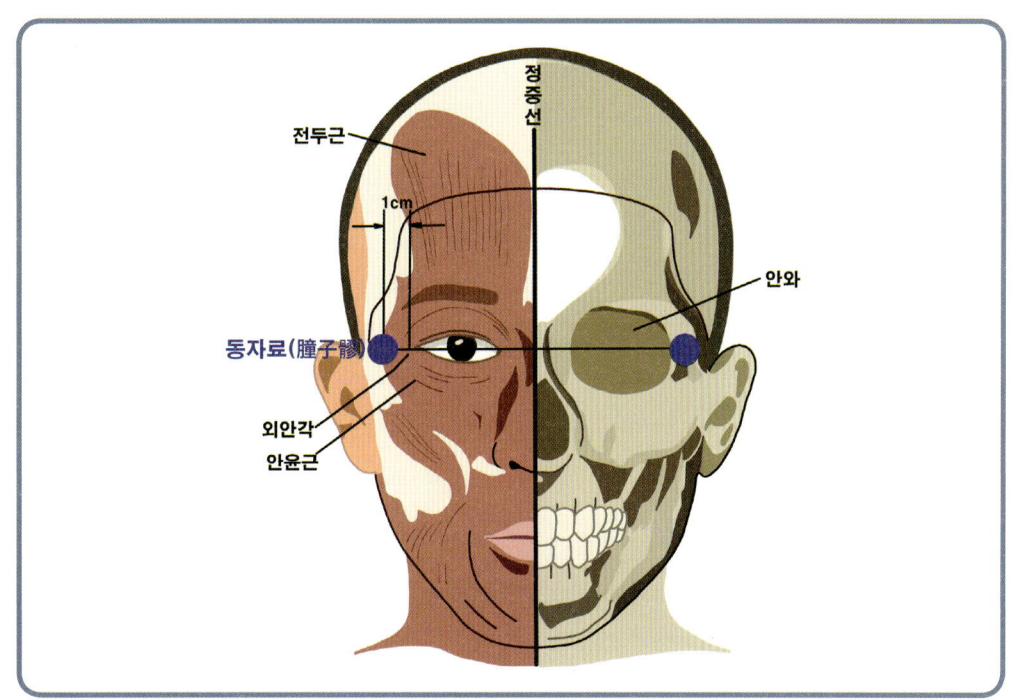

성 질 열을 내리고 풍사를 없애며, 머리를 맑게 하고 눈을 밝게 하며, 눈의 염증을 가라앉히고 통증을 멎게 합니다. 거풍설열(祛風泄熱), 청두명목(清頭明目), 소종지통(消腫止痛).

주 치 두통(頭痛), 눈병(目赤腫痛), 녹내장(目翳,목예), 시신경 위축염(靑盲,청맹) 등.

02. 청회(聽會)

穴名의 해석

- **청(聽)** 들을 청은 청각, 청력을 가리킵니다.
- **회(會)** 모을 회는 만나다, 모이다의 뜻입니다.
- 본 穴이 위치한 귀 앞은 청각(聽)을 관장하는 곳이란 뜻의 사청문(司聽聞)이라 하였고, 귀의 氣가 모이는(會) 장소여서 청회(聽會)라고 이름하였습니다.

위치 귀의 주관절흔 바로 앞에 있습니다.

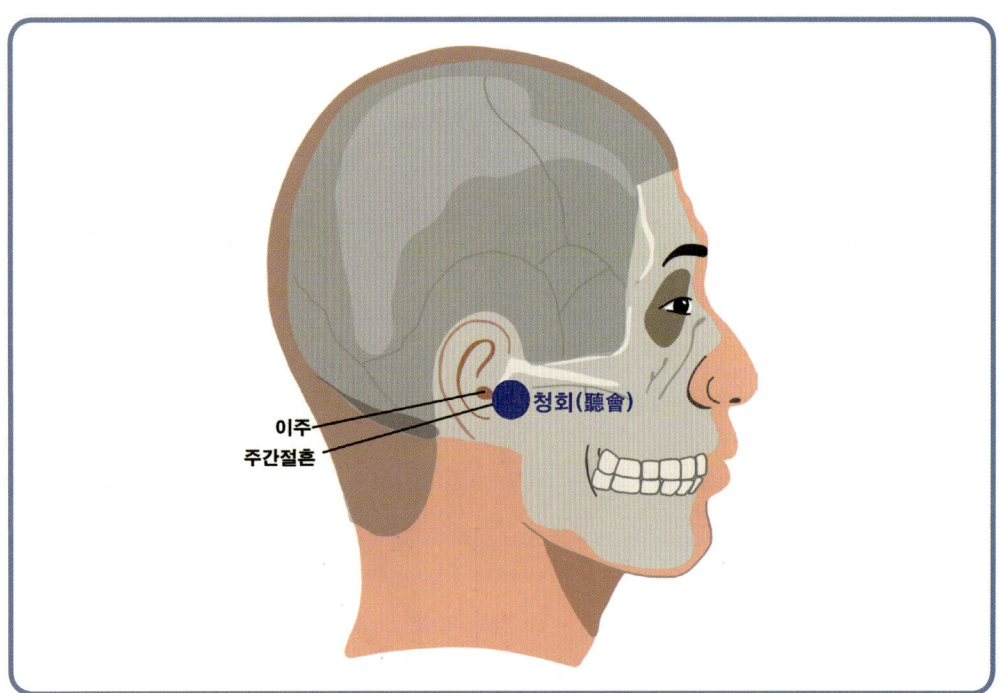

성질 풍사를 없애고, 귀로 소리를 잘 들리게 합니다.
거풍사(祛風邪), 개규익청(開竅益聽).

주치 귀에서 소리가 날 때(耳鳴,이명), 소리가 잘 들리지 않을 때(耳聾,이롱), 치통(齒痛), 안면신경마비(口眼喎斜,구안와사) 등.

03. 풍지(風池)

穴名의 해석

- **풍(風)** 바람 풍은 질병을 일으키는 풍사(風邪), 또는 중풍을 뜻합니다.
- **지(池)** 못 지는 연못, 또는 사기(邪氣)가 정체하는 장소를 나타내고 있습니다.
- 본 穴은 뒷머리밑에 연못같이 오목하게 들어간 곳(池)에 위치하고, 풍병(風病)을 치료할 때 사용하는 중요한 혈이기에 풍지(風池)라고 이름하였습니다.

위치 풍부와 완골의 사이에서 완골로부터 1/3에 있습니다. 즉 뒷머리밑에 연못같이 오목하게 들어간 곳에 있습니다.

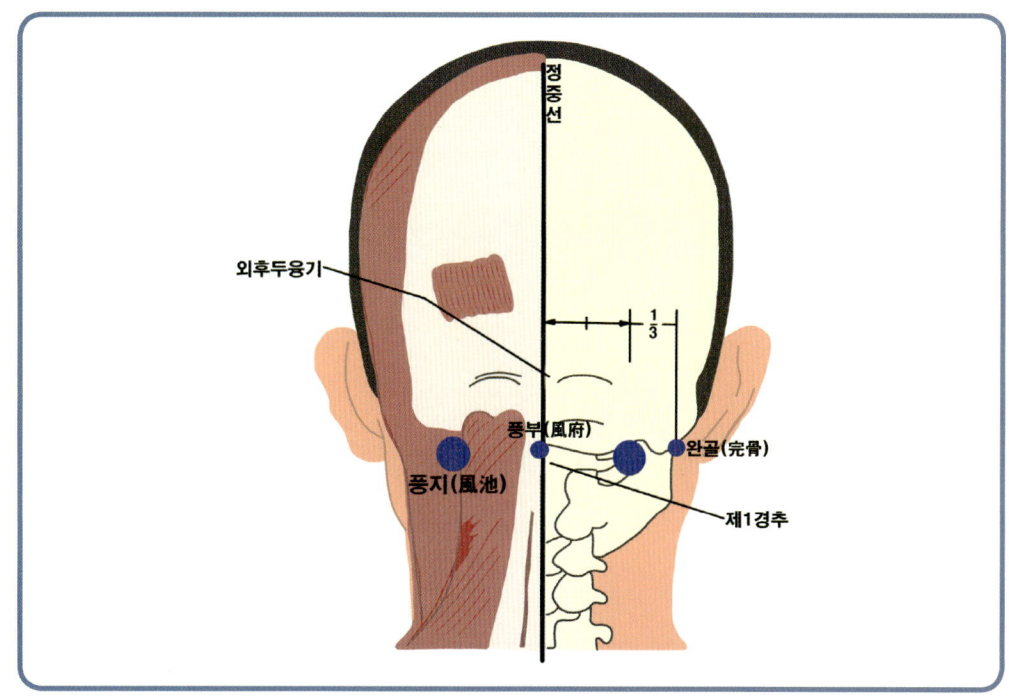

성질 경락을 소통시켜 피부에 있는 풍사(風邪)와 열을 없애 주고, 머리를 맑게 하고, 눈은 밝게 하고, 귀를 잘 들리게 하고, 기혈을 다스립니다. 통경활락(通経活絡), 거풍해표(祛風解表), 청열(清熱), 청두개규(清頭開竅), 명목익청(明目益聰), 조기혈(調気血).

주치 두통(頭痛), 어지러울 때(眩暈), 눈병(目赤腫痛), 축농증(鼻淵,비련), 코피가 날 때(鼻衄,비뉵), 귀에서 소리가 날 때(耳鳴,이명), 뒷목이 뻣뻣하면서 아플 때(頸項強痛,경항강통), 감기(感冒), 간질병(癲癇,전간), 중풍(中風), 열병(熱病), 학질(瘧疾), 갑상선종(癭氣,영기) 등.

04. 견정(肩井)

穴名의 해석

- **견(肩)** 어깨 견은 어깨를 가리킵니다.
- **정(井)** 우물 정은 깊고 오목한 물이 있는 곳을 뜻합니다.
- 본 穴은 어깨(肩)위의 우물(井)같이 오목하게 들어간 곳에 위치하여 견정(肩井)이라고 이름하였습니다.

위 치 겨드랑이 주름의 뒤끝으로부터 상방 2cm에 있습니다.

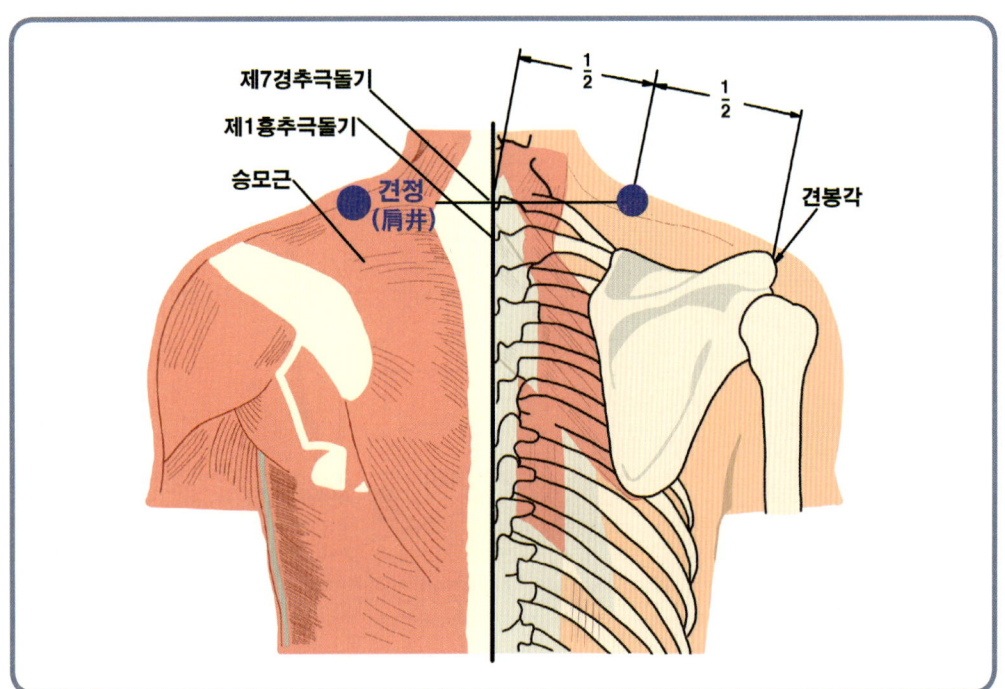

성 질 경락을 소통시켜 기를 다스리고, 허(虛)한 것을 보하면 뭉친 것을 풀어주고, 담낭을 이롭게 합니다. 통경활락(通経活絡), 강역이기(降逆理気), 산결보허(散結補虚), 활담개규(豁胆開竅).

주 치 뒷목이 뻣뻣하면서 아픔(頭項強痛), 어깨와 등쪽이 아픔(肩背疼痛,견배동통), 팔을 사용할 수 없음(上肢不遂,상지불수), 해산하기 어려움(難産,난산), 유선염(乳癰,유옹), 모유가 부족할 때(乳汁不下,유즙불하), 임파선염(瘰癧) 등.

05. 일월(日月)

穴名의 해석

- **일(日)** 해 일은 태양을 뜻하고, 陽으로 담을 가리킵니다.
- **월(月)** 달 월은 달을 뜻하고, 陰으로 간을 가리킵니다.
- 본 穴은 양쪽 눈과 담의 장기 상태를 가리키고, 간담을 치료하는 중요한 혈이기에 일월(日月)이라 이름하였습니다.

위 치 복외선상에서 기문과 대횡의 사이에 기문으로 부터 1/4에 있습니다.
(복외선이라는 것은 사타구니선 바깥쪽의 돌출한 뼈 안쪽과 정중선의 사이에서 바깥쪽 1/8을 지나는 수직선)

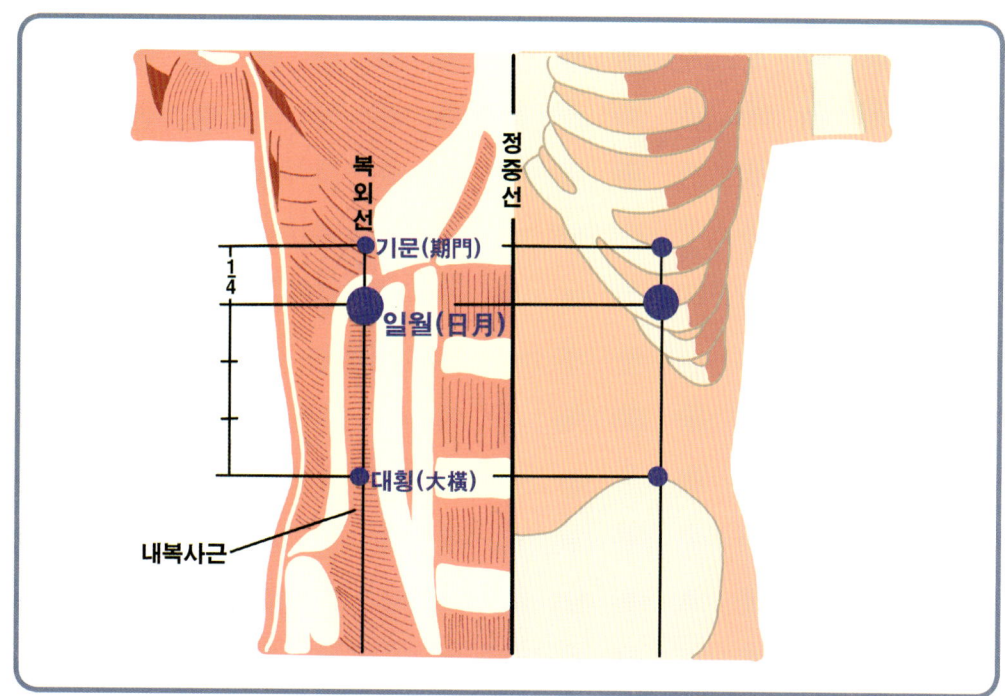

성 질 담낭을 이롭게 하고, 습열을 없애주며 위장을 조화롭게 합니다.
이담(利胆), 화습열(化湿熱), 조리위장(調理胃腸).

주 치 구토(嘔吐), 위산 역류증(呑酸,탄산), 옆구리가 아플 때(脇肋疼痛,협늑동통), 속이 메스꺼울 때(嘔逆,구역), 황달(黃疸) 등.

06. 경문(京門)

穴名의 해석

- **경(京)** 서울 경은 구(丘)와 같은 뜻으로 높고 큰 산이고, 또 근심이라는 뜻도 있습니다.
- **문(門)** 문 문은 출입문의 뜻입니다.
- 본 穴은 앞가슴(胸廓)의 높고 큰 언덕과 같은 곳에 있고, 일신(一身)의 원기가 모이는 곳이므로 경문(京門)이라 이름하였습니다.

위 치 허리부분 외측에 손을 대고 밑으로부터 누르며 올라가 제12늑골 끝에서 1cm정도 앞에 있습니다.

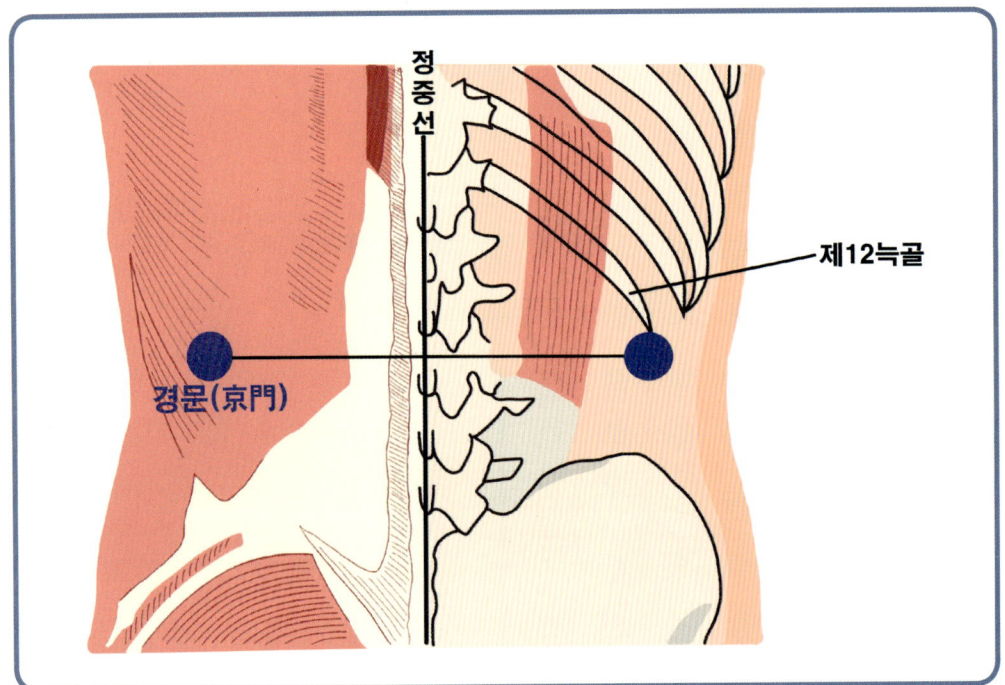

성 질 경락을 소통시켜 근육이 뭉친 것을 풀어주고, 통증을 멎게 하고, 위장을 좋게 하고, 신장을 따뜻하게 하여 소변을 잘 보게 합니다. 서근활락(舒筋活絡), 지통(止痛), 강위역(降胃逆), 온신이뇨(溫腎利尿).

주 치 소변을 시원하게 잘 보지 못할 때(小便不利,소변불리), 부종(水腫,수종), 요통(腰痛), 옆구리가 아플 때(脇痛,협통), 헛배가 부를 때(腹脹,복창), 설사(泄瀉) 등.

07. 양릉천(陽陵泉)

穴名의 해석

- **양릉(陽陵)** 인체 바깥쪽의 융기된 부분을 가리킵니다.
- 陽은 外을 뜻합니다.
- 본 穴은 무릎관절 바깥쪽은 구릉(陵)처럼 올라와 있고, 무릎관절 밑의 오목하게 들어간 쪽은 수원지(泉) 같은곳에 위치하여 양릉천(陽陵泉)이라고 이름하였습니다.

위 치 비골두의 앞 아래쪽에 있습니다. (하퇴의 바깥쪽을 손바닥으로 문지르면서 위쪽으로 가면 무릎의 관절에 이르기전 둥글고 작은 2cm의 뼈를 비골두라고 합니다).

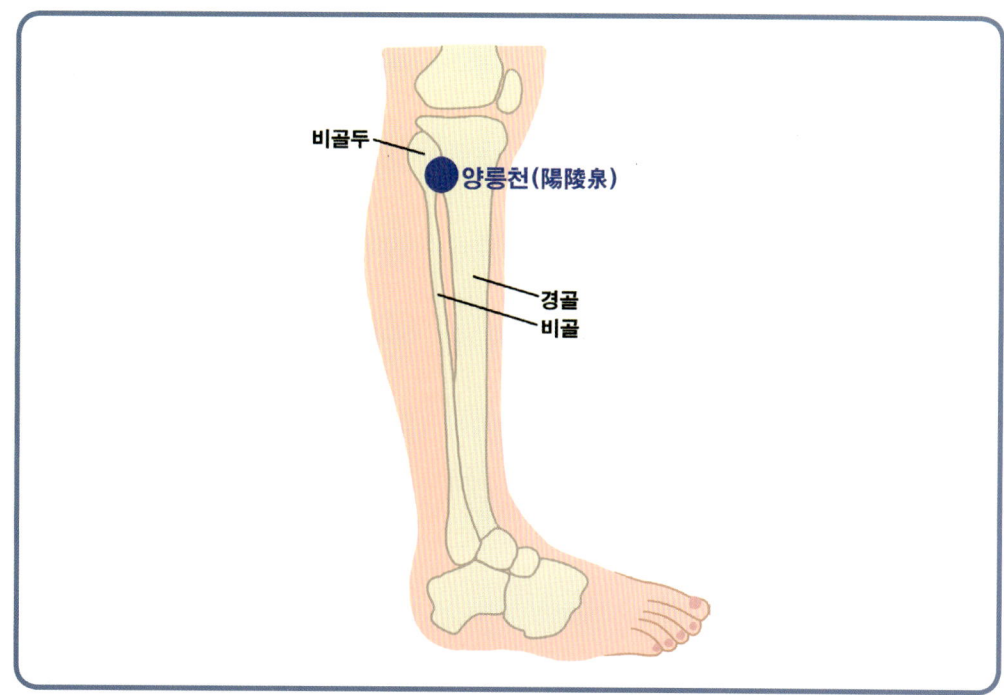

성 질 근육과 경락에 정체된 습열을 없애주고, 허리와 다리 근육을 강하게 하며 간장과 담낭을 이롭게 합니다. 소경락습체(疏経絡湿滞). 소근맥(疏筋脈), 청설습열(清泄湿熱), 강근요퇴(強筋腰腿), 이간담(利肝胆).

주 치 옆구리가 아플 때(脇痛), 입이 쓸 때(口苦), 구토(嘔吐), 반신불수(下肢痿痺,하지위비), 각기(脚氣), 황달(黄疸), 소아경기 할 때(小兒驚風,소아경풍) 등.

08. 구허(丘墟)

穴名의 해석

- **구**(丘) 언덕 구·무덤 구는 언덕·구릉의 뜻입니다.
- **허**(墟) 터 허는 흙더미·언덕의 뜻입니다.
- 본 穴은 복사뼈 바깥쪽 아래 오목한 곳(丘)에 위치하여 구허(丘墟)라고 이름하였습니다.

위 치 ① 발등에서 바깥 복사뼈의 앞밑에 있습니다.
② 바깥 복사뼈의 앞기슭을 지나는 수직선상에서 발목에 생긴 오목한곳입니다.

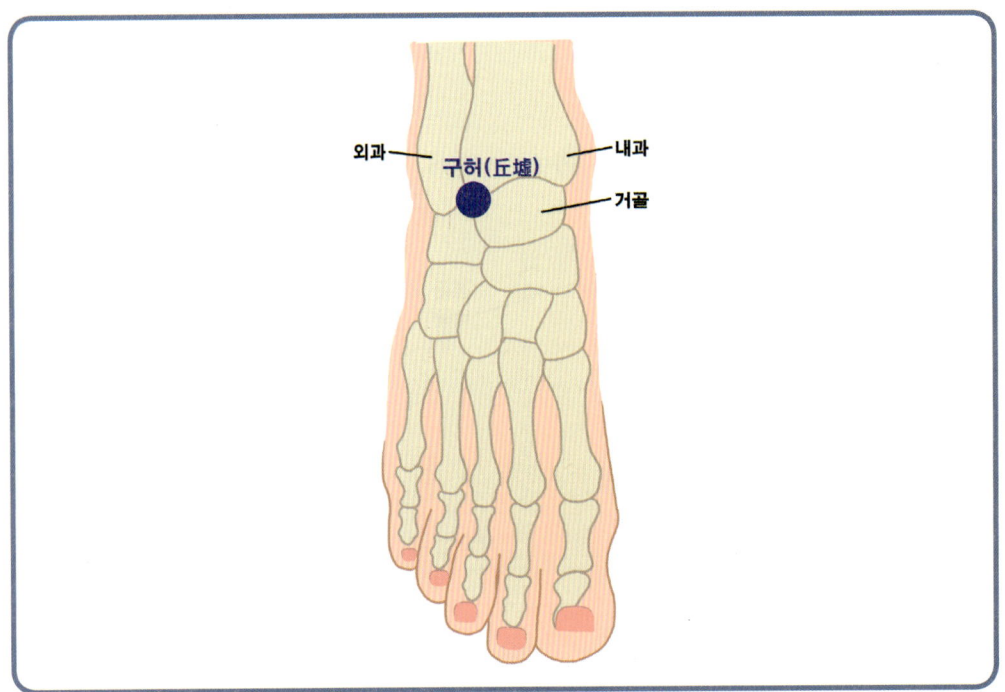

성 질 습열을 제거하여 간장과 담낭의 기능을 좋게합니다.
화습열(化湿熱), 서간이담(舒肝利胆).

주 치 늑간신경통(胸脇脹痛,흉협창통), 반신불수(下肢痿痺), 학질(瘧疾) 등.

09. 족임읍(足臨泣)

穴名의 해석

- **족(足)** 발 족은 발을 가리킵니다.
- **임(臨)** 임할 임은 다스리다·치료하다·감독하다·관리하다의 의미입니다.
- **읍(泣)** 울 읍은 눈물이 날 때라는 뜻입니다.
- 본 穴은 발(足)에 위치하여 눈을 밝게 하고, 눈물이 날 때(泣) 그치게 하는 등의 눈병을 치료하는 중요한 위치여서 족임읍(足臨泣)이라 이름하였습니다.

위 치 발등에서 제4, 5발몸통 뼈가 갈라진 사이의 앞쪽에 있습니다.

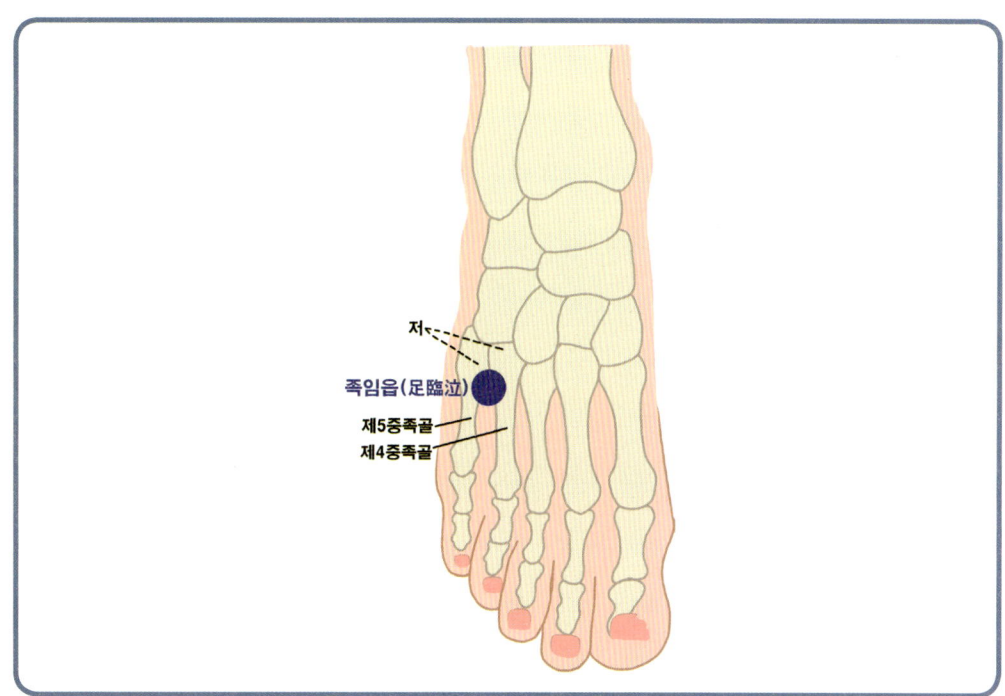

성 질 풍사(風邪)를 없애주어 열을 내리고, 머리를 맑게 하고 눈을 밝게 하며, 가슴과 옆구리(늑간)을 이롭게 합니다. 청화식풍(淸火熄風), 청두목(淸頭目), 이흉협(利胸脇).

주 치 눈병(目赤腫痛,목적종통), 늑간신경통(胸脇疼痛,흉협동통), 월경불순(月經不順), 오줌소태(遺溺,유닉), 유선염(乳癰,유옹), 임파선염(瘰癧,나력), 학질(瘧疾), 발등이 아플 때(足跗疼痛,족부동통) 등.

제12장 족궐음간경(足厥陰肝經)

01. 대돈(大敦)

穴名의 해설

- **대(大)** 클 대는 풍부하다의 뜻으로 엄지 발가락(大趾)를 가리킵니다.
- **돈(敦)** 두터울 돈은 두텁다·두껍다는 뜻입니다.
- 본 穴은 엄지 발가락(大) 안쪽에 위치하는데 그곳의 근육이 두꺼워서 대돈(大敦)이라고 이름하였습니다.

위 치 엄지발가락 발톱의 안쪽 뒤 모서리로부터 1mm 뒤에 있습니다.

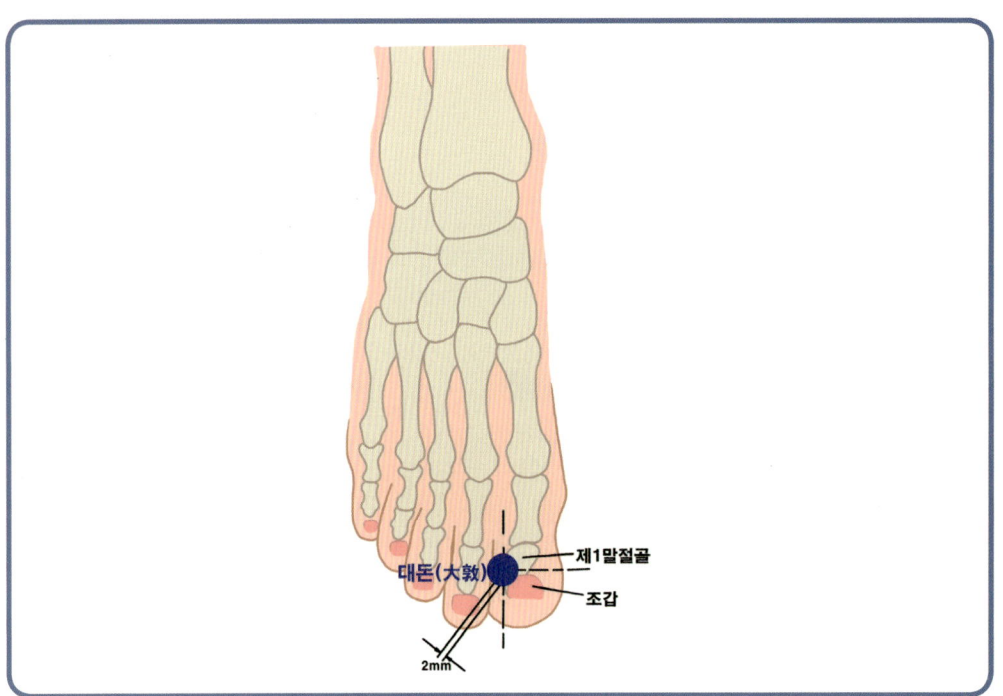

성 질 경락을 소통시키고, 하초의 방광을 좋게 하고 소변을 잘 보게 하며, 영양을 좋게하여 월경을 조화롭게하고, 정신을 맑게 합니다. 통경락(通経絡), 이하초(理下焦), 통림(通淋), 조경화영(調経和営), 청신지(清神志).

주 치 탈장(疝氣,산기), 야뇨증(遺尿,유뇨), 월경이 없을 때(經閉,경폐), 자궁출혈(崩漏,붕우), 자궁이 튀어나올 때(陰挺下脫,음정하탈), 간질병(癲癇,전간) 등.

02. 태충(太衝)

穴名의 해설

- **태(太)** 클 태는 지극히 큰 것을 말합니다.
- **충(衝)** 찌를 충·부딪칠 충은 나아가다·향하다 또는 요충지의 뜻입니다.
- 본 穴은 발등에 위치하고, 그곳의 경기(經氣)가 매우 크고(太) 위치가 중요하다(衝)하여 태충(太衝)이라 이름하였습니다.

위치 발등의 제1, 2지의 발가락사이 접합부에서 위쪽으로 1cm에 있습니다.

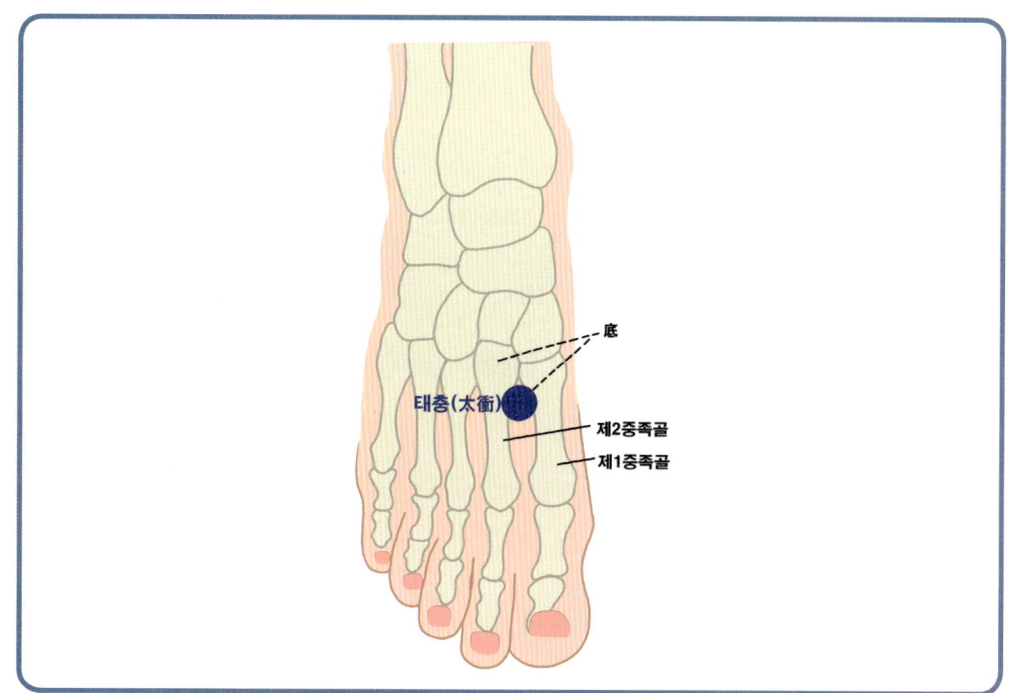

성질 열을 내려 간을 좋게 하고, 간의 기를 풀어주고, 경락을 소통시켜 혈액순환을 좋게 하고, 하초 즉 방광의 습열을 없애줍니다. 평간설열(平肝泄熱), 서간이기(舒肝理氣), 통락활혈(通絡活血), 이하초습열(理下焦湿熱).

주치 두통(頭痛), 어지러울 때(眩暈,현운), 눈병(目赤腫痛,목적종통), 안면신경마비(口眼喎斜), 옆구리가 아플 때(脇痛,협통), 야뇨증(遺尿,유뇨), 탈장(疝氣,산기), 자궁출혈(崩漏,붕루), 월경불순(月經不順), 간질병(癲癇,전간), 속이 메스꺼울 때(嘔逆,구역), 소아경기 할 때(小兒驚風,소아경풍), 반신불수(下肢痿痺,하지위비) 등.

03. 중봉(中封)

穴名의 해설

- **중(中)** 가운데 중은 정신을 가리킵니다.
- **봉(封)** 봉할 봉은 경계·방어하다를 뜻합니다.
- 본 穴은 양 발목 복사뼈관절 사이에 위치하고, 이곳에는 발목의 근육이 있어 마치 흙더미 중간(中)에 있는 것 같다하여 중봉(中封)이라고 이름하였습니다.

위 치 발등에서 안쪽 복사뼈 아래쪽의 전방 2cm에 있습니다.

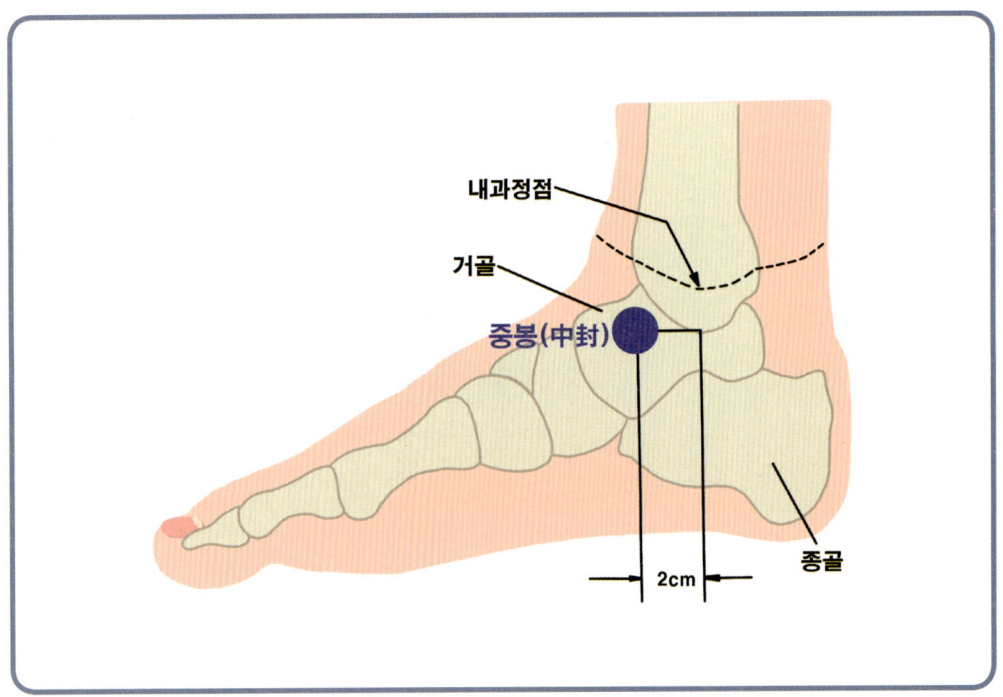

성 질 간의 경락을 소통시켜 하초를 다스리고, 간장과 담낭을 좋게 합니다.
소간통락(疏肝通絡), 이하초(理下焦), 청간담(淸肝胆).

주 치 탈장(疝氣,산기), 자기도 모르게 정액을 배설 할 때(遺精유정),
소변을 시원하게 잘 보지 못할 때(小便不利,소변불리), 복통(腹痛,복통) 등.

04. 곡천(曲泉)

穴名의 해설

- **곡(曲)** 굽을 곡은 굽는다·구불구불하다는 뜻입니다.
- **천(泉)** 샘 천은 수원지의 뜻입니다.
- 본 穴은 오금(膕) 주름의 내측에 위치하고, 이곳은 무릎을 굽힐 때 부위가 오목하게(曲) 들어가고 그 모양이 샘(泉)같다고 하여 곡천(曲泉)이라 이름하였습니다.

위치   무릎관절을 90°로 굽혔을 때 생기는 주름의 안쪽 끝에 있습니다.

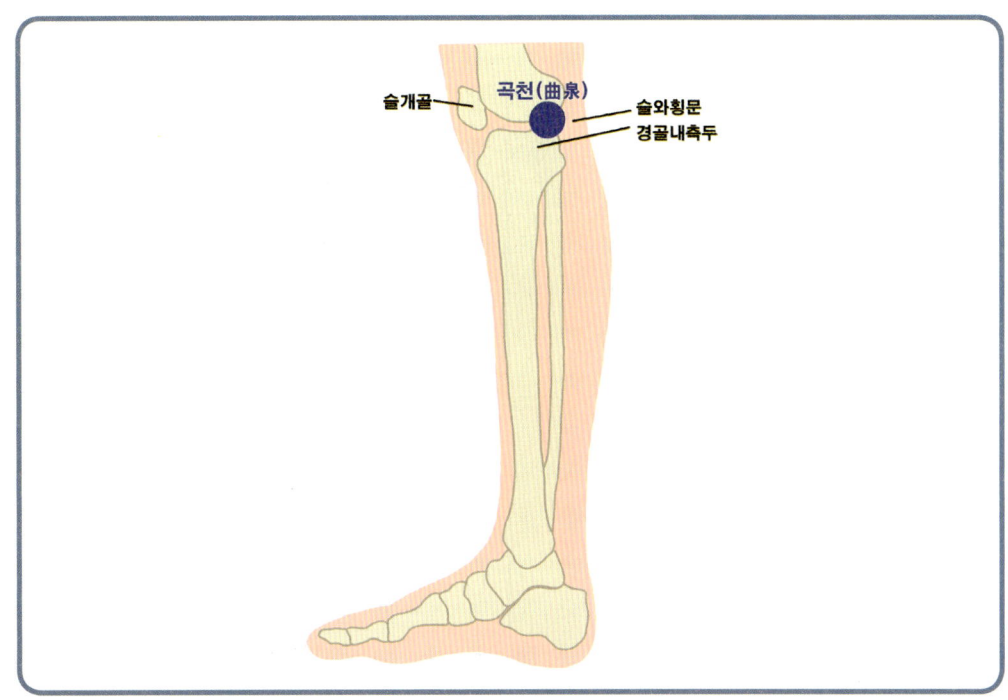

성질   경락을 소통시켜 방광의 습열과 간의 열을 내려 줍니다.
서근활락(舒筋活絡). 이방광(利膀胱), 청습열(淸濕熱), 이하초(理下焦), 설간화(泄肝火),

주치   복통(腹痛), 소변을 시원하게 잘 보지 못할 때(小便不利),
자기도 모르게 정액을 배설 할 때(遺精,유정), 자궁이 가려울 때(陰痒,음양),
무릎 관절염(膝痛,슬통), 월경불순(月經不順), 생리통(痛經,통경), 대하증(帶下) 등.

05. 장문(章門)

穴名의 해설

- **장(章)** 글 장은 아름다운 모양을 말하고, 또는 산(山) 언덕의 지평선도 역시 장(章)입니다.
  또 "장(障,막을 장)"과 같은 字로 장애물을 뜻합니다.

- **문(門)** 문 문은 출입문의 뜻입니다.

- 본 穴은 마지막 갈비뼈(季肋) 아래에 위치하고, 그 갈비뼈가 내장을 막아주는(章) 문(門) 같다고 하여 장문(章門)이라 이름하였습니다.

위 치   제11늑골 끝에서 1cm에 있습니다.

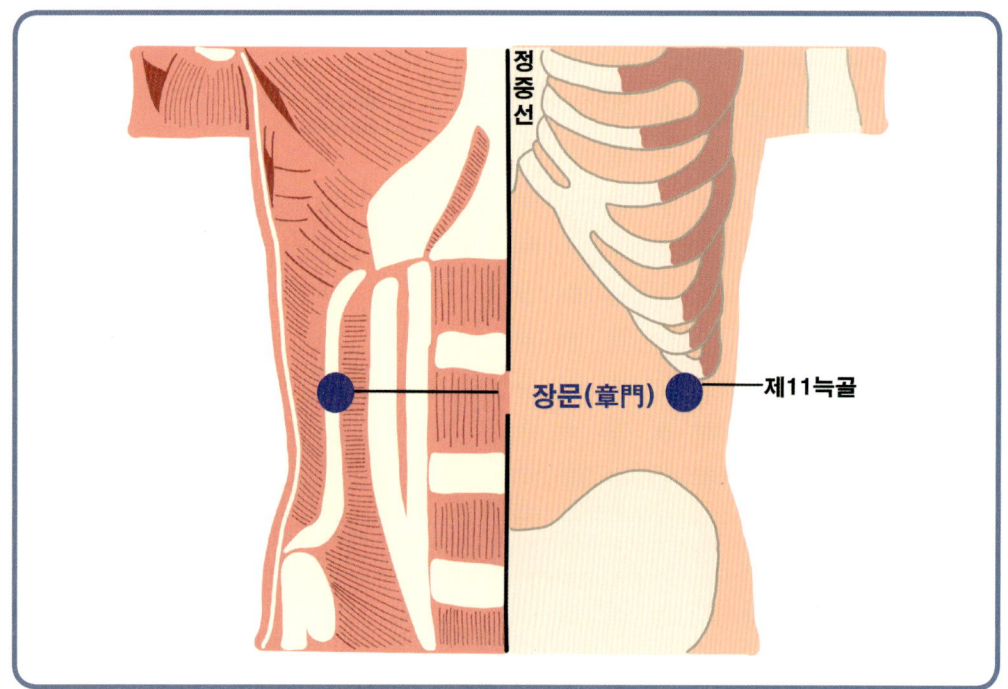

성 질   간을 다스려 비장을 튼튼하게 하고, 위장의 적체와 습열을 없애 줍니다.
소간건비(疏肝健脾), 화중초적체(化中焦積滯), 청열이습(清熱利湿).

주 치   헛배가 부를 때(腹脹), 설사(泄瀉), 옆구리가 아플 때(脇痛,협통), 배 안의 피가 뭉쳐있는 덩어리(痞塊,비괴) 등.

06. 기문(期門)

穴名의 해설

- **기(期)** 때 기는 주기(週期)를 말합니다.
- **문(門)** 문 문은 출입문의 뜻입니다.
- 본 穴은 갈비뼈부위에 위치하고, 이곳의 양측 갈비뼈가 활짝 열린 문(門)의 모양을 하고 있고, 중초에서 시작한 기의 운행이 이곳에서 끝나 일주기(日週期)가 되기 때문에 기문(期門)이라고 이름하였습니다.

위 치   복외선상에서 거궐의 높이에 있습니다. (복외선이라는 것은 사타구니선 바깥쪽의 돌출한 뼈 안쪽과 정중선의 사이에서 바깥쪽 1/8을 지나는 수직선)

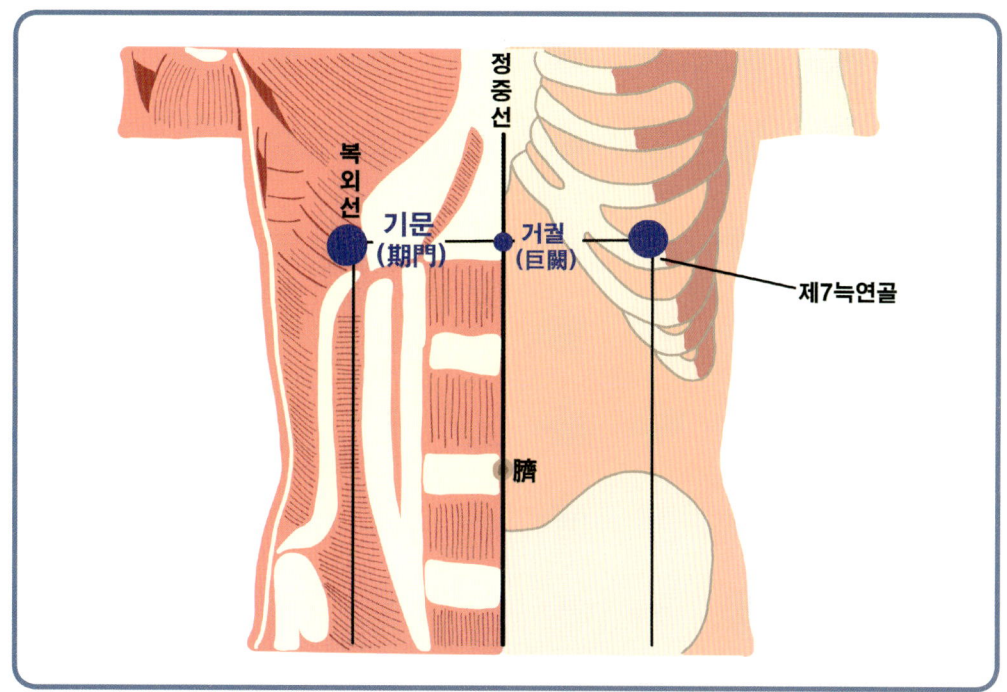

성 질   간의 울결을 풀어주고, 비장을 튼튼하게 하며, 혈의 열을 없앱니다.
평간이기(平肝理气), 소간건비(疏肝健脾), 거혈실사열(祛血室邪熱).

주 치   늑간신경통(胸脇脹痛,흉협창통) , 헛배가 부를 때(腹脹,복창), 구토(嘔吐), 유선염(乳癰,유옹) 등.

제13장 독맥(督脈)·기경팔맥(奇經八脈)

01. 장강(長强)

穴名의 해석

- **장(長)** 길 장은 길다·왕성하다를 뜻합니다.
- **강(强)** 강할 강은 강하다·충실하다의 뜻입니다.
- 본 穴은 길이가 길면서도(長) 강하고(强) 부드럽고 척추의 하단에 위치하여 장강(長强)이라 이름하였습니다.

위 치 꼬리(尾骨)뼈 밑으로 1cm 앞인데 항문과 꼬리뼈 끝과 중간점에 있습니다.

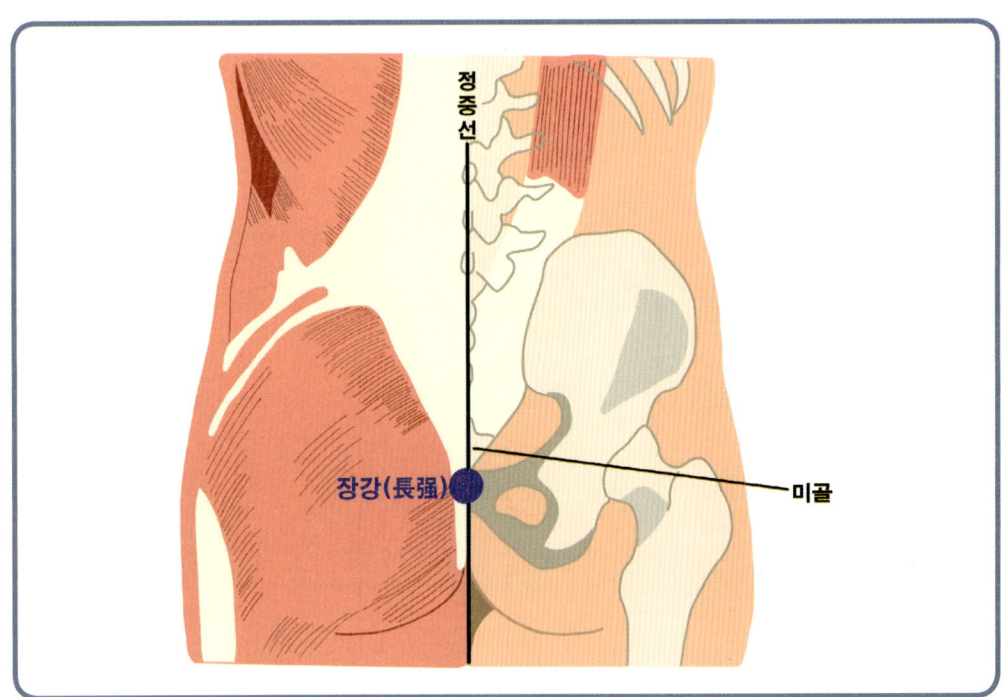

성 질 하초를 이롭게 하여 습열을 없애 주고, 임맥을 통하여 장부의 기능을 조화롭게 합니다.
이기하초(理気下焦), 청열이습(淸熱利湿), 통임맥(通任脈), 조양부(調陽腑).

주 치 설사(泄瀉), 혈변(血便,혈변), 변비(便秘), 치질(痔疾), 탈항(脫肛), 정신병(癲狂,전광) 등.

02. 요수(腰腧)

穴名의 해석

- **요(腰)** 허리 요는 허리를 가리킵니다.
- **수(腧)** 경혈 수는 경혈(經穴)을 가리킵니다.
- 본 穴은 허리와 궁둥이(腰骶部)에 위치하고, 허리(腰)의 기가 흐르는(腧) 중요한 곳이기에 요수(腰腧)라고 이름하였습니다.

위 치 꼬리뼈의 끝에서 위쪽으로 더듬어 가다가 팥크기 정도의 둥근뼈(선골각)에 부딪치는 오목한 부위에 있습니다.

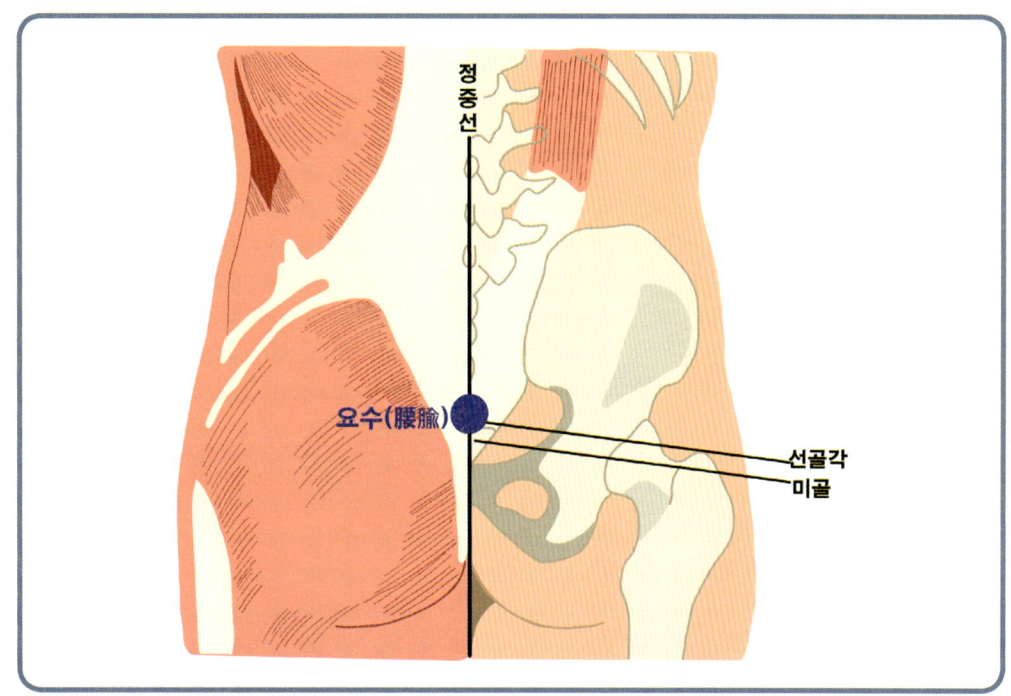

성 질 하초를 따뜻하게 하여 근육이 뭉친 것을 풀어주고, 습열을 제거하여 허리와 무릎을 강하게 합니다. 온하초(溫下焦), 서근맥(舒筋脈), 거풍습열(祛風濕熱), 강요슬(強腰膝).

주 치 월경불순(月經不順), 치질(痔疾), 좌골신경통(腰脊強痛,요척강통), 반신불수(下肢麻痺), 간질병(癲癇,전간) 등.

03. 요양관(腰陽關)

穴名의 해석

- **요(腰)** 허리 요는 허리를 가리킵니다.
- **양(陽)** 양기 양은 하초의 양기를 말합니다.
- **관(關)** 문빗장 관은 기관·관절을 뜻합니다.
- 본 穴은 독맥에 속하고 그 독맥은 양(陽)에 속합니다. 위치는 허리(腰)를 움직이는 곳으로 허리를 움직이는 관절(關)과 같아 요양관(腰陽關)이라 이름하였습니다.

위치 허리의 후정중선상인 제4, 5요추극돌기 사이의 패인곳에 있습니다.

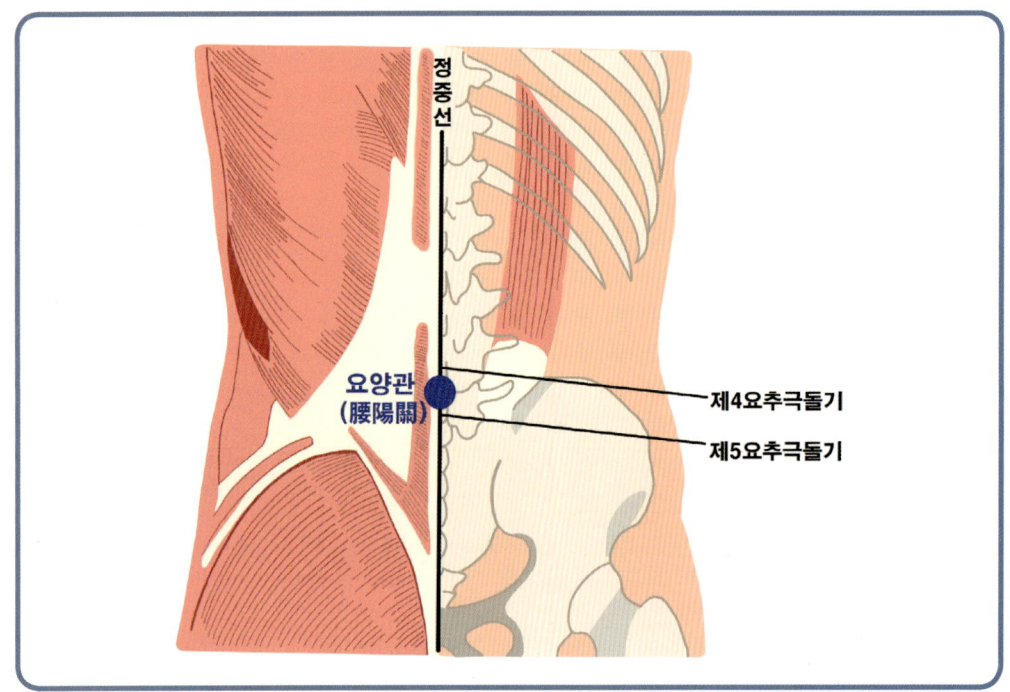

성질 자궁을 따뜻하게 하여 허리와 무릎을 강하게 하고, 하초의 찬 기운과 습(濕)을 없애 줍니다.
온혈실정궁(溫血室精宮), 익하원(益下元), 강요슬(強腰膝), 거하초한습(祛下焦寒濕).

주치 월경불순(月經不順), 자기도 모르게 정액을 배설 할 때(遺精,유정), 발기부전(陽痿,양위), 허리와 꽁무니뼈 아플때(腰骶痛,요저통), 반신불수(下肢麻痹) 등.

04. 명문(命門)

穴名의 해석

- **명(命)** 목숨 명은 생명을 뜻합니다.
- **문(門)** 문 문은 출입문의 뜻입니다.
- 본 穴은 신수(腎兪)의 중간에 위치하여 생명활동(命)을 하는 신기(腎氣)가 출입하는 출입문(門)의 역할을 하여 명문(命門)이라 이름하였습니다.

위 치 허리의 정중선상인 제2, 3요추극돌기 사이에 있다. 배꼽의 뒷쪽이 명문의 위치입니다.

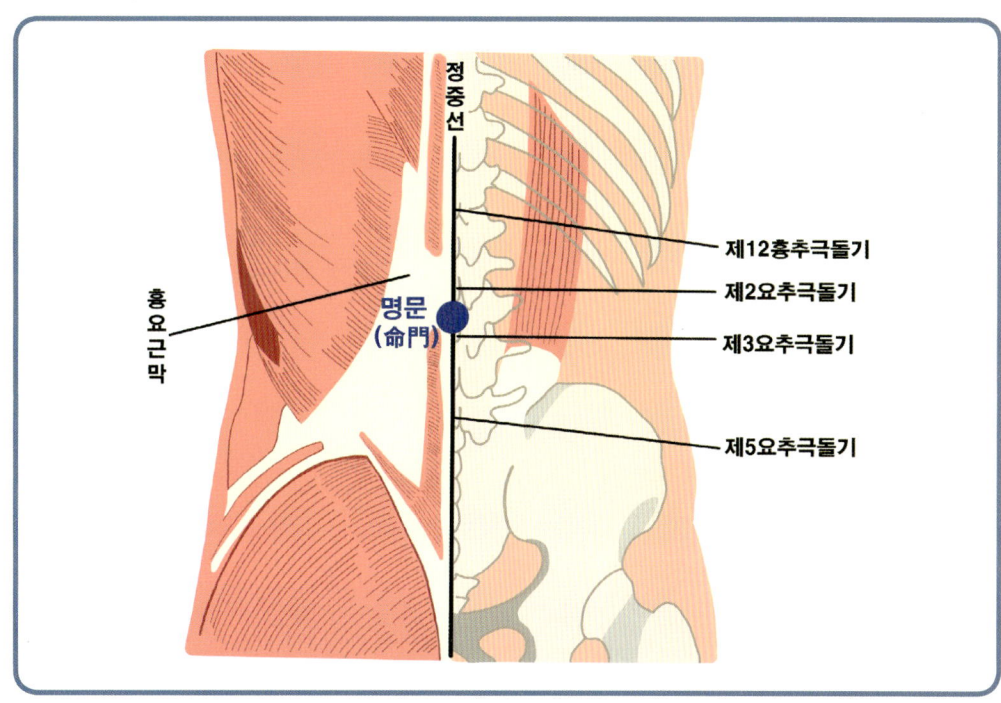

성 질 신장의 양기를 보하여 대하를 없애주고, 정액을 저장하며, 근육이 뭉친 것을 풀어주고, 허리와 척추를 강하게 하여 월경을 잘 하게 합니다. 보신강양(補腎强陽), 고정지대(固精止帶), 서근화혈(舒筋和血), 강건요척(强健腰脊), 소경조기(疏經調氣).

주 치 발기부전(陽痿,양위), 자기도 모르게 정액을 배설 할 때(遺精,유정), 대하증(帶下), 월경불순(月經不順), 설사(泄瀉), 좌골신경통(腰脊强痛,요척강통) 등.

05. 현추(懸樞)

穴名의 해석

- **현(懸)** 달 현은 매달리다의 뜻입니다.
- **추(樞)** 지도리 축은 중요한·추축(樞軸)의 뜻입니다.
- 본 穴은 누웠을 때 허리가 앞으로 굴곡되는 곳에 위치하고, 허리에 매달려있는 형상(懸)이고, 허리 활동의 축(樞)이 되므로 현추(懸樞)라고 이름하였습니다.

위 치   허리의 정중선상인 제1, 제2요추극돌기 사이에 있습니다.

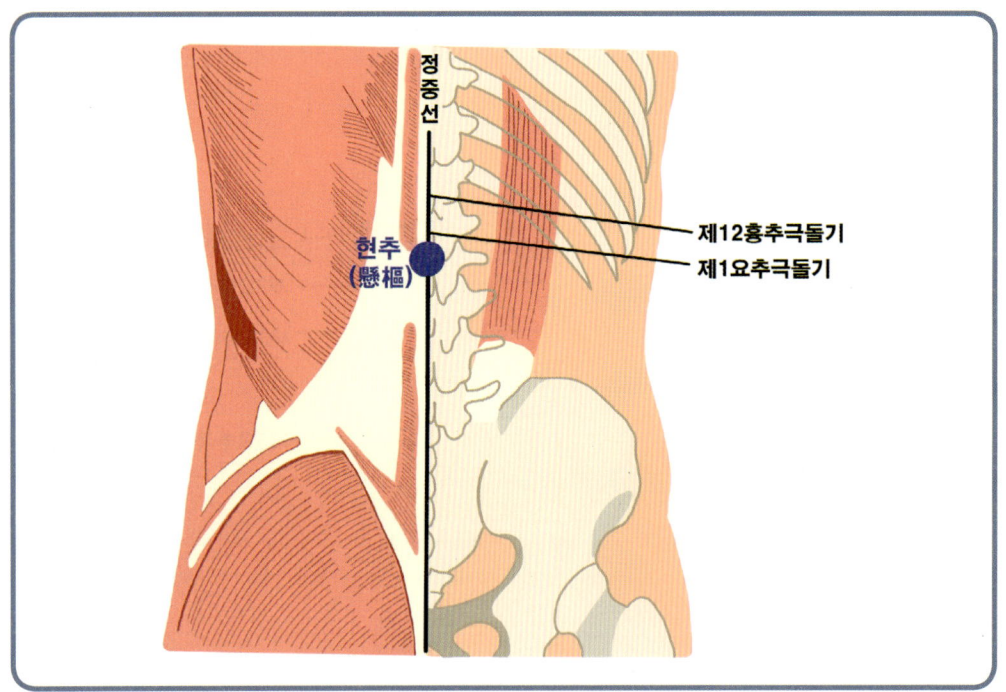

성 질   경락을 소통시켜 근육이 뭉친 것을 풀어주고, 위장의 기능을 좋게 합니다.
서근활락(舒筋活絡), 조리위장(調理胃腸).

주 치   설사(泄瀉), 복통(腹痛), 좌골신경통(腰脊强痛,요척강통) 등.

06. 척중(脊中)

穴名의 해석

- **척(脊)** 등골뼈 척은 척추를 가리킵니다.
- **중(中)** 가운데 중은 중간의 뜻입니다.
- 옛날에는 척추를 21개라고 알았습니다. 본 穴은 척추(脊)의 중간인(中) 11번째 척추의 아래에 위치하여 척중(脊中)이라 이름하였습니다.

위 치 허리의 정중선상인 11, 제12흉추극돌기 사이에 있습니다.

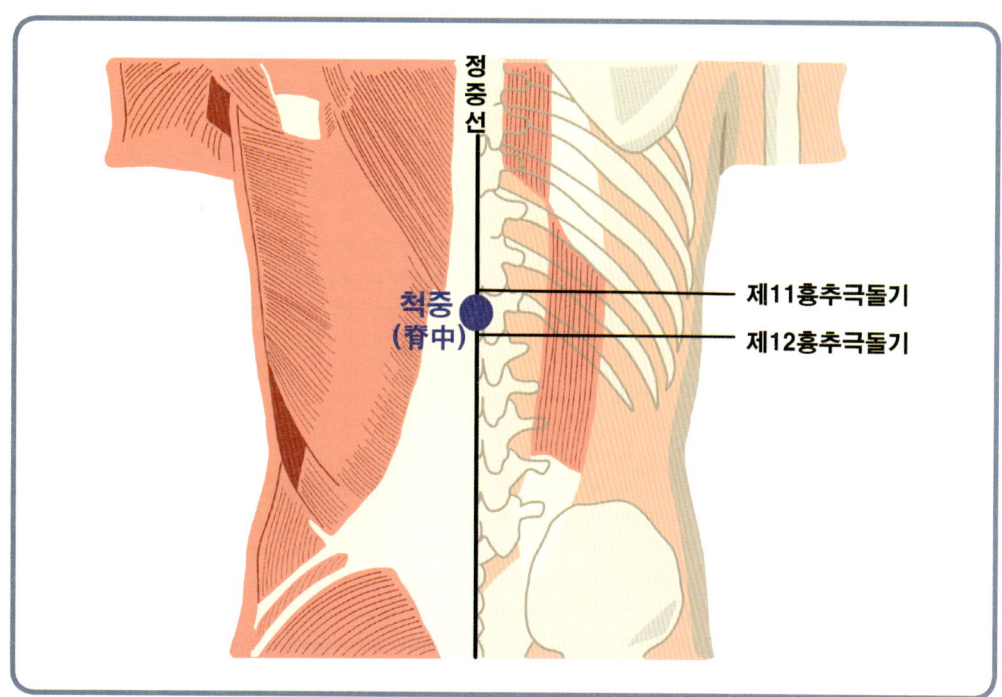

성 질 위장 기능을 좋게하고, 정신과 마음을 편안하게 합니다.
조리위장(調理胃腸), 익신령신(益神寧神).

주 치 설사(泄瀉), 황달(黃疸), 치질(痔疾), 간질병(癲癇,전간), 소아 빈혈(小兒疳積,소아감적), 탈항(脫肛) 등.

07. 중추(中樞)

穴名의 해석

- **중(中)** 가운데 중은 중간의 뜻입니다.
- **추(樞)** 지도리 축는 중요한·중추(요충지)의 뜻입니다.
- 본 穴은 척추 중간(中)부위의 요지(樞)에 위치하여 중추(中樞)라고 이름하였습니다.

위 치 양팔꿈치 닿는 곳.(허리의 정중선상인 제10, 11요추극돌기 사이에 있습니다) .

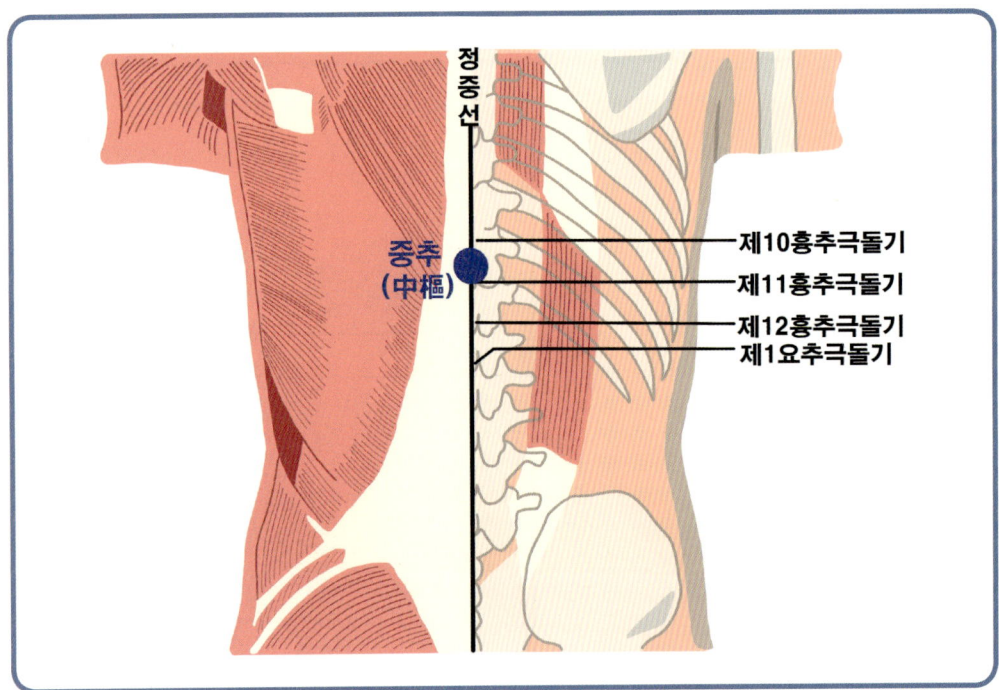

성 질 위장을 튼튼하게 하고, 경락의 근육이 뭉친 것을 풀어주고, 습열을 제거합니다.
건비화위(健脾和胃), 서근활락(舒筋活絡), 청리습열(淸利濕熱).

주 치 황달(黃疸), 구토(嘔吐), 헛배가 부를 때(腹滿,복만), 좌골신경통(腰脊强痛) 등.

08. 근축(筋縮)

穴名의 해석

- **근**(筋) 힘줄 근은 근육을 가리킵니다.
- **축**(縮) 오그라들 축은 근육이 축소(縮小)되는 현상의 뜻입니다.
- 본 穴은 간기(肝氣)와 서로 통하는 데, 간이 병들어 근육(筋)이 오그라들어 위축(縮)되었을 때 치료하여 근축(筋縮)이라고 이름하였습니다.

위 치 허리의 정중선상인 제9, 10흉추극돌기 사이에 있습니다.

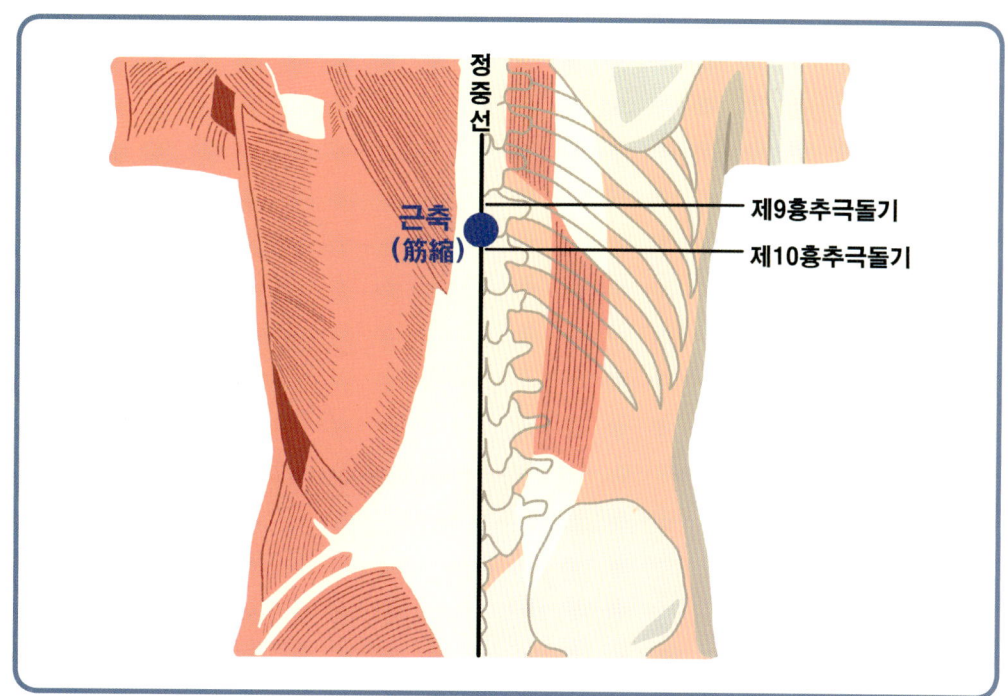

성 질 근육이 뭉친 것을 풀어주고, 풍을 제거하여 놀라는 것을 진정시킵니다.
서근활락(舒筋活絡), 거풍진경(祛風鎭驚)

주 치 간질병(癲癇,전간), 척추가 뻣뻣함(脊强,척강), 배가 아플 때(胃痛) 등.

09. 지양(至陽)

穴名의 해석

- **지**(至) 이를 지는 도달하다를 뜻합니다.
- **양**(陽) 양기 양은 심양(心陽)과 척추를 가리킵니다.
- 본 穴은 가슴과 평행하고 등의 독맥에 위치합니다. 본 혈은 가슴밑의 양중지음(陽中之陰)으로부터 가슴위의 양중지양(陽中之陽)에 도달하는 곳에 위치하여 지양(至陽)이라 이름하였습니다.

위 치 견갑골 하단(허리의 정중선상인 제8, 9흉추극돌기 사이에 있습니다).

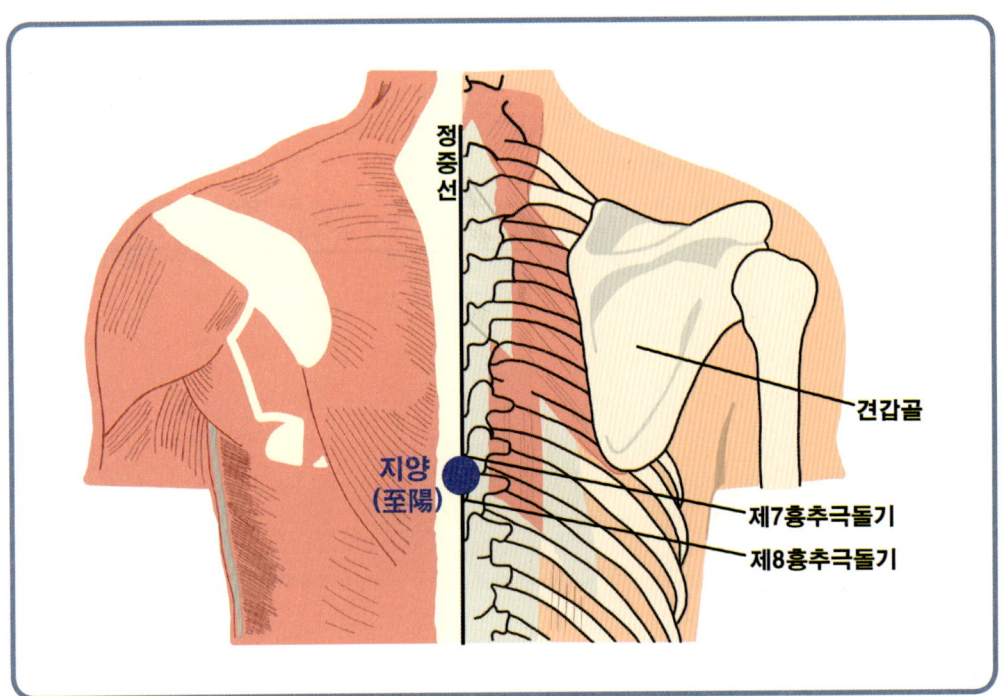

성 질 습열을 없애주고, 위장을 튼튼하게 하며, 가슴을 편안하게 해 줍니다.
청습열(淸湿熱), 건비위(健脾胃), 관흉격(寬胸膈).

주 치 황달(黃疸), 늑간신경통(胸脇脹滿,흉협창만), 기침(咳喘,해수), 척추와 등이 아플 때(脊背痛,척배통).

10. 대추(大椎)

穴名의 해석

- **대(大)** 클 대는 크다, 거대함을 뜻합니다.
- **추(椎)** 몽치 추는 척추뼈(椎骨)를 뜻합니다.
- 본 穴은 1번 흉추를 눈으로 보았을 때 밖으로 튀어나온 모양이 제일 큰(大) 척추뼈(椎)로 보여져 대추(大椎)라고 이름하였습니다.

위치
① 제7경추와 제1흉추극상돌기 사이에 있습니다.
② 목을 깊이 앞으로 굽혔을 때 가장 위에 둥굴게 돌출된 뼈가 나타납니다. 이것이 제7경추 극돌기이고, 그 바로 밑의 제1흉추 극돌기사이에 있습니다.

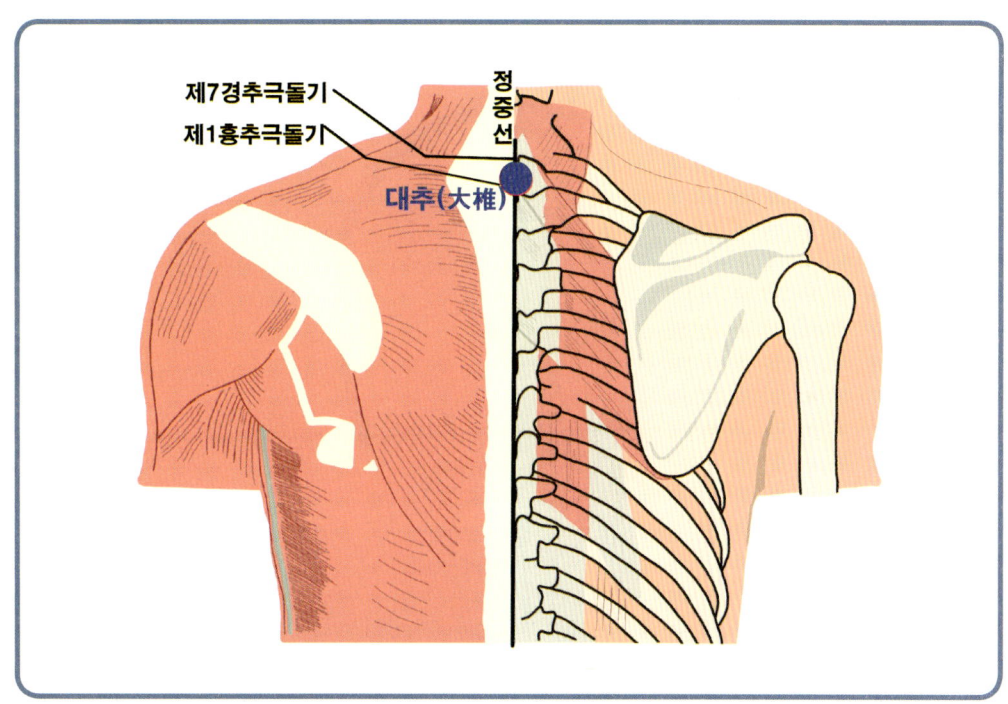

성질 열과 독을 없애주고, 마음을 편안하게 하고, 기를 다스려 뇌를 건강하게 합니다.
청열해독(淸熱解毒), 진정안신(鎭靜安神), 이기강역(利氣降逆), 건뇌(健腦).

주치 열병(熱病), 학질(瘧疾), 기침(咳嗽,해수), 천식(氣喘,기천), 잠잘 때 나는 식은 땀(骨蒸盜汗,골증도한), 간질병(癲癇,전간), 머리가 아프고 목이 뻣뻣할 때(頭痛項强,두통항강), 풍진(風疹) 등.

11. 아문(啞門)

穴名의 해석

- **아**(啞) 벙어리 아는 음아(音啞)를 뜻합니다.
- **문**(門) 문 문은 출입구를 말합니다.
- 본 穴에 깊게 침을 놓으면 벙어리로 만들 수 있고, 또 이곳에 침을 놓아 벙어리를 치료합니다. 그래서 벙어리(啞)의 문(門)에 비유하여 아문(啞門)이라 이름하였습니다.

위치 제1과 제2경추 사이에 있습니다. 후두부의 정중선상에 손을 놓고 밑으로 찾아가면 둥근뼈가 돌출한 외후두 융기를 느낍니다. 이 외후두융기로부터 손가락폭 3개 정도 밑에 양측이 툭 튀어나온 곳에 항와후정중구가 있습니다. 이 후정중구에 손끝을 대고 밑에서 위로 찾고, 후두골 하단에서 손가락이 멈추는 깊게 패인곳 중앙에서 풍부를 찾습니다. 풍부로부터 밑으로 2cm에 있습니다.

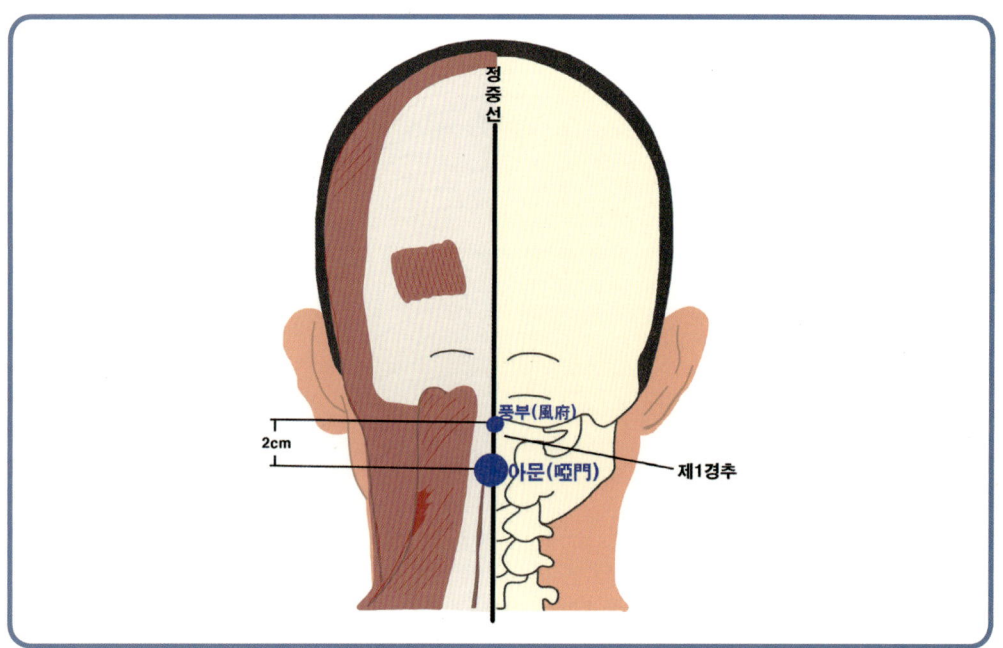

성질 경락을 소통시켜 머리를 맑게 하고, 정신병을 진정시켜 주고, 마음을 편안하게 해 줍니다. 통경락(通經絡), 성신청뇌(醒神淸腦), 개규진정(開竅鎭靜), 청신지(淸神志).

주치 말을 못할 때(暴瘖,폭음), 혀가 굳어서 말을 못할 때(舌强不語), 간질병(癲狂癇), 머리가 아프고 목이 뻣뻣할 때(頭痛項强,두통항강) 등

12. 풍부(風府)

穴名의 해석

- **풍(風)** 바람 풍은 질병을 일으키는 풍사(風邪), 또는 중풍을 뜻합니다.
- **부(府)** 곳집 부는 장부·안·창고·장소의 뜻을 가리킵니다.
- 본 穴은 풍사(風邪)의 병을 치료하는 혈(穴)인 동시에 풍사(風邪)가 쉽게 침입하는 장소(府)여서 풍부(風府)라고 이름하였습니다.

위치 머리뒤 정중선 뒷머리카락 경계로부터 1寸 위, 뒷머리의 직하와 제1경추와의 사이에 있습니다. 경추 1번은 양 귀뿌리 닿는곳입니다.

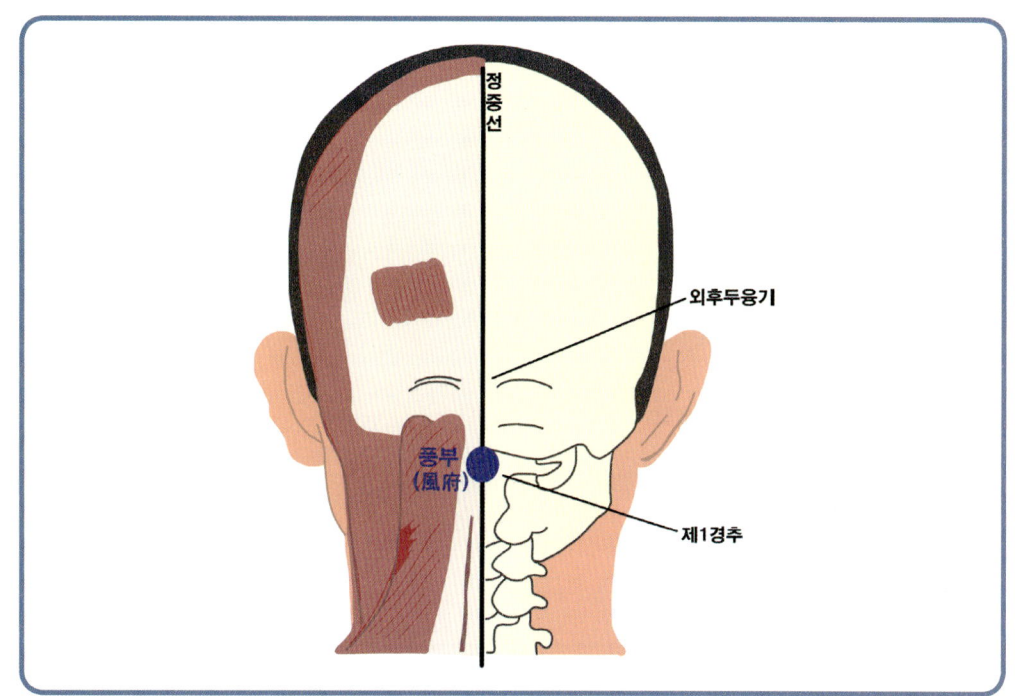

성질 풍사(風邪)를 제거하여 머리를 맑게 하고, 중풍, 정신병 증상을 가라앉힙니다.
거풍서(祛風邪), 성신청뇌(醒神淸腦), 식풍개규(熄風開竅).

주치 두통(頭痛), 목이 뻣뻣할 때(項强,항강), 어지러울 때(眩暈,현운), 목아플 때(咽喉腫痛,인후종통), 목이 쉬어서 소리가 나 오지않을 때(失音,실음), 정신병(癲狂,전광), 중풍(中風) 등.

13. 후정(後頂)

穴名의 해석

- **후(後)** 뒤 후는 후방을 가리킵니다.
- **정(頂)** 꼭대기 정은 머리 꼭대기(頭頂)를 뜻합니다.
- 본 穴은 머리 꼭대기(頂)의 뒤(後)에 위치하여 후정(後頂)이라 이름하였습니다.

위 치 머리 뒤 정중선상에서 백회와 뇌호 사이를 3등분하고, 백회로부터 1/3되는 부위에 있습니다.

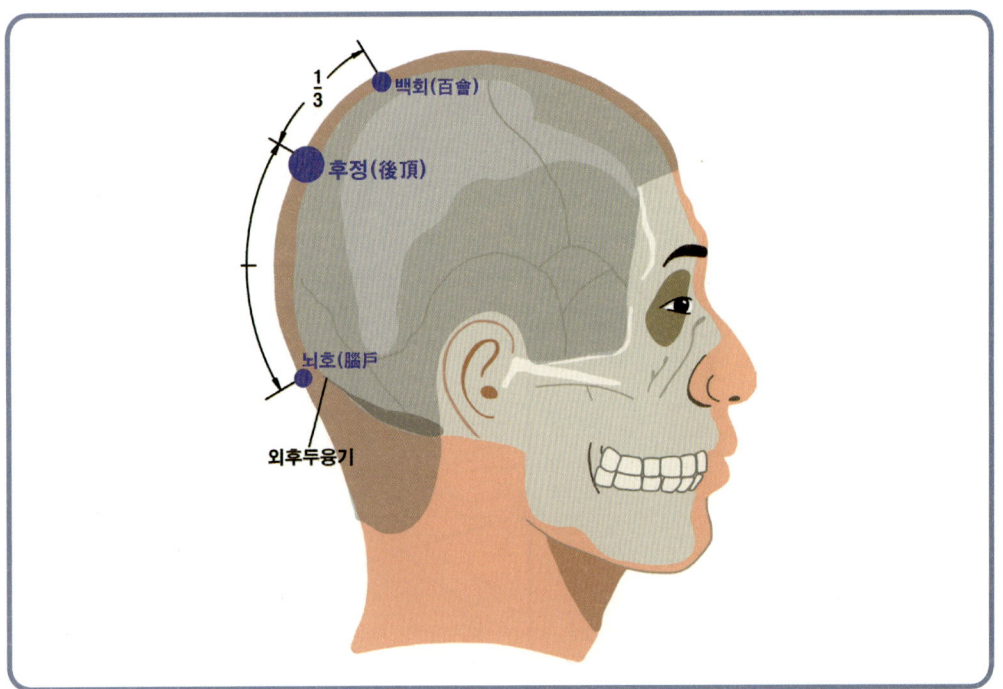

성 질 머리를 맑게 하고 눈을 밝게 하며, 정신과 마음을 편안하게 합니다.
청두목(淸頭目), 안신지(安神志).

주 치 두통(頭痛), 어지러울 때(眩暈,현운), 간질병(癲狂癇,전광간) 등.

14. 백회(百會)

穴名의 해석

- **백(百)** 일백 백은 백맥·많다의 뜻입니다.
- **회(會)** 모을 회는 만나다·모이다의 뜻입니다.
- 본 穴은 몸의 가장 높은 곳에 있고, 여러(百) 경맥이 모이는(會) 곳이라 하여 백회(百會)라고 이름지었습니다.

위치 몸의 가장 높은 곳의 정중앙에 있습니다.

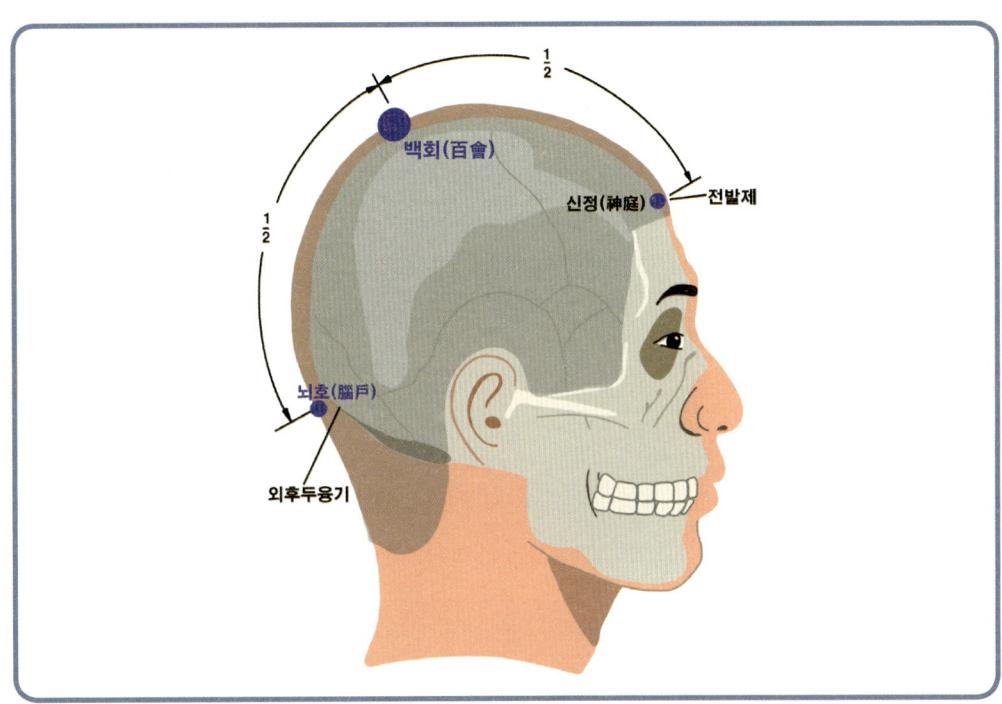

성질 간의 양풍(陽風)으로 생긴 두통, 어지러움, 중풍 등을 가라앉히고, 열을 내리며 기를 가라앉히고, 정신을 안정시킵니다. 간양식풍(肝陽熄風), 청열개규(淸熱開竅), 거양기하함(挙陽気下陷), 청신지(淸神志).

주치 두통(頭痛), 어지러울 때(眩暈,현운), 중풍으로 말을 잘 하지 못할 때(中風失語,중풍실어), 정신병(癲狂,전광), 탈항(脫肛), 자궁이 튀어나올 때(陰挺下脫,음정하탈), 잠을 잘 이루지 못할 때(不寐,불매) 등.

15. 전정(前頂)

穴名의 해석

- **전(前)** 앞 전. 전방(前方),
- **정(頂)** 정수리 정은 두정(頭頂)의 뜻입니다.
- 본 穴은 몸의 가장 높(頂)(百會)은 곳의 약간 앞(前)에 위치하여 전정(前頂)이라 이름하였습니다.

위치 머리의 정중선상에서 백회와 신회 사이의 1/2되는 부위에 있고, 앞머리카락 경계로부터 3.5寸 뒤에 있습니다.

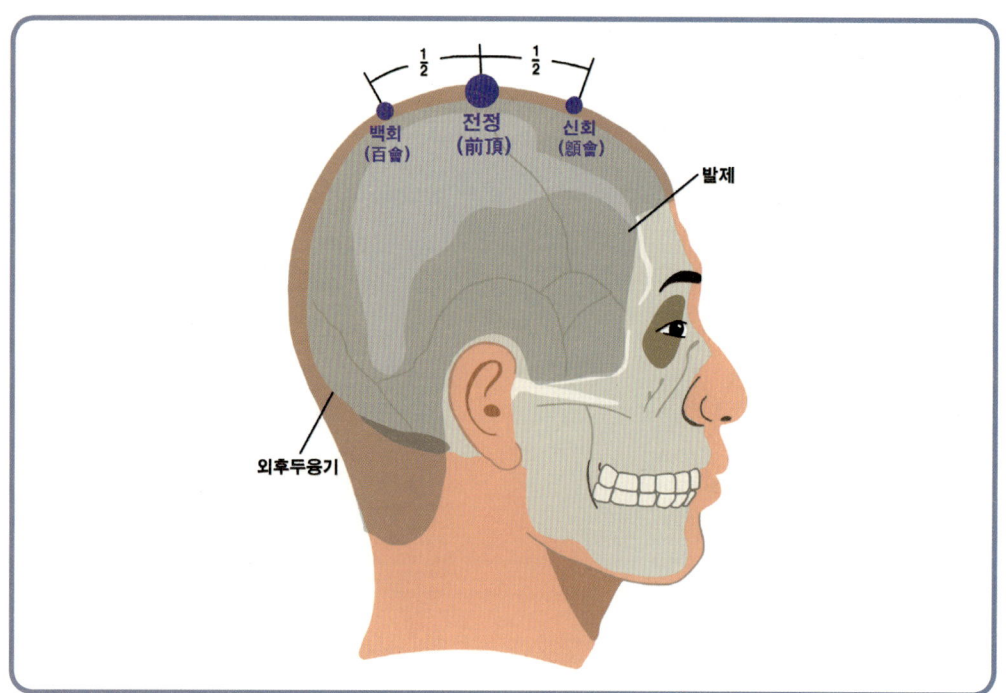

성질 머리를 맑게 하고 눈을 밝게 하며, 정신과 마음을 안정시킵니다.
청두목(淸頭目), 안신지(安神志).

주치 두통(頭痛), 어지러울 때(眩暈,현운), 축농증(鼻淵,비연), 간질병(癲癇,전간) 등.

16. 신정(神庭)

穴名의 해석

- **신**(神) 귀신 신, 정기 신은 뇌의 원신(元神)을 가리킵니다.
- **정**(庭) 뜰 정은 궁정·앞뜰을 가리킵니다.
- 본 穴은 뇌신(腦神)이 있는 고귀한 곳이기에(庭) 신정(神庭)이라 이름하였습니다.

위 치   정중선상에서 앞머리카락 경계로부터 0.5寸 위에 있습니다.

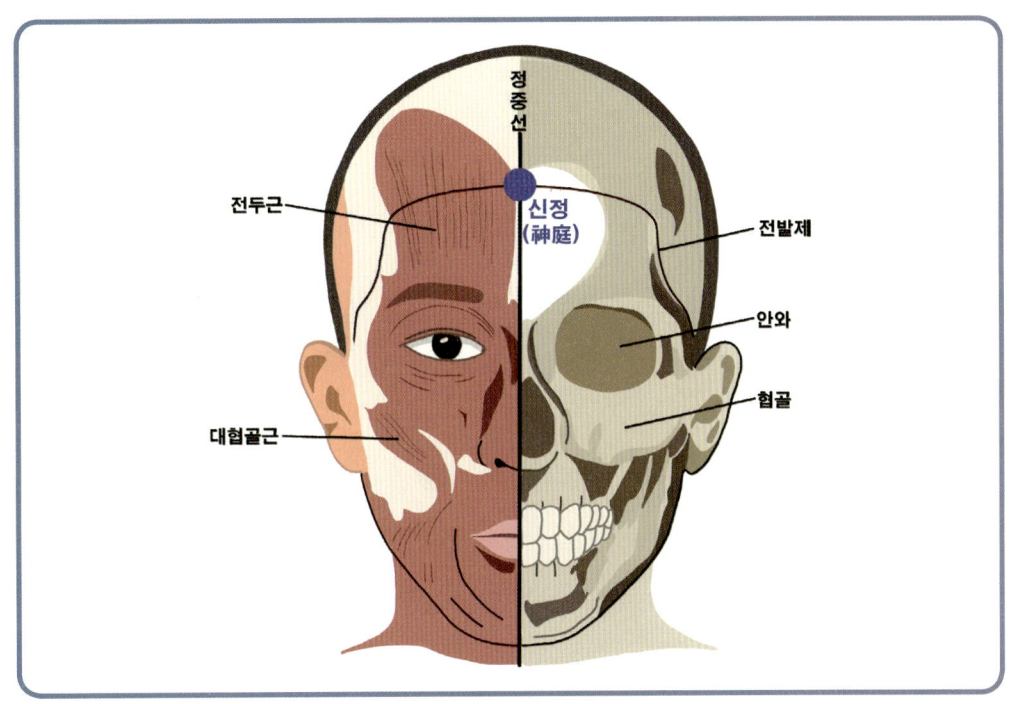

성 질   뇌를 건강하게 하여 정신과 마음을 편안하게 하고, 풍열을 없애 줍니다.
건뇌령신(健腦寧神), 통비규(通鼻竅), 산풍열(散風熱).

주 치   두통(頭痛), 어지러울 때(眩暈,현운), 불면증(失眠,실면), 축농증(鼻淵,비연), 간질(癲癇,전간) 등.

17. 소료(素髎)

穴名의 해석

- **소**(素) 흴 소는 희고·높고 깨끗함을 의미합니다.
- **료**(髎) 뼈사이 료는 골관절의 사이에 있는 틈·뼈마디의 틈·구멍이란 뜻입니다.
- 본 穴은 콧등(素)의 하단 끝(髎)이 정중앙에 위치하여 소료(素髎)라고 이름하였습니다.

위치 코끝의 맨 중심부에 있습니다.

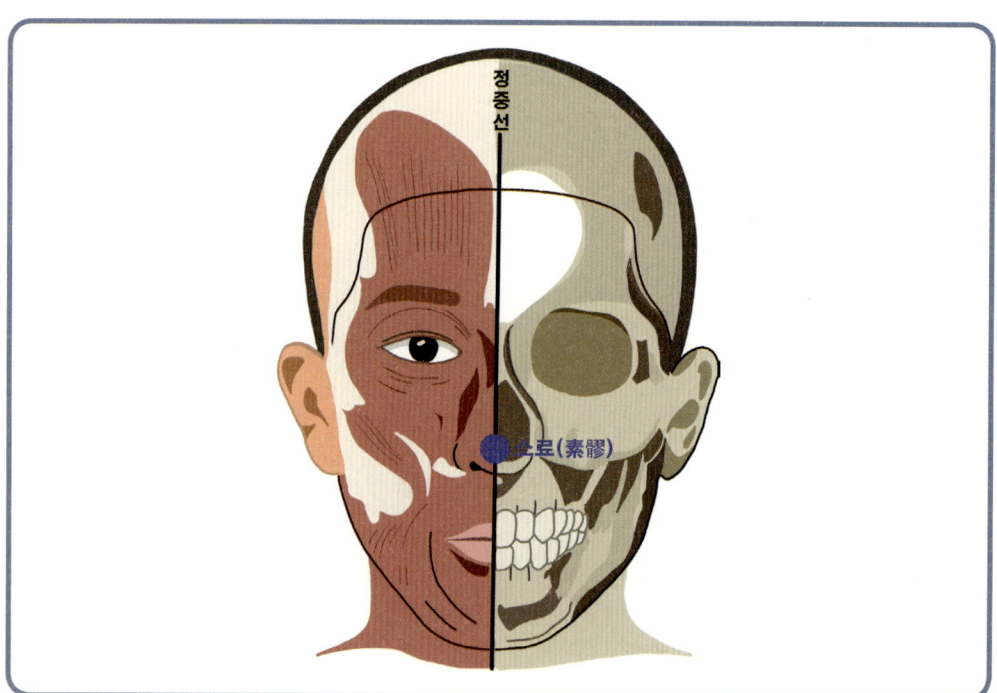

성질 열을 내리고, 양기를 회복시켜 사경에서 구해줍니다.
개규설열(開竅泄熱), 회양구역(回陽救逆).

주치 축농증(鼻淵,비연), 코피가 날 때(鼻衄,비뉵), 천식(喘息), 의식불명(昏迷,혼미), 기절할 대(驚厥,경궐), 신생아 질식할 때(新生兒窒息) 등.

18. 수구(水溝)

穴名의 해석

- **수**(水) 물 수는 수액을 가리킵니다.
- **구**(溝) 봇도랑 구는 수로라는 뜻입니다.
- 본 穴은 콧물(水)이 흐르는 도랑(溝)이란 뜻으로 수구(水溝)라고 이름하였습니다.

위 치　인중구(人中溝)중앙의 정중지점, 윗입술과 코 사이에 있는 오목한 홈에서 위로 1/3부위에 있습니다.

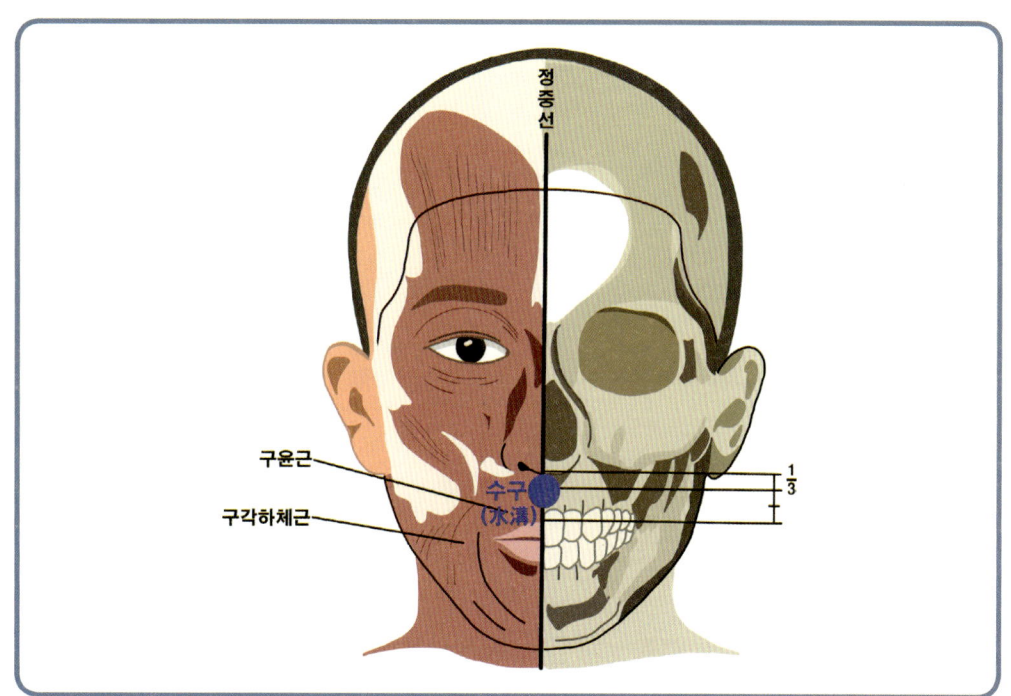

성 질　열을 내려 정신과 마음을 편안하게 하고, 통증을 멎게 하며 의식불명 등을 제거하고, 양기를 회복시켜 주어 사경에서 구해냅니다. 청열개규(淸熱開竅), 청신지(淸神志), 진통령신(鎭痛寧神), 거풍내열(祛風內熱), 회양구역(回陽救逆).

주 치　간질병(癲狂癎,전광간), 소아경기 할 때(小兒驚風), 의식불명(昏厥,혼궐), 안면신경마비(口眼喎斜), 허리와 척추가 뻣뻣하면서 아픔(腰脊强痛,요척강통) 등.

제14장 임맥(任脈)

01. 회음(會陰)

穴名의 해석

- **회(會)** 모을 회는 만나다·모이다의 뜻입니다.
- **음(陰)** 음기 음은 음양의 음이라는 뜻입니다. 회음(會陰)은 음부(陰部)·음기(陰器)·하부(下部)를 가리킵니다.
- 본 穴은 임맥의 별락(別絡)이고, 임맥, 독맥, 충맥의 3기가 모이는 곳(會)으로 회음(會陰)이라 이름하였습니다.

위 치 남자는 음낭과 항문의 중간점. 여자는 항문과 후음순 연합사이의 중간점에 있습니다.

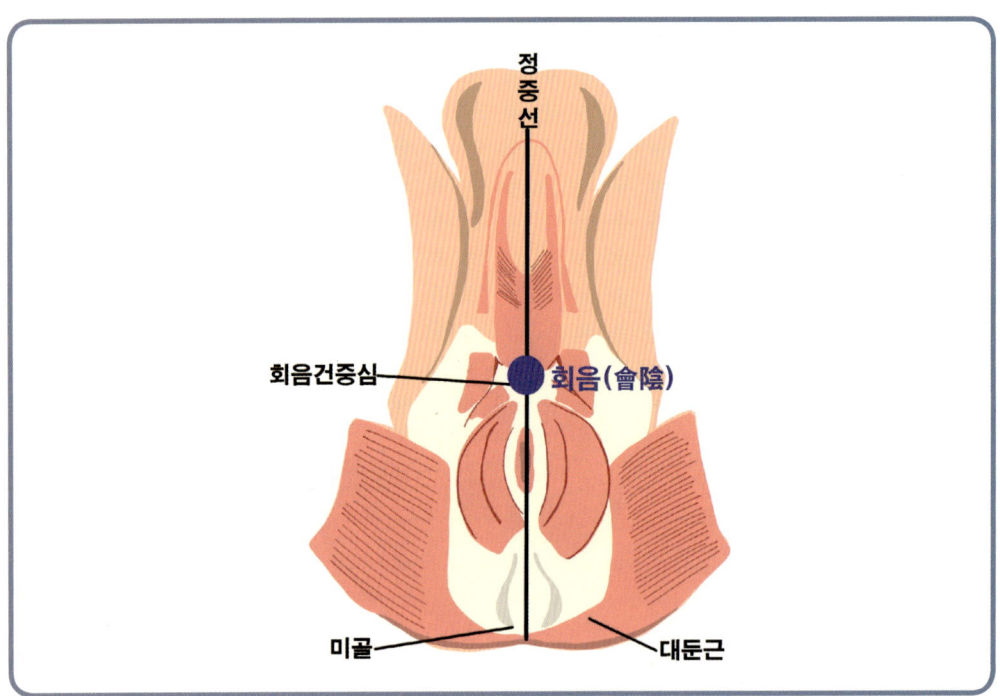

성 질 소변을 잘 보게 합니다.
통리하초(通利下焦).

주 치 소변을 잘 보지 못할 때(小便不利), 치질(痔疾), 자기도 모르게 정액을 배설(遺精,유정), 월경불순(月經不順), 정신병(癲狂,전광), 의식불면(昏迷,혼미) 등.

02. 중극(中極)

穴名의 해석

- **중(中)** 가운데 중은 몸의 가운데를 가리킵니다.
- **극(極)** 극 극은 방위(方位)를 가리킵니다.
- 본 穴은 인체의 상하좌우(極)의 정 가운데(中)에 있고, 원기의 근본이 됨과 동시에 중요하므로 중극(中極)이라 이름하였습니다.

위치 곡골(불두덩 뼈)과 배꼽의 사이를 5등분하고, 곡골로부터 1/5되는 부위에 있습니다.

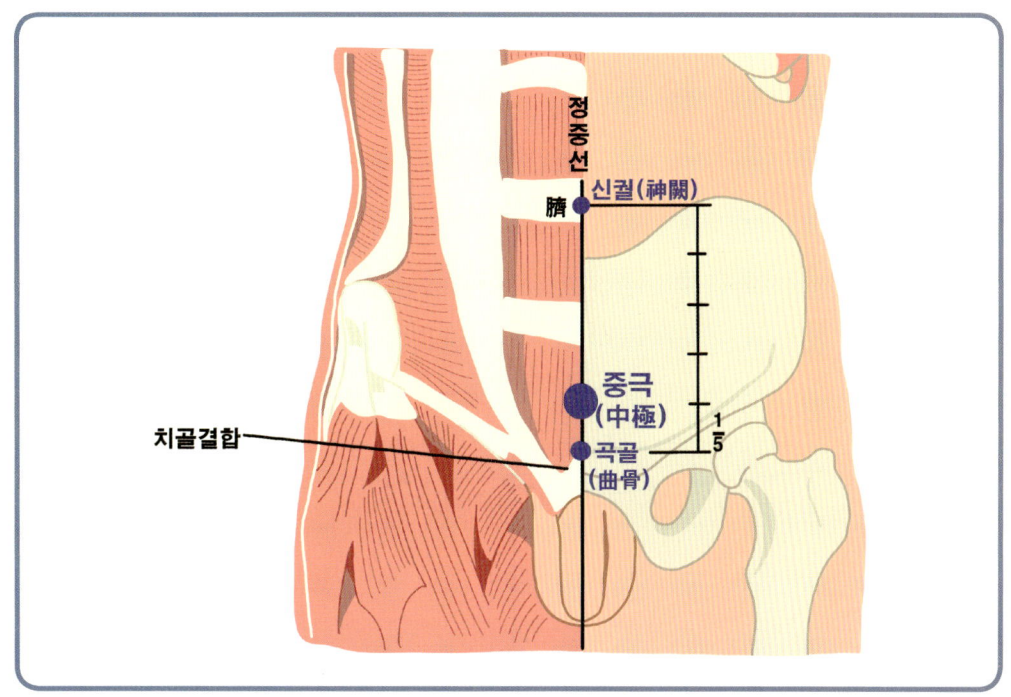

성질 원기를 보하여 자궁의 혈을 좋게 하고 따뜻하게 해주며, 월경을 조화롭게 하고 대하를 그치게 하며, 소변을 잘 보게 하고, 하초(자궁)를 이롭게 하여 습열을 다스립니다. 보원기(補元気), 조혈실(調血室), 온정궁(温精宮), 조경지대(調経止帯), 조양이수(助陽利水), 이하초(理下焦), 청리습열(清利湿熱).

주치 야뇨증(遺尿,유뇨), 소변을 잘 보지 못할 때(小便不利), 탈장(疝氣,산기), 자기도 모르게 정액을 배설 할 때(遺精,유정), 발기부전(陽痿,양위), 월경불순(月經不順), 자궁출혈 및 대하증 일 때(崩漏帯下,붕루대하), 자궁이 튀어나올 때(陰挺下脱,음정하탈), 불임증일 때 등.

03. 관원(關元)

穴名의 해석

- **관(關)** 문빗장 관은 관장(關藏 저장)·감추다를 가리킵니다.
- **원(元)** 으뜸 원은 원기(元氣)를 가리킵니다.
- 본 穴은 인체의 음양원기(陰陽元氣)를 저장(關)하는 곳이어서 관원(關元)이라 이름하였습니다.

위치 곡골(불두덩 뼈)과 배꼽의 사이를 5등분하고 곡골로부터 2/5되는 부위 또는 배꼽 밑으로 3치되는 위치에 있습니다.

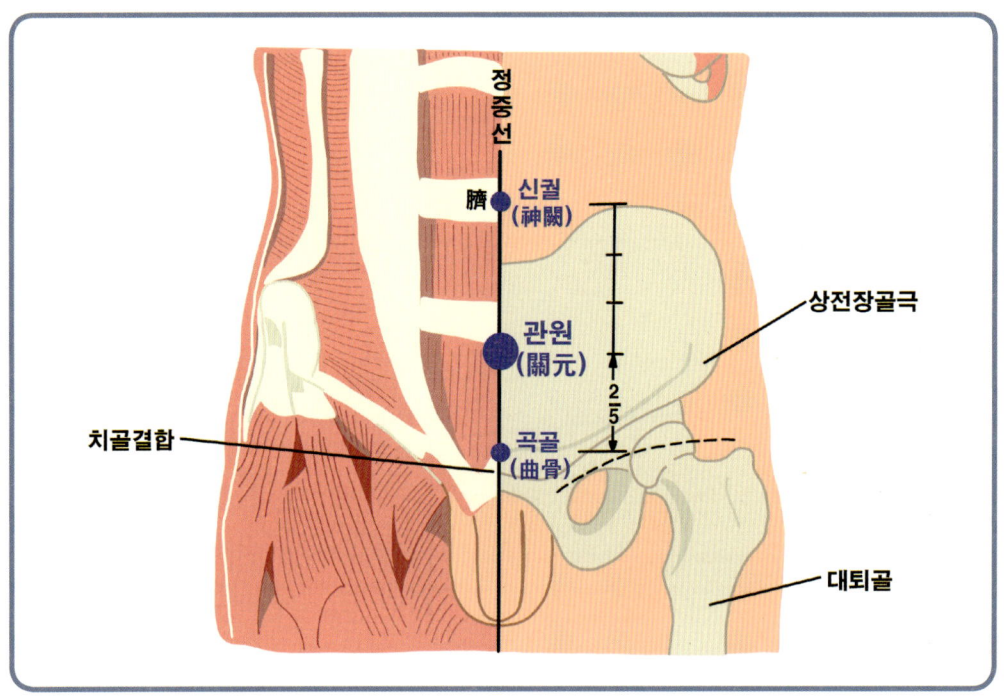

성질 하초 즉 방광을 따뜻하게 하고, 양기를 회복시키며, 차고 습한 것을 없애주고, 대소변을 잘 보게 합니다. 보익하초(補益下焦), 온혈실정궁(溫血室精宮), 회양고탈(回陽固脫), 제한습음냉(除寒湿陰冷), 분별청탁(分別淸濁).

주치 야뇨증(遺尿,유뇨), 소변을 자주 볼 때(小便頻數,소변빈삭), 무뇨증(尿閉,뇨폐), 설사(泄瀉), 복통(腹痛), 자기도 모르게 정액을 배설할 때(遺精,유정), 발기부전(陽痿,양위), 탈장(疝氣,산기), 월경불순(月經不順), 대하증(帶下), 불임증(不姙), 허약체질(虛弱體質) 등.

04. 석문(石門)

穴名의 해석

- **석(石)** 돌 석은 암석을 가리킵니다.
- **문(門)** 문 문은 출입문의 뜻입니다.
- 본 穴은 골반내의 부인과 질환이나 소화기 질환의 경우, 이 부위에 단단한 돌(石)과 같은 응어리가 나타난다는(門) 뜻에서 석문(石門)이라 이름하였습니다.

위치 곡골(불두덩 뼈)과 배꼽의 사이를 5등분하고 배꼽으로부터 2/5되는 부위에 있습니다.

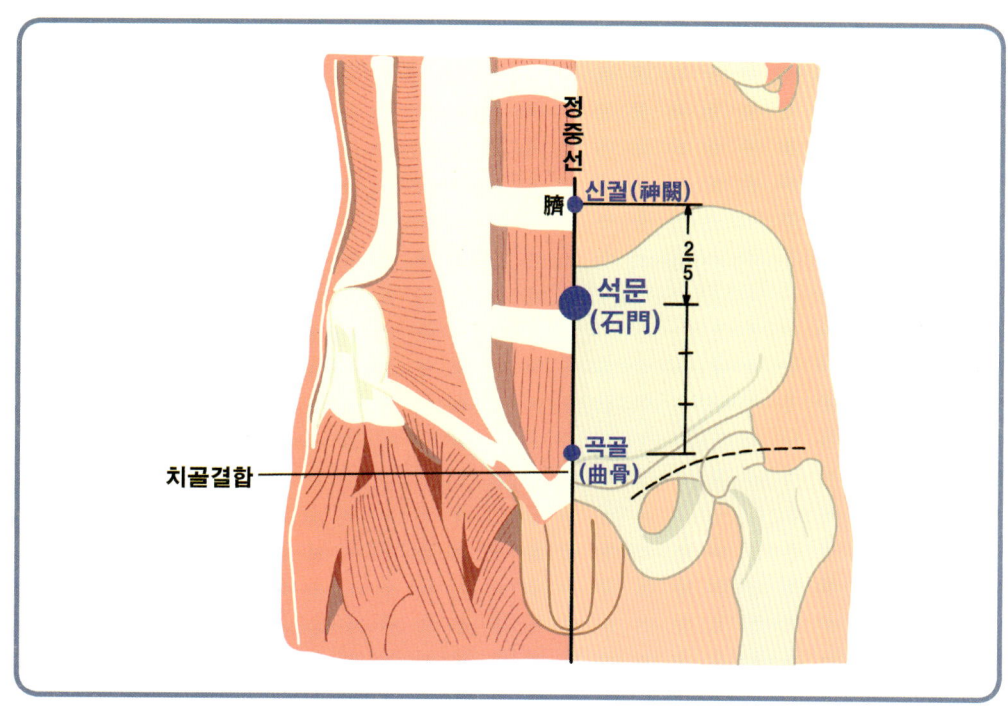

성질 자궁을 따뜻하게 하여 찬 것을 없애주고, 월경을 조화롭게 하여 대하를 그치게 합니다.
온신산한(溫腎散寒), 조경지대(調経止帯).

주치 복통(腹痛), 부종(水腫), 탈장(疝氣,산기). 소변을 잘 보지 못할 때(小便不利), 설사(泄瀉), 월경이 없음(經閉,경폐), 대하증(帶下), 자궁출혈(崩漏,붕루) 등.

05. 신궐(神闕)

穴名의 해석

- **신(神)** 귀신 신, 정기 신은 사람의 원신(元神)과 제신(臍神)을 가리킵니다.
- **궐(闕)** 문빗장 궐은 궁문(宮門)의 뜻입니다.
- 본 穴은 태아의 기혈(氣血)이 운행되는 중요한 길로 생명활동을 하는 신기(神氣)가 출입하는 궁문(闕)이라는 뜻으로 신궐(神闕)이라 이름하였습니다.

위 치 배꼽의 중심에 있다. 침은 금하고, 소금뜸을 뜨되 중풍으로 의식불명에는 의식이 올때까지 뜹니다.

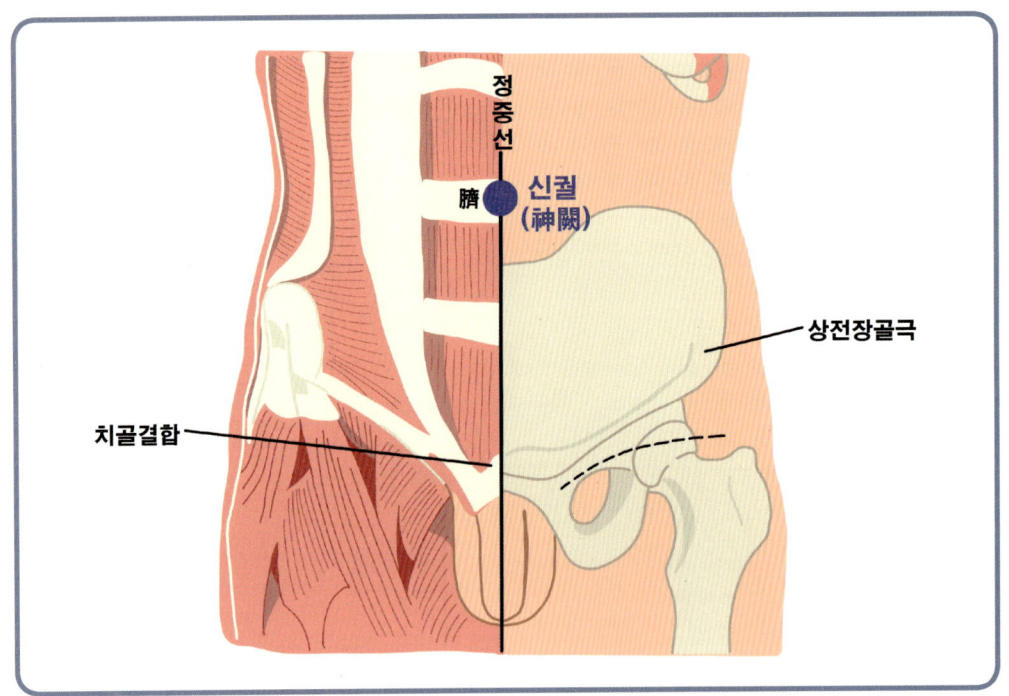

성 질 양기를 회복하고, 위장을 좋게하여 설사를 그치게 하고, 소변을 잘 보게하여 부종을 가라앉히며, 배가 차고 습(濕)으로 뭉친 것을 풀어줍니다. 회양고탈(回陽固脱), 건비화위(健脾和胃), 강역지사(降逆止瀉), 이수소종(利水消腫), 화한습적체(化寒濕積滯).

주 치 복통(腹痛), 설사(泄瀉), 탈항(脱肛), 부종(水腫, 수종), 허탈(虛脱) 등.

06. 중완(中脘)

穴名의 해석

- **중(中)** 가운데 중은 위장의 중간과 인체 원기의 근본을 가리킵니다.
- **완(脘)** 밥통 완은 위장의 뜻입니다.
- 본 穴은 위장(脘)의 가운데(中)에 위치하여 중완(中脘)이라 이름하였습니다.

위 치 명치 끝에서 배꼽 사이의 중간에 있습니다.

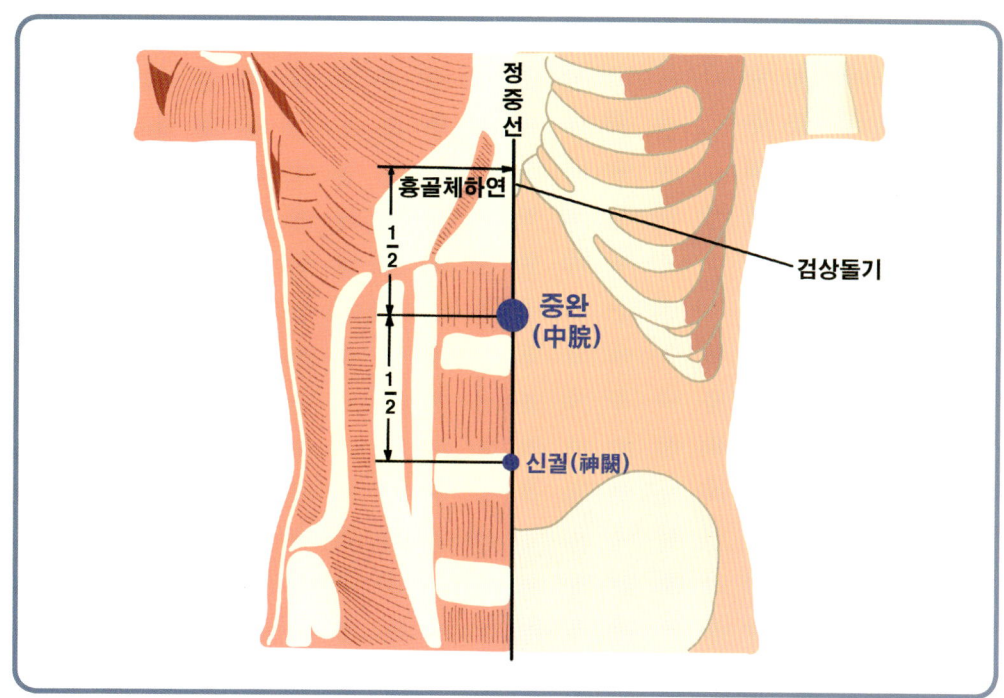

성 질 위장을 튼튼하게 하고 보하며, 정신과 마음을 편안하게 하고, 습(濕)으로 인해 생긴 병을 없애 줍니다. 건비위(健脾胃), 보중익기(補中益気), 안신지(安神志), 화습체(化湿滞).

주 치 위가 아플 때(胃痛), 구토(嘔吐), 위산 역류증(呑酸,탄산), 헛배가 부를 때(腹脹,복창), 설사(泄瀉), 황달(黃疸), 정신병(癲狂,전광) 등.

07. 거궐(巨闕)

穴名의 해석

- **거(巨)** 클 거는 일명 거리(巨理)라고 부르듯 심장을 뜻합니다.
- **궐(闕)** 문빗장 궐은 궁문(宮門)의 뜻입니다.
- 본 穴은 심장(巨)의 심기가 출입하는 문(闕)이어서 거궐(巨闕)이라 이름하였습니다.

위치 명치밑(오목가슴)에 있다. 또 가슴뼈가 작은 사람은 1寸 남짓하게 내려가 잡습니다.

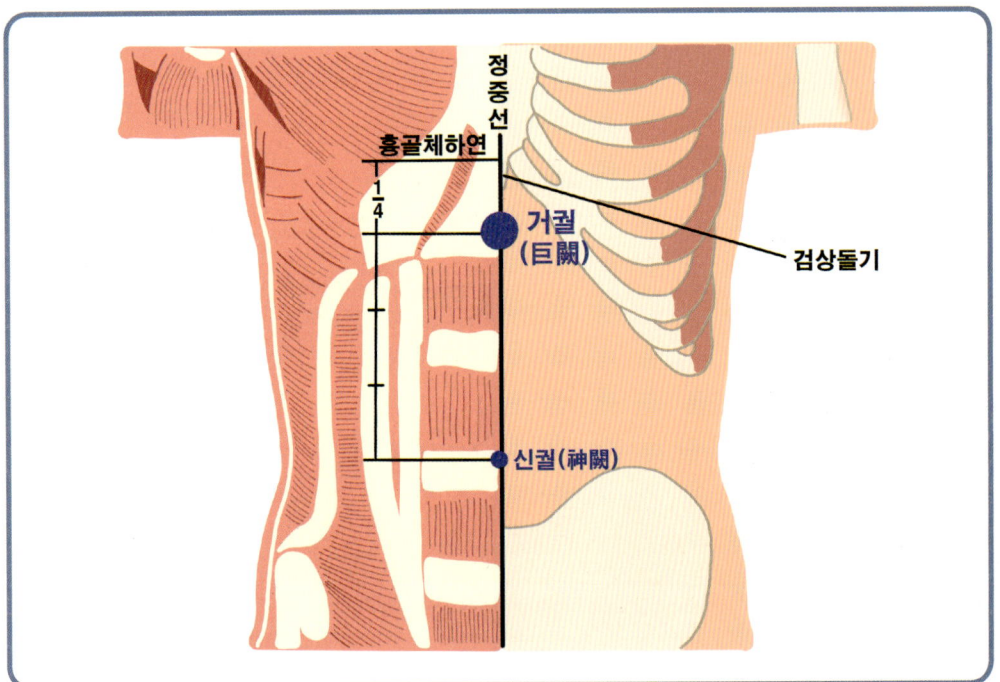

성질 가슴에 담음(痰飮)이 뭉친 것을 풀어주고, 정신과 마음을 편안하게 해 주며, 위장에 濕으로 생긴 병을 없애줍니다. 소흉격담응(消胸膈痰凝), 청심령신(清心寧神), 화중초습체(化中焦湿滞).

주치 가슴이 아플 때(胸痛,흉통), 가슴이 두근거릴 때(心悸,심계), 구토(嘔吐), 위산 역류증(吞酸,탄산), 간질병(癲狂癇,전광간) 등.

08. 단중(膻中)

穴名의 해석

- **단(膻)** 어깨 벗을 단·노린내 산은 심장밑에 있는 격막(膈膜)으로서 유방의 중간을 가리킵니다.
- 본 穴은 가슴의 두 젖꼭지(乳頭) 중간에 위치하고, 심장의 중심에 해당하므로 단중(膻中)이라 이름하였습니다.

위 치 가슴의 두 젖꼭지(乳頭) 사이의 가운데 오목한 곳에 있습니다.

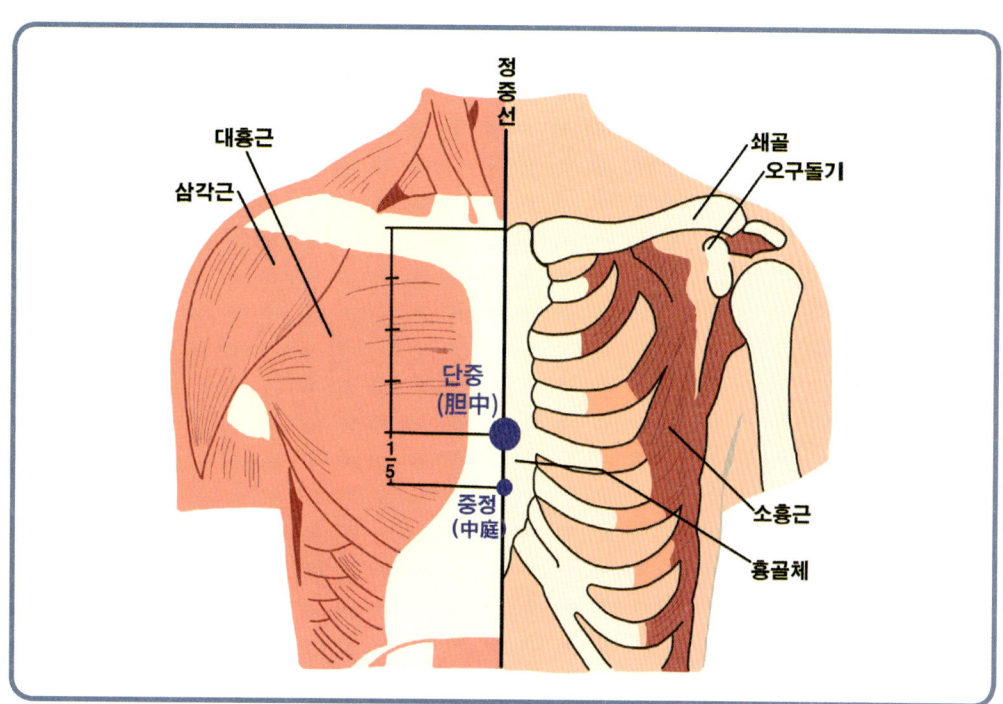

성 질 가슴을 편안하게 해주고, 혈액순환을 원활하게 해 주고, 가래를 없애주고 폐를 좋게합니다.
관흉이격(寬胸利膈), 이기활혈(理気活血), 청폐화담(清肺化痰).

주 치 기침(咳嗽), 천식(氣喘,기천), 가슴이 아플 때(胸痛,흉통), 가슴이 두근거릴 때(心悸,심계), 모유가 부족할 때(乳少,유소), 구토(嘔吐), 식도암(噎膈,열격) 등.

09. 천돌(天突)

穴名의 해석

- **천**(天) 하늘 천·임금천은 인체의 상부와 하늘을 가리킵니다.
- **돌**(突) 뚫을 돌은 돌출·굴뚝이라는 뜻입니다.
- 본 穴은 기관지 상단의 설골(舌骨) 아래에 위치하여 사람이 호흡을 하면서 폐기가 하늘(天)과 연결되는 부위로 불룩하게 돌출되어(突) 나온 곳을 천돌(天突)이라 이름하였습니다.

위치 목 앞부분에 있는 목젖의 바로 밑에 흉골두절흔으로부터 위로 5分 되는 오목한 곳에 있습니다.

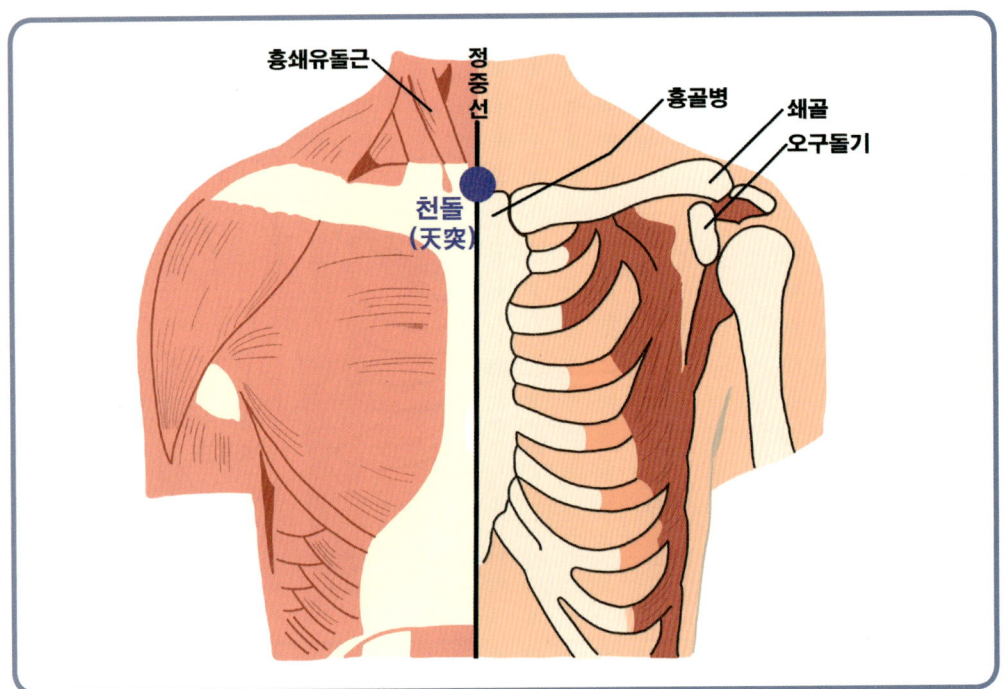

성질 폐를 깨끗하게 하여 가래를 없애고, 인후(목)을 좋게 하여 목소리 잘 나오게 합니다.
청폐화담(淸肺化痰), 이인개음(利咽開音).

주치 기침(咳嗽), 천식(氣喘), 가슴이 아플 때(胸痛), 목아플 때(咽喉腫痛), 갑자기 말을 못할 때(暴暗,폭암), 갑상선종(瘿氣,영기), 매핵기(梅核氣), 식도암(噎膈,열격) 등.

10. 승장(承漿)

穴名의 해석

- **승(承)** 이을 승은 받들다를 뜻합니다.
- **장(漿)** 미음 장은 타액를 뜻한다.
- 본 穴은 아랫입술 밑의 정가운데 오목하게 들어간 곳에 위치하고, 타액(漿)이 입에서 흘러나왔을 때 받아들이는(承) 곳이어서 승장(承漿)이라 이름하였습니다.

위치 정중선에서 턱 앞, 입술 아래의 오목한 곳에 있습니다.

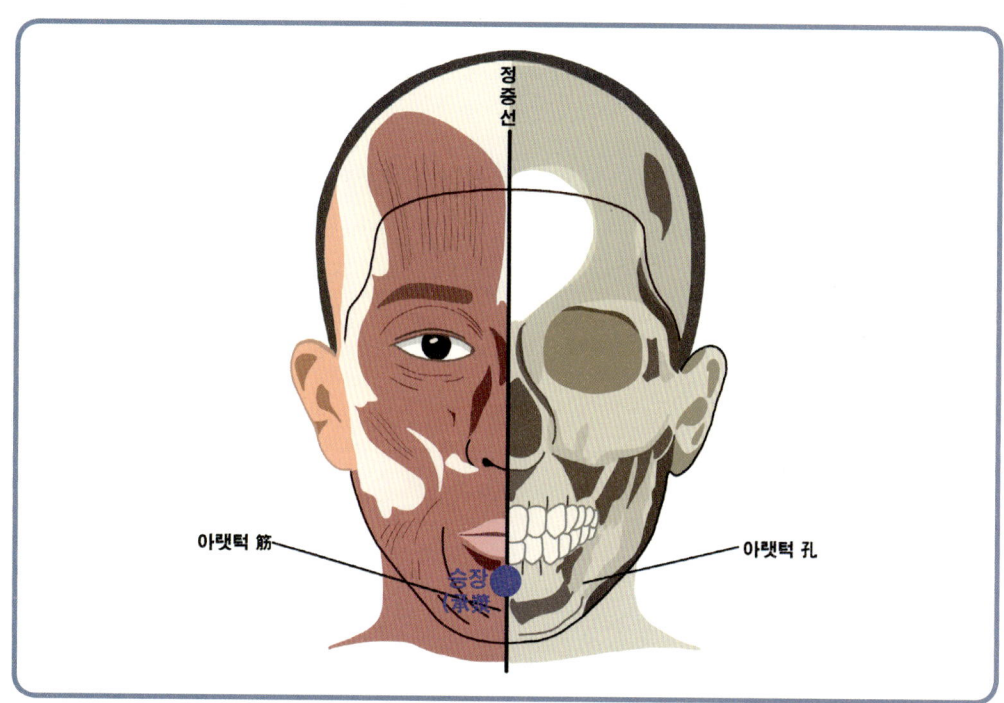

성질 경락을 소통시켜 풍사(風邪)와 갈증을 없애주고, 마음을 편안하게 해 주며, 입과 이빨, 얼굴, 눈의 풍사(風邪)를 없애줍니다. 거풍통락(祛風通絡), 진정소갈(鎭靜消渴), 구치면목풍사(口齒面目風邪).

주치 안면신경마비(口眼喎斜), 치은염(齒齦腫痛, 치은종통), 침 흘릴 때(流涎, 류연), 갑자기 말을 못할 때(暴暗, 폭암), 전신병(癲狂, 전광) 등.

제15장 경외 기혈

01. 사신총(四神聰)

위치 백회혈(百會穴)의 전후좌우(前後左右)의 각 1촌(寸)으로 모두 네 개의 혈(穴)입니다.

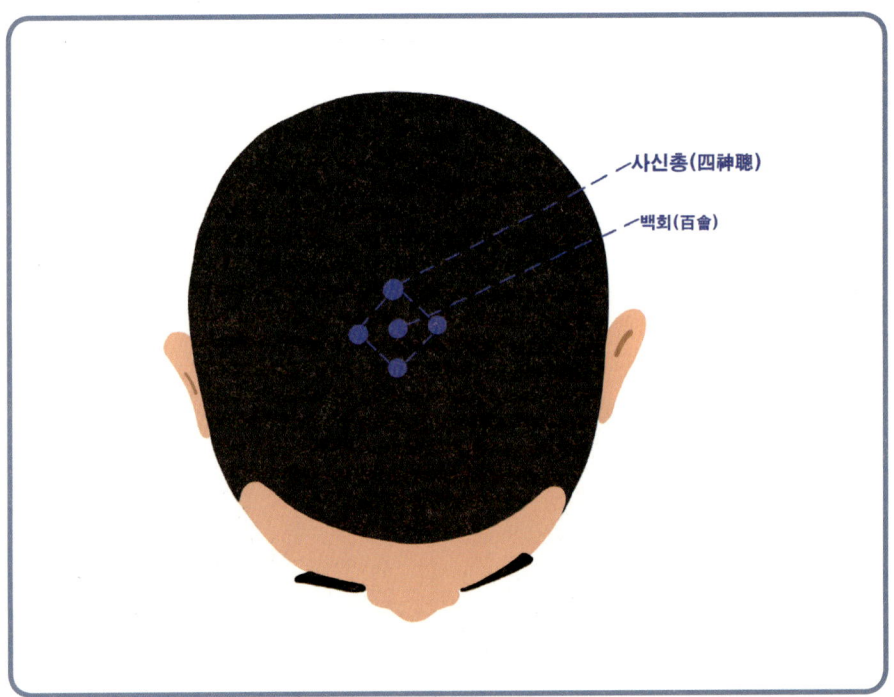

성질
성뇌(醒腦) 정신을 들게 합니다.
승양(昇陽) 양기를 끌어올려줍니다.
개규령심(開竅寧心) 정신을 들게 하고 마음을 편안하게 합니다.
평간식풍(平肝熄風) 간 기능을 정상적으로 회복시켜 경기, 간질 등을 멎게 합니다.
식간풍(息肝風) 몸이 떨리고 어지러우며 경련이 있는 간풍을 가라앉힙니다.
치건망증(治健忘症) 건망증을 치료합니다.
정경안신(定驚安神) 정신적으로 놀라는 것을 진정시키고 마음을 편안하게 합니다.

주치 두통(頭痛), 현훈(眩暈), 불면(不眠), 신경쇠약(神經衰弱), 간질(癎疾) 등.

02. 인당(印堂)

위치 양쪽 눈썹과 눈썹의 연결선의 중앙점입니다.

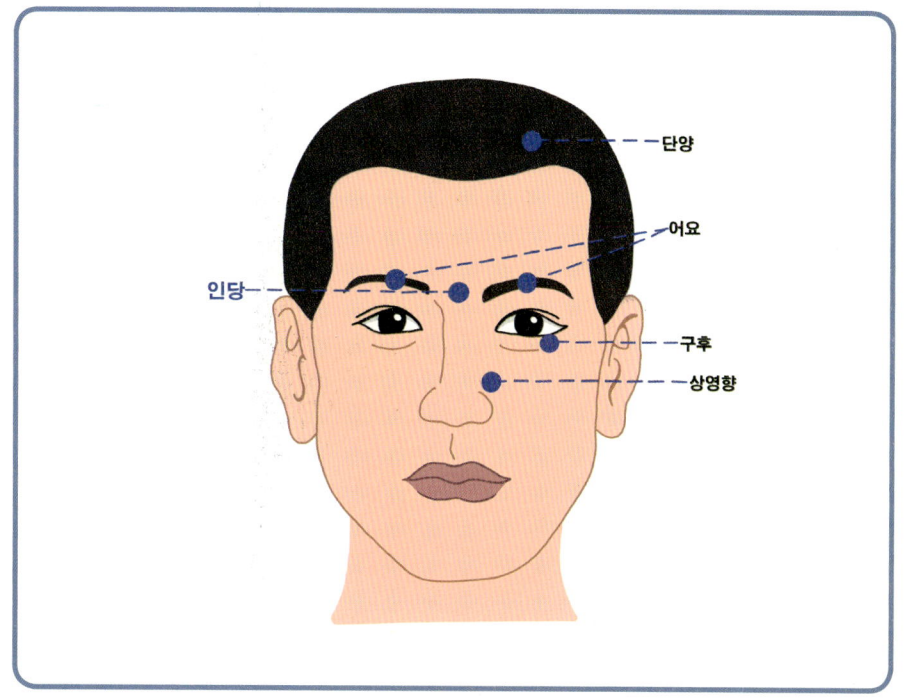

성질 거풍열(祛風熱) 바람맞아서 생긴 풍병을 낫게 하고 열(熱)을 내립니다.
통규(通竅) 막힌 것을 통하게 합니다.
영신지(寧神志) 정신을 편안하게 합니다.
정경안신(定驚安神) 정신적으로 놀라는 것을 진정시키고 마음을 편안하게 합니다.
비규통(鼻竅通), 비열청해(鼻熱淸解) 콧구멍을 통하게 하고 코의 열을 내려줍니다.

주치 두통(頭痛), 두중(頭重), 소아경풍(小兒驚風), 전액동통(前額疼痛), 코피(비뉵(鼻衄)), 비연(鼻淵), 불면증(실면(失眠))

03. 태양(太陽)

위치 눈썹 끝에서 눈의 귀쪽 위아래 눈꺼풀이 연결된 부위(외안각(外眼角))을 이은 선(線)의 중간점에서 뒤로 약 한 치 거리에 있는 오목한 곳에 있습니다.

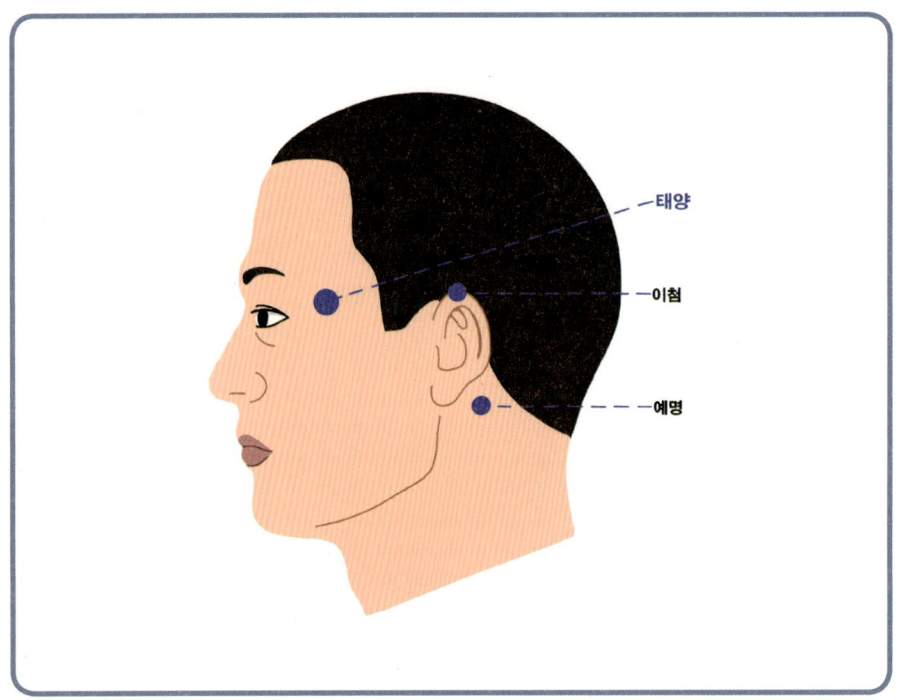

성질 소경청열(疏經淸熱) 경락을 소통시키고 열을 내려줍니다.

소해거풍(疏解祛風) 바람맞아서 생긴 풍병을 소통시켜 내보냅니다.

명목(明目) 눈을 밝게 합니다.

표정근마비청해(表情筋痲痺淸解) 표정근육마비를 풀어줍니다.

목적종통(目赤腫痛) 눈에 종기로 발생하는 통증을 멎게 합니다.

삼차신경통(三叉神經痛) 삼차신경통을 낮게 합니다.

설열소종(泄熱消腫) 점자출혈(點刺出血)함으로써, 열을 내리고 부은 것을 가라앉힙니다.

주치 두통(頭痛), 편두통(偏頭痛), 감기(感氣), 안면신경마비(顔面神經痲痺), 모든 눈병.

04. 이첨(耳尖)

위치 귀를 겹친 후 (이상부(耳上部))에 뾰족한 곳에 있습니다.

성질 소풍명목(疏風明目) 경락에 있는 풍사를 없애 주고 눈을 밝게 합니다.

주치 결막염(結膜炎), 발열(發熱), 볼거리(이하선염(耳下腺炎)), 고혈압, 급성결선염(急性結腺炎), 결막에 생긴 군살(노육(胬肉)), 다래끼(맥립종(麥粒腫)).

05. 비통(鼻通)

위치 상영향(上迎香)이라 하며, 코와 윗입술 사이에 이어진 움푹 들어간 부분(비순구(鼻脣溝))의 상단(上端)이 끝나는 곳입니다.

성질 비규통(鼻竅通) 콧구멍을 통하게 합니다.

비열청해(鼻熱淸解) 코의 열을 내려줍니다.

주치 알레르기성비염(비연(鼻淵)), 코막힘(비색(鼻塞)), 코 부위에 생긴 부스럼(피부창절(鼻部瘡癤))

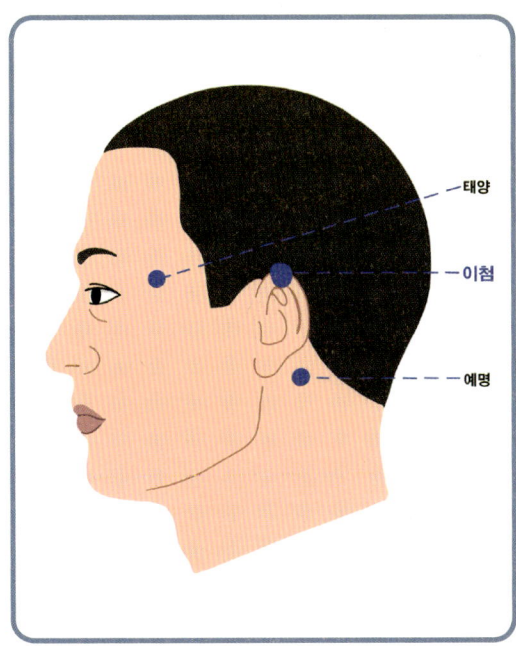
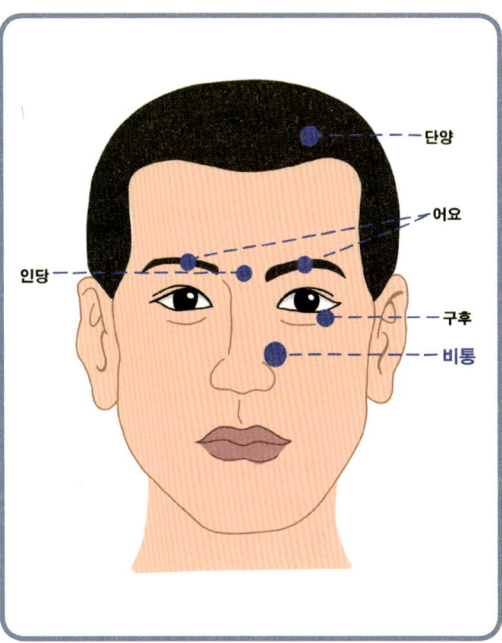

06. 안면(安眠)

위치 귀 뒤에 볼록하게 튀어나온 뼈(유양돌기) 앞에 오목하게 들어간 점과 목 뒤쪽 머리카락 나는 부분에 승모근이라는 굵은 근육의 바깥쪽으로 약간 오목하게 들어간 중간점입니다.

성질 치불면(治不眠) 불면증을 치료합니다.

주치 실면(失眠), 두통(頭痛), 현훈(眩暈), 심계(心悸), 전광(癲狂)

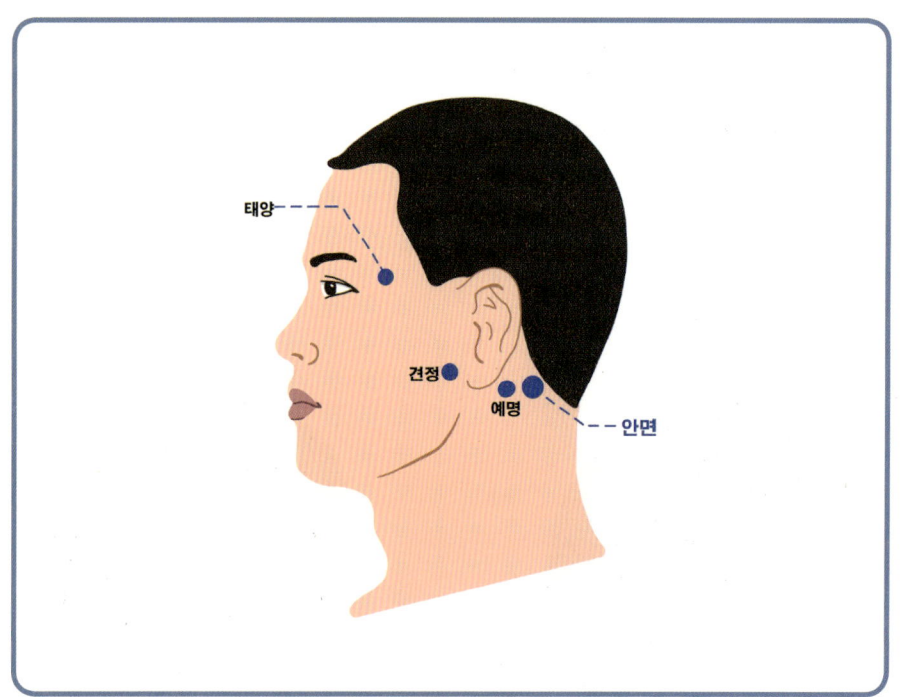

07. 정천(定喘)

위치 대추혈 양방향 각 5분(分)에 있습니다.

성질 정천(定喘) 숨찬 것을 가라앉힙니다.

주치 기관지천식(氣管支喘息), 기침(해수(咳嗽)), 천식(기천(氣喘)), 낙침(落枕), 풍진(風疹), 항강(項强), 견배통(肩背痛) 등

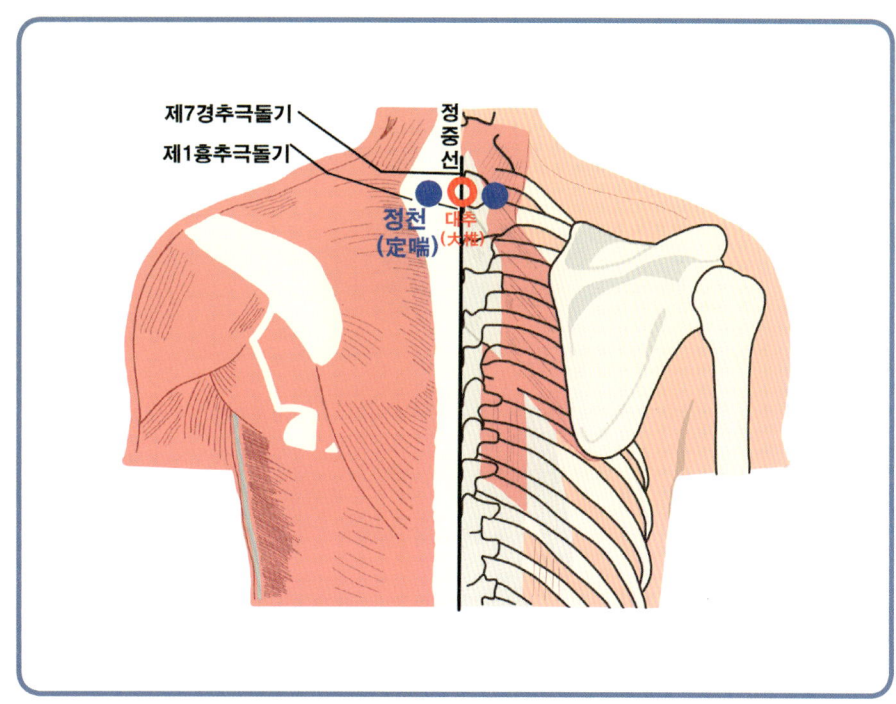

참고문헌

- 印會河 외 6인 : 中醫基礎理論, 上海科學技術出版社 (1983)
- 江葉新醫學院 編 : 中藥大辭典, 上海科學技術出版社 (1979)
- 黑龍江中醫藥大學 編 : 中醫食療學槪論, 黑龍江科學技術出版社 (1991)
- 段富津 외 4인 : 方劑學, 上海科學技術出版社 (1998)
- 郭鐵壽 외 5인 : 中醫診斷學, 上海科學技術出版社 (1983)
- 凌一揆 외 4인 : 中藥學, 上海科學技術出版社 (1983)
- 全局 生藥學敎授協議會 編 : 韓藥學 槪論, 圖書出版 鼎談 (1997)
- 許浚 외 4인 : 東醫寶鑑, 南山堂 (1989)
- 許浚 : 東醫寶鑑, 驪江出版社 (1994)
- 韓國生藥學敎授協議會 : 本草學, 大韓藥師會 (1994)
- 바이두, 네이버, 김길춘 : 질환별 양한방 약물요법 (2015)
- 김길춘 : 쉽게 배우는 본초학 해설 (2012)
- 김길춘 : 쉽게 배우는 경혈학 해설 (2010)
- 김길춘 : 쉽게 응용하는 침구 치료학 (2011)
- 아로마테라피 기초에서 치료까지 최미경 외 공저
- 아로마테라피 마스터 최병제·채은숙 지음